U0230415

神经精神类药物的治疗药物监测

主编 海 鑫

科学出版社

北京

内 容 简 介

本书详细论述了神经精神类药物治疗药物监测（TDM）相关的实施流程、质量控制、给药方案设计、药动学特征、治疗参考浓度范围、TDM推荐级别及监测指征、TDM监测时机或适应证、常用的检测方法、药物浓度影响因素、TDM结果解释、药物过量中毒、基因多态性等相关内容。

本书可为临床药师、临床医师（尤其是神经科、精神科、儿科、急诊科）、TDM实验室人员提供操作指导和数据解读，也可以供临床药理工作者、医药专业学生及与神经精神类药物治疗相关的临床医疗、教学、科研和管理工作者参考阅读。

图书在版编目（CIP）数据

神经精神类药物的治疗药物监测/海鑫主编．—北京：科学出版社，2023.2

ISBN 978-7-03-073695-6

Ⅰ．①神… Ⅱ．①海… Ⅲ．①神经系统疾病－临床药学 ②精神病－临床药学 Ⅳ．① R741.05 ② R749.053

中国版本图书馆 CIP 数据核字（2022）第 205237 号

责任编辑：路 弘／责任校对：张 娟
责任印制：赵 博／封面设计：龙 岩

科 学 出 版 社 出版
北京东黄城根北街 16 号
邮政编码：100717
http://www.sciencep.com

三河市春园印刷有限公司 印刷
科学出版社发行 各地新华书店经销

*

2023 年 2 月第 一 版 开本：787 × 1092 1/16
2023 年 2 月第一次印刷 印张：22 1/4
字数：550 000
定价：138.00 元
（如有印装质量问题，我社负责调换）

编者名单

主　编　海　鑫

副主编　郭美华　钱　钊　张　婧

编　委　（以姓氏汉语拼音为序）

陈文倩　高春璐　郭美华　郭思逊

海　鑫　姜　岩　李　昊　鲁　静

刘　亮　刘丽萍　刘明明　祁　森

钱　钊　王　健　闫振宇　张　婧

张　宇

前　　言

　　治疗药物监测（therapeutic drug monitoring，TDM）是实施合理用药、提高医疗服务质量的重要途径。随着精准医疗观念逐渐深入人心，TDM作为个体化用药的重要技术手段日益受到重视，已成为药物治疗领域的热点和难点。TDM也已成为建设国家区域医疗中心、实施医院绩效考核及开展国家等级医院评审等工作的重要评价内容。但至今全国范围内的TDM开展尚不如人意，存在专业人员少、检测不规范、报告解读困难、质量控制能力参差不齐等诸多问题。神经精神类药物的TDM起步较早，在临床开展较为普遍，相关领域的研究数据丰富而驳杂，TDM从业人员在解决临床问题时往往要面对冗繁的资料，不仅耗时较多，且有些研究存在争议，这些都为TDM工作带来了困扰，亟须指导性的专著对这些内容进行梳理与总结，更好地为神经精神类药物的TDM提供操作依据。

　　为了满足临床实践需要，在TDM专家指导下，结合实际工作经验，我们组织撰写了这本专著。本书以神经精神类药物的TDM为中心，以工作指南的形式，提供了本类药物的TDM各个方面的关键信息，兼顾全面性、科学性及实用性。本书共8章，全面介绍了神经精神类药物TDM的检测方法、实施流程、质量控制、给药方案设计、药物基因组学、急性中毒及解救等，在介绍神经精神类常用药物的基本信息、药理作用、临床应用及药动学特征的基础上，重点论述了常见神经精神类药物TDM相关的重要内容：治疗参考浓度范围、TDM推荐级别及监测指征、TDM监测时机或适应证、常用的检测方法、药物浓度影响因素、TDM结果解释、药物过量中毒表现及解救、基因多态性等，为本类药物的TDM提供了全面参考。

　　本书可为临床药师、临床医师（尤其是神经科、精神科、儿科、急诊科）、TDM实验室人员提供操作指导和数据解读，也可以供临床药理工作者、医药专业学生及与神经精神类药物治疗相关的临床医疗、教学、科研和管理工作者参考阅读。

　　在编写过程中，我们查阅和参考了国内外大量文献、指南及共识，并结合编写人员实际工作经验，以期尽可能全方位呈现神经精神类药物TDM相关内容。鉴于知识广度、编写水平及时间有限，本书可能存在疏漏或不足，敬请各位专家、读者不吝指正，以便不断修正和完善。

哈尔滨医科大学附属第一医院　海　鑫

2022年9月

目　　录

第1章

绪　论

第一节　治疗药物监测（TDM）概述

一、TDM的相关概念

（一）TDM的定义

治疗药物监测（therapeutic drug monitoring，TDM）通常被定义为通过测定患者体内的药物暴露（血药浓度、生物标志物、药物基因等）或药效指标，以药代动力学为理论参考，利用定量药理模型，将其维持在目标治疗范围或窗口内来实现给药方案个体化，从而帮助药物达到治愈、减轻或预防疾病的目的，减少甚至避免毒性反应的发生；同时也为药物过量中毒的诊断和处理提供有价值的实验室依据。《治疗药物监测工作规范专家共识（2019版）》定义TDM是一门研究个体化药物治疗机制、技术、方法和临床标准，并将研究结果转化应用于临床治疗，以达到最大化合理用药的药学临床学科。

从普遍意义上来说，TDM可利用多种灵敏快速的分析技术对生物体液（如血液、尿液、唾液等）中的药物（及其代谢物、药理标志物）浓度进行分析测定，检测药物相关基因或功能蛋白，并结合药剂学、药动学、药效学等相关临床参数对其进行解释。临床医师和临床药师可根据TDM结果科学合理地制订和调整患者的给药方案，并且还可以通过监测药物相互作用，提高患者的服药依从性，从而保证药物治疗的有效性和安全性。其核心是给药方案个体化，即让患者在治疗过程中接受最合适的用药剂量，在有效性、安全性及经济性方面都让患者获得最大收益。

（二）TDM的意义

TDM具有重要的临床价值，但不适用于所有的药物，如血药浓度和疗效相关性不好的药物、安全范围宽的药物，以及疗效显而易见的药物不需要进行TDM。一般来说，临床需要进行TDM的药物应该符合以下基本条件：血药浓度与药理效应之间具有明确的量效关系；临床上缺少及时的、易观察的、可量化的疗效指标。随着TDM的不断发展，其应用更加广泛，目前已知TDM可用于评估药物疗效、药物相互作用、实施个体化给药、提高患者依从性、评价药剂质量、诊断和处理药物过量中毒、进行临床药动学和药效学研究及毒品与滥用药物监测等。

开展TDM需要多学科协同合作。准确且具有临床意义的药物浓度需要TDM团队的紧密协作才能实现。护士的准确采血、检测人员的专业测定、临床药师的合理解读及与临床医师的紧密配合，任何一个环节的疏忽都可能导致TDM产生错误的结果，误导临床决策，只有完善各个环节，才能达到TDM最佳的实施效果。

二、TDM的发展

TDM的概念是在20世纪70年代中期被首次提出的。早在1960年，Buchthal就发现苯妥英钠的血浆浓度与癫痫患者的癫痫发作控制程度之间存在直接相关性。1967年，Baastrup和Schou证明了锂的药理作用与其血浆浓度之间的关系。随着临床药理学成为一个独立分支及分析方法的不断进步，人们对TDM及其潜在的优势有了更加深入的了解。20世纪60年代末和70年代初，临床药动学成为一门独立学科，它将数学理论与患者结果联系起来，推动了TDM的发展。当时的TDM主要关注药物不良反应，并明确证明通过构建治疗范围，可以降低地高辛、苯妥英钠、锂和茶碱等药物的毒性反应发生率。随着医学的发展，人们发现相同的药物，相同的剂量，作用于不同的人效果并不相同，虽然曾尝试按照体重、体表面积、年龄等相关参数来调整用药剂量，但由于个体之间的差异性，并不能都达到理想的预期效果。随着对药物浓度-反应关系认识的不断提高，人们逐渐开始依据血药浓度来进行用药方案的制订和调整；得益于检测方法灵敏度及特异性的提高，越来越多药物的有效治疗浓度范围及中毒浓度得以确定。此外，高通量计算机化的出现，也促进了TDM的快速发展。人类基因组计划产生的大量遗传数据推动了药物遗传学和药物基因组学研究的爆炸式增长，使得TDM不仅能监测患者的血药浓度，还可以根据患者的基因分型来制订个体化给药方案，通过患者特异性的遗传信息来预测患者的药物治疗，以达到更好的药物治疗效果。

我国开展TDM理论研究和临床实践工作已有50余年，近几年我国也把TDM纳入有关评价标准或准入体系之中。越来越多的药物被纳入TDM检测中，如神经精神类药物、免疫抑制药物、抗微生物药物、心血管系统药物、抗肿瘤药物等，临床医师也逐渐认可并采纳以TDM优化药物治疗方案。截至2020年6月，国际组织和世界各国专业学会共制订TDM指南50余部，其中我国6部。目前尚无针对TDM的指南制订流程与方法，因此科学规范地制订适用于我国国人的TDM指南仍是未来发展的方向之一。另一方面，国内TDM还存在地区发展不均衡；缺乏TDM统一规范的行业标准；多数机构仅提供TDM检测值，缺乏结果解释和个体化指导等诸多不足。未来仍需进一步强化临床医疗人员理论基础，建立健全实验室及检测人员的标准操作规程，开展以医学、药学、护理、信息等多学科共同参与的临床干预，真正实现TDM指导下的药学服务。

第二节　神经精神类药物TDM的必要性及临床意义

一、神经精神类药物TDM的必要性

神经精神类药物涉及抗抑郁药、抗精神病药、情感稳定剂、抗癫痫药、抗焦虑和镇静催眠药、治疗药物依赖相关障碍的药物等，这类药物治疗作用和不良反应与血药浓度存在相关性，并且大多数药物治疗窗较窄，不良反应较多，中毒症状往往与疾病本身症状加重相似，难以被区分发现。此外，患者往往服药依从性较差，且存在显著的药动学差异，在长期服药过程中容易出现药物依赖或药物滥用，使得TDM成为神经精神类药物治疗中不可或缺的技术。此外，TDM还具有提高精神药物治疗成本-效益的可能。

二、神经精神类药物TDM的临床意义

1.评估患者用药依从性。可以根据药物及其代谢产物的血药浓度与相关参考浓度范围的偏离程度，在排除病理生理、遗传差异、药物相互作用的基础上，评估患者服药的依从性。

2.减少药物不良反应的发生，避免因药物浓度过高引起毒性反应，辅助临床诊断和治疗药物中毒。对于治疗参考浓度范围明确或治疗窗窄的药物，在首次用药或调整剂量后，可通过TDM明确是否需要调整剂量。应用TDM将药物浓度控制在有效浓度范围内，以获得安全有效的治疗效果，减少或避免毒性反应的发生，尤其是中毒症状与疾病本身症状相似的药物。特别是治疗窗窄的锂盐，TDM已成为其标准治疗方案中必不可少的部分。

3.有助于了解药物相互作用，提高药物治疗效果，实现个体化治疗。一些神经精神类药物个体差异性较大，且存在相互作用，可以通过TDM结合相关药动学参数优化个体化治疗的给药方案。

4.降低疾病复发风险。定期TDM可有效控制血药浓度在治疗参考浓度范围内，降低复发风险。

5.降低用药成本。神经精神类药物大多需要长期服用，利用TDM可在不影响治疗效果的情况下为患者提供更多药品选择的可能，旨在以较低的成本获得较好的收益。

6.有助于临床试验的研究，亦可作为某些医疗纠纷的法律依据。

第三节 神经精神类药物的药动学特征

药物要产生药效或毒性，必须先经吸收进入血液后，随血流分布到组织中，部分药物还在肝脏等组织中发生代谢；药物及其代谢物经胆汁、肾脏等途径排泄出体外。药物在体内的吸收、分布、代谢与排泄过程，统称为药物体内过程。对于静脉注射而言，因药物直接进入血液，故不存在吸收过程。药物的体内过程自始至终都处于动态变化之中，药物在体内的命运是这些过程的综合结果。

一、吸收

药物从给药部位转运至血液循环的过程称为吸收。常见的用药途径包括口服、吸入、局部用药、舌下用药、静脉注射给药等，除了静脉给药外，其他给药途径均存在吸收过程，药物的吸收过程和特点因给药途径的不同而不同。药物吸收好坏的评价指标是生物利用度（bioavailability），即药物由给药部位到达血液循环中的相对量。口服给药是神经精神类药物最常用的给药方式，其给药方便，患者依从性好。神经精神类药物大多胃肠道吸收较好，但生物利用度个体差异较大，为5%～90%。

药物吸收的影响因素包括生理病理因素（如黏膜、血流量、年龄、性别、遗传因素）、药物的理化性质（如酸碱性、溶解性、极性）和制剂因素（如赋型剂的性质与种类、制备工艺、剂型）等。口服给药还与胃肠道pH、胃排空时间、胃肠活动性、肠道菌群等有关。通常认为弱酸性药物易在胃中吸收，而弱碱性药物易在小肠吸收，但由于小肠吸收表面积大，药物的吸收仍以小肠为主。伴有胃肠疾病的患者往往药物吸收变异较大，这种变异与病变部位及严重程度无直接关系，故难以预测。此外，某些药物是外排转运体P-糖蛋白（P-gp）底物，P-gp在肝、肾及脑内均有分布，进入上皮细胞中的药物可被肠黏膜上的P-gp外排到肠腔，从而影响吸收。2种或2种以上药物合用时可能通过改变药物解离度、影响胃肠蠕动、形成复合物、抑制活化或竞争同一转运体等影响药物的吸收。对神经精神类药物而言，临床上影响胃肠道吸收的药物相互作用较为少见，与抗酸药合用可能影响抗癫痫药物的吸收，如苯妥英钠与氢氧化铝合用时其血药浓度可降低约15%。

口服药物多以简单扩散的方式在胃肠道被吸收，在到达体循环之前，经胃肠道壁及肝脏的代谢分解，使进入体内的相对药量降低，这种现象称为首过效应（first-pass effect）。部分神经精神类药物首过效应明显，如三环类抗抑郁药首过效应可达50%以上，抗精神病药奥氮平首过效应可达40%，其他药物如文拉法辛、舍曲林、安非他酮、氯丙嗪等亦有明显的首过效应。值得注意的是，肝损伤状态下肝脏血流灌注减少，会影响药物的首过代谢，从而导致血液中药物浓度升高。

二、分布

药物进入血液后，随血液分布到机体各组织、器官或体液中。药物的分布过程受生理因素和药物的理化性质影响，包括组织血流速率、生理性屏障、药物与组织的亲和力、药物的脂溶性、药物与血浆蛋白结合情况等。药物分布的快慢主要与组织血流量有关，而分布的多少主要与组织亲和力有关。药物首先分布于血流速率快的组织，然后分布到肌肉、皮肤或脂肪等血流速率慢的组织。药物往往很难进入有生理性屏障的组织，体内主要的生理性屏障有血脑屏障、胎盘屏障和血睾屏障等。药物通过这些屏障多以被动转运为主，这往往取决于药物的脂溶性和解离度。脂溶性强的药物会首先分布到血流丰富且含脂质高的脑组织中，大部分神经精神药物脂溶性较高，表观分布容积较大，为10～50L/kg，可由血浆快速分布至中枢神经系统，且脑中药物浓度比血浆浓度高2～40倍，如氯丙嗪易透过血脑屏障，颅内药物浓度高于血浆4～5倍。此外，外排转运蛋白也在药物分布中发挥重要作用。P-糖蛋白（P-gp）广泛分布于血脑屏障和小肠黏膜，进入细胞内的药物可通过P-gp排出到细胞外，已证实抗抑郁药和抗精神病药如去甲替林、西酞普兰、利培酮的药动学差异与P-gp有关，详见附表1。同时，转运蛋白存在多种基因突变，其表达可能因多种因素上调或下调，包括病理生理因素、激素水平、饮食等。

药物进入血液后与血浆内蛋白质发生可逆性结合，形成结合型药物，未结合的部分为游离型药物，只有游离型药物才能透过生物膜进入到相应的组织或靶器官，产生效应或进行代谢或排泄。药物与血浆蛋白结合的特异性差，理化性质相近的药物间可产生相互作用。具有高蛋白结合率的两种药物合用时，尤其是对于治疗窗窄的药物，应考虑药物相互作用造成的短暂浓度变化，要注意减量。如卡马西平的血浆蛋白结合率是70%～80%，氟西汀血浆蛋白结合率约为95%，两者合用时氟西汀可使卡马西平血药浓度升高100%～300%，容易出现不良反应。另一方面，结合型药物还起着药库作用，它对于药物作用和维持时间长短有十分重要的意义。药物经小肠吸收后再经胆汁分泌，而后又被小肠吸收的过程称为肝肠循环，也是分布的一种形式。有肝肠循环的药物半衰期延长，药理作用也相应延长。

分布容积是用来衡量药物分布程度的药动学参数，它是指药物吸收达到平衡或稳态时，体内药量按血浆药物浓度计算理论上应占有的体液总容积，并非体液的实际容积。根据药物的分布容积可大致推测其在体内的分布情况。分布容积大（如＞10L），提示药物组织分布广泛；分布容积小（如＜5L），则提示药物可能主要分布于血液。一般来说，碱性药物易被组织摄取，在细胞内液浓度较高，因而分布容积往往较大；酸性药物则大多不易进入细胞内或脂肪组织中，故其分布容积通常较小。

三、代谢

药物进入机体后主要以两种方式消除：一种是药物不经任何代谢而直接以原型随粪便和尿液排出体外；另一种是部分药物在体内经代谢后，再以原型和代谢物的形式随粪便和尿液排出体外。除个别药物如碳酸锂、加巴喷丁、托吡酯等水溶性药物可直接排出体外，其他精神神经药物均需要经代谢后排出。

药物的代谢本质上是一种酶反应，需要用非线性的酶反应动力学来阐明，但多数药物在治疗剂量下体内浓度并不很高，代谢部位的药酶系统无论从数量或能力上都处于绝对优势，故此时代谢也近似地遵从一级反应动力学。药物在体内的代谢主要有两个过程：即 I 相代谢反应和 II 相代谢反应。药物在 I 相反应中被氧化、还原或水解，机体向母体药物引入极性基团（如羟基、羧基、氨基或巯基）以提高药物分子的极性，为进入 II 相反应准备适当酶作用的底物。催化 I 相反应的酶主要是肝微粒体中的细胞色素 P450 酶（CYP450）。大多数情况下 I 相反应使药物丧失活性，然而也有药物经转化后产生活性，如地西泮（去甲西泮、替马西泮和奥沙西泮）、氯米帕明（去甲氯米帕明）、多塞平（去甲多塞平）、氟西汀（去甲氟西汀）和利培酮（9-羟利培酮）。在 II 相反应中，I 相反应代谢的极性基团或母药本身与体内水溶性较大的内源性物质（如葡萄糖醛酸、硫酸、谷胱甘肽或某些氨基酸）发生共轭反应。该反应增加了化合物的水溶性和分子量，使其失活并促进其通过转运蛋白从细胞排出，进而排泄到胆汁或尿液中。催化 II 相反应的酶有许多，其中主要有 UDP-葡萄糖醛酸转移酶（UDP-glucuronosyltransferase，UGT）、谷胱甘肽-S-转移酶、磺基转移酶和乙酰基转移酶等。UGT 是一个结合酶家族，主要分为 UGT1 和 UGT2 两个家族，进一步可分为 UGT1A、UGT2A 和 UGT2B 三个亚家族。例如，UGT2B10 参与阿米替林、丙米嗪、氯米帕明等药物代谢；UGT2B15 参与奥沙西泮、劳拉西泮等药物代谢。

肝脏中参与药物代谢的酶中以 CYP450 酶最为重要，P450 酶是一个基因超家族，负责大多数药物的代谢（图 1-1），其中以 3 个家族即 CYP1 ～ CYP3 家族与药物代谢关系最为密切，CYP3A4/5 酶参与人体 30% 以上的药物代谢，其后依次是 CYP2D6（20%）、CYP2C9（12.8%）、CYP1A2（8.9%）。P450 酶具有广泛且重叠的底物特异性，但许多药物在临床治疗浓度下仅由一种或几种酶代谢，因此，明确相关代谢酶表达和功能的影响因素是预测药物药动学和药效学的先决条件。大多数酶是多因素控制的，包括性别、年龄、疾病、激素水平、昼夜影响及基因多态性等因素。从性别差异来看，女性的 CYP3A4 酶活性比男性的更强。年龄对药物代谢的影响主要表现在儿童和老年人中，主要因为机体的许多生理功能（如肝、肾功能，血流量等）与年龄有关。儿童肝脏尚未发育完全，酶的含量和活性均较低，因此对于儿童用药应注意剂量。老年人肝肾血流量下降，尤其是代谢酶的数量和活性均有不同程度的降低，对药物的代谢和排泄能力明显下降。此外，中枢神经系统也会随衰老发生生理变化，包括神经元死亡或被增殖神经胶质细胞代替，以及细胞内酶和突触减少，从而导致神经敏感性增加，因此老年人使用精神神经类药物须格外注意，避免不良反应的发生。

P450 酶具有基因多态性，即一个或多个等位基因的突变造成同一种属的不同个体间某一 P450 酶的活性存在差异。功能缺陷变异导致代谢底物血药浓度增加；而功能增加变异则导致血药浓度降低。值得注意的是，对于本身产生药理活性的药物，这种变异直接

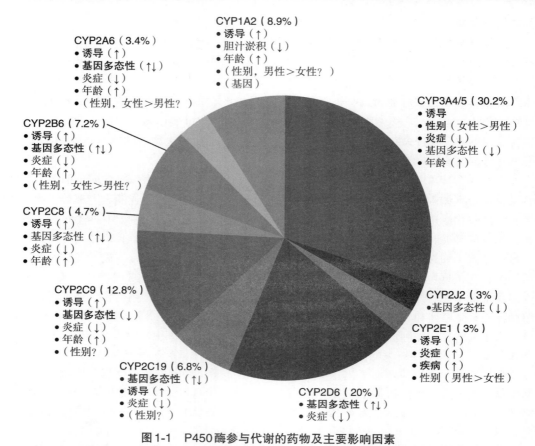

CYP2A6（3.4%）
• 诱导（↑）
• **基因多态性**（↑↓）
• 炎症（↓）
• 年龄（↑）
• （性别，女性＞男性？）

CYP1A2（8.9%）
• 诱导（↑）
• 胆汁淤积（↓）
• 年龄（↑）
• （性别，男性＞女性？）
• （基因）

CYP3A4/5（30.2%）
• 诱导
• **性别**（女性＞男性）
• 炎症（↓）
• 基因多态性（↓）
• 年龄（↑）

CYP2B6（7.2%）
• 诱导（↑）
• **基因多态性**（↑↓）
• 炎症（↓）
• 年龄（↑）
• （性别，女性＞男性？）

CYP2C8（4.7%）
• 诱导（↑）
• 基因多态性（↑↓）
• 炎症（↓）
• 年龄（↑）

CYP2C9（12.8%）
• 诱导（↑）
• **基因多态性**（↓）
• 炎症（↓）
• 年龄（↑）
• （性别？）

CYP2C19（6.8%）
• **基因多态性**（↑↓）
• 诱导（↑）
• 炎症（↓）
• （性别？）

CYP2J2（3%）
• 基因多态性（↓）

CYP2E1（3%）
• 诱导（↑）
• 炎症（↑）
• **疾病**（↑）
• 性别（男性＞女性）

CYP2D6（20%）
• **基因多态性**（↑↓）
• 炎症（↓）

图1-1   P450酶参与代谢的药物及主要影响因素

↑：增加活性；↓：减少活性；↑↓：增加和减少活性；显著变异性因素用粗体表示；括号内代表尚存争议（引自：Ulrich M. Zanger，Cytochrome P450 enzymes in drug metabolism：Regulation of gene expression，enzyme activities，and impact of genetic variation. Pharmacology & Therapeutics，2013）

导致药效增加或减少；而对于前体药物则相反，并且还需考虑代谢物的药理活性。SNP按代谢速度的快慢可分为4种表型：携带有两个无效的等位基因，致使表达的药物代谢酶的活性显著降低的慢代谢者（poor metabolisers，PM）；携带有一个功能缺陷的等位基因或无功能的等位基因，所表达的代谢酶的活性较正常稍有降低的中间代谢者（intermediate metabolisers，IM）；功能区的基因正常表达，表达正常活性酶的快代谢者（extensive metabolisers，EM），EM即正常人体中的代谢表型；由于功能区基因的非正常扩增或由于非正常复制导致酶活性增高的超强代谢者（ultra rapid metabolizer，UM）。此外，P450酶具有可诱导和可抑制性（附表2），能抑制P450酶活性使其他药物代谢速率减慢的物质称为酶抑制剂，如氯霉素可使苯妥英钠代谢减慢，西咪替丁可使地西泮等药物的代谢减慢，在药物合用时应监测血药浓度，注意减量。可对P450酶产生诱导作用、可使自身或其他药物代谢速率加快的物质称为酶诱导剂，如经常服用巴比妥类或其他催眠药的患者，在合用华法林或双香豆素时，往往需要加大剂量才能达到有效浓度。此外，巴比妥类、苯妥英钠还可加速其自身的代谢，使其镇静、催眠作用减弱，这也是耐药性形成的机制之一。由P450酶所催化的Ⅰ相反应是药物在体内代谢转化的关键性步骤，因为这一步反应常是药物从体内消除的限速步骤，它可以影响到药物的许多重要药动学特性，如药物的半衰期、清除率和生物利用度等。

虽然肝脏是药物的主要代谢场所，但在某些情况下药物在肝外组织中的代谢也发挥了不容忽视的作用，主要涉及肠道代谢、肾代谢、肺代谢和脑代谢等。在肝脏疾病导致肝功能不全的情况下，药物的肝外代谢可以补偿肝代谢不足。在药动学研究中如出现药物的机体总清除率大于正常肝血流量（正常肝血流量为 1 ~ 2.5L/min）的情况，则应考虑该药物可能存在肝外代谢。

多数的神经精神类药物都是通过 I 相反应代谢，主要代谢酶有 P450 酶、含黄素单加氧酶系、环氧化物水解酶系、结合酶系。常见的 P450 酶有 CYP3A4/5、CYP2B6、CYP2D6、CYP2C9、CYP2C19 和 CYP1A2 等，常用药物及其相关代谢酶可见附表 1。该类药物血浆消除缓慢，半衰期 12 ~ 36h。但是也有例外，比如曲唑酮、文拉法辛、喹硫平、吗氯贝胺、卡巴拉汀和齐拉西酮的消除半衰期都较短，为 2 ~ 10h；而阿立哌唑和氟西汀的半衰期很长，阿立哌唑 72h，氟西汀及其活性代谢产物去甲氟西汀可长达 3 ~ 15d；氨磺必利、米那普仑、美金刚、加巴喷丁、舒必利不经或很少一部分经肝肌代谢，而主要通过肾肌消除。存在于小肠黏膜和血脑屏障的药物外排转运体 P-gp 也与精神药物的药动学差异有关。该蛋白是 ATP- 盒式结合转运蛋白家族中的一员，并由多药耐药基因编码，存在基因多态性。抗抑郁药是 P-gp 的底物，P-gp 基因型与这些药物的作用效应有关。

四、排泄

药物或其代谢物从体内排出体外，主要排泄途径为肾脏排泄，其次为胆汁—肠道—粪便排泄，其他有肺呼气排泄、汗腺排泄、乳汁排泄及唾液分泌排泄等。排泄途径通常对药物的作用时间、作用部位有影响，故调整用药剂量时也需要考虑患者机体情况对药物的排泄途径的影响等。

肾脏排泄药物及其代谢物涉及 3 个过程，即肾小球的滤过、肾小管主动分泌、肾小管重吸收。多数药物以膜孔扩散的方式经肾小球滤过，只有游离药物才能滤过，蛋白结合药物或高分子药物不能滤过，滤液中药物浓度与血浆中游离药物浓度基本一致。通常人的肾小球的滤过率约为 125ml/min，若药物仅从肾小球滤过，既无重吸收，也无肾小管的分泌，则其游离药物肾清除率等于肾小球滤过率。当游离药物肾清除率大于肾小球滤过率时，提示存在肾小管的主动分泌。有些药物会涉及主动分泌，主动分泌过程往往因为药物竞争同一载体而发挥作用，从而延长其疗效。有些药物到达肾小管后，被肾小管重吸收，肾小管的重吸收有主动过程和被动过程 2 种类型。大多数药物属于被动重吸收，这种重吸收主要是被动扩散，其吸收程度取决于药物的脂溶性和解离度。碱化尿液和酸化尿液均会影响药物的重吸收。

胆汁排泄是水溶性代谢产物的主要排泄途径。药物及其代谢物经胆汁排泄往往是主动过程。在肝中也存在 P-gp 等外排转运系统，促进药物排泄进入胆管。某些药物，尤其是胆汁排泄分数高的药物，经胆汁排泄至十二指肠后，被重吸收，形成肝肠循环。也有一些结合型代谢物经胆汁排泄到肠道后，在肠道菌的作用下，水解释放出原型药物，也会再次吸收形成肝肠循环。因此抑制肠道菌的生成，有可能影响肝肠循环。由于胆囊排空是间断的，药物的再次吸收有可能使血药浓度出现双峰或多峰。肝肠循环的存在，使一些药物的体内停留时间延长。

第四节　神经精神类药物TDM适用范围

一、神经精神类药物TDM的原则

TDM虽然是个体化药物治疗的有效手段，但并非任何情况下、任何药物都需要进行TDM，以下临床指征是近年来TDM的一般性原则。

1. 患者已使用针对其病症的最佳药物。
2. 药效不易判断。
3. 血药浓度与药效相关。
4. 患者之间的个体差异或其他因素使得药动学参数难以预测。
5. 避免不恰当的疗程过长。
6. 可辅助临床制订药物治疗方案，并提供更多依据。

二、神经精神类药物TDM的适用情况

TDM具有重要的临床价值，但不适用于所有的药物，如血药浓度和疗效相关性不好的药物、安全范围宽的药物，以及疗效显而易见的药物。临床需要进行TDM的药物应该符合两个基本条件：一是血药浓度与药理效应之间具有明确的量效关系；二是临床上缺少及时的、易观察的、可量化的疗效指标。一般来说，符合下列情况可进行TDM。

1. 治疗指数低的药物：这类药物的疗效剂量与其中毒药量相似，有效血药浓度的范围相对较窄，易发生毒副作用，需进行TDM。
2. 具有非线性动力学特征的药物：此类药物当其在体内出现饱和或限速时，若继续增加药物的剂量，其半衰期及血药浓度则会超比例地增加，易发生蓄积中毒反应。
3. 毒性反应与疾病症状或治疗作用相近，可隐匿性出现药物毒副反应。
4. 肝、肾、心功能不全的患者。
5. 合并服用可与其发生相互作用的药物或食物。
6. 需要长期用药的患者，可能会出现因为产生耐药性、依从性差或其他不明原因所引起的药效的改变。
7. 怀疑存在药物滥用等。

血浆浓度与临床效应之间的相关性已经在很多三环类抗抑郁药物中得到了证实，因此，强烈推荐将TDM用于大多数三环类抗抑郁药。对于新型抗抑郁药5-羟色胺选择性重摄取抑制剂（SSRI）类药物来说，与之前的抗抑郁药相比，多数SSRI类药物的毒性很低，常规TDM临床实际意义不十分显著。而对于四环类抗抑郁药马普替林、米安色林和米氮平来说，药物浓度与治疗效果之间的关系仍缺乏具有显著统计学意义的证据。对于典型抗精神病药物如氟哌啶醇、奋乃静和氟奋乃静，以及非典型抗精神病药物如氨磺必利、氯氮平、奥氮平和利培酮，应在临床应用过程中进行常规TDM。

情感稳定剂或抗躁狂药锂盐、丙戊酸和卡马西平的治疗参考浓度范围和中毒浓度已经确定，强烈推荐对这些药物实施常规TDM。大部分抗焦虑药及催眠药都属于苯二氮䓬类，抗焦虑和催眠作用快，因此可以通过临床观察指导治疗，无须进行常规的TDM。然而，在使用常规剂量缺少治疗效应的情况下，TDM可以帮助判断这种治疗无效是因既往药物滥用所导致的耐受还是由异常的药动学变化引起的。阿普唑仑的TDM可能有助于控制惊恐发

作。阿片受体激动剂美沙酮、左旋美沙酮、丁丙诺啡、左旋醋美沙醇和吗啡缓释剂用于治疗吗啡成瘾，可对服用美沙酮或左旋美沙酮的患者进行 TDM。对于抗惊厥药物，TDM 的应用已经较为普遍，尤其是毒性明显高于新药的老药。

三、神经精神类药物 TDM 的推荐等级

神经精神药理学与药物精神病学协会（Arbeitsgemeinschaft für Neuropsychopharmakologie und Pharmakopsychiatrie，AGNP）的 TDM 专家组在 2017 年发布的《神经精神药理学治疗药物监测共识指南》中，将 154 种神经精神药物的 TDM 必要性进行了 4 个等级的划分。

1 级：强烈推荐。即药物已经明确治疗浓度参考范围，并有导致耐受性降低或中毒的报道，且临床对照研究显示 TDM 有效。

2 级：推荐。即有效的治疗浓度范围来自于有效治疗剂量下的血浆药物浓度，与临床疗效相关，有高于血浆治疗浓度范围导致耐受性降低的报道。

3 级：有用。即治疗浓度范围是从药动学的研究中计算而来，而药效学相关的血浆药物浓度尚未获得，或者仅基于对 TDM 数据的回顾分析、个案报道或不系统的临床经验。

4 级：可能有用。即血浆药物浓度与临床效应不相关。其原因可能是由于药物独特的药理学特性，如不可逆性地阻断某种酶；或者用药剂量调整可直接依据临床症状进行，如镇静催眠药的睡眠诱导作用。这种药物指南不建议将常规 TDM 用于临床治疗，但 TDM 对特定的适应证或者解决相关问题可能有一定的帮助。

四、神经精神类药物 TDM 的具体指征

神经精神类药物实施 TDM 的指征：①开始用药或改变剂量后的剂量优化；②出于药物安全性原因必须进行 TDM 的药物（如锂盐、卡马西平）；③患者对药物治疗依从性不佳；④推荐剂量下临床疗效不佳；⑤推荐剂量下治疗有效的同时出现不良反应；⑥合并用药怀疑发生药物相互作用；⑦维持治疗下预防复发；⑧在用药剂量充足的情况下出现疾病复发；⑨存在与药物代谢相关的基因突变（基因缺失、基因多倍体）；⑩特殊患者（患者＞65 岁，患者＜18 岁，孕妇或哺乳期患者）；⑪患者与药动学相关的合并症（肝或肾功能不全、心血管疾病等）；⑫患有急慢性炎症或感染的患者；⑬限制性胃肠切除术或减肥手术的患者；⑭涉法患者；⑮由原研药改用仿制药，或由仿制药改用原研药后出现问题；⑯药物剂型改变。

第五节　TDM 的药动学影响因素

一、体内因素

体内因素往往影响药物吸收、分布、代谢和清除，如性别、年龄、病理生理、遗传变异等。年龄因素，如婴幼儿其全身功能没有发育健全，老年人随着年龄的增长，全身功能会逐渐下降，都会影响药物的药动学。性别因素，如女性与男性相比，存在体重较轻，而脂肪比例较高的特质，这些特质的不同都会对药物的作用及分布产生影响。遗传变异对药物的代谢和效应有着至关重要的影响，不同种族及部分代谢酶缺乏的患者对一些药物的代谢及反应也会有所不同。病理因素也是影响药物体内过程的体内因素。胃肠功能状况如腹泻、呕吐都会使药物的吸收率降低；同时患有肝脏疾病的患者，药物在体内的代谢过程可能因其对药物的生物转化能力不同而受到影响；而肾功能的下降，则明显地对特别是主要

由原型从肾脏中排出的药物产生负面影响。

二、药物因素

（一）药物制剂及给药途径

相同药物，不同的制备工艺、剂型、给药途径等都会对药物的吸收、生物利用度及药物效应产生影响。给药途径不同的药物有不同的吸收过程和特点。除局部用药外，临床上给药途径一般包括血管内（动脉、静脉）给药和血管外（如经口腔、鼻、眼、胃肠道、肌内、皮下、透皮、肺和直肠等）给药。前者药物直接进入血管，无吸收过程；后者则涉及吸收过程。同一药物，剂型不同，其作用快慢、强度、持续时间均不同，如缓释制剂血药浓度波动较小且疗效持久，安全性较高，但缓释制剂往往基于健康人群药动学参数设计，当患者体内药动学特性改变时，不能灵活调节给药方案。此外，同一药物，同一剂型，由于处方组成及制备工艺不同，血药浓度也会有所不同。

（二）药物相互作用

药物相互作用是对TDM结果产生影响的最重要因素之一，可能出现于体内的不同过程，尤其是吸收和代谢。口服给药后在胃肠道的相互作用是在药物吸收过程相互作用中最为常见的情况。同时服用金属离子可能因在胃肠道与药物发生金属螯合作用而降低药物生物利用度；活性炭、蒙脱石、抗酸药氢氧化铝等可吸附多种药物，导致其生物利用度下降。此外，活性炭还可以通过阻断肝肠循环降低血药浓度。有些药物的吸收依赖于足够的胃液分泌，这些药物与抑制胃液分泌的药物合用时生物利用度会显著下降。与诱导或抑制肠转运体的药物合用会影响底物药物的吸收。P-gp介导的相互作用最为常见。基于P-gp抑制机制的相互作用往往会使其底物的疗效增加，生物利用度增高，相应地毒性也可能增加；基于P-gp诱导机制的相互作用往往令底物的疗效减弱。药物在分布过程中可能因竞争血浆蛋白结合位点，进而改变游离药物比例，或改变药物在组织内的分布量而影响其消除。当2种或2种以上药物同时或前后序贯用药时，分别为药物代谢酶的抑制剂（或诱导剂）及其底物，则会引起药物代谢性相互作用。一般酶抑制作用的临床意义大于酶诱导作用。酶诱导作用虽促使代谢增加，但很多药物的代谢物仍具有与原药相同甚至大于原药的药理活性。在此情况下，酶诱导作用反而会增强甚至引起毒性反应。因此，在保证临床疗效的前提下应尽可能地避免可能引起代谢相互作用的药物，无法避免时可采用TDM来指导药物剂量的调整，避免发生药物治疗效果不理想或者药物中毒反应等。

三、其他因素

环境因素（如空气中的有毒微粒、水污染等）、个人行为习惯（如饮食习惯、饮酒、吸烟等）都可能对TDM产生影响。

第六节　神经精神类药物的治疗参考浓度范围

一、血药浓度与药效学相关性

用药后所产生的效果，无论是积极的治疗效应还是毒副反应，都是药物通过与其靶部位上的受体等发生相互作用产生的，而药物能否产生作用及产生作用的大小，则取决于其在靶部位的浓度。所以TDM最理想的方法就是直接检测药物靶部位的浓度，包括靶器官及靶组织，但由于大部分药物的靶器官都是心、肝、肾、胃肠道、中枢及周围神经系统等，因此人们比较难接受用损伤性的方法在上述部位采样进行TDM。药物除直接局部应用在靶部位外，若想到达靶部位脏器则均需借助血流分布，当药物在人体的分布达到平衡时，尽管血药浓度和靶部位的药物浓度多不一致，但就大部分药物来说，其所产生的用药效应与其血药浓度之间均具有关联性，现如今临床常用的神经精神类药物的血中治疗参考浓度范围与实验室警戒浓度均已确定，TDM为神经精神类药物的临床应用提供了重要依据。

二、治疗参考浓度范围

治疗参考浓度范围（therapeutic reference range，TRR）是患者在用药安全的前提下所能达到最佳疗效时的血浆药物浓度范围，是TDM指导药物治疗的一个基本目标浓度范围。"治疗参考浓度范围"又可称为"治疗窗""治疗范围""有效血药浓度""最佳血浆浓度""有效血浆浓度""靶范围""靶浓度"和"目标治疗范围"等。

治疗参考浓度范围需要确定有效并且患者所能承受的下限和上限，低于下限用药则可能没有治疗效果，若血药浓度超过上限则药效将不大可能提高，或者是患者的耐受性降低。固定剂量研究是确定抗精神病药或抗抑郁药的治疗参考浓度范围的最佳方法，PET研究是确定其界限值最有效的方法，但其技术昂贵。

治疗参考浓度范围是一个指导性的基于群体的范围，并不一定适用于所有人，可能有患者获得最佳疗效时的药物浓度在治疗参考浓度范围以外，所以，当患者获得理想的药物治疗效果时，血药浓度的测定是很有必要的，这个血药浓度可作为该患者的最佳血药浓度，当出现症状加重、复发或有不良反应等情况时，血药浓度可用于判断是发生了依从性问题还是发生了药动学改变，并可用于临床反应的解释。总之，神经精神疾病的药物治疗可以通过参考患者的"个体化治疗浓度"调整治疗方案，并取得最佳治疗效果。AGNP的TDM专家组所推荐的临床常用的神经精神类药物治疗参考浓度范围列于表1-1中。

表1-1　神经精神类药物的治疗参考浓度范围（AGNP推荐）、消除半衰期（$t_{1/2}$）、实验室警戒浓度、临床常规采用TDM进行剂量优化的推荐等级及转换因子CF

药物和活性代谢产物 中文（英文）	治疗参考浓度范围 （ng/ml）	$t_{1/2}$（h）	实验室警戒 浓度（ng/ml）	实施 TDM的 推荐等级	转换因子 CF
抗抑郁药					
阿米替林（Amitriptyline）+	80～200	10～28	300	1	3.6
去甲替林（Nortriptyline）		18～44			3.8
氯米帕明（Clomipramine）+	230～450	16～60	450	1	3.18
N-去甲氯米帕明 （N-desmetyl-clomipramine）		37～43			3.32
多塞平（Doxepin）+	50～150	15～20	300	2	3.58
N-去甲多塞平 （N-desmethyldoxepin）					3.77

续表

药物和活性代谢产物 中文（英文）	治疗参考浓度范围 （ng/ml）	$t_{1/2}$（h）	实验室警戒浓度（ng/ml）	实施TDM的推荐等级	转换因子CF
吗氯贝胺（Moclobemide）	300～1000	2～7	2000	3	3.72
氟西汀（Fluoxetine）+	120～500	4～6d	1000	3	3.23
N-去甲氟西汀 （N-desmethylfluoxetine）		4～16d			3.39
舍曲林（Sertraline）	10～150	22～36	300	2	3.27
氟伏沙明（Fluvoxamine）	60～230	21～43	500	2	3.14
西酞普兰（Citalopram）	50～110	38～48	220	1	3.08
艾司西酞普兰（Escitalopram）	15～80	27～32	160	2	3.08
帕罗西汀（Paroxetine）	20～65	12～44	120	3	3.04
去甲文拉法辛（Desvenlafaxine）	100～400	10～17	800	3	3.80
米氮平（Mirtazapine）	30～80	20～40	160	2	3.77
度洛西汀（Duloxetine）	30～120	9～19	240	2	3.36
马普替林（Maprotiline）	75～130	20～58	220	2	3.60
曲唑酮（Trazodone）	700～1000	4～11	1200	2	2.69
米那普仑（Milnacipran）	100～150	5～8	300	2	2.24
安非他酮（Bupropion plus）+	850～1500（羟安非他酮）	1～15	2000	2	4.17
羟安非他酮 （Hydroxybupropion）		17～47			3.91
瑞波西汀（Reboxetine）	60～350	8～12	700	3	3.19
抗精神病药					
氯丙嗪（Chlorpromazine）	30～300	15～30	600	2	3.14
氟哌啶醇（Haloperidol）	1～10	12～36	15	1	2.66
奋乃静（Perphenazine）	0.6～2.4	8～12	5	1	2.48
氟奋乃静（Fluphenazine）	1～10	16	15	1	2.99
舒必利（Sulpiride）	200～1000	8～14	1000	2	2.93
氯氮平（Clozapine）	350～600	12～16	1000	1	3.06
利培酮（Risperidone）+	20～60	2～4	120	2	2.44
9-羟利培酮 （9-hydroxyrisperidone）		17～23			2.35
奥氮平（Olanzapine）	20～80	30～60	100	1	3.20
喹硫平（Quetiapine）	100～500	6～11	1000	2	2.61
N-脱烷基喹硫平 （N-desalkylquetiapine）	100～250	10～13h			3.39

续表

药物和活性代谢产物 中文（英文）	治疗参考浓度范围 （ng/ml）	$t_{1/2}$（h）	实验室警戒 浓度（ng/ml）	实施 TDM的 推荐等级	转换因子 CF
阿立哌唑（Aripiprazole）	100～350	60～80	1000	2	2.23
阿立哌唑（Aripiprazole）+ 脱氢阿立哌唑 （Dehydroaripiprazole）	150～500				
齐拉西酮（Ziprasidone）	50～200	4～8	400	2	2.55
帕利哌酮（Paliperidone） （9-羟利培酮） （9-hydroxyrisperidone）	20～60	17～23	120	2	2.35
氨磺必利（Amisulpride）	100～320	12～20	640	1	2.71
鲁拉西酮（Lurasidone）	15～40	20～40	120	3	2.03
抗癫痫药与情感稳定剂					
卡马西平（Carbamazepine）	4～10μg/ml（情感稳定剂） 4～12μg/ml（抗癫痫药）	10～20 10～20	20μg/ml 20μg/ml	1 1	4.23 4.23
丙戊酸（Valproic acid）	50～100μg/ml（情感稳定剂） 50～100μg/ml（抗癫痫药）	11～17 17～30	120μg/ml 120μg/ml	1 1	6.93 6.93
苯妥英钠（Phenytoin）	10～20μg/ml	20～60	25μg/ml	1	3.96
苯巴比妥（Phenobarbital）	10～40μg/ml	80～120	50μg/ml	1	4.31
拉莫三嗪（Lamotrigine）	1～6μg/ml（情感稳定剂） 3～15μg/ml（抗癫痫药）	14～104 14～104	20μg/ml 20μg/ml	2 2	3.90 3.90
托吡酯（Topiramate）	2～10μg/ml	19～23	16μg/ml	3	2.95
左乙拉西坦（Levetiracetam）	10～40μg/ml	6～8	50μg/ml	4	5.88
奥卡西平（Oxcarbazepine）	10～35μg/ml	5	40μg/ml	2	3.96
10-羟卡马西平（10-monohydroxy- carbamazepine）		10～20			3.73
锂（Lithium）	0.5～1.2mmol/l （4～8μg/ml） 急性期可达1.2mmol/l 长期用药0.5～0.8mmol/l	14～30	1.2mmol/l （8μg/ml）	1	125.8
非尔氨酯（Felbamate）	30～80μg/ml	15～23	100μg/ml	3	4.20
乙琥胺（Ethosuximide）	40～100μg/ml	33～55	120μg/ml	3	7.08
扑米酮（Primidone）	5～10μg/ml	14～15	25μg/ml	2	4.58
加巴喷丁（Gabapentin）	2～20μg/ml	5～7	25μg/ml	3	5.84
抗焦虑及治疗睡眠障碍的药物					
劳拉西泮（Lorazepam）	30～100	12～16	300	4	3.20

续表

药物和活性代谢产物 中文（英文）	治疗参考浓度范围 （ng/ml）	$t_{1/2}$（h）	实验室警戒 浓度（ng/ml）	实施 TDM的 推荐等级	转换因子 CF
地西泮（Diazepam）+ N-去甲地西泮 （N-desmethyldiazepam）	100～2500	24～48 80～103	3000	4	3.51
阿普唑仑（Alprazolam）	5～50 20～40（惊恐障碍）	12～15	100	3 3	3.22
氯硝西泮（Clonazepam）	4～80	19～30	100	4	3.17
奥沙西泮（Oxazepam）	200～1500	4～15	2000	4	3.49
唑吡坦（Zolpidem）	80～160（1～3h）	1～4 儿童1～3	320	4	3.25
佐匹克隆（Zopiclone）	55～85（1.5～2h）	2～6	300	4	2.57
扎来普隆（Zaleplone）	20～40（1～2h）	1～2	200	4	3.28
促认知药物（抗痴呆药物）					
多奈哌齐（Donepezil）	50～75	70～80	100	2	2.64
利斯的明（Rivastigmine）	8～20（口服后1～2h） 5～13（换用新帖剂前1h）	1～2	40	3	4.00
美金刚（Memantine）	90～150	60～100	300	3	5.58
治疗物质依赖相关障碍的药物					
丁丙诺啡（Buprenorphine）	1～3	2～5	10（C_{max}）	2	2.38
安非他酮（Bupropion） 羟基安非他酮 （Hydroxybupropion）	550～1500（羟安非他酮）	1～15 17～47	2000	2	4.17 3.91
美沙酮（Methadone）	400～600	24～48	600	2	3.23
左旋美沙酮（Levomethadone）	250～400	14～55	400	2	3.23
纳曲酮（Naltrexone）+ 6β-纳曲酮（6β-naltrexone）	25～100	2～5 7～13	200	2	3.06 3.04

注：除非特别说明，表中治疗参考浓度范围和警戒浓度均指谷浓度（C_{min}）。解读TDM结果必须查看所测得的药物浓度是否在治疗参考浓度范围内。浓度低于或高于这一范围，提示治疗失败或者可能发生了不良反应。药物的质量单位浓度乘以转换因子（CF）可以转换成摩尔浓度：nmol/L＝ng/ml×CF。针对不同的适应证，安非他酮、卡马西平、拉莫三嗪和丙戊酸的推荐参考浓度范围不同，分次列出

（一）治疗参考浓度范围下限

治疗参考浓度范围下限即血药浓度若低于此下限则可能没有治疗效果，评估治疗参考浓度范围下限研究有前瞻性双盲随机对照研究、受试者操作特性（receiver operating characteristic，ROC）分析等，前瞻性双盲随机对照研究即受试者服用一定剂量的药物，观察是否达到预期的血药浓度范围及其所产生的治疗效果，这种固定剂量的研究更适用于估测治疗参考浓度范围下限。ROC曲线有助于确定治疗有效和无效的临界值，还可以估算出血药浓度参数的灵敏度和特异度。

（二）治疗参考浓度范围上限

治疗参考浓度范围的上限被定义为出现不良反应风险增加的浓度，即血药浓度超过上限则药效将不大可能提高，或者是患者的耐受性降低。可以通过抗精神病药的不良反应与血药浓度的相关性，使用ROC分析计算出治疗参考浓度范围的上限。但因与发生药物不良反应、中毒甚至死亡相关的有价值的血药浓度的信息较少，且死亡后药物在体内的浓度发生巨大变化，因此，《神经精神药理学治疗药物监测共识指南：2017版》中指出，上限阈浓度主要是通过计算获批最大剂量下的预期剂量相关血药浓度（C_{min}）而获得的。

（三）实验室警戒值

实验室警戒浓度（laboratory alert level）即超过TRR上限，且药物的疗效与剂量不呈正相关的药物浓度，当达到此浓度时，需要立即反馈给临床医师以对结果的解读及用药方案的调整进行慎重考量。有些药物所发生的严重不良反应及中毒反应，都可作为其实验室警戒浓度确定的参考。多数情况下，将TRR上限2倍以上的血药浓度，视为该药品的实验室警戒浓度。若超过此浓度，医师对TDM结果的解释必须根据患者的临床实际状况，若患者已经无法忍受或者发生了中毒反应，则提示需降低给药剂量；若患者耐受良好，降低给药剂量又可能无法较好地控制病情，则提示维持原有给药剂量，并需记录在案。

三、剂量相关参考浓度范围

剂量相关参考浓度范围也可用于TDM结果的解释。与TRR不同，剂量相关参考浓度范围是一种药动学方法，而不是药效学方法，它将测量的药物浓度与理论预期的药物浓度范围进行比较，通过计算，参考药动学研究，优先选择没有联合药物且不携带影响药物代谢酶活性的特异基因的患者，根据已知的每日维持剂量（daily maintenance dose，D_m）、给药间隔（dosing interval，d_i）、总清除率（total clearance，CL）和生物利用度（bioavailability，F），计算正常患者（即指年龄在18～65岁，体重70kg，没有药动学相关合并症、合并用药或影响药物代谢的遗传变异的患者）中预期的药物平均稳态浓度（average steady-state concentration，C_{av}），公式为：

$$C_{av} = （D_m/d_i）\times （F/CL） \qquad （公式1-1）$$

通过日剂量和文献中获得的总表观清除率CL/F（ml/min）的标准差（standard deviation，SD），可以通过公式1-1计算出$C_{av}\pm SD$（ng/ml），假设按次/日给药，Haen等建议把$C_{av}\pm SD$的范围作为剂量相关参考浓度范围，均值加减SD值则分别为剂量相关参考浓度范围的上限和下限。可以通过观察患者的血药浓度是否在剂量相关参考浓度范围内来判断其血药浓度是否正常，超出该范围则提示有可能存在异常，如依从性差、药物相互作用、药物代谢酶的基因多态性或者与药物排泄相关的器官存在病变等。

然而C_{av}的计算存在一定的局限性，如给药时间间隔、精确的静脉采血时间点等。当药物的消除半衰期（$t_{1/2}$）短，且给药间隔大于$t_{1/2}$时，公式1-1则难以预测TDM所用的C_{min}值。许多化合物都存在这一问题，如度洛西汀、帕罗西汀、文拉法辛、氨磺必利、帕利哌酮、喹硫平、锂、丙戊酸、佐匹克隆、托莫西汀或纳曲酮。当给药间隔大于$t_{1/2}$时，C_{min}的计算值比C_{av}低30%以上。C_{av}是由药时曲线下面积（AUC）除以给药间隔时间计算出来的，没有明确的静脉采血时间点，且忽视了药物浓度在1d内的波动，基于这些问题，Gex-Fabry等使用t_{max}（药物峰浓度的时间点）和t_{min}（C_{min}的时间点）之间的时间间隔，计算消除相的药物浓度。

假设为一室模型，并且药物浓度呈指数下降，吸收后时相任何时间点的预期稳态药物浓度C_t可以按照下式计算：

$$C_t = \left[\left(D_m/d_i\right) \times \left(F/CL\right)\right] \times \left[\left(k_e \times d_i\right) / \left(1-e^{-ke \times di}\right)\right] \times \left(e^{-ke \times t}\right) \qquad （公式1\text{-}2）$$

式中，D_m是稳态浓度下的剂量，称为维持剂量，CL/F是表观总清除率（为了计算方便使用其倒数），d_i是给药间隔时间，k_e是消除速率常数，可以用消除半衰期$t_{1/2}$按照公式$k_e = \ln 2/t_{1/2}$求出来，t是采血时间。

假设d_i为24h，t是最后一次服药到采血的时间间隔，即$\triangle t$可用下面的公式1-3估算预期C_{min}：

$$C_{min} = \left(D_m/24\right) \times \left(F/CL\right) \times \left[\left(k_e \times 24\right) / \left(1-e^{-ke \times 24}\right)\right] \times \left(e^{-ke \times \triangle t}\right) \qquad （公式1\text{-}3）$$

TDM检测的预期药物浓度就可以用日剂量、CL/F、$t_{1/2}$和末次给药与抽血之间的间隔时间$\triangle t$计算出来，与计算C_{av}一样，药动学参数CL/F和$t_{1/2}$可以从药动学试验中获得，日剂量和$\triangle t$由处方医师确定，运用公式1-3的一部分，可以用软件，如MS-Excel软件，确定和计算出已知CL/F和$t_{1/2}$药物的DRC因子。

$$DRC因子 = \left(F/CL\right) \times \left[\left(k_e \times 24\right) / \left(1-e^{-ke \times 24}\right)\right] \times \left(e^{-ke \times \triangle t}\right) \qquad （公式1\text{-}4）$$

剂量确定后，预期C_{min}可以用DRC因子乘以日剂量计算出来。预测C_{min}理论预期值与C_{av}相比是更加复杂的计算过程，并且需要使用$t_{1/2}$，而它在个体间也有差异。由于引起$t_{1/2}$差异与引起清除率差异的因子可能相同，所以TDM指南假设在一组依从性好的患者中测得的血药浓度的平均值的SD反映了表观总清除率（CL/F）的正常变异。基于这一假设，认为群体CL/F的个体间差异等于C_{min}的差异。文献中报道的CL/F的SD就可以转化成C_{min}，用于计算剂量相关参考浓度范围的均值±SD，与前面基于C_{av}的计算相同。已经对这种计算方法是否能够预测血药浓度进行了实际的测试。

表1-2列出了相关神经精神类药物的表观总清除率（如清除率/生物利用度、CL/F）、生物利用度（F）、平均消除半衰期（$t_{1/2}$）、末次服药至采血间隔时间（$\triangle t$）和用于计算母药、代谢产物和活性部分的剂量相关参考浓度范围的剂量相关浓度（DRC）因子，按照药物使用推荐方案，确定$\triangle t$，用于计算血药浓度范围的下限和上限值。当按不同频次用药时，表1-2分别列出了$\triangle t$是10h、12h、24h等不同的DRC因子。

依据文献报道的相关正常患者的药动学参数CL/F和k_e，药品生产厂家提供的药品说明书（SPC）中建议的给药间隔时间和日剂量，按照公式1-2～公式1-4进行计算，采用实际获得的TDM研究中报告的正常患者C_{min}值进行对照比较，评价其合理性。如果理论值与实际得到的数据相符，则计算的剂量相关参考浓度范围可被采纳。若$\triangle t$与表1-2所列数值不同，则可用公式1-2计算出吸收后时相（从峰浓度时间点算起）任何时间点的预期血药浓度。

综上所述，剂量相关参考浓度范围可以被定义为C_{min}的范围，依据不同人群不同药物的给药间隔、采血时间、药动学参数等，剂量相关参考浓度范围可以是药物在稳态浓度下谷浓度均值±SD，可由DRC低因子和DRC高因子（表1-2）乘以日剂量获得。例如，某患者服用氯氮平的日剂量为250mg/d，末次服药至采血间隔时间（$\triangle t$）为12h，可以通过计算来预测患者的母药及其代谢产物N-去甲氯氮平的剂量相关参考浓度范围为：氯氮平：250×（0.43～1.59）＝108～398ng/ml；N-去甲氯氮平：250×（0.50～1.25）＝125～313ng/ml。

四、浓度剂量比

血药浓度与剂量的比值（C_{min}/D，常缩写为C/D）是分析药动学是否正常的另一参数，通过药物达到稳态之后的谷浓度值除以患者的服药剂量，即可以从TDM的数据中计算出浓度剂量比，比值高表示药物清除缓慢，反之则清除迅速。C/D比值可以用来评估药物相互作用、患者服药依从性及达到预期靶值血药浓度所需要的剂量等。

五、代谢产物与母药的比值

神经精神类药物经Ⅰ相代谢酶作用的生物转化可以产生与母药具有相似或不同药效学特性的代谢产物。若代谢产物与母药药理学性质相似，则二者的浓度之和（活性部分）可用于TDM指导下的剂量调整，如去甲替林（母药是阿米替林）、N-去甲多塞平（母药是多塞平）、地昔帕明（母药是米帕明）、去甲氟西汀（母药是氟西汀）、O-去甲文拉法辛（母药是文拉法辛）和9-羟利培酮（母药是利培酮）。但有些药物的代谢产物与母药药理学性质不同，对母药的药效或耐受性没有贡献，抑或是缺乏药理活性，虽不能与母药以浓度之和用于TDM指导下的剂量调整，但从药动学的角度而言，测定有活性和无活性代谢产物都可以提供有用的信息。

通过测定代谢产物与母药的比值（MPR），可以直接反映体内代谢酶的活性并可鉴别药动学相互作用与遗传变异导致的异常代谢。如MPR低代表参与Ⅰ相代谢的主要酶属弱代谢（PM）基因型，高MPR代表酶活性增强，表明患者处于超快代谢（UM）状态，同时需要考虑，当存在如吸烟等酶诱导效应因素时，也可能导致MPR增强。特别需要注意，当采用MPR确定患者的代谢表型时，需控制混杂因素，如代谢产物与母药的半衰期$t_{1/2}$不同时，需控制采样时间，避免得出错误结论。表1-3列出部分神经精神类药物的MPR值是对活体内参与相关药物代谢的酶活性的估计，假定药物的分布正常，平均MPRs±SD以标准剂量计算，如果不在均值±SD的范围内，就有可能存在部分不依从或药物代谢异常。

表1-2 表观总清除率（如清除率/生物利用度，CL/F）、生物利用度（F）、平均消除半衰期（$t_{1/2}$）、末次服药至采血间隔时间（$\triangle t$）和用于计算母药、代谢产物和活性部分的剂量相关参考浓度范围的剂量相关浓度（DRC）因子

药物和活性代谢产物	CL/F±SD （ml/min）	F（%）	$t_{1/2}$（h）	$\triangle t$（h）	DRC因子		
					均值	低	高
抗抑郁药							
阿米替林（Amitriptyline）	1043±301	50	19	12	0.65	0.46	0.83
去甲替林（Nortriptyline）	1435±609		30		0.48	0.28	0.68
活性部分（Active moiety）					1.12	0.73	0.51

续表

药物和活性代谢产物	CL/F±SD（ml/min）	F（%）	$t_{1/2}$（h）	△t（h）	DRC因子		
					均值	低	高
氯米帕明（Clomipramine）	1120±667	50	21	12	0.60	0.24	0.96
N-去甲氯米帕明（N-desmethylclomipramine）	622±384		36		1.11	0.42	1.79
活性部分（Active moiety）					1.71	0.67	2.75
多塞平（Doxepin）	1706±938	27	17	12	0.39	0.18	0.61
N-去甲多塞平（N-desmethyldoxepin）	1750±940		51		0.40	0.18	0.61
					0.79	0.36	1.22
吗氯贝胺（Moclobemide）	208±82	70	2.5	12	0.80	0.48	1.11
氟西汀（Fluoxetine）	126±93	90	120	24	5.14	1.35	8.93
N-去甲氟西汀（N-desmethylfluoxetine）	111±72		240		6.04	2.12	9.96
活性部分（Active moiety）					11.18	3.47	18.89
舍曲林（Sertraline）	1167±450	66	26	24	0.42	0.26	0.58
N-去甲舍曲林（N-desmethylsertraline）	822±278		70		0.75	0.50	1.00
氟伏沙明（Fluvoxamine）	1907±504	53	20	24	0.23	0.17	0.29
西酞普兰（Citalopram）	360±105	80	40	24	1.52	1.07	1.96
N-去甲西酞普兰（N-desmethylcitalopram）	622±384		50		0.94	0.36	1.52
艾司西酞普兰（Escitalopram）	495±218	80	30	24	1.05	0.59	1.51
N-去甲艾司西酞普兰（N-desmethylescitalopram）	622±384		52		0.95	0.36	1.53
帕罗西汀（Paroxetine）	724±274	64	19	24	0.60	0.37	0.83
文拉法辛 IR（Venlafaxine IR）	1250±433	40	6	24	0.10	0.06	0.14
O-去甲文拉法辛（O-desmethylVenlafaxine）	300±67		11		0.99	0.77	1.21
活性部分（Active moiety）					1.09	0.83	1.35
N-去甲文拉法辛（N-desmethyl Venlafaxine）	367±267		7		0.46	0.13	0.80
文拉法辛 XR（Venlafaxine XR）	1196±576	40	11	24	0.24	0.12	0.36
O-去甲文拉法辛（O-desmethyl Venlafaxine）	422±107		20		1.04	0.78	1.30
活性部分（Active moiety）					1.28	0.90	1.67
N-去甲文拉法辛（N-desmethyl Venlafaxine）	704±264		7		0.24	0.15	0.33

续表

药物和活性代谢产物	CL/F±SD（ml/min）	F（%）	$t_{1/2}$（h）	△t（h）	DRC因子		
					均值	低	高
米氮平（Mirtazapine）	261±80	50	30	12	2.63	1.82	3.43
度洛西汀（Duloxetine）	750±264	60	12	24	0.43	0.28	0.58
马普替林（Maprotiline）	741±410	70	40	12	0.93	0.42	1.45
曲唑酮（Trazodone）	115±35	100	7	12	4.82	3.35	6.29
米那普仑（Milnacipran）	592±95	85	8	12	0.99	0.84	1.14
安非他酮（Bupropion）	2260±870	90	19	24	0.19	0.12	0.27
羟安非他酮（Hydroxybupropion）	147±91		28		3.46	1.32	5.60
瑞波西汀（Reboxetine）	58±26	60	10	12	10.8	5.94	15.6
抗精神病药							
氯丙嗪（Chlorpromazine）	623±203	30	30	24	0.83	0.56	1.10
氟哌啶醇（Haloperidol）	826±203	60	18	12	0.81	0.61	1.01
奋乃静（Perphenazine）	12 567±6417	40	10	12	0.05	0.02	0.08
氟奋乃静（Fluphenazine）	9990±2820	35	16	12	0.07	0.05	0.09
舒必利（Sulpiride）	1186±240	35	8	12	0.49	0.39	0.59
氯氮平（Clozapine）	637±367	50	12	12	1.01	0.43	1.59
				24	0.50	0.21	0.79
利培酮（Risperidone）	1447±1038	70	3	12	0.57	0.34	0.80
9-羟利培酮（9-hydroxyrisperidone）	140±47		20		4.82	3.20	6.44
活性成分（Active moiety）					5.39	3.54	7.24
奥氮平（Olanzapine）	372±132	80	33	12	1.85	1.19	2.50
喹硫平 IR（Quetiapine IR）	1072±461	9	8	12	0.54	0.31	0.78
脱烃基喹硫平（Desalkylquetiapine）	2094±621	9	18	12	0.32	0.23	0.41
喹硫平 XR（Quetiapine XR）	596±421		8	12	0.97	0.29	1.66
脱烃基喹硫平（Desalkylquetiapine）	1137±646		18	12	0.59	0.25	0.92
				24	0.37	0.16	0.58
阿立哌唑（Aripiprazole）	53±16	90	70	24	11.72	8.15	15.29
脱氢阿立哌唑（Dehydroaripiprazole）	132±49		94		4.82	3.04	6.60
活性成分（Active moiety）					16.54	11.19	21.89
齐拉西酮（Ziprasidone）	350±98	60	7	12	1.58	1.14	2.03
帕利哌酮（Paliperidone）	112±54	30	20	24	3.98	2.06	5.90
氨磺必利（Amisulpride）	586±174	50	16	24	0.67	0.47	0.87

药物和活性代谢产物	CL/F±SD（ml/min）	F（%）	$t_{1/2}$（h）	△t（h）	DRC因子		
					均值	低	高
鲁拉西酮（Lurasidone）	3902±702	20	18	24	0.11	0.09	0.13
抗癫痫药与情感稳定剂							
卡马西平（Carbamazepine）	132±39	70	15	12	4.99	3.52	6.47
丙戊酸（Valproic acid）	6.65±2.45	100	14	12	98.5	62.2	134.8
				24	54.4	34.4	74.4
拉莫三嗪（Lamotrigine）	35±13	100	14	24	10.3	6.50	14.17
托吡酯（Topiramate）	26±5	90	8	12	22.4	18.1	26.8
左乙拉西坦（Levetiracetam）	62±10	99	7	12	8.94	7.50	10.39
奥卡西平（Oxcarbazepine）	3383±1680	100	2	12	0.03	0.01	0.04
10-羟卡马西平（10-monohydroxy-carbamazepine）	40±8		9		15.1	12.1	18.1
锂（Lithium）	25.0±9.5	100	24	12	27.2	16.9	37.6
				24	19.3	11.9	26.6
非尔氨酯（Felbamate）	35±9	90	19	24	12.4	9.1	15.7
扑米酮（Primidone）	38.5±8.5	90	20	12	17.5	13.7	21.4
抗焦虑及治疗睡眠障碍的药物							
劳拉西泮（Lorazepam）	73±37	94	14	10	9.91	4.89	14.93
地西泮（Diazepam）	25±16		43		28.5	10.2	46.9
N-去甲地西泮（N-desmethyldiazepam）	22±9		65		32.8	19.4	46.1
阿普唑仑（Alprazolam）	58±13	80	13	10	12.5	9.7	15.2
氯硝西泮（Clonazepam）	76.5±13.5	80	25	10	9.42	7.76	11.08
奥沙西泮（Oxazepam）	98±42		20		7.4	4.2	10.5
活性成分（Active moiety）					68.6	33.8	103.5
唑吡坦（Zolpidem）	315±49	70	2	10	0.57	0.48	0.66
佐匹克隆（Zopiclone）	567±317	70	4	10	0.91	0.40	1.43
扎来普隆（Zaleplon）	1099±231	70	1	10	0.01	0.01	0.01
促认知药物							
多奈哌齐（Donepezil）	128±23	100	70	12	5.40	4.42	6.38
利斯的明（Rivastigmine）	2214±2584	36	2	12	0.04	0.00	0.09
	1341±1046		-	24	0.69	0.36	1.02
美金刚（Memantine）	125±34	100	64	24	4.86	3.55	6.17
治疗物质依赖相关障碍的药物							
丁丙诺啡（Buprenorphine）	3201±3676	40	28	24	0.16	0.00	0.34
去甲丁丙诺啡（N-desmethyl buprenorphine）	1470±1533		69		0.42	0.00	0.85

续表

药物和活性代谢产物	CL/F±SD（ml/min）	F（%）	$t_{1/2}$（h）	△t（h）	DRC因子		
					均值	低	高
安非他酮（Bupropion）	2250±870	90	20	24	0.20	0.12	0.08
羟安非他酮（Hydroxybupropion）	147±91		28		3.46	1.32	5.60
美沙酮（Methadone）	182±43	80	34	24	2.96	2.26	3.66
左旋美沙酮（Levomethadone）	161±68	82	35	24	3.37	1.95	4.79
纳曲酮（Naltrexone）	2334±300	35	4	24	0.02	0.02	0.02
6β-纳曲醇（6β-naltrexol）	1083±157		11		0.27	0.23	0.31

注：DRC因子的计算如文中所述。△t按照推荐的用药方案确定。剂量相关参考范围由日剂量乘以DRC低因子和高因子求得。这个范围是均值-SD与均值＋SD之间的范围，除特别注明的以外，均指谷浓度。IR.速释剂；XR.缓释剂

表1-3　神经精神类药物代谢产物与母药的比值（MPR），MPR范围是稳态谷浓度下比值的均值-SD与比值的均值＋SD之间的范围

母药	代谢物	代谢物与母药比值	主要的CYP酶
阿米替林（Amitriptyline）	去甲替林（Nortriptyline）	0.2～1.8（n=83）	CYP2C19
氯米帕明（Clomipramine）	N-去甲氯米帕明（N-desmetylclomipramine）	0.8～2.6（n=115）	CYP1A2、CYP2C19
多塞平（Doxepin）	N-去甲多塞平（N-desmethyldoxepin）	0.6～1.6（n=12）	CYP2C9、CYP2C19、CYP2D6
吗氯贝胺（Moclobemide）	吗氯贝胺N-氧化物（Moclobemide N-oxide）	0.8～2.5（n=6）	
氟西汀（Fluoxetine）	N-去甲氟西汀（N-desmethylfluoxetine）	0.7～1.9（n=334）	CYP2B6、CYP2C9、CYP2C19
舍曲林（Sertraline）	N-去甲舍曲林（N-desmethylsertraline）	1.7～3.4（n=348）	CYP2B6
氟伏沙明（Fluvoxamine）	氟伏沙明酸（Fluvoxamine acid）	0～1.2（n=49）	CYP2D6
西酞普兰（Citalopram）	N-去甲西酞普兰（N-desmethylcitalopram）	0.31～0.60（n=2330）	CYP2C19
艾司西酞普兰（Escitalopram）	N-去甲艾司西酞普兰（N-desmethylescitalopram）	0.3～1.0（n=243）	CYP2C19
文拉法辛（Venlafaxine）	O-去甲文拉法辛（O-desmethylvenlafaxine） N-去甲文拉法辛（N-desmethylvenlafaxine）	2.7～7.7（n=217） 0.28～0.85（n=145）	CYP2D6、CYP2C19

续表

母药	代谢物	代谢物与母药比值	主要的 CYP 酶
米氮平（Mirtazapine）	N-去甲米氮平 （N-desmethyl mirtazapine）	0.2 ～ 1.2（$n=100$）	
马普替林（Maprotiline）	N-去甲马普替林 （N-desmethylmaprotiline）	1.1 ～ 3.7（$n=76$）	CYP2D6
曲唑酮（Trazodone）	m-氯苯哌嗪 （M-chlorophenylpiperazine, mCPP）	0.04 ～ 0.22（$n=43$， 总范围）	CYP3A4
瑞波西汀（Reboxetine）	O-去乙基瑞波西汀 （O-desethylreboxetine）	＜0.1（$n=38$）	CYP3A4
氟哌啶醇（Haloperidol）	还原氟哌啶醇 （Reduced haloperidol）	0.14 ～ 0.42（$n=5$）	CYP2D6
奋乃静（Perphenazine）	N-脱烷基奋乃静 （N-desalkylperphenazine）	0.6 ～ 2.8（$n=54$）	CYP2D6
氯氮平（Clozapine）	N-去甲氯氮平 （N-desmethylclozapine）	0.45 ～ 0.79（$n=40$， 非吸烟者）	CYP1A2、CYP2C19
利培酮（Risperidone）	9-羟利培酮 （9-hydroxyrisperidone）	3.6 ～ 22.7（$n=168$， 口服用药）	CYP2D6
利培酮（Risperidone）	9-羟利培酮 （9-hydroxyrisperidone）	1.2 ～ 4.3（$n=30$， 肌内注射长效制剂）	CYP2D6
奥氮平（Olanzapine）	N-去甲奥氮平 （N-desmethylolanzapine）	0.1 ～ 0.3（$n=76$， 非吸烟者）	CYP1A2
喹硫平（Quetiapine）	N-脱烷基喹硫平 （N-desalkylquetiapine）	0.54 ～ 3.10（$n=601$）	CYP3A4
阿立哌唑（Aripiprazole）	脱氢阿立哌唑 （Dehydroaripiprazole）	0.3 ～ 0.5（$n=283$）	CYP3A4、CYP2D6
卡马西平（Carbamazepine）	卡马西平-10,11-环氧化物 （Carbamazepine-10,11-epoxide）	0.07 ～ 0.25（$n=14$）	CYP3A4
地西泮（Diazepam）	N-去甲地西泮 （N-desmethyldiazepam）	0.94 ～ 1.92（$n=7$）	CYP2C19、CYP3A4
丁丙诺啡（Buprenorphine）	N-去甲丁丙诺啡 （N-desmethylbuprenorphine）	1.58 ～ 2.36（$n=29$）	CYP3A4
安非他酮（Bupropion）	羟安非他酮 （Hydroxybupropion）	11.2 ～ 21.0（$n=10$）	CYP2B6

注：本表所列 MPR 范围是没有药物代谢酶基因异常或合用药物代谢酶抑制剂或诱导剂的"正常"患者的范围。对于本表中所列药物进行 TDM 结果解读时，应该查对所测得的比值是否高于或低于均值±SD 的范围。不在此范围者提示存在依从性问题或药动学异常，需要加以澄清。本表所列信息指的是主要代谢通路

六、脑及脑脊液中神经精神类药物的TDM

神经精神类药物在脑内的药物浓度直接影响着药物效应的发挥。但是药物从口服吸收进入体循环，然后再进入中枢神经系统，须通过血液与脑组织之间的两道屏障，即血脑屏障（blood brain barrier，BBB）和血-脑脊液屏障（blood-CSF barrier，BCB）。多数神经精神类药物往往可因其碱性、高脂溶性以被动扩散的方法通过屏障而被利用。血脑屏障主要由包裹在毛细血管之外紧密连接结合的内皮细胞所组成，可将血液循环和中枢神经系统隔开，影响脑细胞外液与血液之间的物质交换，最终达到对脑组织的保护作用。药物从血液到脑脊液（CSF）以及从脑脊液到血液的转运发生在血-脑脊液屏障（BCB）处，由脑脊液和脑组织液之间的交换补充。对于神经精神类药物而言，脑脊液是测量未结合药物浓度的一个可进入的采样点。

通过动物实验研究，人们发现有些药物当达到稳态时，其血药浓度与脑内浓度的相关性较好，尽管两者的比值相差很大，如利培酮、阿立哌唑等。所以，测量其血药物浓度也可以作为其脑内浓度的替代指标。

（张　宇　高春璐）

参 考 文 献

［1］Marks V. Therapeutic drug monitoring: an historical introduction. Am J Med Technol,1983,49（8）:543-548.

［2］Kang JS, Lee MH. Overview of therapeutic drug monitoring. Korean J Intern Med，2009，24（1）:1-10.

［3］Hiemke C, Bergemann N, Clement HW, et al. Consensus guidelines for therapeutic drug monitoring in neuropsychopharmacology: update 2017. Pharmacopsychiatry, 2018, 51（01-02）: 9-62.

［4］王锦秋. 治疗药物监测的研究进展及未来发展方向. 西部医学，2007，19（04）:673-676.

［5］黄亮，张伶俐，李幼平，等. 国内外治疗药物监测指南现状的循证研究. 中国循证医学杂志，2016，16（04）:451-459.

［6］李文标. 治疗药物监测在精神科的应用及发展方向. 第二届全国治疗药物监测学术年会会议指南，2012.

［7］付培鑫，王传跃. 精神药物的治疗药物监测. 中国医院用药评价与分析，2007，7（3）:176-179.

［8］西安交通大学第一附属医院药学部临床药学室. 神经精神类药物治疗药物监测指南解读. 一附院药讯，2018.

［9］王广基，刘晓东，柳晓泉，等. 药物代谢动力学. 北京：化学工业出版社，2005:4-49.

［10］苏乐群，孙淑娟，谷大建，等. 药效学与药动学诠释. 北京：化学工业出版社，2007:5-10.

［11］Hiemke C，Bergemann N，Clement HW，et al. 李文标，果伟，贺静，等译. 神经精神药理学治疗药物监测共识指南:2017版. 实用药物与临床，2022，25（01）:1-20.

［12］Hiemke C，Bergemann N，Clement HW，et al. 李文标，果伟，贺静，等译. 神经精神药理学治疗药物监测共识指南:2017版. 实用药物与临床，2022，25（02）:97-118.

第2章

神经精神类药物TDM方法

第一节　生物样本种类及处理方法

TDM所采用的样本种类非常广泛，可包括血液、尿液、唾液、脑脊液、头发、组织、乳汁、泪液、粪便等样本。体内神经精神类药物分析的首选样本是血液样本，因为血液样本相对易采集，且可以较直观地反映药物浓度与临床疗效的关系，对于临床用药方案调整具有重要意义。对于在体内迅速代谢排泄，不易在血中检出的药物，则可考虑选择尿液样本测定其原型药或代谢产物。此外，在特定情况下，也可以选择脑脊液作为体内神经精神类药物分析的样本。

一、样本种类

（一）血液样本

体内神经精神类药物分析中常见的血液样本为全血、血浆、血清。血浆样本为全血加入抗凝剂后离心所得的淡黄色上清液，而血清则是血液在纤维蛋白原等成分的作用下凝结后析出的淡黄色液体。相较于血浆，血清中缺少的是参与凝血过程的多种凝血因子及纤维蛋白原，而这些成分通常不与药物结合，也不影响药物浓度，因此普遍认为血浆和血清中的血药浓度是相同的，在没有特别指明的情况下，血清或血浆内药物浓度值可以互相替代。需要注意的是，在某种抗凝剂对药物测定存在影响的情况下则应更换抗凝剂或选择血清样本测定。通常认为，血浆（清）中的药物浓度与药物在作用部位和其他器官的分布情况密切相关，因此可以建立血浆（清）药物浓度与药物疗效、毒性的关联。

使用抗凝管采集血样，或在采集的血液中加入抗凝剂，但不进行离心，保持血浆和血细胞处于轻微摇动即可混匀的状态，这样的样本称为全血样本。多数药物在血浆（清）和红细胞中的分布相同或成正比，血浆（清）中的药物浓度足以反映药物在血液中的分布情况。此外，全血成分复杂，处理难度大，溶血后还可能对部分药物测定造成影响。相较于全血，血浆（清）是进行体内神经精神类药物分析的首选样本。但有些药物在血细胞中大量富集或在血浆和红细胞中的分配不成正比，此时血浆（清）中的药物浓度不能代表药物在血液中的浓度，则应选择全血或红细胞作为分析样本。

（二）尿液样本

尿液是TDM常选用的样本之一。当待测药物在体内代谢排泄迅速，以原型或代谢产物大量存在于尿液中，而又在血液样本中难以进行定量的时候，可以考虑以尿液作为治疗药物监测样本。尿液样本具有易采集、无侵入性等优势，但尿液中的原型药物或代谢产物浓度也易受患者饮水量、肾功能等因素的影响，不能直观地反映药物在体内的分布与作用情况。体内神经精神类药物分析较少采用尿液样本，但定量尿液样本中的原型药物或代谢产物浓度可以获取肾清除率等药动学参数，对于综合评价药物在人体内的生物利用度和代谢情况有重要意义。

（三）脑脊液样本

血液和脑组织之间存在血脑屏障（BBB），血脑屏障作为屏障系统可阻止部分物质由血液进入脑组织，防止或减轻血液中的有害物质对脑组织的损害，起到维持脑内环境稳定的作用。作用于脑组织的药物需要在脑细胞外液达到一定浓度，但血脑屏障的存在导致部分药物在血液和脑脊液中的浓度存在巨大差异。因此，相对于血药浓度，脑脊液中神经精神类药物的浓度与药理作用的关系更为密切，对于精准指导临床合理用药更具重要意义。但脑脊液样本需专业人员经腰椎穿刺采集，且具有很强的侵入性，并非治疗药物监测的常规检测样本。

二、生物样本的前处理

生物样本的前处理是药物治疗监测环节中非常重要的步骤。生物样本中含有多种可能干扰测定的内源性物质或其他可能影响分析结果的成分，因此，除少数情况下生物样本可以简单离心后直接测定，绝大多数生物样本在测定之前需经过前处理。在治疗药物监测过程中，生物样本前处理的主要目的是除去生物基质中可能存在的内源性或外源性干扰因素；而当生物样本中药物浓度过低难以测定时，也可在前处理过程中对药物进行浓集；必要时，也可对待测成分进行衍生化处理，以满足测定需求。在前处理过程中，应在尽可能避免影响待测组分的基础上去除基质中的杂质，降低干扰，并促使方法简单易行，成本低，重现性好。常见的前处理方法包括蛋白沉淀法、萃取法、水解法、衍生化等。

（一）蛋白沉淀法

测定血浆、血清、全血等样本时，需先沉淀样本中的蛋白，释放与蛋白结合的待测药物，以便测定样本中的药物总浓度，即为蛋白沉淀法（protein precipitation，PPT）。蛋白沉淀法具有简单、快速、经济的特点，是最广泛适用于生物样本分析的前处理方法，目前常用的蛋白沉淀方法包括以下几种。

1.有机溶剂沉淀法　在样本中加入乙腈、甲醇、乙醇、丙酮等能够与水相相互混溶的有机溶剂，可导致溶液的介电常数降低，从而使有表面水层的蛋白质水化膜脱水，相互聚集析出并沉淀，在这个过程中也可促使蛋白质所结合的药物被释放出来。以血清或血浆样本为例，样本体积与水溶性有机溶剂的体积比为1:（2～3）时，高速离心（10 000r/min）5min以上，即可除去样本中95%以上的蛋白质。将上清液过微孔滤膜或保护柱，可以进一步除去剩余的蛋白质，降低生物样本中蛋白质对体内药物分析的影响。不同水溶性有机溶剂沉淀后的蛋白形态不同，上清液pH也略有差异，如用乙腈或甲醇时，上清液pH为8.5～9.5，用乙醇或丙酮时，上清液pH则为9～10，均呈碱性。有机溶剂沉淀法方便易行，在以高效液相或高效液相质谱联用仪作为检测手段的TDM项目中较为常见，此方法处理后的生物样本，可直接进样检测。

2.盐析法　中性盐的亲水性大于蛋白质的亲水性，在生物样本中加入大量中性盐后，会使蛋白质分子的水膜脱水破裂，同时可中和电荷，导致蛋白质分子间的电排斥作用减弱，蛋白质分子聚集沉淀析出。常用的中性盐包括饱和硫酸铵、硫酸钠、枸橼酸盐、氯化钠等。操作方法为在生物样本中加入适当比例的中性盐溶液，高速离心2min后可除去90%以上的蛋白质。

3.强酸沉淀法   常用于沉淀生物样本中蛋白质的强酸包括三氯乙酸、高氯酸、磷酸、钨酸、硫酸-钨酸混合液等。强酸通过降低溶液的pH，使溶液的pH低于蛋白质的等电点，此时蛋白质以阳离子模式存在，与酸根的阴离子相结合形成不溶性盐继而沉淀，高速离心（10 000r/min）2min以上取上清液可除去90%以上的蛋白。采用强酸沉淀血浆（清）中的蛋白质，所加入的强酸剂量需视强酸的浓度而定，常用的10%三氯乙酸或6%高氯酸溶液可以按体积比0.6∶1沉淀血浆（清）中的蛋白。经强酸处理后的上清液呈强酸性，pH多在0～4，因此在酸性条件下不稳定的药物不宜采用本方法处理样本。上清液中含有强酸，可采用煮沸法除去过量的三氯乙酸，也可采用氢氧化钠等碱性物质中和无机酸。需注意，由于质谱对样本和流动相的要求是没有强酸强碱或难挥发性的酸碱盐，此方法处理后的生物样本，不宜用LC-MS/MS直接进行检测。

（二）萃取法

萃取法是指利用待测成分在不同介质中分配能力的差异，将待测成分从样本液体中分离提取的方法。萃取法除了可以实现待测成分的提取分离外，还可以对待测成分进行浓集，满足对灵敏度要求比较高的检测。常见的方法包括液-液萃取法和固相萃取法。

1.液-液萃取法   液-液萃取法（liquid-liquid extraction，LLE）是在样本中加入与水不相溶的有机溶剂，将待测成分从水相中提取至有机溶剂。液-液萃取法是生物样本分析中常用的前处理方法，与其他方法相比，液-液萃取法具有较高的灵活性和选择性；处理后的样本中磷脂残留量远低于蛋白沉淀法，可以有效去除内源性干扰；也可通过加热或氮气吹干等挥去提取溶剂的方法对样本进行浓集。但液-液萃取法也存在局限性，其多适用于脂溶性较强的成分，对极性较大的待测成分提取回收率较低；液-液萃取法的处理一般包括加入有机溶剂、涡旋、取上清液、氮气吹干、复溶等步骤，流程相对于蛋白沉淀法烦冗耗时。为实现理想的提取效果，液-液萃取法需考虑的因素包括有机溶剂的选择、有机相和样本的体积比及pH等。有机溶剂的选择首先要考虑待测成分在提取溶剂中的溶解情况，并且不能与水互溶；其次要求沸点低，在浓缩样本的时候易挥干；同时也要求其毒性低、稳定、不易对检测造成影响。液-液萃取常用有机溶剂按照极性强弱排列如下：正丁醇＞乙酸乙酯＞甲基异丁基酮＞三氯甲烷＞乙酸戊酯＞乙醚＞异丙醚＞甲苯＞环己烷＞正己烷，可根据相似相溶的规律选择适宜的有机溶剂作为提取试剂。不同pH会对待测成分的离子化程度存在影响，而非离子状态下成分的提取回收率要高于离子状态，处理过程中要考虑pH的影响。

2.固相萃取法   固相萃取法（solid-phase extraction，SPE）在色谱分离理论基础上，利用装有不同填料作为固定相的微型小柱，根据生物样本中不同物质在微型小柱中的分配系数不同，通过上样、淋洗和洗脱除去生物样本中的干扰物并对待测成分进行提取浓缩。根据待测成分、杂质和固定相的特性，样本洗脱方式分为两种：当待测成分与固定相的结合能力强于杂质时，可在待测成分被固定相保留的情况下用适宜的溶剂将杂质洗出，之后再用与待测成分亲和力更强的溶剂将待测成分洗脱出来；当杂质与固定相的结合能力强于待测组分时，则可使杂质保留在固定相上，直接洗脱药物。第一种洗脱方式更为常见，即通过活化、上样、淋洗、洗脱等步骤完成固相萃取过程（图2-1）。活化是指用甲醇润湿微小柱，使小柱中的填料被活化，以便使固相表面与生物样本里的各成分发生相互作用，固相中一些易溶于甲醇的杂质会在此时被洗出；上样是指在小柱中加入生物样本，为使生物样本顺畅通过小柱，可适当稀释样本或采用氮气加压的方式；淋洗是指用水、有机溶剂等冲洗液洗去杂质和干扰物；洗脱是指用适当的洗脱溶剂将保留在固定相中的待测成分洗出，洗脱后所得的洗脱液可直接进样分析，根据需要也可挥干用流动相复溶后进样。在处理过程中，样本通过小柱的流速不宜过快，应控制在 1 ～ 2ml/min，加入小柱的液体量也应优化，以取得理想的萃取效果。

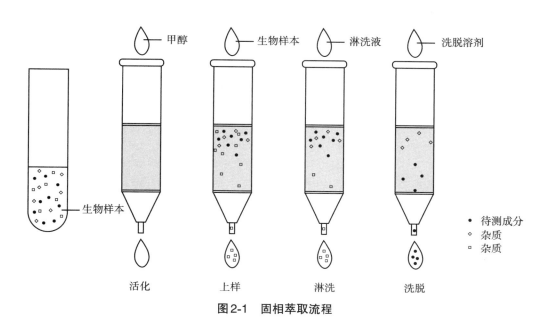

图2-1　固相萃取流程

（三）水解法

药物在体内代谢过程中会产生与内源性物质相结合的缀合物，缀合物会赋予待测成分较大的极性，增加有机溶剂的提取难度，可对样本中的缀合物进行水解，将缀合物中的待测成分释出，常用的方法包括酸水解法和酶水解法。

（四）衍生化

衍生化是指通过适宜的化学反应在化合物中加入特定的功能基团，生成满足检测要求的衍生化物，之后通过测定更易检测的衍生化物来间接定量待测成分。衍生化的目的视不同测定方法而不同，对于多数色谱分析法，某些难以分离的物质可以通过衍生化法改善分离度；对于气相色谱法，衍生化可用于提高待测成分的挥发性；对于紫外检测器和荧光检测器，衍生化可用于引入紫外吸收或荧光吸收基团；对于质谱检测器，衍生化则可用于改善离子化、增强稳定性和降低干扰。衍生化法也存在不足，如样本处理烦琐，样本测定周期长等，且复杂烦琐的衍生化过程易影响检测的准确性，在此过程中也可能引入新的干扰。

第二节　神经精神类药物常见检测方法

一、色谱分析法

色谱分析法是一种分离和分析的方法，利用被分离物与混合物中其他物质在不同相态中的分配系数不同，使保留在固定相中的不同成分以不同的速度被流动相洗脱出来，实现待测成分的分离。根据分离方式的不同，色谱分析法可以分为薄层色谱法、气相色谱法、高效液相色谱法等，其中常用于治疗药物监测的包括高效液相色谱法和气相色谱法。

（一）高效液相色谱法

高效液相色谱法（high performance liquid chromatography，HPLC）是指经进样器采入待测的样本由高压输液泵泵入的液体流动相带入色谱柱，将待测成分与其他物质进行分离，然后进入检测器进行测定的方法（图2-2）。HPLC法常用的检测器包括紫外检测器、荧光检测器、电化学检测器及近年来快速发展的高效液相-质谱联用技术（HPLC-MS）等。其中HPLC与紫外检测器（UV）的联用技术在国内外临床治疗药物监测领域最为普及，主要适用于检测含有π-π共轭及N-π共轭结构的化合物，含此类结构的化合物对紫外光具有吸收作用，且根据Lambert-Beer定律其紫外吸收强度与待测成分浓度成正比，以此建立待测成分浓度与信号强度的相关性。紫外检测器可以用于检测多数药物，具有较高的灵敏度和稳定性，对环境要求也较低，适用于多数医疗机构和实验室。但紫外检测器也具有局限性，如对于不具有紫外吸收基团的物质难以测定，需采用衍生化等较为复杂的前处理，且有些结构相似，在色谱柱中的难以分离的物质会彼此干扰。

评价HPLC色谱系统适应性常用的参数包括理论塔板数、分离度、灵敏度、拖尾因子（T）和重复性等。①理论塔板数（n）主要用以评价待测成分在某一色谱柱系统的分离效能，为评价"柱效"的指标，$n = 5.54 \times (t_R/W_{h/2})^2$，$t_R$为待测成分的保留时间，$W_{h/2}$为半

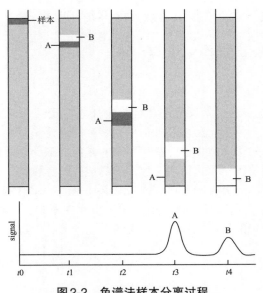

图2-2　色谱法样本分离过程

高峰宽；②分离度（R）用来评价待测成分峰与其他须被分离的成分峰的分离程度，如无特殊规定，待测成分峰与相邻成分峰之间的分离度应大于1.5，可以此作为指标衡量是否需要对色谱系统进行调整；③灵敏度用于评价色谱系统对于微量待测成分的测定能力，通常以信噪比（S/N）来表示，定量测定时S/N不应小于10，定性检测时S/N则不应小于3；④拖尾因子（T）用于评价色谱峰的对称性，判断是否有严重的拖尾出现，严重拖尾会影响峰面积积分的准确性；⑤重复性用于评价色谱系统连续进样待测成分对应峰响应值的重现性。

HPLC是目前临床治疗药物监测最常选用的方法，以抗癫痫药物的治疗药物监测为例，80%以上的文献中采用HPLC进行测定。HPLC的特点如下。①灵敏度高：HPLC进样量一般为微升级，视检测器的不同（包括紫外-可见分光检测器、荧光检测器、质谱检测器等），HPLC的灵敏度也会有所浮动，最低检测限可达到10～12ng/ml；②高效能与高专属性：分离效能远高于工业精馏塔和气相色谱，可以通过对固定相和流动相的选择与优化，有效地将待测成分与生物样本中的复杂基质或相关杂质进行分离，实现对多种待测成分的高专属性检测；③分析速度快：HPLC一般可在10～30min完成对待测成分的定量分析，有些测定甚至可在5min内完成，远快于经典液相色谱法，也可在短时间内对多成分同时进行分离测定；④应用范围广：70%以上的有机化合物可应用HPLC法分析，配置适宜的检测器（如原子荧光检测器、质谱等）也可对元素定量，且其在专属性、灵敏度和检测速度等方面均具有优势，因此广泛应用于临床治疗药物监测。HPLC也存在一定不足，视配置的检测器不同，有些仪器价格昂贵，先期投入较高；HPLC在治疗药物监测方面的应用需要较高的专业技术支持，操作人员需受过专业训练，具有视不同待测成分、生物样本建立和优化HPLC方法的能力，并能够排查日常应用中各种因素对于测定的影响，保证测定结果的准确稳定。

（二）气相色谱法

气相色谱法（gas chromatography，GC）是以气体作为流动相（载气），经过色谱柱对样本进行分离测定的色谱方法。GC的进样物可以是溶液也可以是样本加热挥发出来的气体，如果为溶液直接进样，则应确保待测成分瞬间气化引入载气，常用的载气有氢气、氮气、氦气等，一般根据检测器类型和样本性质选择载气，如无特殊规定，常以氮气为载气。GC常用的检测器包括火焰离子化检测器（FID）、电子捕获检测器（ECD）、氮磷检测器（NPD）、火焰光度检测器（FPD）、热导检测器（TCD）和质谱检测器（MS）等，其中FID适用于检测大多数药物，是应用最广泛的检测器。GC的特点与HPLC相似，具有高灵敏度、高选择性、高分离效能、分析速度快、应用范围广等优点。GC适用于具有挥发性的药物及其相关物质的测定，不适用于测定热不稳定的药物。

（三）高效液相色谱-质谱联用技术

高效液相色谱-质谱联用技术（HPLC-MS或LC-MS）是指将HPLC作为分离手段，以MS作为检测系统的分析技术，MS本质上是测定离子质荷比（m/z）的分析仪器，待测成分在HPLC与MS的接口处离子化，由质量分析器根据待测成分的质荷比特征进行分离分析和定量。用于LC-MS的接口技术主要为大气压离子化（atmospheric pressure ionization，API）接口技术，其作用为在HPLC系统中的高流速液体进入MS真空区前将其气化，除去多数洗脱液分子并使待测成分离子化。LC-MS常用的API接口包括电喷雾离子化（ESI）、大气压化学离子化（APCI）和大气压光离子化（APPI）3种类型，其中APCI与ESI灵敏度相似，通常认为ESI更适用于分子量较大的化合物，而APCI则适用于极性较小的化合物，而APPI

则更适用于非极性或弱极性化合物的分析，但对接口如何选择目前并没有明确规范。质量分析器一般被认为是质谱检测器的核心，其作用为对接口转化的气态离子根据其 m/z 值的不同进行分离分析，目前质谱常用的质量分析器包括四级杆质量分析器、飞行时间质量分析器、离子阱质量分析器、离子回旋共振质量分析器、磁质量分析器等。不同质量分析器的特点、工作原理和适用范围均存在差异，其中 LC-MS 技术中应用最广泛的则是四级杆质量分析器，能够实现对物质定量定性分析，广泛应用于临床和科研领域。相对于气相质谱联用技术，HPLC-MS 对待测成分的热稳定性要求较低，使用范围也更为广泛，具有更好的应用前景；与 HPLC-UV 相比，则具有专属性强、灵敏度高等优势，一些仪器可实现对未知物质定性。但相对地，HPLC-MS 对于环境、流动相、样本前处理都有更加严格的要求，且 HPLC-MS 设备本身价格高昂，因此应用范围不及 HPLC-UV 广泛。

二、免疫分析法

免疫分析法（immunoassay，IA）是以特异性抗原-抗体反应为基础的分析方法。1959年，放射免疫分析方法（radioimmunoassay，RIA）首次被用来测定糖尿病患者血浆中胰岛素的浓度，也是最早用于血药浓度测定的免疫分析方法。其原理是带有放射性的被标记抗原与不带有放射性的非标记抗原（待测成分）对特异性抗体竞争性结合，待测成分的含量会决定被标记抗原与抗体的结合情况，测定与抗体结合的被标记抗原或游离的被标记抗原的放射性即可定量待测成分。RIA 存在放射性污染而限制了其应用范围，在 RIA 的基础上，衍生出很多更加安全的免疫分析方法，目前临床常用于治疗药物监测的免疫分析方法主要包括酶免疫分析法、化学发光免疫分析法、荧光免疫分析法等。

（一）酶免疫分析法

酶免疫分析法（enzyme immunoassay，EIA）在 RIA 的理论基础上，以酶作为标记物对抗原（待测成分）进行标记，以酶活性的变化对待测成分进行定量。不同于 RIA，酶本身并不能产生可以被检测的信号，需在测定过程中引入辅酶和底物。EIA 又分为非均相免疫法和均相免疫法。

非均相免疫法中酶标抗原同抗体结合后，形成的酶标抗原-抗体结合物与游离的酶标抗原均具有酶活性，在测定前需要将结合的酶标抗原与游离的酶标抗原分开，其中应用最为广泛的为酶联免疫吸附法（enzyme linked immunosorbent assay，ELISA），借助固定相的吸附作用，通过洗涤离心等方式分离结合的酶标抗原与游离的酶标抗原，然后通过测定结合在固定相上的酶活性对待测成分进行定量。

均相酶免疫法是指酶标抗原同抗体结合后，所形成的酶标抗原-抗体结合物可使酶的活性明显增强或减弱，因此不需要将游离的酶标药物与结合的酶标药物分离，可直接通过测定酶活性的变化定量待测成分。均相酶免疫法中应用最为广泛的是酶放大免疫技术（enzyme multiplied immunoassaytechnique，EMIT），EMIT 法最常使用的标记酶为葡萄糖-6-磷酸脱氢酶（glucose-6-phosphate dehydrogenase，G6PD），其原理是标记在待测成分上的 G6PD 在辅酶 I（NAD）参与的情况下能将底物 6-磷酸葡萄糖（G6P）氧化成 6-磷酸葡萄糖酸，而 NAD 本身则被还原成还原型辅酶 I（NADH）。NAD 与 NADH 紫外吸收光谱不同，NAD 在 340nm 处有最大吸收，而 NADH 在该波长则吸收很小。因此在该反应过程中，整个反应体系在 340nm 的吸收度发生明显改变，将这一变化与待测成分浓度建立标准曲线，对样本进行测定。除 G6PD，溶菌酶、苹果脱氢酶等也可用来标记抗原。

（二）荧光免疫分析法

荧光免疫分析法（fluorescence immunoassay，FIA）是通过标记抗原的标记物自身或借助其他反应产生的荧光信号对待测成分进行定量的方法。与EIA相似，FIA同样根据是否需要将结合与游离的标记物分离分为均相和非均相分析法。FIA中应用最为广泛的是荧光偏振免疫分析法（fluorescence polarization immunoassay，FPIA），FPIA同时应用荧光偏振和抗原-抗体反应作为基本原理测定生物样本的待测成分，光源中发出的通过滤光片和偏振光片成为单一方向的蓝色偏振光，其照在荧光标记的抗原上，发射出单一平面的偏振荧光。对于被激发的荧光物质，如处于静止状态，该物质仍将保持原有激发光的偏振性；如处于运动状态，该物质发出的偏振光将区别于原有激发光的偏振特性，也就是所谓的荧光去偏振现象。荧光标记的抗原与样本中的抗原（待测成分）竞争抗体，当荧光标记的抗原与抗体结合，分子量增大，旋转变慢，荧光偏振程度高，而未与抗体结合的荧光标记抗原分子量小，旋转快，根据去荧光偏振现象其荧光偏振度会减弱。血液中待测成分浓度较高，与被标记抗原竞争抗体，则被标记的抗原保持小分子状态，旋转速度快，荧光偏振程度高，反之则荧光偏振程度降低。因此，生物样本中待测成分的浓度与荧光偏振成反比，可根据此原理对待测成分进行定量。

（三）化学发光免疫分析法

化学发光免疫分析法（chemi-luminescence immunoassay，CLIA）是将化学发光分析和免疫反应相结合的技术。化学发光是指反映体系中某些物质吸收了反应所释放的能量和由基态跃迁到激发态，而从激发态回到基态则会释放光子，对光子进行测定即可进行定量分析。用酶或发光物质对抗原进行标记，通过特异性抗原-抗体反应形成抗原-抗体免疫复合物，加入氧化剂或酶的发光底物，利用发光信号检测器对发光强度进行监测，通过将待测成分浓度与发光强度建立相关性对待测成分进行定量。化学发光免疫分析法根据标记物的不同可分为三大类，即化学发光免疫分析法、化学发光酶免疫分析法和电化学发光免疫分析法。

目前，采用免疫分析法进行治疗药物监测已实现在成熟的自动化系统上进行，因具有高自动化、高通量、前处理简单易操作等优势而广泛应用于临床，但也存在需要依赖商业化试剂盒、试剂盒昂贵、有些方法专属性或灵敏度不理想等问题。

三、其他检测方法

（一）光谱法

光谱分析法是指利用物质受辐射能作用时，内部发生量子化的能级跃迁，通过测量由此产生的发射、吸收或散射、辐射的波长和强度进行定性、定量分析的方法。光谱分析法所用的波长范围从紫外光区至红外光区，大致可分为紫外区（$190 \sim 400$nm）、可见区（$400 \sim 760$nm）、近红外区（$2.5 \sim 40\mu m$或$4000 \sim 250$cm^{-1}）。常见的方法包括紫外-可见分光光度法、荧光分光光度法、红外分光光度法等。其中，紫外-可见分光光度法较为常用。根据朗伯-比尔定律（Lambert-Beer law），在一定浓度范围内，物质对单色光的吸收强弱与物质的浓度和厚度成正比。因此，在已知吸光度、百分吸收系数、溶液厚度的情况下可以计算出待测成分的浓度。在可见光区很多成分本身没有吸收，可经过特殊处理显色后再测定，又称为比色分析法。光谱法的灵敏度要低于色谱法与免疫法，且特异性差，易受结构相似物质的干扰，但其中一些方法的仪器价格较为低廉，操作简单易行。

（二）生物学方法

生物学方法是指以药物特异的生物活性作为定量指标对药物进行定量的方法。常见的包括微生物法、纤维蛋白-凝胶法、酶联纤维蛋白法等。此类方法可反映药物浓度与疗效间的关系用于部分药物的测定，具有样本量小、灵敏度高等特点，但同样存在适用范围窄、专属性差、实验周期长等不足，在临床治疗药物监测领域应用并不广泛。

第三节　检测方法的设计与验证

治疗药物监测（TDM）的主要目的是测定生物样本中的药物浓度，为临床合理用药提供依据，因此首要任务就是选择或建立准确适宜的测定方法，并充分验证方法是否可靠。选择检测方法时一般要综合考虑待测成分的结构特点、理化性质及预期浓度，目前常用于临床治疗药物监测的方法主要包括：①色谱法，如气相色谱法、高效液相色谱法、色谱-质谱联用技术等；②免疫分析法，如酶免疫分析法、荧光免疫分析法等。

一、分析方法的选择与建立

应用于临床治疗药物监测（TDM）的免疫分析法主要依托于商品化的自动化系统和试剂盒，根据操作流程规范操作即可，通常不需要工作人员建立新的测定方法；色谱法则需对色谱条件和检测条件进行选择和优化。

色谱条件的选择是为了实现待测成分与干扰物质的分离，这需要使待测成分与干扰物质在固定相中有不同程度的保留，然后由流动相在不同时间洗脱出来，实现分离。不同品牌与型号的色谱柱由于填料、粒径、柱长等参数的不同，对物质的保留特性也不同。目前色谱柱填料最常用的基质是硅胶，硅胶表面通过键合不同的基团实现不同的分离选择性并改善峰型，目前采用色谱法进行治疗药物监测常选用的色谱柱包括：①C_{18}柱。C_{18}柱的填料为硅胶基质上键合十八烷基，为反相色谱柱，是最常用的通用型色谱柱，适用于多数化合物，包括极性、非极性小分子及一些肽类药物。②苯基柱。苯基柱为在硅烷基上键合一个苯环，可以改变芳香族化合物在色谱柱上的保留行为。③硅胶柱。未键合基团的裸硅胶柱，属于亲水作用（HILIC）色谱柱，主要用于极性小分子的分离。④氨基柱。氨基柱是指在硅羟基上键合酰胺基，与硅胶柱同属于HILIC模式的色谱柱，用于强极性化合物的分析。选择适宜的色谱柱是建立色谱方法的基础，色谱柱的选择决定了待测成分在色谱柱上的保留情况，而流动相对保留物质的洗脱则是决定待测物质与干扰物质分离度的另一重要因素。以反相色谱为例，常用洗脱溶剂的洗脱强度为丙酮≈乙醇＞乙腈＞甲醇＞水，而亲水作用色谱中则是水＞甲醇＞乙醇＞乙腈＞丙酮。在确定色谱柱的基础上，可以通过调整流动相中洗脱溶剂类型和比例来改变待测成分的保留，也可通过在流动相中加入缓冲盐来改善分离度或峰形。在一定的条件下，检测器的响应值与待测成分的浓度成正比，可用色谱峰的峰面积或峰高对待测成分进行定量。峰高和峰面积会受样本基质、操作流程或仪器等多重因素的影响，因此峰高或峰面积往往不能直接用于测定待测成分，在定量过程中需要进行校正，在治疗药物监测过程中常用的定量方法为外标法和内标法。外标法是指用待测成分的标准品作为对照物质，以对照物质和样本中的待测成分的响应强度的比值进行定量的方法，外标法可对待测成分进行校正，也能校正检测器的非线性响应，但却无法校正进样量不准确和稳定性差所带来的影响；内标法则是在样本中加入原本不存在的成分作为对照物质，以对照物质和样本中的待测成分的响应强度的比值进行定量的方法，内标法定量准确，但选择适宜的内标也成为建立方法的重要环节。通常来讲，内标物必须稳定，其理化性质应与待测成分相似，其色谱峰应当接近待测成分的色谱峰或处于多个待测成分色谱峰中间，不会导致测定周期明显延长且不干扰待测成分的测定。在此基础上，不同的检测方法对内标物选择也有不同的要求，如HPLC倾向选择与待测成分结构相似的内标物；GC则要求内标物具有一定的挥发性，在待测成分的测定条件下能够被气化；LC-MS由于需考虑基质效应的干扰，最优选择是以待测成分的稳定放射性核素标记化合物为内标。除上述因素外，样本的前处理、流动相流速、柱温、进样量及检测器参数等因素也会对待测成分的峰型或响应值存在影响，均需进行优化。

二、分析方法的验证

为了确保治疗药物监测结果的准确性，我们在建立分析方法后要从以下几方面对分析方法进行充分的验证，以确保分析方法的可行性与可靠性。

（一）专属性

专属性又可称为特异性、选择性或专一性，是指该方法排除干扰，准确专一地检测到待测成分的能力。验证一个分析方法的专属性主要是证明使用该方法所测定的物质确实是待测成分，且该结果不受内源性物质、结构相似的药物代谢产物、其他药物等因素的干扰。一般对于色谱法的专属性评价至少应考察来自6个不同个体的空白生物基质、空白生物基质加入标准品，以及来自用药后的受试者的生物样本，对比是否存在来自于内源物质和药物代谢产物的干扰。

（二）标准曲线和定量范围

标准曲线，又称为校正曲线或工作曲线，一般是通过用回归分析法建立待测成分在生物样本中的浓度与仪器响应值之间的回归方程来评价。建立标准曲线，首先要配制6个或6个以上不同浓度的标准品，即在与待测样本相同的基质中加入已知梯度浓度的标准液。需要注意的是在生物基质中加入的非基质溶液（如配制的标准液）不应超过样本总体积的5%，减少标准液中溶剂对分析结果的影响。建立标准曲线最常用的回归分析法为最小二乘法或加权最小二乘法，回归方程中的自变量（x）与因变量（y）分别对应生物样本中待测成分的浓度和待测物与内标的响应值比值，求得回归方程 $y = a + bx$，以及代表标准曲线线性的相关系数 r，相关系数越接近于1说明线性越好，色谱法一般要求 r 值在0.99以上。标准曲线各个浓度点的计算值与标示值之间的偏差 {bias＝［（计算值－标示值）/标示值］×100%} 应在±15%以内，最低浓度点的偏差可在±20%。

标准曲线的定量范围要尽量覆盖待测成分的浓度范围，定量上限（upper limit of quantification，ULOQ），即标准曲线的最高浓度点应高于用药后体内生物基质所能达到的药物的峰浓度，定量下限（lower limit of quantification，LLOQ）则应满足对用药后3～5个半衰期后体内生物基质中药物浓度或峰浓度的1/20～1/10的测定。LLOQ作为标准曲线的最低浓度点，能够代表一个方法的灵敏度，需配制至少5个质控（quality control，QC）样本，在此浓度信噪比（S/N）应大于5。

（三）精密度与准确度

精密度是指在确定的分析条件下相同生物基质中同浓度的一系列样本测量值的分散程度，主要用来反映测定方法的重现性和稳定性。评价精密度多基于QC样本的相对标准偏差（RSD），包括日内RSD和日间RSD。准确度则是指采用所建立的方法重复测定已知浓度QC样本的浓度所得数值与真实浓度之间的偏差。

考察精密度与准确度一般要配制高、中、低及定量下限4个浓度的QC样本。根据标准，低浓度的QC样本浓度不得超过LLOQ的3倍；中浓度QC样本可选择平均浓度附近的浓度；高浓度QC样本的浓度应在定量上限的75%～80%处。需注意，低、中、高QC样本的浓度与标准曲线的浓度点不应发生重合。日内精密度每一浓度应至少配制5个样本，日间精密度则应在3个或3个以上工作日分别处理至少3个批次的样本，每批次至少5个样本，应获得不少于45个样本的测定结果。准确度每个浓度的样应重复测定5个。每批QC样本的测定数据应用随行标准曲线计算样本浓度，计算日间、日内RSD，一般要求RSD不超过15%，LLOQ附近的浓度则不应超过20%；准确度则为多次测定结果的平均值与标示值比值，一般准确度应在85%～115%（相对偏差应在±15%以内）。

（四）稳定性

稳定性考察的目的是确保生物样品中的待测成分在整个测定周期的各个环节下处于稳定状态，不影响测定的准确性。常需考察的项目包括短期稳定性，即样本短时间放置在4℃冰箱、室温、自动进样器中时样本中待测成分的稳定性，以确定样本可以短期放置于这些环境中而不影响待测成分的测定；长期稳定性，即评价待测成分、内标的储备液和标准液，以及所配制的QC样本在长期冻存条件（−20℃或−80℃）下保存对样本的准确性和重现性是否造成影响；冻融，考察反复冻融是否会对样本中的待测成分造成影响，以血浆样本为例，测定前应至少经历3次冻融。测定方法为：每个浓度至少用5个QC样本，按照所需考察的环境条件和时间放置后，根据随行的标准曲线分析QC样本，计算所得的每一浓度样本的均值与标示值的偏差应在±15%的范围内。

（五）提取回收率

提取回收率用于评价样本的前处理方法从生物基质中提取待测成分的能力，为QC样本中待测成分的响应值与加入QC浓度待测成分到提取处理后的空白生物基质样本中产生的响应值的比值。测定方法为取低、中、高3个浓度QC样本，每一浓度至少5个样本，测定后获知QC样本经处理后的信号值；另取空白生物基质，与QC样本采取相同的处理方法，加入等量含待测成分的标准液，测定后可知对照样品的信号值。两者的比值即为提取回收率。对提取回收率的要求为精密且重现性好，对数值高低不做硬性要求，但如回收率过低，则应重新对前处理方法进行优化，在优化的过程中也应尽量兼顾前处理方法的简便快捷，不宜为了单纯追求待测成分的高提取回收率而使前处理方法过于烦琐。

（六）基质效应

采用质谱作为检测手段对样本进行检测时，生物基质中的成分会对待测成分的离子化效率产生影响，为了不影响测定的准确性，应当对基质效应进行考察。每一浓度使用6批来自不同个体的空白基质，比较空白基质中加入待测成分、内标的样本和含内标的待测成分纯溶液的峰面积，6批样本的比值经内标归一化后变异系数不应超过15%。

上述验证过程主要针对色谱法，一些原则与要求同样适用于其他用于治疗药物监测的分析方法。以免疫分析法为例，免疫分析法同样要建立标准曲线，且免疫分析法的标准曲线特征为非线性，必要时需要采用比色谱法更多的浓度点来绘制标准曲线。同样需要配制或购买至少低、中、高3个浓度的QC样本，评价方法的准确度与精密度，对于准确度，各浓度QC样本应在标示值的80%～120%；对于日间和日内精密度则要求RSD不应超过20%。

（郭思逊）

参 考 文 献

［1］杭太俊，于治国，范国荣. 药物分析. 北京：人民卫生出版社，2016：191-200.

［2］Hiemke C，Bergemann N，Clement HW，et al. Consensus guidelines for therapeutic drug monitoring in neuropsychopharmacology：update 2017. Pharmacopsychiatry，2018，51（01-02）：9-62.

［3］Neumaier F，Zlatopolskiy BD，Neumaier B. Drug penetration into the central nervous system：pharmacokinetic concepts and in vitro model systems. Pharmaceutics，2021，13（10）：1542.

［4］Kole PL，Venkatesh G，Kotecha J，et al. Recent advances in sample preparation techniques for effective bioanalytical methods. Biomed Chromatogr，2011，25：199-217.

［5］Deng P，Zhan Y，Chen X，et al. Derivatization methods for quantitative bioanalysis by LC-MS/MS. Bioanalysis，2012，4（1）：49-69.

［6］白娟娟，治疗药物监测技术. 世界最新医学信息文摘，2016，16（43）：214-215.

［7］Hendrickx S，Adams E，Cabooter D. Recent advances in the application of hydrophilic interaction chromatography for the analysis of biological matrices. Bioanalysis，2015，7（22）：2927-2945.

第3章
神经精神类药物TDM的实施流程

第一节 申 请

一、申请的目的

神经精神类药物TDM的目的是基于患者间的个体差异，个体化制订给药方案，从而实现最佳药物疗效的同时最大程度降低其不良反应，使患者获益；另一方面也能够为药物中毒、联合用药、药物相互作用提供依据，以保证临床用药的安全性、有效性。

目前已有相当数量的神经精神类药物可以通过测定血浆或血清浓度调整给药剂量。TDM用于三环类抗抑郁药、部分抗精神病药物和传统情感稳定剂的临床意义已得到证实，特别是对于治疗窗窄的锂盐，TDM在治疗中是不可或缺的。

二、申请的内容

临床医师和临床药师根据患者的患病情况和药物使用情况，对有进行药物浓度监测指征的患者提出建议，并对相应的检测科室提出申请，其医嘱申请单应包括以下内容：患者的基本信息（姓名、性别、年龄、科室、就诊号等）、临床信息（诊断、症状、病史等）、用药信息（药物名称、剂量、频次、疗程等）、申请监测的项目及标本类型、申请时间、标本采集时间及注意事项。

TDM整个流程包括申请、样本采集和转运、样本接收和测定、数据处理和分析、报告签发。在临床工作中，TDM的重点往往是放在样本测定与结果分析的部分，毋庸置疑，样本测定与结果分析是保证检测数据准确性的重要部分，但由于过度的关注会导致其他流程被低估甚至忽视，容易被忽视的流程在整个TDM过程中同样至关重要。具体申请步骤各个医院或者检验中心的要求略有不同，以某三甲医院为例，医师可在医生工作站中-医嘱项下搜索-"药品名称+浓度监测"，锁定检测科室，填写相应申请单要求内容即可。

第二节 样本采集及处理

一、样本来源

TDM检测部门的设置一般是在三甲医院内，因此样本多数来源于门诊患者和（或）住院患者。

样本类型主要为生物样本，包括各种生物组织和体液，其中最常用于生物体内药物分析的标本为血液、尿液，在一些特定情况下也可分析唾液、粪便、脑脊液、乳汁、泪液、胆汁、羊水及各种组织样本中目标药物的浓度。

二、样本要求

样本的采集时间与药物服用次数及时间的关系，直接关系到最终的检测数据是否有效，无效的检测数据是无法正确评估患者体内药物浓度的；正确的样本采集工具、运输储存条件同样可以将药物浓度变化降至最低，应当获得更多的关注。

（一）样本采集前准备

1. 血液样本

（1）饮食：①患者在采血前不宜改变饮食习惯，24h内不宜饮酒。②有一些药物要求空腹采血，如碳酸锂等。空腹要求至少禁食8h，以12～14h为宜，但不宜超过16h，空腹期间可少量饮水。③采血时间适宜安排在上午7∶00～9∶00。

（2）运动和情绪：采血前24h患者不宜剧烈运动，采血当天患者宜避免情绪激动，采血前宜静息至少5min。

（3）温度：一般室温，若冬天患者由室外进入室内时间较短，则应等其体温适宜后再采血。

2. 尿液　医护人员应该根据尿液检查项目的目的，口头或书面指导患者如何正确收集尿液并交代注意事项。

（1）清洁样本采集部位：收集尿液前应用肥皂洗手、清洁尿道口及其周围皮肤。

（2）避免污染：应该避开月经、阴道分泌物、包皮垢、粪便、清洁剂等各种物质的污染，不能从尿布或便池内采集样本。

（3）使用合格的容器：应使用透明、不与尿液发生反应的惰性环保材料制成的一次性容器，容器必须干燥、清洁、防渗防漏、可密封送检并具有患者唯一标识。

（4）特殊要求：若采集幼儿尿，一般由儿科医护人员指导，使用小儿尿袋收集。

3. 脑脊液　无特殊要求。

（二）原始样本的识别

原始样本应包括样本的唯一标识和患者信息。

样本容器的标签上至少应注明下列内容：患者姓名、年龄、性别、送检科室、病床号、登记号（病案号）、条形码或样本ID号、检验项目、样本类型、采集样本的时间、接收科室，科室应当场核对无误。

1. 拒收样本及处理措施

（1）申请单注明的样本种类与送检样本不符。处理措施：与原送检部门联系，退回申请单，要求审核并重新送检符合要求的样本。

（2）申请单上填写项目不全或与样本的标签不符或容器上未贴标签。处理措施：与原送检部门联系，要求补充完整申请单或重贴标签或重送样本。

（3）仅有申请单而无样本或无菌容器内无样本。处理措施：与原送检部门联系，退回申请单，要求重送样本。

（4）样本外漏及明显受污染（如开塞）。处理措施：与原送检部门联系，退回申请单，建议重送样本。

（5）样本收集不符合采集要求。①样本量太少（一般血液样本要求大于1ml），不足以完成检验目的所要求的检测；②样本采集时间不对，神经精神类药物一般为 1 ～ 3 次 / 日，样本采集时间多为上午服药前 30min 内采血，若为其他时间采集应联系临床，确定采集时间是否正确；③溶血、乳糜或黄疸的样本。

处理措施：退回申请单，及时通知临床，告知正确收集方法，要求重送样本；如有长期乳糜血患者（短期内控制饮食不能避免乳糜者），与临床医师及患者沟通，并标注"乳糜血，结果供参考"字样。

（6）混入消毒液或防腐剂。处理措施：退回申请单，及时通知临床，建议重送样本。

（7）送检延误，超过要求送检时限。处理措施：与原送检部门联系，退回申请单，要求重送样本。

（8）样本量过少或已明显干燥。处理措施：与原送检部门联系，退回申请单，要求重送样本。

（9）送检容器不当或破损渗漏（如拭子、普通无菌管采集厌氧样本）。处理措施：与原送检部门联系，退回申请单，要求重送样本。厌氧培养时，如需要做床边接种，应与微生物室联系。

（10）穿刺液样本严重凝固，无菌部位样本（如脑脊液、脓、穿刺液、尿液等）为非无菌管采集。处理措施：与原送检部门联系，退回申请单，并注明样本不当，要求重送样本。

（11）同一天同一患者重复送多次同一检测目的的相同样本（血液样本除外）。处理措施：一般只检查一次即可，可与临床医师进行协商。

（12）盛装样本容器选择错误。处理措施：与原送检部门联系，退回申请单，要求重送样本。

2. 容器的选择

采血管（图3-1）：采血管一般分为普通血清管、抗凝管和促凝管 3 种，常用抗凝剂有草酸钾、草酸钠、枸橼酸钠、EDTA-K2 或 EDTA-Na2、肝素、氟化物等。根据不同的检验项目，选用合适的采血管十分重要。TDM 监测一般根据检测方法、检测样本及目标物质进行选择，如检测血浆样本中的药物浓度可选择 EDTA 抗凝的紫色头盖采血管进行样本采集，如检测血清样本中的药物浓度可选择黄色头盖采血管等。

（1）普通血清：红色头盖，采血管内不含添加剂，利用血液自然凝固的原理使血液凝固，用于常规血清生化和血清学相关检验。

（2）促凝管：橘红色头盖（快速血清管），采血管内有促凝剂，可激活纤维蛋白酶，使可溶性纤维蛋白变为不可溶的纤维蛋白多聚体，进而形成稳定的纤维蛋白凝块，可在 5min 内使采集的血液凝固，适用于急诊血清生化试验。金黄头盖（惰性分离胶促凝管），采血管内添加有惰性分离胶和促凝剂；惰性分离胶在样本离心后能够将血液中的液体成分（血清）和固体成分（红细胞、白细胞、血小板、纤维蛋白等血细胞）彻底分开并完全积聚在试管中央而形成屏障，在 48h 内可保持稳定；可加速凝血过程，适用于急诊血清生化试验。

（3）抗凝管：绿色头盖（肝素抗凝管），采血管内添加有肝素（15U±2.5U 肝素抗凝血液 1ml），适用于大部分生化检测及某些特定项目，但不可用于筛选 DIC 的 3P 和 TT 试验及白细胞计数和分类。紫色头盖（EDTA 抗凝管），适用于一般血液学检验（通常血液学常规检验应用其钾盐 EDTA-K2 或 EDTA-K3），不适用于凝血试验及血小板功能检查，亦不适用于钙离子、钾离子、钠离子、铁离子、碱性磷酸酶、肌酸激酶和亮氨酸氨基肽酶的测定及 PCR 试验。EDTA-Li2 亦可作为抗凝剂，且可用于大多数生化检验。浅蓝头盖（枸橼酸钠凝血试验管），枸橼酸钠主要通过与血样中钙离子螯合而起抗凝作用，适用于凝血试验，抗凝剂与血液的比例是1：9。黑色头盖（枸橼酸钠血沉试验管），适用于血沉试验，抗凝剂与血液的比例为1：4。常用采血管分类及适用范围见表3-1。

表3-1 常用采血管分类及适用范围

头盖颜色	标本类型	添加剂	适用范围
红色	血清	无	各种生化和免疫学检测
紫色	全血	K3EDTA 或 K2EDTA	血常规检查，糖化血红蛋白
黑色	全血	3.8% 枸橼酸钠	血沉
浅蓝色	全血	3.2% 枸橼酸钠	血凝试验
金黄色	血清	含促凝剂和分离胶	生化和血清学检查
绿色	血浆	肝素钠或肝素锂	大部分生化和某些特定的化验项目，如血氨、血 HLA-B27
橘黄色	血清	含纤维蛋白酶促凝剂、快速分离血清	生化和血清学检查
灰色	血浆	血糖降解抑制剂 Na2EDTA	血糖
棕色	血浆	含肝素钠或 K2EDTA	血铅
浅黄色ACD管	全血	葡萄糖、抗凝剂	血库试验、细胞分析
浅黄色SPS管	全血	SPS液和氯化钠溶液	血培养和微生物试验

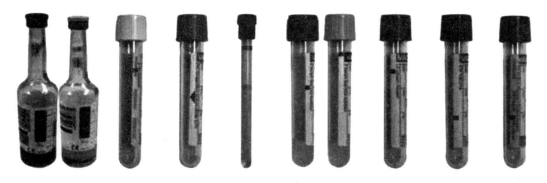

图3-1 常用采血管

三、采集、运输、保存、交接

（一）采集登记

所有样本的登记需要包括样本的唯一标识和患者信息。

样本容器的标签上应标注必要信息（见"原始样本的识别"），然后放在指定的存放位置，等待运送人员前来收取或通过物流管道传输。对于紧急送检的样本应立即通知运送人员或通过物流通道传输。科室应当场核对无误。

（二）采集时间

1.血液　血中药物浓度的监测一般是评价患者多次服药后的稳态谷浓度和（或）稳态峰浓度，还有一些药物由于其峰谷浓度与药物治疗效果的相关性比较差，需要根据其药时曲线下面积来评价药效。

药物在连续恒速给药或分次恒量给药的过程中，血药浓度会逐渐增高，呈现规律的波动，在经过 5～7 个半衰期后，其波动会达到相对稳定的状态，此时称为稳态；达到稳态后，给药期间的最低浓度，则为稳态谷浓度（C_{min}，C_0）；达到稳态后，给药期间的最高浓度，则为稳态峰浓度（C_{max}，C_2）。通常 C_{min} 的最佳采集时间为多次给药达稳态时下次给药前的 30min 内；C_{max} 的最佳采集时间为多次给药达稳态时给药后的达峰时间（每个药物的达峰时间各异，如万古霉素为给药后的 0.5～1h，环孢素为服药后 2h）。

有研究发现，在未达标的血药浓度中，超过半数的原因为血液样本采集时间错误，因此，正确的采集时间才能够带来有效的血药浓度，对临床参考才更具价值；由于不同药物达稳态的时间各有不同，为了检验结果的准确度，在临床检验中，更应该关注血液样本的采集时间，具体见表 3-2，其他见第 7 章相关内容。

表3-2　常见药物浓度样本采集时间

药物名称	半衰期（h）	采集时间
阿米替林	10～28	固定剂量给药 1 周后，次日清晨给药前采血
去甲替林	18～44	
氯米帕明	16～60	固定剂量给药 1 周后，次日清晨给药前采血
N-去甲氯米帕明	37～43	
多塞平	17	固定剂量给药 1 周后，次日清晨给药前采血
吗氯贝胺	2.5	固定剂量给药 2d 后，次日清晨给药前采血
氟西汀	120	固定剂量给药 30d 后，次日清晨给药前采血
舍曲林	26	固定剂量给药 5d 后，次日清晨给药前采血
氟伏沙明	20	固定剂量给药 1 周后，次日清晨给药前采血
西酞普兰	40	固定剂量给药 12d 后，次日清晨给药前采血
艾司西酞普兰	30	固定剂量给药 9d 后，次日清晨给药前采血
帕罗西汀	19	固定剂量给药 1 周后，次日清晨给药前采血
文拉法辛	6	固定剂量给药 3d 后，次日清晨给药前采血
米氮平	30	固定剂量给药 5d 后，次日清晨给药前采血
度洛西汀	12	固定剂量给药 3～5d 后，次日清晨给药前采血
马普替林	40	固定剂量给药 12d 后，次日清晨给药前采血
曲唑酮	7	固定剂量给药 3d 后，次日清晨给药前采血
米那普仑	8	固定剂量给药 3d 后，次日清晨给药前采血
安非他酮（羟基安非他酮）	19～28	固定剂量给药 1 周后，次日清晨给药前采血
瑞波西汀	10	固定剂量给药 3d 后，次日清晨给药前采血

续表

药物名称	半衰期（h）	采集时间
氯丙嗪	12～36	固定剂量给药1周后，次日清晨给药前采血
氟哌啶醇	21	固定剂量给药1周后，次日清晨给药前采血
奋乃静	9～12	固定剂量给药1周后，次日清晨给药前采血
氟奋乃静	13～24	固定剂量给药1周后，次日清晨给药前采血
舒必利	8～9	固定剂量给药3～5d后，次日清晨给药前采血
氯氮平	9	固定剂量给药3～5d后，次日清晨给药前采血
利培酮	3	固定剂量给药4～5d后，次日清晨给药前采血
9-羟基利培酮	24	
奥氮平	30～60	固定剂量给药7～12d后，次日清晨给药前采血
喹硫平	7	固定剂量给药3～5d后，次日清晨给药前采血
N-脱烷基喹硫平	12	
阿立哌唑	75	固定剂量给药14d后，次日清晨给药前采血
脱氢阿立哌唑	94	
齐拉西酮	2～5	固定剂量给药1～3d后，次日清晨给药前采血
帕利哌酮	17～23	固定剂量给药4～5d后，次日清晨给药前采血
氨磺必利	12	固定剂量给药3～5d后，次日清晨给药前采血
鲁拉西酮	18	固定剂量给药5～7d后，次日清晨给药前采血
卡马西平	12～17	固定剂量给药6d后，次日清晨给药前采血
丙戊酸	17～30	固定剂量给药1周后，次日清晨给药前采血
苯妥英钠	20～60	固定剂量给药7～10d后，次日清晨给药前采血
苯巴比妥	成人：50～144 小儿：40～70	固定剂量给药10～25d后，次日清晨给药前采血
拉莫三嗪	14～59	固定剂量给药5d后，次日清晨给药前采血
托吡酯	19～23	固定剂量给药4～8d后，次日清晨给药前采血
左乙拉西坦	6～8	固定剂量给药5d后，次日清晨给药前采血
奥卡西平	1.3～2.3	固定剂量给药5d后，次日清晨给药前采血
10-羟基卡马西平	7.5～11.3	
扑米酮	10～15	固定剂量给药5d后，次日清晨给药前采血
加巴喷丁	5～7	固定剂量给药4d后，次日清晨给药前采血
非氨酯	15～23	固定剂量给药5d后，次日清晨给药前采血
乙琥胺	50～60	固定剂量给药11～15d后，次日清晨给药前采血
碳酸锂	成人：18～24 青少年：18	维持量稳定给药5d后，次日清晨给药前，空腹采血
劳拉西泮	10～20	固定剂量给药3～5d后，次日清晨给药前采血
地西泮	24～48	固定剂量给药7～10d后，次日清晨给药前采血
代谢产物	80～103	

续表

药物名称	半衰期（h）	采集时间
艾司唑仑	10～24	固定剂量给药3～5d后，次日清晨给药前采血
阿普唑仑	11～15	固定剂量给药3～5d后，次日清晨给药前采血
氯硝西泮	26～49	固定剂量给药8～14d后，次日清晨给药前采血
奥沙西泮	5～12	固定剂量给药3～5d后，次日清晨给药前采血
唑吡坦	2.4（0.7～3.5）	固定剂量给药2d后，次日清晨给药前采血
佐匹克隆	5	固定剂量给药2d后，次日清晨给药前采血
右佐匹克隆	6	固定剂量给药2d后，次日清晨给药前采血
扎来普隆	1	固定剂量给药1d后，服药后1～2h采血，测定峰浓度
吡拉西坦	5～6	怀疑药物过量时立即采血
奥拉西坦	4～8	怀疑药物过量时立即采血
多奈哌齐	70～80	固定剂量给药3周后，次日清晨给药前采血
卡巴拉汀	10～16	固定剂量给药5d后，次日清晨给药前采血
美金刚	60～100	固定剂量给药10～25d后，次日清晨给药前采血
丁丙诺啡	2～5	固定剂量给药2d后，次日清晨给药前采血
美沙酮	24～48	固定剂量给药2周后，次日清晨给药前采血
左美沙酮	14～55	固定剂量给药7～10d后，次日清晨给药前采血
纳曲酮	2～5	固定剂量给药2d后，次日清晨给药前采血
（6β-纳曲酮）	7～13	

2.尿液　晨尿为住院患者留尿的主要方法，早晨起床后收集第一次尿。随机尿多为门诊就诊患者的留尿检验方法。用清洁的容器留取尿液样本，尿液分析样本量应＞5ml。

3.脑脊液　脑脊液样本一般通过腰椎穿刺术采集1～2ml于无菌试管内，样本采集后立即送检。

（三）运输

1.血液

（1）样本采集后应保存在20℃±5℃环境中，由专职人员或物流管道送检。样本转运必须符合储存条件。如光敏感药物则需避光运输。

（2）样本的运送必须保证运送过程中的安全，防止溢出。样本溢出后，应由工作人员按照生物安全要求对污染的环境进行消毒。

2.尿液　尿液样本采集后，应在1h内送检并且立即检测。样本应由物流管道或专人输送，并保证输送途中样本的安全性。

3.脑脊液　样本采集后应在1h内送检。样本应由专人或物流管道输送，并保证输送途中样本的安全性。

（四）保存

1.血液　对于多数药物而言，血液（血清/血浆）样本可以在室温下稳定保存8～12h，在2～8℃保存24h以上；除少数情况外，如奥氮平，若不能在72h内完成检测，则需将血清或血浆样本在-20℃冻存（其他类似室温或2～8℃不稳定的药物可参照执行）。检测完毕，已发送检验结果报告的样本在实验室2～8℃保存7d，以备核对信息。

2. 尿液　样本采集后应在室温下保存，但不适于长时间保存。

3. 脑脊液　脑脊液样本应在室温条件下尽快运送，收到后可冷藏（2～8℃）保存7d。只有用于蛋白质和核酸分析的标本，可储存于冷冻条件下（-20℃以下）。

（五）交接

对所有送到实验室的样本进行统一验收和传送管理；所有被接收的样本必须事先进行唯一条码或编码标志；样本接收人应当按照相关检测项目的接收和拒收的标准验收样本；拒收样本信息应及时反馈到样本采集人并要求重新采集合格样本，无论接收或拒收样本信息均应有记录，包括收到样本的日期、时间、样本的类型和状态描述，并有接收者标识（LIS系统里有详细记录）；接收后的样本应当按照检测样本的类型进行分类处理；常规样本无特殊要求；验收后的样本应当按照各个相关检测项目的离心要求进行检测前的处理；急诊样本按《急诊检验管理规定》执行。

四、样本处理

经验收后的样本应当按照各个相关检测项目的离心要求进行检测前的处理。

样本处理步骤：物流员接收样本后转交到各个专业组，专业组处理样本、检测样本、统一将检测后的样本放入专用样本贮存冰箱，各专业组制定的作业指导书对检验前后样品保存条件和时间有具体规定。储存到期后由专门人员处置。

第三节　样本检测

一、一般检测流程

（一）检测环境及检测仪器准备

根据实验要求，需要对检测环境和相应的仪器状态进行确认，确保环境温度、湿度、光线等满足实验要求，样本检测前需确认仪器各项指标是否正常，性能是否处于运行良好的状态，正常和良好的情况下方可检测样本。

（二）样本前处理

TDM监测的药物浓度，均是分析生物样本（血液、尿液、脑脊液等）内的药物浓度，生物样本内除了目标药物外，还有很多其他内源性物质等杂质；因此，对于大多数药物而言，生物样品的分析通常由两步组成：样品的前处理和对最终提取物的仪器分析。样本的前处理往往是一个分离、提取、纯化和富集的过程；其目的是在不破坏目标药物的化学结构的前提下，用适当的方法尽量减少干扰组分，浓缩纯化待测物（药物或代谢物），以提高检测的灵敏度及特异性，并减少对仪器的损害（如保护色谱柱不被污染），延长使用期限。前处理方法主要包括去除蛋白质（可使结合型的药物释放出来，可预防提取过程中蛋白质发泡，减少乳化的形成，以及可以保护仪器性能）、提取（能够从大量共存物中分离出所需要的微量组分包括药物及其代谢物，并通过氮吹等方式使样品得到浓集）和化学衍生化（能够使药物变成具有能被分离的性质；可以提高检测灵敏度；增强药物的稳定性；提高对光学异构体分离的能力等；化学衍生化对 GC 和 HPLC 尤为重要）等，前处理方法的选择与仪器、检测方法、目标物质、样本类型密切相关（详见第 2 章第一节）。

（三）上机检测

各项目所接收样本在经前处理后，按照相应的检验程序进行样本检测。

二、危急值处理

危急值是指一旦出现这样的检验结果，就需要将其立刻报告给临床医师，以便其立刻采取相应的治疗措施；否则将会因为错过最佳的治疗时机而使患者的生命安全受到威胁。

（一）危急值报告与接收制度

1.报告人员与接收人员：实验室应该和临床进行协商，指定和授权危急值接收人员，并对其进行培训，尤其加强对护理人员的培训，提高危急值报告的知晓率，规范危急值记录。

2.回读和记录：接获危急值的人员在接获结果之后，应该完整地复述一次报告结果，并在专用的《危急值结果记录本》中记录下报告的时间、人员、项目、结果、患者姓名、就诊号和接收人员姓名。

3.定期检查危急值记录本，记录本使用完之后应保存 2 年。

4.报告频率：如果在某段时期内同一患者每次检验都会出现危急值的情况下，实验室可与临床协商是否设定一个报告频次，若未达到临床预先设定的值，则不需要做危急值报告。

5.一旦发现危急值，应立即报告给临床。实验室应将报告时间控制在 30min 以内。

6.规范分析前操作，杜绝因不规范抽血等引起的假危急值的产生。

（二）治疗药物监测相关的危急值管理

对于治疗药物监测（TDM）的危急值管理，目前国内尚无统一建议。AGNP 在精神药物治疗药物监测指南中给出了 TDM 的实验室警戒浓度的定义及管理建议。实验室警戒浓度是指高于治疗参考浓度范围，需要实验室立刻反馈给申请医师的药物浓度。实验室警戒浓度与危急值不同，当患者出现不良反应的征象时，实验室警戒浓度提示应该降低药物剂量。若患者可耐受高浓度的药物，降低剂量又存在病情加重的风险时，可以维持剂量不变。AGNP 的 TDM 专家组推荐的临床常用神经精神类药物的实验室警戒浓度见表 1-2。

第四节　检　测　报　告

一、数据处理

TDM 实验室的检验人员需要对所测得的实验数据进行分析判断，并非简单地评价仪器给出数据的准确度，必要时采用药动学公式或软件进行处理，给出有关的药动学参数，或提供给药方案是否需要调整的建议，为临床医师的下一步治疗提供依据。

二、结果报告

结果报告是药物浓度监测的最终环节，在药物浓度监测完成后，将数据结果进行解释并以报告的形式反馈给临床医师或患者，应客观、准确、完整、易读，并能真实地反映检测结果的全部信息。具体报告格式和内容包括以下几方面。

（一）临床资料

标题；实验室名称、地址；患者信息（姓名、年龄、性别、科别、床号、住院号等）；必要时可注明身份证号码和住址，当患者的地点和报告的送达地不同时应注明报告的送达地；报告的唯一标识（检验编号或条形码）；原始样本采集日期和时间；实验室接收样本的时间。

（二）项目及结果

分析项目、结果、单位、参考区间（有效浓度范围）；必要时应提供原始结果和修正后的结果。

（三）结果分析

根据所得到的目标药物浓度是否在有效浓度范围内，结合患者临床症状，给予药物调整的建议。具体详见"三、结果解释"。

（四）注意事项

1.影响药物浓度的相关因素，如采血时间、饮食、药物相互作用等，可作为注意事项列出。

2.必要时，可按要求提供检出限和测量不确定度信息。

3.当临床或患者有要求时应注明结果的测定方法。

4.样本类型及状态识别：当原始样本的质和量对检验结果有影响时，应注明样本的状态，如溶血、脂血等。

5.本报告仅对所测样本负责的声明或其他附加信息。

6.检验报告单上对检验操作及检验结果的描述应尽可能地使用国际通用的及国家标准中定义的词汇和术语，不使用俗语、口语、未经解释的缩略语等非规范词语。

（五）报告操作信息

1.报告发布日期和时间。

2.申请检验的医师、采样人、检验者签字、审核者签字。

（六）报告模板

见图3-2。

（七）其他

如遇急诊或其他危急值的结果时，应按急诊样本应急处理和危急值结果报告要求及时电话报告，以免影响治疗。

某三甲医院检验报告单

打印时间：2022-02-17 09:32:37   打印人：

实验室：药学部治疗药物监测室   医嘱项：阿立哌唑药物浓度监测   标本号：

姓 名：	申请科室：儿内科诊室	登记号：	流水号：19
性 别：女	病 区：	申请时间：2022-02-16 08:42	标本类型：EDTAK2抗凝静脉血2ml
年 龄：15岁	床 号：	申请医师：	诊断：抽动障碍

项目名称	缩写	结果	单位	参考区间
阿立哌唑药物浓度监测		63.75 ↓	ng/ml	100–350
备注		本结果仅对本标本负责		

采集时间：2022-02-16 08:50   接收时间：2022-02-16 10:50   报告时间：2022-02-16 13:41

检验者：   报告者：

标注*为黑龙江省三级医疗机构互认检验项目   注：此报告仅对该标本负责！如果对结果存在疑问，请及时与相关实验室联系

图 3-2   某三甲医院检验报告单示例

三、结果解释

TDM结果对患者的用药剂量调整具有指导作用，这也是TDM的主要临床意义。

在对TDM的结果进行解释前，首先必须掌握病例的临床基础信息和药物的药动学参数，除了从申请单上了解外，必要时可深入临床去了解。临床信息包括：①病例的一般情况、诊断、既往病史及服药史、生化指标、肝肾功能、营养情况等；②相关用药信息（目标药物的给药剂量、频次、样本采集前的末次给药时间以及合并用药情况）。目标药物相关信息包括：①健康人的参数（模型与各项动力学参数）；②病态时的参数（肝、肾、心、肺、甲状腺等疾患时；休克、烧伤时；肥胖、水肿时；发热时；血液透析时）；③生理变化时的参数（年龄、性别、妊娠、遗传、种族、饮食、活动情况、环境、嗜好等）。

有基于以上的病例资料和TDM相关信息，结合群体药动学参数可预估个体药动学参数，运用适当的药动学模型及预估的药动学参数可预测目标血药浓度，针对实测浓度可与预测目标血药浓度进行对比（若相符，则可认为患者药动学参数的估计是适当的，是否需要调整剂量取决于实际浓度和其他因素，特别是疗效反应；若实测浓度与预估浓度不符，首先检查患者是否按医嘱服药，分析原因，同时向医师解释出现这种差异可能的原因，提出调整建议）。

有效浓度范围（therapeutic range），也称治疗窗，是指药物治疗过程中，根据研究结果确定的最小有效浓度与最低中毒浓度之间的范围。在临床药物治疗实践中，受人体生理病理状态、合并用药等复杂因素的影响，这个范围是一个统计学概念的区间值，该范围的确定通常是以大多数患者的量效关系为基础，相当于参考总体的99%、90%与80%个体所分

布的范围为治疗的参考范围，其余则为可疑或异常。

通常情况下，依据患者的药物浓度是否在有效浓度范围内，可以分为以下3种情况，分别是在有效浓度范围内、低于有效浓度、高于有效浓度。但由于人体的复杂性，药物在人体内的过程存在个体化差异，因此又不能简单地以数据是否在范围内来评价药物的有效性，需要综合考虑患者的生理和病理情况。另外，在检验报告中，临床医师着重关注的是浓度结果，值得注意的是，不同实验室对结果的表述方式也存在差异，因此还需留意结果的浓度单位（如ng/ml、µg/ml或nmol/L）。

（一）影响药物浓度结果的因素

1. 个体差异　年龄、性别、民族、居住地域及妊娠等原因引起的差异。

2. 检验方法　目前对于同一项目的检测方法可能有多种；即使使用同一种检测方法，由于试剂来源及仪器不同，检测结果也不完全相同。因此各实验室应建立自己的参考范围，简单地引用文献、国外甚至厂商介绍的参考范围并不可取。

3. 注意两类错误问题　目前参考范围的制订多数是根据正态分布的原理，以均值±2s作为参考范围的上限、下限。不论用什么方法，总有少数无临床异常体征人群测得的药物暴露指标值分布在95%或90%置信限以外，而又有少数阳性体征的人群药物暴露量的测定指标值分布又在95%或90%置信限的参考范围内，因此对于有效血药浓度的应用和解释应综合考虑其他因素。

（1）临界值：在定性测定中，判断阴性、阳性存在临界值的问题。目前许多定性测定、快速测定的方法，不同厂家的试剂，其灵敏度并不相同，因此判断阴性、阳性的临界值并不相同，在目前尚无统一规定对各试验临界值进行界定时，TDM药师在解释临床结果时务必注意。

（2）敏感度及特异度：敏感度及特异度是反映该检验项目临床应用价值的两项重要指标。

"敏感度"指的是某病患者该试验阳性的百分率；"特异度"指非该病患者该试验阴性的百分率。当前没有一个项目其敏感度及特异度都达到100%，因此存在着一定的假阴性或假阳性。一般来说敏感度高的试验阴性时对排除某病有价值，特异度高的试验阳性时对确诊某病有意义。根据概率论的原理，可以根据该项试验的敏感度及特异度，计算出阳性似然比，并根据验前概率推算出验后概率，对临床诊断帮助意义更大。

（二）基于治疗参考浓度范围内的结果解读

1. 在有效浓度范围内的结果解读　实验室已开展的TDM项目需定期收集患者群体参数值（K_a、K、V_d、CL、$t_{1/2}$及有效浓度范围等，参数意义详见第5章）并制作成表，便于随时查询，同时还应查阅国内外相关资料文献及时更新数据；另外关于测定药物的临床应用、药物相互作用、患者临床表现及毒副作用表现，均应汇总，并及时更新。

当患者检测的药物浓度在有效浓度范围内，一般认为检测结果为正常，此时应查阅患者的病历，了解患者的病史、用药情况、疾病控制情况及是否发生毒副作用，综合上述情况，对TDM检测结果给出解释。

若患者病情控制良好且无不良反应发生，则无须调整药物用量，维持原来的用药方案继续服药即可，并嘱其定期监测药物浓度。

若患者病情控制良好，但出现药物不良反应，则建议临床医师根据患者情况酌情减少给药剂量，并定期监测药物浓度；如在推荐剂量下，患者出现药物不良反应，同时其临床状况得到改善，测定药物浓度有可能明确药物的不良反应是否与药物在血中浓度过高有关。在这种情况下，减少药物剂量通常不会降低药物疗效。

若患者药物治疗无效时（临床症状控制不好，且无不良反应），则需要建议临床医师依据患者情况酌情增加给药剂量，并定期监测药物浓度。

如果患者的药物清除率异常高，可能需要给患者高于最大推荐剂量的药物剂量，因为这类患者在使用标准剂量时，血药浓度很可能低于推荐的治疗参考浓度。然而，如果患者血药浓度足够高，且持续的治疗时间足够长（如2周以上），患者的病情仍然改善不理想，那么就应该更换药物。服用抗抑郁药和抗精神病药治疗时，有充分的证据表明，如果在第2周末症状无改善，往往可以预测最终的疗效不佳或缓解可能性低。如早期未出现明显的症状改善，则预示继续用药也无法改善症状。因此，我们推荐，在进行抗抑郁药和抗精神病药剂量滴定时，主治医师应在基线期和治疗的第2周对患者进行症状评分，同时进行血药浓度测定。

2.低于有效浓度的结果解读　当检测结果低于有效药物浓度的最低值时，首先有以下几种情况需要排除：①患者的依从性，患者是否按时按剂量服药，是否存在漏服的情况；②药物制剂生物利用度偏低；③K_a比预想的快，消除相的血药浓度下降；④蛋白结合率下降，游离药物增加；⑤V_d比预想的大，消除比预想的快。

若患者病情控制良好且无不良反应发生，则无须调整药物用量，维持原来的用药方案继续服药即可，并嘱其定期监测药物浓度。

若患者药物治疗无效时（临床症状控制不好，且无不良反应），则需要建议临床医师依据患者情况，酌情增加给药剂量，并定期监测药物浓度。

3.高于有效浓度的结果解读　当实测值大于预测值时，考虑的因素有：①患者的依从性；②药物制剂生物利用度偏高；③K_a比预想的慢，消除相的血药浓度升高；④蛋白结合率增加，游离药物减少，以致血药浓度升高；⑤V_d比预想的小，消除比预想的慢。

结果解读参见"在有效范围内的结果解读"的①②③项下相关内容。

对需要调整给药方案的患者，可依据测定结果、目标浓度及群体药动学参数，参照药动学的理论和计算方法，计算最大维持剂量、负荷剂量、给药频次和给药间隔，最后根据患者情况及药物剂量推荐药物调整方案。

（三）基于剂量相关参考浓度范围的结果解释

对于TDM结果的解释，除了治疗参考浓度范围外，还应考虑剂量相关参考浓度范围，治疗参考浓度范围的应用是药效学问题，而剂量相关参考浓度范围的运用是药动学问题。

1.预测稳态浓度　在日维持剂量（daily maintenance dose，Dm）、给药间隔（dosing interval，di）、总清除率（total cleareance，CL）和生物利用度（bioavailability，F）已知情况下，某种药物在某个"正常"患者体内的预测稳态浓度（C_t）可以运用Bateman方程或通过公式1-2（第1章）来计算：

2.预测稳态谷浓度（C_{min}）　可通过公式1-3（第1章）来计算。

3.剂量相关参考浓度范围的计算　剂量确定后，预期C_{min}可以用DRC因子（可由公式1-4计算）乘以日剂量计算出来；由于$t_{1/2}$在个体间也有差异，而引起$t_{1/2}$差异与引起清除率差异的因子可能是相同的，所以TDM指南认为群体CL/F的个体间差异等于C_{min}的差异，而CL/F的SD就可以转化成C_{min}的SD，可用于计算剂量相关参考浓度范围的均值±SD，并通过了实例测试；如西酞普兰或文拉法辛缓释剂（XR）每天晨起服药1次，Δt就是24h；阿米替林这类药物是早、晚各1次，Δt则为12h；而镇静催眠药物一般是睡前给药，晨起采血，Δt为10h。DRC因子±SD可用于计算血药浓度范围的下限和上限值，用DRC低因子（DRC因子-SD）和DRC高因子（DRC因子+SD）分别乘以Dm可以获得剂量相关参考浓度范围。例如，某患者按750mg/d服用丙戊酸，其末次服药时间（Δt）为12h，查表1-3，本品的DRC低因子为62.2，DRC高因子为134.8，则计算方法为：750×62.2＝46 650ng/ml，750×134.8＝101 100ng/ml。因此，此患者的预期剂量相关参考浓度范围为46.7～101.1μg/ml。

4. 结果分析　根据TDM报告中的实际获得的C_{min}值与公式估算的正常患者C_{min}值进行对照比较，来评价其合理性；当患者的血药浓度在预期DRC范围内时，可以认为这个浓度是"正常"的，也就是说浓度与处方剂量相符；而高于或低于预期范围的浓度，则提示存在潜在的异常（如部分不依从、药物-药物相互作用、药物代谢酶的基因多态性或与药物消除相关器官的疾病）；这种异常可能约占患者的1/3，因此，均数±SD的范围（覆盖68%的患者）认为是"正常"患者的范围。

任何不在剂量相关参考浓度范围的药物浓度都提示异常情况的存在，可能存在药物-药物相互作用、基因多态性导致的慢代谢或超快代谢、肝和肾等器官的功能改变、年龄或疾病相关的患者药动学改变、依从性问题、未达稳态、甚至患者未告知处方医师正在服用其他药物（如圣约翰草）等原因，还应该考虑患者的日用药剂量是单次还是多次给药等。

（四）异常结果解读

除了上述情况，也有些患者在给药剂量不变的情况下出现了药物浓度的异常。比如，有些患者原血药浓度在正常范围内，给药剂量并未调整，但监测后血药浓度却发生偏低或偏高的现象。

1. 异常结果的解释应关注以下几个方面

（1）患者的依从性：TDM一般监测药物的谷浓度，因此必须在服用下一次剂量前抽血监测，但有些患者因为路途遥远，还有门诊就诊时间的限制，使得患者抽血时间不能固定，提前或推后都会对测定的结果造成偏差。另外，患者服用药物时间的随意性也会造成结果偏差。

（2）合用药物：患者可能会合用药物，合用药物的增减也会造成药物浓度的异常，如抗癫痫药物对肝药酶的影响，导致联合用药时药物浓度的波动；再如五酯胶囊中的五味子，对肝药酶CYP3A具有强大的抑制作用，而CYP3A则是免疫抑制剂（如他克莫司等）的代谢酶，服用五酯胶囊后会引起他克莫司药动学的改变，因此它的增减都会引起他克莫司药物浓度的异常；另外一些食物、饮料对药物的浓度也有一定影响。

（3）关注血容积的改变：有些患者由于疾病原因或者饮水过多而使血容积改变，引起药物浓度的稀释，从而使监测结果偏低。要注意生活习惯和饮食习惯对药物浓度的影响，有文献报道进食会引起药物浓度的波动。

（4）检测方法的影响：试验仪器、检测方法、检测环境等因素可造成检测数据偏低或偏高。

2. 处理建议　TDM结果异常受很多因素干扰，对于检测结果异常的数据，临床药师应根据患者的饮食、生理、病理、联合用药及检测方法等多方面考虑，并具体分析，最终做出合理解释和正确结论，避免根据单纯的实验检测数据进行不必要的剂量调整。临床医师应根据临床药师对实验数据的分析意见给出是否需要调整给药剂量的建议，确保临床个体化合理用药，提高治疗水平。

（1）指导和要求患者掌握正确的抽血时间，测谷浓度时要求在服用下一次剂量前抽血检测；对于一些路途遥远或者由于门诊就诊时间限制的患者建议当地准时抽血后再送检；对于服药不规律的患者，建议其规律服药后再检测。

（2）有合用药物的患者，首先需要确认合并用药是否对所测药物造成影响，能够暂停用药的建议治疗期间暂停合并用药；不能停药的要判断该药对被测药物的代谢是诱导还是抑制，然后再进行剂量调整；对于找不出原因的结果异常，应该对其生活饮食习惯进行排查，找出相关原因。

（3）怀疑是仪器、方法、环境等因素引起的结果异常，应及时对检测方法进行验证，找出原因；或者采用其他方法对检测结果进行校验。

（李　昊）

参 考 文 献

［1］王丽，王刚，张华年，等. 儿科治疗药物监测与合理用药. 北京：人民卫生出版社，2019：78-95.

［2］张相林，郭瑞臣，肇丽梅，等. 治疗药物监测临床应用手册. 北京：人民卫生出版社，2020.

［3］Hiemke C，Bergemann N，Clement HW，et al. Consensus guidelines for therapeutic drug monitoring in neuropsychopharmacology: update 2017. Pharmacopsychiatry，2018，51（01-02）：9-62.

［4］Heller S，Hiemke C，Stroba G，et al. Assessment of storage and transport stability of new antidepressant and antipsychotic drugs for a nationwide TDM service. Ther Drug Monit，2004，26：459-461.

［5］Couchman L，Bowskill SV，Handley S，et al. Plasma clozapine and norclozapine in relation to prescribed dose and other factors in patients aged ＜18 years：Data from a therapeutic drug monitoring service，1994—2010. Early Interv Psychiatry，2013，7：122-130.

［6］Schwarz V，Reis O，Glaser T，et al. Therapeutic drug monitoring of zuclopenthixol in a double-blind placebo-controlled discontinuation study in adults with intellectual disabilities and aggressive behaviour. Pharmacopsychiatry，2014，47：29-32.

第 4 章

神经精神类药物 TDM 的质量控制

第一节 概 述

医学实验室是为临床的诊断、预防、治疗提供数据参考的，应确保数据的准确性，数据的准确与否直接影响医疗水平，涉及患者的切身利益；因此，保证实验室检验报告的质量是为临床提供数据支持的基础。治疗药物监测实验室出具的合格的 TDM 结果可为判断分析及制订个体化给药方案提供可靠依据，一旦发生错误后果不堪设想，因此同样需要全程化质量控制；另外，由于治疗药物监测工作是在复杂条件下进行的，生物样本中所要测定的物质含量低，检测方法难度大，为了保证测定结果的准确度和精密度，也必须加强治疗药物监测过程中质量控制的管理工作，将误差控制在可以接受的范围。

TDM 的全流程质量控制涉及多个环节，从临床医师提出申请、护士或技术人员采集标本、标本转运、检验人员标本接收、仪器分析、复查复检、报告审核，最后到临床应用；整个过程可概括为分析前质量保证、分析中质量保证和分析后质量保证三个环节，需要医师、护士、工勤、患者、检验人员五个方面的交接配合，以及仪器、试剂、报告传输系统等硬软件条件的支撑。检验人员必须时刻关注 TDM 质量控制全过程，在提高分析前质量保证基础上，全力保证 TDM 的质量控制符合国际国内的行业标准和规范化要求，为临床提供客观准确的检验结果。具体可遵循《医疗机构临床实验室管理办法》的要求，参考 ISO15189《医学实验室质量和能力认可准则》。

临床检验质量控制是利用现代科学管理的方法和技术检测分析过程中的误差，控制与分析有关的各个环节，确保实验结果的准确可靠。

质量控制（quality control，QC）是 TDM 的重要组成部分，通过质量控制可以有效地发现误差、减小误差、确保测定质量。广义的 TDM 质量控制包括正确的给药时间、正确的采样时间、严格的样本储存运输管理、实验人员的正确操作、实验环境的控制、仪器设备的管理和维护、测定方法的考察、实验结果的控制等全程质量管理过程。狭义的 TDM 质量控制主要包括室内质量控制（internal quality control，IQC）和室间质量评价（external quality assessment，EQA）。

TDM 自开展以来，质量控制工作就日益受到药学及检验专业人士的重视。早期实验室操作人员主观上力求测定结果准确，凭经验进行一些与提高测定质量相关的工作，但这对于治疗药物监测的质量控制而言是远远不够的；随着 TDM 的广泛应用，越来越多的实验室采用基于定值范围的质量控制法，但此种方法也存在较大误差；在临床检验趋于完善的今天，更多的 TDM 实验室和药学专业人员开始将临床检验的质量控制方法应用于 TDM 的质控研究，但由于 TDM 测定又有别于临床生化检验，因而尚无统一的质量控制标准，相关的研究也尚不完善；因而，定期召开 TDM 工作学术会议、促进多单位交流探讨将有利于形成较为一致的TDM质量控制方法。

第二节　基本要求

一、人员

（一）人员资质

TDM实验室根据工作需要配备合适数量的专业技术人员和管理人员，并定期进行继续教育、培训和考核，不断提高其质量意识、技术水平和业务能力，保证检验工作的质量，确保质量管理体系、质量方针、质量目标的实现。

1.TDM组组长　了解并遵守国家相关法律法规、行业管理政策和条例；有较强的组织能力和执行能力；药学专业本科学历、中级以上技术职称、从事TDM工作5年以上，或药学专业硕士学位、从事TDM工作2年以上；经考核了解本专业知识前沿和进展，了解检验和药物分析相关质量管理知识；能够应用新技术，及时开展临床需要的检验新项目；参加本专业的继续教育和培训。

2.质量主管　药学专业大学本科或以上学历；中级或以上技术职称；从事TDM工作3年以上；掌握质量管理方面的知识；有较强的文字表达能力。

3.技术主管　药学专业大学本科或以上学历；中级或以上技术职称；从事TDM工作3年以上；熟悉质量管理方面的知识；有较强的处理技术问题的能力。

4.授权签字人　药学专业大学本科或以上学历；中级或以上技术职称；TDM相关专业领域3年以上工作经历；了解质量管理方面的知识；掌握本专业检验技术，熟悉相关标准、规范。

5.检验人员　药学专业大学本科或以上学历；初级或以上职称；经过培训和考核具备本专业医学检验能力；工作认真负责，能团结协作。

（二）人员能力的保证

1.科主任应确保所有操作专门设备、从事检验以及评价结果和批准、签发检验报告的人员具备相应的能力。

2.所有检验人员必须持有个人资格证书后才能独立上岗，对从事特定岗位的工作人员，应按要求根据相应的教育、培训、经验和技能进行资格确认。

3.主任必须确保下列从事质量活动人员的资格和能力从事样本检测的工作人员；检测设备的操作人员；签署、审核检验报告的人员；评价检验结果、对检验报告提供意见和解释的人员；对岗前培训、实习、进修、轮科的带教人员，培训考核合格的批准人员；各个检验领域的质量监督人员；科主任授权给从事特殊检测工作的人员和质量监督人员，确保各个检测场合、所有操作人员受到监督。

（三）人员能力评估与考核

1.人员的培训　根据当前和预期业务发展的需要，结合自身特点和上级行政或技术主管部门的要求和技能目标，培训和质量管理员每年制订出人员继续教育培训计划，经科主任批准后，按计划执行；应对从事管理和技术工作的人员提供继续教育计划；应定期评估继续教育计划的有效性。

（1）新员工入岗前介绍及岗前培训：新员工均应参加岗前培训和考核，由医院人力资源部等部门负责介绍医院的历史、文化、服务理念、规章制度等内容，培训考核合格后方可回TDM室上班。TDM组长负责向新员工介绍组织及其将要工作的部门或区域、聘用的条件和期限、员工设施、健康和安全要求（包括火灾和应急事件）及职业卫生保健服务。对本组新员工进行本科室岗位职责及岗前操作规范培训，根据专业作业指导书对新员工进行培训和考核，考核合格并经科主任批准后，方可独立开展的工作包括检测样本、签发报告。质量主管负责组织对新员工进行质量管理体系的培训。新进员工在最初6个月内，至少进行两次能力评估，保存评估记录。

（2）在岗员工培训：各专业组长应对本组人员的技术能力做出分析，根据工作需要和人员的实际能力，由本组培训管理员制订本组员工继续教育及培训计划。培训计划应明确培训的内容、时间、对象和主讲人，报科主任批准，并记录实施情况；如有特殊情况，可临时提出申请。科培训管理员根据医院的要求结合科室发展的需要和各组提出的培训计划，制订出TDM药师继续教育及培训计划，报科主任批准；如有特殊情况，可临时增加培训。质量主管负责制订质量管理体系岗位培训计划，并组织实施。

（3）临时工作人员的培训：临时工作人员包括进修员、实习生、参观学习人员、轮转人员等。临时工作人员入科后对其进行质量管理体系、生物安全及其他培训。各专业组长负责对本组临时工作人员进行岗位职责培训，根据各专业作业指导书进行岗前操作规范的培训，临时工作人员不得独立发出检验报告。

（4）制订培训计划时应把握以下时机：科室主任制订工作人员培训规划后；新员工或轮科员工上岗前；仪器设备更新投入使用前；执行新标准或新方法之前；开展新项目之前；由于员工技术缺陷形成质量隐患或造成检验事故后；法律或法规有明确规定和要求时。

（5）培训方式：采用科内培训和外派培训等多种方式对各类人员进行继续教育。向医院申请安排人员外出参加各类专业学术交流会、研讨会、专业技术学习、进修培训等；科内业务学习，举行专题讲座、专项培训或专业学术报告会；做好本院或外单位来实验室进行课题研究、实习、学习、进修生的带教、业务交流、相互学习的工作。

（6）培训内容：不同岗位的人员应有针对性的专业技术培训。

培训的主要内容有质量管理体系、所分派的工作过程和程序、适用的实验室信息系统、健康与安全（包括防止或控制不良事件的影响）、伦理、患者信息的保密。对在培人员应始终进行监督指导，定期评估培训效果。

当职责变更时，或离岗6个月后再上岗时，或政策、程序、技术有变更时，应对员工进行再培训和再评估。没有通过评估的人员应经再培训和再评估，合格后才可继续上岗，并保存记录。所有人员均可依据工作需求提出培训申请。员工应参加继续教育。员工应参加常规专业发展或其他的专业相关活动。对新来人员和内部轮岗人员要依据各专业作业指导书对其进行岗前培训。

2.人员的考核

（1）技术主管负责组织检验人员参加外部及科内组织的检验人员认证考核和实验室间比对验证，以及个人专业水平测试考核和操作熟练性考核。

（2）新来人员或轮岗人员，需进行上岗考核（包括基本理论、基本操作技能和实际样本分析的考核），取得上岗证或经主任批准后，方能独立从事检验工作。

（3）人员考核的主要内容：质量管理体系、职业道德规范、有关规章制度的考核；专业技术考核；其他人员培训内容的考核。

（4）大型、贵重、精密仪器设备操作资格考核：①新员工必须在熟悉仪器设备的技术人员的指导下，学习使用该仪器一段时间，经组长考核合格后，方可由科主任给予该仪器的使用授权。②新购进的贵重、精密仪器设备，由仪器设备的供应商进行使用培训，经考核合格后由科主任给予该仪器的使用授权。③大型仪器操作人员必须经过培训、考核合格后，由科主任授权。④每3个月要对检验人员进行一次与岗位职责有关的评审，填写《检验人员岗位考核记录》，如胜任本岗位工作，则维持授权；对不胜任者取消授权，重新培训考核，合格后方可再授权上岗。⑤考核评价规则：胜任（80～100分）；基本胜任（60～79分）；不胜任（＜60分）。如果考核内容中有一项不胜任者，则综合评价为不胜任。

（5）各类培训的考核：参加医院外部举办的各类学习、培训、进修人员，培训结束后向科主任汇报，并记录于个人档案。培训的考核由技术主管、质量主管或组长组织，培训管理员组织实施，考核办法为笔试、口试、实际操作，或发表论文、评奖等，均可以作为考核成绩列入档案。本科组织的内部培训，按培训计划进行考核和记录存档。

3.人员的使用和监督　TDM室主要岗位任职人员必须为医院正式职工和签约协议人员，必须遵守医院人事管理制度，且具备满足该岗位所需的专业管理能力和（或）技术能力和相应的资格。

使用正在接受培训或实习期的人员，应由技术主管安排合适的持证技术人员对其所承担的检验工作进行指导，并实施必要的监督。

二、设施、环境、管理制度及SOP

（一）试剂及样本保存

1.TDM试剂的使用和保存

（1）化学试剂在使用和贮存过程中，要注意安全、防风化、防潮解、防曝光、防挥发，化学试剂的保存应根据毒性、易燃性、腐蚀性和潮解性等不同化学性质进行妥善保管。

（2）实验台试剂架上放置试剂要适量，防止试剂瓶滑落，试剂瓶外壁应清晰注明试剂名称、浓度或配比、配制日期、配制人员姓名等信息。将有标签的方向朝外摆放整齐。

（3）依据试剂实际使用情况，由实验人员填写计划单，报实验室负责人批准。经实验室负责人批准后，每月送交医院相关部门进行购买。

（4）收到试剂后严格按照验收、入库、出库程序进行登记及使用。

2.TDM样本的管理和保存

（1）要重视检验标本，正确采集、验收、保存、检测，避免错采、错收、污染、丢失，否则，应追究当事人责任。

（2）检验标本的采集必须严格按照检验项目的要求，包括容器、采集时间、标本类型、抗凝剂选择、采集量、送检及保存方式等。急诊标本应注明"急"。

（3）门诊、急诊患者的血液标本由门诊护士抽取，住院患者的血液标本由病区护士抽取。

（4）接收标本严格实行核对制度，包括姓名、性别、年龄、门诊号/住院号、病床号、标本类型、容器、标识、检验目的等，所送标本必须与检验项目相符。不符合要求者退回重送。在核对检验标本的同时，应查对临床医师填写的检验申请单是否正确、完整、规范，如有不符者，应予以退回，要求在纠正以后，再予以接收。

（5）所有拒收或退回标本应在登记本登记，登记内容包括患者姓名、科别、标本编号、送检医师、送检项目、拒收（退回）原因、拒收时间、经手人等。

（6）住院患者标本的运送工作一律由病区护工负责，原则上不接受住院患者或家属自行送检的标本。

（7）急诊检验标本要及时采集、核对、检验、报告。检测后的各种标本，应置冰箱保存1周，以备查对。

（8）向外单位送检或接收外单位送检的标本应专人负责并有专门记录。

（9）保存的标本在临床医师或患者要求的情况下可以对其检测结果重新复查。

（10）一般临床样本2～8℃保存7d，到期后集中放置丢弃在黄色胶袋中，密封后由工人送到医院医疗垃圾集中点统一处理。

（二）环境温度及湿度控制

1.为了确保TDM检测仪器的正常工作，必须将仪器安置在一个远离电磁干扰源和热源的位置，放置仪器的工作台要稳固，工作环境清洁，通风好、防潮、防阳光直射。室内温度控制在15～30℃，相对湿度30%～80%。为了安全和抗干扰，贵重仪器应用电子稳压器并妥善接地。不要采用磁饱和稳压器，以避免磁波干扰。

2.实验室应分配开展工作的空间，其设计应确保实验室服务的质量、安全和有效，以及实验室员工、患者和来访者的健康和安全，实验室应评估和确定工作空间的充分性和适宜性。实验室应保持工作区洁净并保持良好状态。应依据所用分析设备和实验过程的要求，制订环境温、湿度控制要求并记录。应有温、湿度失控时的处理措施并记录。

（三）管理制度及SOP的制定

为保障实验室的良好运行，TDM实验室须结合实际情况建立健全的实验室管理制度，如标准操作规程（standard operation procedure，SOP）、实验室安全管理制度、质量管理制度等，制定并实施一整套符合法规要求、技术规范和覆盖TDM全过程所有实践内容的SOP。

1.SOP制定的基本原则　建立设计与编码TDM工作相关标准规程的规范，保证所有SOP的格式统一，以方便SOP文件的识别、查找和管理。范围适用于所有TDM工作相关的SOP。

（1）所有SOP内容按统一格式制订，应包括以下内容：①首页信息，应包括SOP标题、编号、页数、起草人、审核人及批准人签名、SOP的颁发及生效日期；修订记录表和审查记录表。②SOP正文应至少包括标题、目的、适用范围、规程的详细叙述（按操作步骤的先后顺序进行描述）、附件（该SOP所用到的各类表格、清单或图表）、参考依据（列出制订该SOP所参考的主要法规、标准、指南、使用说明书或其他相关文件）、个别特殊SOP可根据内容的实际情况做相应调整。

（2）SOP文件编码的原则：①系统性。将SOP文件统一分类、编码。②专属性。文件与编码一一对应，一文一码，一旦某文件停止使用，此文件编码亦随之作废，不再使用。③稳定性。文件编码系统一旦确定，不得随意变动；若确有需要变动时，必须得到批准，并随之变更所有相关文件的编码。④发展性。为SOP文件的校订或修订预留空间。

（3）SOP文件分类：技术类（JS）；项目类（XM）；仪器类（XO）。

（4）SOP编码形式：SOP—文件分类—序号—版本号。

例：文件分类；序号：该类文件中第几个文件，不足三位数的用0补齐，如023；版本号：第几次修订，如首次制订为"v1.0"，第一次修订后改为"v1.1"，重新制定时版本号为"v2.0"；例如："SOP设计与编码标准操作规"编码为：SOP-JS-001-v1.0。

文档管理人员负责登记、汇总SOP文件编码，并对编码汇总表做更新。

（5）格式设置（各实验室应根据实际情况做调整）：首页、修订记录表及审查记录表页请仿照例2；标题：字体为二号加粗；正文内容为小四号宋体，英文字体为Arial，行距1.5倍，字间距为加宽12磅；SOP框架：Ⅰ.目的；Ⅱ.范围；Ⅲ.规程；Ⅴ.附件；Ⅳ.参考依据；内容序号：例如"1.；1.1；1.1.1"；制表位置和缩进位置均为1.5cm。

（6）参考依据：如法规、行业规范、指南共识、仪器说明书等。

（7）例：SOP首页（例1）；SOP修订记录表及审查记录表（例2）。

例1：

SOP编号	SOP-XM-002-v1.1
页数	
颁发日期	yyyy-mm-dd
生效日期	

SOP名称
单位名称
起草人：（签名、日期）
审核人：（签名、日期）
批准人：（签名、日期）

例2：

修订记录表

SOP编号		修订内容	修订原因、依据	修订人 签名/日期	批准人 签名/日期
修订前	修订后				

审查记录表

审查SOP编号	审查日期	审查意见	审查人签名

2. SOP文件管理的标准操作规程   目的：建立SOP文件管理的标准操作规程，保证所有SOP文件的起草、审批、归档、启用、发布、执行、修订、改版、废止及保存的规范化操作，以实现SOP文件的标准化管理。范围：适用于TDM工作相关的所有SOP文件。

（1）SOP的起草：SOP编写人员首先应制定出《制定SOP的标准操作规程》，保证所有的SOP文件按统一的格式制定，便于查阅及管理；SOP编写人员制定出与TDM相关的所有SOP项目列表，并组织熟悉业务或有丰富实践经验的相关人员编写；制定SOP必须根据现行的相关法规、指南及说明书等，必须合理可行，具有可操作性，其格式必须符合《制定SOP的标准操作规程》；在SOP起草过程中，编写人员应阶段性地开展样稿讨论会，共同商讨SOP文件编写中遇到的问题和保证SOP切实可行的措施等；SOP初步定稿后提交审批。

（2）SOP的审批：确定初稿后按审批流程交至格式审核人员、质量保证人员、实验室负责人进行审批。

审批要点：文件的格式是否符合统一的规范，文件的书写文字是否简练、准确、易懂；是否符合现行的相关法律、法规；同已生效的其他文件是否有矛盾之处；文件内容是否具有科学性和可操作性。

审批通过则进入下一步，若不通过，填写审批意见发回重审，SOP撰写者根据审批意见进行修订，并按照《制定SOP的标准操作规程》升级版本号，填写修订记录。

（3）SOP的发布和执行：SOP生效后，由文档管理员发至相关人员阅读，或由培训人员组织培训学习。SOP纸质版应放在相应仪器或设备附近，或实验室的固定位置，便于工作人员取用。必须保证现行SOP为最新版本。新修订的SOP生效后，旧版SOP应及时废止，文档管理员回收统一处理，不再流通。

（4）SOP的修订：SOP需根据最新的法规、标准及实践经验不断进行修改、完善，以保证SOP的合理性与进步性。重新修订的SOP批准并生效后，应更新首页，并填写修订记录表。

（5）SOP的周期审查：每年由实验室负责人组织相关人员对所有SOP进行审查，如有需要修正的内容，按上述程序进行修订、审核和批准。周期审查应填写审查记录表。

（6）SOP的废止：审查不能通过并决定废止的SOP文件，应由实验室负责人和文档管理员发出通知，同时收回被废止的文件，使其不得在工作现场出现。废止的SOP旧版本，除保留完整的一份原版作为备案外，其余应统一销毁。

（7）SOP的保存：文档管理员同时保存电子版和纸质版SOP。电子版应锁定为非可编辑版，纸质版保留一份在档案室。撤销的文件保留一份原件备案。SOP文件存档后永久保存，每年一次文件管理，做到SOP目录与文件相符。

三、设备、试剂和耗材

TDM实验室应配备所提供检验项目所需的全部的实验设备（包括样品处理、检验和储存等的相关设备）、试剂和相应的耗材，这是检验操作的基础条件，并建立完善的管理制度，以保障检验质量。

（一）设备

1.设备的落地性能验证　新购入仪器需在安装和使用前验证性能，是否能够达到其标注的性能，并符合相关检验的要求。性能验证对象包括实验室使用的设备、租用设备或在相关或移动设施中由实验室授权的其他人员使用的设备；该项操作一般由相关仪器厂家的安装工程师来完成，由本实验室质量主管人员监督并记录。每一件性能验证通过的设备都应有唯一标签、标识或其他识别方式。

2.设备的使用　每一件设备都应分配专门的操作或管理人员（需经过培训和授权），从而确保仪器运行的稳定，减少人员操作对实验结果的影响。仪器使用、安全和维护的最新说明，包括由设备制造商提供的相关手册和使用指南，应存放在仪器附近或实验室专门的地方以便于获取。

3.设备的校准　医学实验室的设备需要定期进行校准。

（1）实验室应建立并执行《量值溯源管理程序》和《仪器设备检定、校准程序》，对直接或间接影响检验结果的设备进行校准，内容包括：使用条件和制造商的使用说明；记录校准标准的计量学溯源性和设备的可溯源性校准；定期验证要求的测量准确度和测量系统功能；记录校准状态和再校准日期；当校准给出一组修正因子时，应确保之前的校准因子得到正确更新；做好安全防护以防止因调整和篡改而使检验结果失效。

（2）计量学溯源（metrological traceability）：计量学溯源应追溯至可获得的较高计量学级别的参考物质或参考程序。追溯至高级别参考物质或参考程序的校准溯源文件可以由检验系统的制造商提供。只要使用未经过修改的制造商检验系统和校准程序，该份文件即可接受。

（3）当计量学溯源不可能或无关时，应用其他方式提供结果的可信度；包括但不限于以下方法：使用有证标准物质；经另一程序检验或校准；使用明确建立、规定、确定了特性的并由各方协商一致的协议标准或方法。

（4）设备校准的时机：若设备运行状态正常，一般半年校准一次；当设备所需试剂（包括检测试剂、质控品等）的种类或者批号变更时，需要进行校准，若实验室能提供依据表明改变试剂批号并不影响结果的范围，则可以不进行校准；当仪器或者检验系统进行过规模较大的深度维护或者更换了重要部件时（存在影响检验性能的可能），需要进行校准；当室内质控反映出异常的趋势或偏移，或者超出了实验室规定的质控规则，采取一般纠正措施后，不能识别和纠正问题时，需要进行校准；注意所有进行过的校准和校准验证工作都必须记录并写成文件。

4.设备的维护和维修

（1）设备记录：实验室的仪器设备应建立独立的设备台账；具体包括但不限于以下内容：设备标识；制造商名称、型号和序列号或其他唯一标识；供应商或制造商的联系方式；接收日期和投入使用日期；放置地点；接收时的状态（如新设备、旧设备或翻新设备）；制造商说明书；证明设备纳入实验室时最初可接受使用的记录；已完成的保养和预防性保养计划；确认设备可持续使用的性能记录［包括全部校准和（或）验证的报告/证书复件，包含日期、时间、结果、调整、接受标准及下次校准和（或）验证日期］；设备的损坏、故障、改动或修理。

所有影响设备检验性能的因素都应独立记录并妥善保存，以备仪器故障或数据存疑/差错时进行参考。上述记录在设备使用期或设备报废后2年内保存并易于查询。

（2）设备的维护和维修：实验室应建立健全的设备操作和维护制度/SOP，建立设备日常的维护计划和维护记录表（依据设备说明书及工程师建议制订适合本实验室的维护计划）以保障设备的正常运转，防止或减少由于设备故障导致检验项目无法进行的情况发生。

设备的日常维护，以HPLC-MS/MS为例，每日维护项目包括检查各路气体压力或液氮量、清洗离子源流路，每周维护项目包括清洗离子源内腔体、清洗Curtain Plate、Orifice外部、检查机械泵油量，每月维护项目包括更换机械泵油、清洗机械泵滤网，每6个月维护项目包括仪器除尘，其他如每次开关机后需要进行PPG质量校正、发现PEEK管/空气过滤网/喷雾针堵塞时及时进行的更换等；如遇到设备故障，应及时停止设备运行，并通知临床暂停相关项目的检验，同时咨询制造商的设备工程师进行相应的处理，如需工程师上门维修，则根据本单位的设备维修流程进行申请。

除上述设备常规维护和维修外，还应注意以下内容：①处于安全的工作条件和工作顺序状态，应包括检查电气安全、紧急停机装置（如有），以及由授权人员安全操作和处理化学品、放射性物质和生物材料。至少应使用制造商的计划和（或）说明书。②当发现设备故障时，应停止使用并清晰标识。实验室应确保故障设备已经修复并验证，表明其满足规定的可接受标准后方可使用。实验室应检查设备故障对之前检验的影响，并采取应急措施或纠正措施。③在设备投入使用、维修或报废之前，实验室应采取适当措施对设备去污染，并提供适于维修的空间和适当的个人防护设备。④当设备脱离实验室的直接控制时，实验室应保证在其返回实验室使用之前验证其性能。

若发生由设备直接引起的不良事件和事故，则应按要求进行调查并向制造商和监管部门报告。

（二）试剂耗材管理

1.试剂和耗材接收和储存　当实验室不是接收单位时，应核实接收地点是否具备充分的储存和处理能力，以保证购买的物品不会损坏或变质。实验室应按照制造商的说明储存收到的试剂和耗材。

2.试剂和耗材验收试验　每当试剂盒的试剂组分或试验过程改变，或使用新批号或新货运号的试剂盒之前，应进行性能验证。影响检验质量的耗材应在使用前进行性能验证。

3.试剂和耗材库存管理　实验室应建立试剂和耗材的库存控制系统。库存控制系统应能将未经检查和不合格的试剂和耗材与合格的分开。

4.试剂和耗材使用说明　试剂和耗材的使用说明包括制造商提供的说明书，应易于获取。

5.试剂和耗材不良事件报告　由试剂或耗材直接引起的不良事件和事故，应按要求进行调查并向制造商和相应的监管部门报告。

6.试剂和耗材记录　应保存影响检验性能的每一试剂和耗材的记录，包括但不限于以下内容：试剂或耗材的标识；制造商名称、批号或货号；供应商或制造商的联系方式；接收日期、失效期、使用日期、停用日期（适用时）；接收时的状态（例如：合格或损坏）；制造商说明书；试剂或耗材初始准用记录；证实试剂或耗材持续可使用的性能记录。

当实验室使用配制试剂或自制试剂时，记录除上述内容外，还应包括制备人和制备日期。

四、检测前过程

检验前过程又称为分析前阶段，此阶段从临床医师申请检验开始，包括检验项目的要求、患者的准备、原始标本的采集、运送到实验室并在实验室内部的转运，直至检验分析过程开始时结束。分析前质量控制是检验质量管理的薄弱环节，是影响检验结果的重要因素，也是保证检验信息正确、有效的先决条件和基础，应该引起重视。国内外多项研究均指出分析前发生的误差占总误差的比例超过50%，其主要有以下4点特征：①影响质量因素的复杂性：如患者的情绪、状态、饮食、药物、止血带结扎时间都会带来影响；②质量缺陷的隐蔽性：较明显的溶血、乳糜血、标本量不足、真空管错误尚可能发现，其他的就很难发现（如采血时间不符合要求，TDM项目一般是采集患者稳定服药多个剂量后的谷浓度，具体药物采集时间详见"第3章第二节"）；③质量保证工作：如采血等非检验人员的操作具有不可控性；④责任难确定性（检测前过程涉及环节众多，误差出现在哪个环节不容易确定）。

检测分析前阶段质量保证是临床实验室质量保证体系中最重要、关键的环节之一，需要抓好以下环节。

（一）检验申请

检验项目申请是整个检验过程的开始，需要临床医师对检验项目的原理及临床意义有深入的了解，以便根据有效性、时效性和经济性的原则，结合患者病史、临床表现、体征及家族史、用药史和相关的试验诊断原理综合分析，申请最直接、最有效、最合理、最经济的项目和组合。在申请疑似中毒患者TDM分析时医护人员应注意填写"临床诊断"或"临床表现"栏内的相关内容，如是否服用疑似药物或毒物等。

（二）标本采集前患者的准备

患者准备是指在采集标本前对患者采取一系列措施，避免影响标本质量的问题在本环节发生。医护人员需要消除患者的焦虑心理，使患者心情放松，积极配合检查，患者的基本情况对检查结果均有影响，应注意患者的性别、年龄、精神状态、标本采集时间等。患者在采血前需保持平静状态，避免剧烈运动，采血前休息15min，在冬季采血时需保证血液循环畅通；住院患者需在早晨未服药状态下采血，具体样本采集前准备的注意事项详见"第3章第二节"。

（三）标本的采集

TDM临床检测中常用的标本为患者的静脉血样本，针对不同的检测项目，其对样本的要求也不同，一般情况下，采集静脉血应用的采血管多为添加EDTA抗凝剂的2ml采血管。最好采用真空采血系统，可以减少溶血现象，有效保护血液的有效成分，保证待检标本原始性状的完整性，使检验结果更可靠；同时可使血液分析实现自动化检测和进行质量控制，而且能够保障操作者的安全。应定期验证真空采血管的质量，特别是采血量是否符合要求。国际血液学标准化委员会推荐使用EDTA作为抗凝物质，其含量规定为1.5～2.0mg/ml血。

（四）标本的运送

根据申请检验项目的性质在一定时间内运送，同时严格考虑实验室规定的送检时间。运送标本的过程中应按照标本采集手册中要求的温度范围运送，特殊情况下，需使用指定的保存剂保证标本的完整性。同时，按照相关规定要求，对标本运送人员进行安全运送标本规范化培训。

（五）标本储存

TDM的样本最好在样本采集后6h内完成检测。抗凝血中的药物EDTA在室温（18～22℃）下一般可稳定24h。在4℃条件下，药物一般可稳定48h以上。

（六）标本的接收及不合格标本的拒收

实验室应对收到的原始标本进行记录，包括收到标本的日期、时间、数量及接收责任人。应制订有关接收或拒收原始标本的准则作为拒收不合格标本的依据。实验室应定期对标本不合格率进行统计、分析原因并与临床科室联系，以降低标本不合格率。对于溶血标本，最好拒收并重新采集标本，否则报告中应注明标本溶血。如标本存在分析影响因素（如脂血或黄疸等标本）时应尽可能采取相应抗干扰处理措施并在检验报告单上注明。

五、检测过程中质量控制

分析中是指样本上机检测到仪器报告检验结果的过程，主要涉及操作人员（培训合格后方可上岗）、SOP（相应检验项目SOP的编写）、检验系统的建立与评估、样本制备、实施检验方法和步骤、操作仪器设备、室内质控、室间质评、生物安全管理和实验室环境的管理。分析中质量保证贯穿于仪器分析样本的全过程，需全程对其监控，保证检验结果准确、可靠。

（一）检测系统性能验证

在仪器使用前及使用过程中应确保其检测性能。

1.检验人员要求　应为具备较强责任心和检验技能的高素质专业技术人员，上机前应经严格的有关仪器的培训，认真阅读仪器操作手册，熟悉相关TDM检测设备（全自动生化分析仪、HPLC、HPLC-MS/MS等）的原理、操作规程、使用注意事项、异常报警的含义，以及一般故障的解除、仪器保养维护、检测干扰因素，并掌握仪器校准、比对等操作程序。

2.检验仪器的校准　不同TDM检测仪器的检测原理、配套使用的稀释液、溶血剂及校准物是不同的，由于检测系统的不同，同一样本在不同仪器得到的检测结果可能不同，因此，仪器（新购入或未经过性能验证的仪器）使用前必须进行性能验证和校准（详见本章第二节设备部分）。

根据《医学实验室质量与能力专用要求》和ICSIL发布的文件要求，临床血液样本检验的检测结果只有溯源到参考方法，才能保证结果的准确性和不同实验室检测结果的可比性。仪器安装后或每次维修后，必须对仪器的技术性能进行测试验证和评价，仪器验收前必须进行校准，仪器进行重要零件更换后，根据评价结果必要时进行校准。仪器校准是保证检测结果准确与否的关键步骤，需高度重视，仪器投入临床使用后至少每半年进行1次校准。可使用制造商提供的配套校准物或校准实验室提供的定值样本进行校准。

3.试剂的规范使用　试剂应使用与仪器配套、在有效期内的稀释液、溶血剂、染液、缓冲液、质控品、校准物；避免使用未经认可批准的代替试剂。使用非配套检测系统时，应与配套检测系统进行比对，至少使用40份临床标本（各浓度有一定的比例）进行分析，计算相对偏差，每个检测项目的相对偏差符合要求的比例应大于80%。

4.检验程序的选择、验证和确认　实验室应选择预期用途经过确认的检验程序，应记录检验过程中从事操作活动的人员身份；每一检验程序的规定要求（性能特征）应与该检验的预期用途相关。

（1）检验程序的选择原则：首选程序可以是体外诊断医疗器械使用说明中规定的程序；公认的/权威的教科书发布的程序；经同行审议过的文章或杂志发表的程序；国际公认标准或指南中程序；或国家、地区法规中的程序。

（2）检验程序验证：在常规应用前，应由实验室对未加修改而使用的已确认的检验程序进行独立验证。实验室应从制造商或方法开发者处获得相关信息，以确定检验程序的性能特征。实验室进行的独立验证，应通过获取客观证据（以性能特征形式）证实检验程序的性能与其声明相符。验证过程证实的检验程序的性能指标，应与检验结果的预期用途相关。实验室应将验证程序文件化，并记录验证结果。验证结果应由适当的授权人员审核并记录审核过程。

（3）检验程序的确认：实验室应对以下来源的检验程序进行确认：非标准方法；实验室设计或制订的方法；超出预定范围使用的标准方法；修改过的确认方法。

方法确认应尽可能全面，并通过客观证据（以性能特征形式）证实满足检验预期用途的特定要求。检验程序的性能特征宜包括测量正确度、测量准确度、测量精密度（含测量重复性和测量中间精密度）、测量不确定度、分析特异性（含干扰物）、分析灵敏度、检出限和定量限、测量区间、诊断特异性和诊断灵敏度。实验室应将确认程序文件化，并记录确认结果。确认结果应由授权人员审核并记录审核过程。当对确认过的检验程序进行变更时，应将改变所引起的影响文件化，适当时，应重新进行确认。

5. 实验室内结果可比性　在新仪器使用前，需与临床使用的检测系统进行比对。若实验室有2台及2台以上的TDM检测设备，在使用过程中应定期（至少每6个月）进行仪器间比对；若实验室TDM检测设备较少时，则应定期与其他实验进行平行对比。同时，当室内质控结果有漂移趋势、室间质评结果需要分析不合格原因时、软件程序变更后、更换重要部件或进行重大维修后、临床医师或患者对结果的可比性有疑问等情况也需进行仪器间比对。结果的可比性以相对偏差为评价指标，各检测项目的相对偏差应至少符合《临床血液学检验常规项目分析质量要求》（WS/T 406—2012）的要求。实验室内仪器间比对的具体方法可参照《医疗机构内定量检验结果的可比性验证指南》（WS/T 407—2012）。

（二）标准曲线制备

具体含义详见本书第2章第三节中分析方法的验证。

不同分析仪器，其标准曲线的制备方式略有不同，具体如下。

1. 免疫化学法（全自动生化分析仪）　该类方法或仪器均为较为成熟的商业化检测模式，因此其用于校准曲线测定的标准品多为仪器生产厂家配备的试剂盒，每个试剂盒一般包含6个不同浓度的标准品。标准曲线的前处理过程与待测样本保持一致即可，在相应的检测仪器中申请定标功能，之后进行常规检测，即可完成定标工作。

2. 色谱法（HPLC和LC-MS/MS）　色谱法标准曲线样本的制备与其待测样本的配制方法一致，若有成熟的商品化试剂盒则直接使用相应药物的定标试剂盒即可；若需要人工制备，则根据方法建立时设定的标准曲线浓度点，制备梯度浓度的样本，上机检测。

（三）室内质量控制

实验室应设计质量控制程序以验证达到预期的结果质量；使检验结果的变异小到可以接受的程度。

室内质量控制（internal quality control，IQC）是对实验室检测过程的持续监控，从而评价本室工作质量，以决定常规检验报告能否发出所采取的一系列检查、控制手段；由实验室工作人员，按照质控程序，连续测定稳定样品中的特定组分，并采用一系列方法进行分析，按照统计学规律推断和评价本实验室工作的可靠性程度，以此判断检验报告是否可发出，及时发现并排除质量环节中的不满意因素；其主要目的是检测和控制本实验室常规工作的精密度，并检测其准确度的改变，以提高本实验室常规工作中批间和日间标本检测的一致性。

IQC是室间质量评价的基础，室间质量评价是检验室内质量控制实施效果的手段；两者在TDM实验室的临床质量控制中缺一不可。临床检验的质量控制是提升整体检验结果精确性、增强阶段质量控制、提升临床检验质量控制对策的基础，是确保医疗服务质量提升的核心。

在室内质量控制系统中常通过测定质控物的方法来实现室内质量控制，通过分析质控物的测定结果，推断和控制常规标本的测定质量。每日在检测临床标本前，必须先做室内质控，确定各项检测参数在允许范围以内，才可检测患者标本。实验室内部质量控制应符合如下要求。

1. 标准品、对照品与试剂　合格的标准品是保证测定结果准确性的基础。用于治疗药物监测的标准品可从法定机构购买或由生产药物的单位获得。测定药物的代谢产物时应有代谢产物的纯品。注意，不可用校正物代替标准品，校正物的定值是采用参考方法或一般公认为特异的方法测出的。同时也不能用注射用粉针代替标准品。使用的试剂，包括实验用水要符合要求，称量、配制要准确，更换新试剂时要保留一定量的老试剂，以便对照。

2. 质控品（QC样本）　质控品又称质控血清或质控样品，是进行室内和室间质控必不可少的重要的基本物质。质控品的选择要综合考虑稳定性、瓶间差、质控品的水平、质控品覆盖的检测参数、质控品的适用性等指标，合适的质控品才能使检验结果的变异真正反映日常检验操作的精密度。宜使用配套质控品，使用非配套质控品时则应评价其质量和适用性。若无法获得配套的质控品，治疗药物监测的质控品通常也可采用向空白血清中加入测定药物制成，也可通过分离累积服药患者的血清得到。

（1）质控品的选择：实验室应使用与检验系统响应方式匹配，尽可能接近患者样品的质控物；合格的质控样品应具备如下条件：质控物应均一，外观均匀、无沉淀；应定期检验质控物；检验频率应基于检验程序的稳定性和错误结果对患者危害的风险而确定；只要可能，实验室宜选择临床决定值水平或与其值接近的质控物浓度，以保证决定值的有效性；宜考虑使用独立的第三方质控物，作为试剂或仪器制造商提供的质控物的替代或补充。

冻干质控品是将液体质控品经精密分装、冻干制成。用前需加蒸馏水重溶，增加了产生误差的因素。

液体质控品，是将需要质控的目标药物直接加入空白基质（全血、血清、血浆、胎牛血清）中混匀，或将常规工作中收集冷藏的含药混合全血或血清溶合后混匀即得；其优点是可以直接测定，使用方便，避免了冻干质控品使用前的复溶等环节引起的误差，准确度和精密度相对较好；缺点是稳定性不如冻干质控血清，容易变质，不易保存和运输，尤其在夏季途中更易变质。

（2）质控品的分装：质控品通常有液体质控和冻干质控两类，其单瓶体积一般在2～5ml，而日常临床检验中单次用量约为200μl，建议将质控品分装保存，有利于保障质控品的稳定性；因此分装时要保证分装差异处于可接受的范围，对大部分测定方法，瓶间分装差异小于均数的0.5%时，不会明显影响分析的精密度；质控血清的分装差异最好小于0.3%。

（3）质控品的稳定性评价：在有效期内质控品的平均浓度应在同一水平上。评价方法可采用加速衰减试验。在室间质量评价中，将同一批号的质控血清分成两批样本，于两个不同时期测定，将两次测定结果进行统计分析，以评价其稳定性。

3. 质控品浓度　质控品浓度的设定应合理，一般是在临床上有诊断意义的医学决定水平范围内。TDM的质控品设置3个浓度分别为低（low，L）、中（medium，M）、高（high，

H）；"中"浓度一般在有效治疗浓度范围内；"低"或"高"浓度一般分别低于或高于有效治疗浓度。其目的在于可以有效评价临床患者的血药浓度测定的整个范围。也可将三个质控品的浓度定在标准曲线的高、中、低三个部分。由于各种测定方法的线性范围不同，特别是在进行室间质量评价时，还是根据治疗浓度范围来设定质控品的三种浓度更具有合理性。

（1）质控频度：检测当天每一个分析批内至少1次，检验人员可根据检测系统或试剂的厂商推荐的质控频率或依据当日检测标本量增加或减少频率。

（2）质控图（quality control chart，QCC）：是对过程质量加以测定、记录从而评估和监察过程是否处于控制状态的一种统计方法设计的图，图上有中心线（central line，CL）、上控制限（upper control limit，UCL）和下控制限（lower control limit，LCL）。参考《医学实验室质量和能力认可准则在临床血液学检验领域的应用说明》（CNAS-CI43：2012），质控记录应包含以下信息：检测项目的名称、累计在控质控结果的均值标准差和变异系数、检测质控品的时间范围、质控图的中心线和控制界线、仪器/方法名称、质控品的名称、浓度水平、批号和有效期、试剂名称和批号、每个数据点的日期、操作人员的记录。

（3）质控图中心线及标准差的确定：新批号的质控品应与当前使用的质控品一起进行测定。根据20批或更多独立批获得的至少20次质控测定结果（剔除异常值或离群值），计算均值和标准差，作为暂定均值和标准差；均值作为质控图的中心线，以此暂定标准差作为下一个月室内质控图的标准差进行室内质控；1个月结束后，将该月的在控结果与前20次质控测定结果汇集在一起，计算累积均值和标准差（第1个月），以此累积的均值和标准差作为下一个月质控图的均值和标准差；经过几个月（连续3～5个月，或6个月）的不断积累和调整，设立常用均值和标准差；各实验室应对新批号的质控品自行确定均值和标准差；必须在实验室内使用自己现行的测定方法确定均值和标准差；定值质控品的标定值只能作为确定均值的参考。均值和标准差的计算方法参见《临床检验定量测定室内质量控制》（WS/T 641—2018）。

4. 室内质控在控的判定　TDM通常通过分析质控品的测定值与靶值间的差异来判断临床测定结果的异常与否。失控与警戒的判断规则主要有以下4种。

（1）定值范围判断法：指检验人员每次测定患者样本时同时测定质控样品，只要质控样品的测定结果在质控品说明书允许的范围内，则判断本次测定结果可靠。例如：某批次丙戊酸质控样品的说明书中注明低浓度质控品L（靶值33.4μg/ml）的允许范围为24.0～42.8μg/ml；中浓度质控品M（靶值85.9μg/ml）的允许范围为70～102μg/ml；高浓度质控品H（靶值127μg/ml）的允许范围为106～148μg/ml；即分别表示其靶值浓度的±20%、±15%和±15%。

本方法的特点是简单易操作；缺点是质控范围过大，仅有允许范围，缺少控制限，每一次质控样品测定结果是一个孤立的数据，当质控结果持续偏低或偏高时，无法发现潜在的误差因素。

（2）SD判断法：此种方法需反复测定多次（常为20次）质控样品，求其均值±SD值。然后以标准差的倍数作为判断规则。当质控结果在±2SD范围内，则认为测定结果可靠；当质控结果超出±2SD但在±3SD以内认为测定结果可控；质控结果超出±2SD时应引起警戒；而质控结果超出±3SD时则认定测定失控。临床生化检验常采用此种方法，并与质控图配合使用。质控图以连续20次测定为一周期，求其累积均值和累积标准差，以不断提升质量控制过程。

（3）相对偏差判断法（RD 判断法）：有学者认为上述 SD 值法不适合于治疗药物监测的质量控制。主要基于以下原因：①血药浓度测定并非每天都有患者标本测定，完成 20 次质控样品的测定周期较长；②血药浓度测定的质控样品中待测药物为外源性物质，且浓度是已知的，不需要通过测定平均值来确定；③允许误差范围可依据药动、药效及生物利用度研究分析方法规定的允许误差范围：±15% 来确定，不需要由 SD 确定，而且 SD 本身受条件、操作、技术等因素影响不恒定，各个实验室间也不统一。因而衍生出在进行治疗药物监测中，根据相对偏差来判断测定结果是否在控的方法，如下：

RD＝（x－xs）/xs×100%，x 表示质控样品的单次测定结果，xs 表示质控样品的靶值。一般将 RD 值为 10% 定为警戒，RD 值为 15% 定为失控。若质控样品的测定值超过靶值的 ±15%，则为失控，本次测定无效，测定结果不得发放报告，应立即查找失控原因并纠正，重新进行测定，质控样品测定合格后方可进行样本测定并发放报告。在进行治疗药物监测时，可配合质控图一起使用，从而获得评价的连续性。

（4）Westgard 多规则质控法：随着临床检验质量控制工作的不断发展而诞生的第二代质量控制法 Westgard 多规则质控法，是目前临床检验实验室广泛应用的质量控制规则，该方法提高了系统误差和随机误差的检出率，并可有效降低假失控率，缺点是使用起来相对烦琐。Westgard 多规则判断法通常要求在同一批次的分析过程中，测定两个浓度的质控样品，条件不允许的情况下也可测定一个浓度，但是判断结果有相对局限性。Westgard 多规则方式通常包含 6 个质控规则，即 1_{2s}、1_{3s}、2_{2s}、R_{4s}、4_{1s}、10_x，具体示例见图 4-1，具体含义如下。

1_{2s}：警告规则，有一个质控结果超出 ±2SD 时，引起警戒，由随机或系统误差引起，可保留测定结果。

1_{3s}：失控规则，当一个质控测定值超过 ±3SD 时，判为失控；提示存在随机误差或系统误差可能增加失控。

2_{2s}：失控规则，当两个质控品测定值同时超过 ±2SD 或同一质控品连续两次测定值超过 ±2S 时，判为失控；提示存在系统误差。

R_{4s}：失控规则，当两个质控品测定值或同一质控品连续两次测定值，一个质控测定值超过 ＋2SD，另一个质控测定值超过 -2SD 时，判为失控；提示随机误差增大造成的失控。

4_{1s}：失控规则，包括本批次两个测定值在内的连续 4 个质控测定值同时超过 ±1SD 时，判为失控；提示存在系统误差。

10_x：包括本批次测定值在内的连续 10 个质控测定值落在均值同一侧时或 2 个质控水平的测定结果同时连续 5 次偏于一侧时，判为失控；提示存在系统误差。

当日质控数据没有违背上述统计质控规则时，判为在控，可发放相应检测项目的数据报告。除上述 Westgard 的 6 个质控规则外，尚可结合其他多规则法和各自实验室情况制订内部质控规则。

5. 失控后处理 实验检测人员在测定质控品时，如发现质控数据违背了控制规则，应填写失控报告单，上交 TDM 室组长，由组长做出是否发出与测定质控品质控项目相关的患者样品检验报告的决定。

（1）分析失控原因：当实验室室内质控出现失控时，首先分析导致失控的原因，要尽量查明导致失控的原因；常见的因素包括操作失误、试剂失效、质控品失效、仪器维护不良、采用不当质控规则、采用太小质控限范围等。

（2）失控处理方法：当提示失控时，可采取的分析步骤为：首先确定失控类型，分析

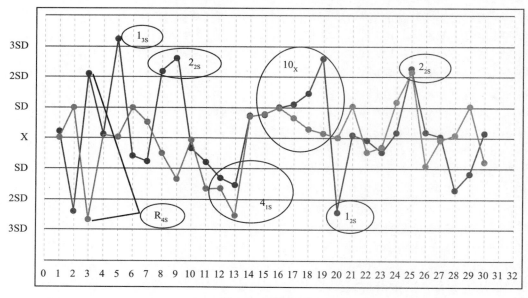

图4-1 质控规则

查找原因，针对原因采取纠正措施，验证纠正措施的有效性，验证措施有效后恢复检验，评估最后一次成功质量控制活动后患者样品的检验结果，填写失控报告。①重新测定同一质控品，偶然误差可纠正；②随机挑选出一定比例的患者样品（例如5%或10%）进行重新测定，最后根据预先设定标准判断先前测定结果是否可接受，对失控做出恰当的判断。如失控信号被判断为假失控时，常规测定报告可以按原先测定结果发出，不必重做。对判断为真失控的情况，应新开一瓶质控，重测失控项目，对相应的所有失控患者标本进行重新测定。仍然失控，需考虑仪器和试剂问题，清洗维护仪器，更换试剂，重测失控项目。若仍然失控，考虑校准或请工程师帮助。

6. 室内质控的数据管理　建立失控报告制度，实验室应建立制度，在出现质控失误时，有相应措施验证患者的检测结果。其报告的具体内容应包括失控情况的描述、原因分析、纠正措施及纠正效果的评价等内容。查明导致失控的原因，如是假失控，经授权人员批准后可发出原来的标本检测结果。如是真失控，在查出原因并得到纠正后，应重新检测患者标本后并发出新的检测报告。质控数据应按质控品批次或每月统计1次，至少保存2年。质控数据记录：实验室负责人或指定人员应至少每月对室内质量控制记录审查并签字。

六、检验结果的质量保证

（一）室间质量评价

室间质量评价（external quality assessment，EQA）又称能力验证（proficiencytest）或实验室间比对，简称"室间质评"，是实验室质量的一种外部评价工具，EQA是对同组实验室间或者实验室与参考实验室间分析性能差异的一种评价方法；是通过组织者向参与实验室（多家）提供一套待测标本，参与实验室在常规条件下完成该套标本的检测，并将结果回报给组织者，组织者对上报结果与预期结果的一致性进行评价，并通过实验室间的比对判定实验室常规工作的校准、检测能力，监控其持续能力及观察试验的准确性。我国临床实验室常规 EQA 始于 1982 年，迄今已有 40 余年的历史。

　　临床检验的实验室应参与适用于相关检验和检验结果解释的 EQA（如国家临检中心每年进行的），实验室应监控 EQA 的结果，当不符合预定的评价标准时，应实施纠正措施。参与 EQA 能够识别本实验室存在的问题，并制订相应的整改措施；可为实验室执照评定或认可提供客观依据；有助于建立方法的可接受限及鉴定方法的可信性；能够评价实验室结果的可比性。实验室应建立参加 EQA 的程序并文件化，该程序包括职责规定、参加说明，以及任何不同于实验室间比对计划的评价标准；应保留参加能力验证/室间质评活动的结果和证书。实验室负责人或指定人员应监控能力验证/室间质评的结果，并在结果报告上签字。

　　1.室间质评样本的检测　实验室必须与其测试患者样本一样的方式来检测 EQA 的样本。

　　（1）室间质评的样本必须严格按照参评检验项目的实验室常规操作程序操作，检验后由实验室主任和样本检测人员在由室间质评组织者提供的质评表上签字。

　　（2）EQA 样本的检测次数必须与常规检测患者样本的次数一样。

　　（3）在规定 EQA 回报结果截止日期之前，实验室不能进行关于 EQA 样本结果之间的交流。

　　（4）实验室进行 EQA 样品检测时，必须将处理、准备、方法、审核、检验的每一步骤和结果的报告文件化。实验室必须保存所有记录的复印件至少 2 年，包括 EQA 结果的所有记录表格。

　　2.室间质评成绩的评价方式　EQA 计划内容和样本检测频率：单个项目每次应提供至少 5 个样本，其浓度应包括临床上相关的值，即是患者样本的浓度范围及涵盖 3 个不同质控水平；每年 EQA 时间可在大概相同的时间间隔内，最好组织 3 次质评活动；EQA 标本可通过邮寄方式提供。

　　3.实验室结果准确度的评价　为了确定定量测定项目实验室结果的准确度，必须将每一个分析项目的实验室结果与 10 个或更多仲裁实验室 90% 相一致，或所有参加测定项目实验室的 90% 一致性得出的结果进行比较。定性项目的评价标准为直接比较阳性（有）或阴性（无）。对于定量的分析项目，计划必须通过结果偏离靶值的程度来确定分析项目的结果。偏倚=（测定值-靶值）/靶值×100%。对每一结果确定了靶值后，通过使用基于偏离靶值的百分偏差的固定准则或标准差的个数来确定结果的适当性；各个测量物对偏倚大小的要求有所不同，一般可接受的偏倚大小为靶值 ±25% 或 ±20%。

　　（1）对每一次 EQA 调查，针对某一项目的得分计算公式为:（该项目的可接受结果数/该项目的总的测定样本数）×100%。

　　（2）对评价的所有项目，其得分计算公式为:（全部项目可接受结果总数/全部项目总的测定样本数）×100%。

　　每次活动每一分析物未能达到至少 80% 可接受结果，则本次活动该分析物 EQA 成绩不合格。每次活动总测试成绩未能达到至少 80% 得分，则本次活动该实验室 EQA 成绩不合格。无故未参加活动，在规定时间内实验室未能将 EQA 结果回报给室间质量评价组织者，则该次成绩定为不满意成绩，得分为 0。

（二）与其他实验室的结果比对

　　1.比对的方式　确定检验结果的可接受性时，应满足如下要求：规定比对实验室的选择原则；样品数量：至少5份包括正常和异常水平；频度：至少每年2次；判定标准：应有≥80%的结果符合要求。未开展EQA的检测项目，与使用相同检测方法的同级别或高级别实验室。

2.检验结果的可比性　应规定比较程序和所用设备和方法，以建立临床适宜区间内患者样品结果可比性的方法，此要求适用于相同或不同的程序、设备、不同地点或所有这些情况。

当不同测量系统对同一被测量给出不同测量区间及变更检验方法时，实验室应告知结果使用者在结果可比性方面的变化并讨论其对临床活动的影响。实验室应对比较的结果进行整理、记录，适当时迅速采取措施，应对发现的问题或不足采取措施并保存措施的记录。

（三）检测报告质量控制

分析后质量保证是TDM分析结果质量保证的充分条件，包括室内质控数据分析、对实验结果分析与审核，定期与临床沟通、危急值报警、不合格标本统计等。

实验室应制定程序以确保检验结果在被授权者发布前得到复核，适当时，应对照室内质控、可利用的临床信息及以前的检验结果进行评估。

如结果复核程序包括自动选择和报告，应制定复核标准、批准权限并文件化。

由于全自动分析仪或仍存在一定的局限性，为了防止治疗药物监测结果临床应用时影响患者的临床治疗，制订治疗药物监测项目的复检规则并严格执行，具有十分重要的意义。

1.异常结果复查　首先检查标本是否符合检测要求，是否存在溶血或严重乳糜血等，如标本合格且重新测试与第一次测试时结果一致时，与临床沟通，是否给患者停药或其他原因，若不符则需重新抽血复查。

2.患者前后结果对照分析　对前后结果差异较大者重新复查，避免由于分析前或分析中标本搞错而引起差错。审核时需仔细对患者历史数据进行分析，如患者本次药物浓度值与前次检测比较明显降低，应怀疑标本是否溶血、患者大量补水或患者自己擅自减少药量等原因。患者结果差异较大时，需要认真查找原因，必要时与临床医师或患者沟通，避免医疗差错的产生。

3.影响因素及纠正措施　对于检测标本存在一些影响因素（如有核红细胞、红细胞凝集、红细胞有内容物或疟原虫、血小板凝块等）时，应对仪器检测结果可靠性进行判定并采取纠正措施。

4.定期与临床沟通　临床检验结果的准确与否，最终必须接受临床的评价。定期开展与对口临床科室的沟通与交流，参与临床病案讨论，开展临床满意度调查，不断地用临床最终治疗结果来验证检验结果，及时纠正检测中发生的系统误差，保证检验质量持续改进。

5.危急值的处理　对于危及患者生命的指标，如地高辛＞5ng/ml将危及患者生命等，实验室应与临床医师沟通制订相应的危急值范围，当出现危急值结果时应立即通知临床医师，快速处理，并做好记录。

（钱　钊）

参 考 文 献

[1]王丽，王刚，张华年，等.儿科治疗药物监测与合理用药.北京：人民卫生出版社，2019：100-112.

［2］张相林，郭瑞臣，肇丽梅，等. 治疗药物监测临床应用手册. 北京：人民卫生出版社，2020：127-246.

［3］印晓星. 治疗药物监测. 北京：人民军医出版社，2015：29-44.

［4］中国合格评定国家认可委员会. 医学实验室质量和能力认可准则. CNAS-CL021S. 2012.

［5］Hiemke C，Bergemann N，Clement HW，et al. Consensus guidelines for therapeutic drug monitoring in neuropsychopharmacology：update 2017. Pharmacopsychiatry，2018，51（01-02）：9-62.

［6］Peng S，Zhang J，Zhou W，et al. Practical application of Westgard Sigma rules with run size in analytical biochemistry processes in clinical settings. J Clin Lab Anal，2021，35（3）：e23665.

［7］Bugni E，Cohen R，Mazellier C，et al. IQC Laboratory management strategy for medical biology. Ann Biol Clin（Paris），2017，75（6）：637-645.

［8］Schneider F，Maurer C，Friedberg RC. International Organization for Standardization（ISO）15189. Ann Lab Med，2017，37（5）：365-370.

［9］中华人民共和国国家卫生健康委员会，临床检验定量测定室内质量控制，（WS/T 641—2018），2018.

［10］中华人民共和国国家卫生健康委员会，临床检验室间质量评价，（WS/T 644—2018），2018.

［11］中华人民共和国国家卫生健康委员会，临床血液学检验常规项目分析质量要求，（WS/T 406-2012），2012.

［12］中华人民共和国国家卫生健康委员会，医疗机构内定量检验结果的可比性验证指南，（WS/T 407-2012），2012.

［13］中国合格评定国家认可委员会，医学实验室质量和能力认可准则在临床血液学检验领域的应用说明，（CNAS-CI43），2012.

［14］张峻，姚勤，黄桦，等. 治疗药物监测质控手册. 昆明：云南科技出版社，2020：34-38，122-135.

·第5章·

基于TDM的神经精神类药物给药方案设计

第一节　药动学与个体化给药

一、概述

药物动力学（pharmacokinetics），又称药代动力学、药物代谢动力学、药动学，是一门应用动力学原理研究药物在体内吸收、分布、代谢、排泄（ADME）过程动态规律的学科，而将药动学原理应用在患者个体治疗中，则称之为临床药动学。药动学起源于1937年TorstenTeorell教授发表的论文"Kinetics of distribution of substances administered to the body"，直到20世纪70年代药动学理论和应用进入了高速发展时期，从经典药动学/药效学（PK/PD），发展到纳入统计学方法的群体PK/PD，药动学研究范围逐步扩展，至今已成为一门系统的学科——定量药理学。目前定量药理学的应用主要在两大方面：一方面是新药研发，采用建模和模拟技术对临床试验方案进行设计和优化，模型引导的药物研发模式可以提高研发和审评效率，降低研发成本、增加成功率；另一方面是临床个体化给药，基于PK/PD原理对患者个体的用药进行优化调整以控制药物暴露水平，提高治疗成功率、降低不良反应发生。在临床治疗过程中，医疗工作者多习惯采用药动学作为专业名称，本章将延续这一术语。

给予患者最安全、有效的药物治疗一直是医学、药学专家不断追求的目标。在医院药学工作中，药师承担着参与个体化用药治疗的重要技术服务任务，药动学基本原理及个体化给药优化方法是医院药师开展工作的基础知识储备和必须掌握的专业服务能力。近年来，随着TDM技术的快速发展及药师基于TDM的临床药学服务不断深入，药动学技术和理念逐步被推向了临床药物治疗前沿。需要注意的是，要实现真正的个体化用药，仅仅掌握药动学知识还远远不够。完整的个体化用药服务过程，首先需要明确患者个体可能存在药动学改变的原因和治疗药物的药动学特征，其次要通过TDM技术手段获取与疗效、不良反应相关的PK/PD指标及影响因素信息，最后参照TDM指标结果、患者病理生理状况及发展、药物治疗学规律综合研判进行用药方案调整。因此，从事个体化用药工作的药师需要具备药物分析、药物基因组学、定量药理学、循证药学、药物治疗学等多个药学分支学科知识，辅以基本医学知识及临床用药实践经验积累，才能胜任临床治疗团队中重要的药学工作角色。

二、常见药动学模型及其应用

不同的药物受自身物理化学性质、机体病生理状态及外部环境的影响，在机体内表现出不同的药动学特征，为了描述这些特征我们需要用到数学建模的方法，将复杂的机体对药物的处置过程进行抽象化。药物进入机体后经过吸收、分布、代谢、排泄的动态过程，在血液循环、体液或组织中的药物量随时间呈现规律性变化，其中样本较容易获得并具有体内药物暴露量代表性的指标是全血或血浆中药物浓度，在不同时间测定血药浓度可以得到血药浓度随时间变化的曲线，即药时曲线（图5-1）。我们可以在一些模型假设的基础上用数学公式来描述这样的曲线过程，并且对其中数学公式的参数进行规定和描述。

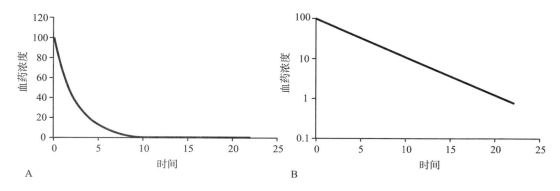

图5-1　单次静脉注射符合房室模型的药时曲线

A.常规坐标图；B.半对数坐标图

（一）房室模型

房室模型又称隔室模型，是药动学领域最经典一种模型分析方法，可视为大多数药动学分析方法的基础。房室模型属于基于经验的模型，其原理是以数据为基础对实际情况进行简化，所假设的房室并无具体的解剖学和生理学部位相对应。根据假设房室的数量，常用的基础模型主要为一室、二室和三室模型，而对于更多房室的模型将引入更多需要拟合的参数，但对模型的改善程度有限，因此实际建模时较少使用。除非线性药动学等特殊情况外，各房室之间药物的转移以及药物消除出机体外的过程一般采用一级线性速率形式（图5-2），即单位时间内转移或消除的药量与当时药量成正比例关系。这与大多数药物透过生物膜的过程特点一致，属于线性动力学模型，因此药物在各房室内单位时间药量的变化可用微分方程来表示（公式5-1），这些微分方程是推导后续所有药动学公式的基础。对实验得到的观测数据进行房室模型分析，找到所模拟的药时曲线与数据符合程度最好时的各项参数值，即为建模过程。

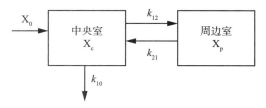

图5-2　静脉单次给药的二室模型

$$\frac{dX_c}{dt} = k_{21}X_p - k_{12}X_c - k_{10}X_c$$

$$\frac{dX_p}{dt} = k_{12}X_c - k_{21}X_p \qquad （公式 5-1）$$

常用的直接描述各房室内药物变化的药动学参数为清除率（clearance，CL）、表观分布容积（V_d）以及给药方式存在吸收过程时的吸收速率常数（K_a）。CL 主要反映药物在体内的消除快慢，V_d 主要影响血药浓度的高低程度，K_a 表征了药物吸收的速度，其他药动学参数可以通过这些基本的参数计算得到。比如药物从中央室消除的一级速率常数 K_e，可由中央室清除率与中央室表观分布容积的比值计算得到，而消除半衰期（$t_{1/2}$）可由 0.693/K_e 计算得到。

一些药物可能存在非线性药动学特征，这是由于药物与其相互作用的酶或载体结合存在饱和，例如当经 CYP 酶代谢的药物量超过了酶所能代谢的药量，则单位时间代谢的药物量是恒定的，呈现出零级过程，而当药物清除到一定程度低于酶代谢承载量时，则恢复为与药量相关的一级过程。在这种情况下，药物的药动学参数将随着剂量而变化，需要将房室模型中的一级消除速率更换成可描述非线性过程的公式，一般常采用米氏方程。

（二）非房室模型

房室模型虽然在药动学数据的分析中存在优势，但也因为做出了人为假设而使模型与真实情况必然存在偏差，而不同模型之间的选择也仅在已做出假设的模型中比较得到最优的一个，但未必是与数据符合最佳的模型。非房室模型分析的方法仅基于观测得到的数据本身进行参数的计算或确定，也是药动学分析中常用的方法。其基本原理是将给药后所有药物在体内的药-时曲线视为某种概率统计曲线，以概率论和数理统计中的统计矩方法进行分析。统计矩的计算比较复杂，其中一阶矩、二阶矩的计算更多应用在药物制剂研发中，对于临床用药则需要重点掌握零阶矩相关计算。零阶矩按统计矩的计算是基于药时曲线下面积（AUC），也是最能代表药物体内暴露水平的药动学参数。AUC 计算方法常用梯形面积法，对于一组药动学数据，相邻时间点的药时曲线下面积近似为梯形，可以用梯形面积公式进行计算，那么整个时间范围的总 AUC 为各梯形面积之和。此外，还可以通过数据直接获得峰浓度（C_{max}）、达峰时间（t_{max}）、谷浓度（C_{min}），以及根据三个消除相时间点血药浓度计算得到消除速率常数 k 及半衰期。非房室模型法不需要考虑药物在体内的房室特征，只要满足线性动力学过程即可应用，特别适用于分析体内过程复杂，无法利用房室模型分析的药动学问题。缺点是只能提供总体参数，无法提供药时曲线的细节信息。

（三）生理药动学模型

与经验模型对应的是基于机制的模型，生理药动学模型就属于这一类方法，它是对组织器官内实际情况进行模拟，如向组织中的转运、血流量、蛋白结合等，使建立的模型尽量符合机体 ADME 的规律。其特点是更接近机体实际情况，设置的房室与组织器官相对应，并模拟血流循环将各房室相互联系，在模型的建立时可根据实际情况选择合理的模型进行分析。生理药动学模型还可以进一步与药效学过程相关联，有助于分析药物的定量作用机制，并且还可以由动物实验结果外推到人体，在新药研发中起着重要作用。

（四）群体药动学模型

群体药物动力学（population pharmacokinetics，PopPK）能够区分不同群体之间药物的安全性和有效性，因而在药物的开发及临床应用过程中得到了极大关注。在临床治疗中，应用 PopPK 方法可以从零散的血药浓度测定结果估算群体参数值，并结合 Bayesian 反馈法较准确地估算出个体参数，从而实现个体化给药、优化给药方案，这使 TDM 更切合临床实际需要。在 PopPK 分析中常用房室模型作为结构模型，在此基础上研究个体间药物浓度差异的来源及相关性。如患者的人口统计学、病理生理学和治疗指征，如体重、代谢排泄功能及其他治疗的影响因素都可以改变患者个体的 PK 特征，PopPK 方法可以将显著影响 PK 的病理生理因素区别出来，并估计出所带来改变的程度，因此可以对剂量进行调整优化。

（五）药动学-药效学模型

临床中对药物进行监测的目的是使药物在机体内水平尽量控制在有效浓度范围内，使其在产生药效的同时尽量降低发生毒性反应风险，药物效应是最终评价药物使用的指标。药物进入机体后产生效应的过程与血药浓度的变化通常并不完全一致，而将药物的药效学与药动学特征定量联系起来，则可以通过对血药浓度的监测实现对药物效应的把握。因此在 PK 模型的基础上加入药效学过程即为药动学-药效学模型，常用的模型包括药动-药效链式模型、间接效应模型等。药动-药效链式模型假设在中央室与药效隔室之间存在一生物相，生物相与药动学隔室之间以一级方式连接，生物相中药物的浓度与药效之间关系的描述采用 Sigmoid 模型。而间接效应模型将药物的效应作为效应隔室，药物浓度不直接与药效相关，而是通过影响药物对效应的增加（K_{in}）或减少（K_{out}）产生促进或抑制作用，从而间接影响药效的变化。在实际应用中模型的选择可以根据药物的作用机制进行选择和优化。

三、常用模型软件及应用

PK 分析包含大量复杂的数学计算过程，因此需要软件帮助我们进行数据分析和结果估算。在临床用药工作中，可根据目的不同将所用到的软件分为建立模型软件和个体化剂量优化软件两类，其中建模软件使用功能较为复杂，需要经过系统培训才能够掌握，通过其模拟功能可获得最佳用药剂量；而个体化剂量优化软件一般需要借助已有的群体药动学模型，结合患者个体 1 ～ 2 个采样时间点的 TDM 结果及模型中对药动学参数存在显著影响的患者病理生理指标水平，对最佳剂量方案进行预测。

（一）建模软件

可进行传统药动学房室模型和非房室模型分析的软件较多，而能够实现群体药动学分析的软件有限。3P87/3P97 是国内最早、最权威的药动学计算软件，可实现线性和非线性药动学数据的自动判别和分析，曾经广泛应用于新药研发、药动学研究中。此外，DAS 软件是我国开发的大型计算机软件，包括生物等效性分析、药动学、药效学、群体药动学与药效学、体内外相关性分析等多个计算功能模块。国外药动学商业化软件较多，用于经典药动学和相关统计学分析主流软件包括 Phoenix WinNonlin、Kinetica 等，此外，还有用于建立生理药动学模型的 Simcyp、GastroPlus 等。

在群体药动学分析中，基于非线性混合效应模型算法的 NONMEM 软件是目前国际上公认的金标准。NONMEM 是由 Shiener 和 Beal 教授于 20 世纪 70 年代开发的第一个用于群体药动学分析的专业软件，其中包括多种非线性混合效应模型算法，如一级评估法（FO）、一级条件评估法（FOCE）、拉普拉斯条件估算、迭代二步法（ITS）等。该软件的操作较为复杂，需经过系统培训，并且没有图形界面，可采用 Wings for NONMEM、PDx-Pop 和 Pirana 等辅助软件增加 NONMEM 使用的便捷性和可视化。Phoenix NLME 是另一款主流的群体药动学分析软件，其图形用户界面使用更为友好，内嵌算法主要包括 FO、迭代 FOCE、高斯和非高斯响应的拉普拉斯变换和 ITS 等。此外，还有 Monolix Suite、nlmixr 等软件也可用于群体药动学分析，但目前使用者数量较少。

在临床用药优化研究中，非参数模型法与以 NONMEM 法为代表的参数法相比，预测个体差异大的 PK 特征时表现更为准确，相应软件主要由南加利福尼亚大学应用药动学实验室团队开发，目前包括建模的基于 R 的 Pmetrics 软件包及用于剂量优化的 Bestdose 软件。非参数模型法虽与 NONMEM 等方法同期提出，但由于后者在新药开发中应用成熟，因此大部分群体药动学研究基于 NONMEM 方法。非参数算法将每个个体视为离散点，分析其参数值及概率密度，并以最大似然法（method of maximum likelihood）确定群体参数估算值的概率分布和概率密度。非参数法没有像参数法对 PK 参数的分布特征进行假设，因此可更准确地鉴别出群体中的逸出值（outliers）和亚群（subgroups），从而实现对个体差异大的真实世界患者群体准确预估。非参数方法主要包括非参数最大似然值法（nonparametric naximum likelihood method，NPML）、非参数期望极大法（nonparametric Expectation maximum method，NPEM），并在其基础上结合非参数自适应网格法（non-parametric adaptive grid algorithm，NPAG）。

（二）个体化剂量优化软件

可实现个体化剂量优化的软件较多，大多为贝叶斯剂量优化软件。我国有多位专家开展基于 TDM 的用药方案优化研究并研制了辅助计算平台，如北京大学医学部卢炜教授课题组编制的"中国肾移植病人他克莫司治疗药物监测网络平台"、中南大学湘雅三医院左笑丛教授牵头研发的"他克莫司个体化用药数据库系统"、上海华山医院焦正教授开发的"SmartDose 个体化给药决策支持系统"等，为 TDM 实验室结果向临床个体化用药转化奠定了基础。国外的剂量优化软件较多，上述提到的 NONMEM、Phoenix NLME、Bestdose 均可实现模拟剂量优化功能，此外还有 APK、Best Dose、DoseMe、InsightRx、PrecisePK、ADAPT5、Antibiotic Kinetics、JPDK 等。各软件覆盖的药物种类存在差别，并且由于基于的药动学模型及算法不同使计算结果存在差异，使用的难易程度也不尽相同，需要使用者根据实际需要进行选用。

（三）自行开发的计算工具

基于药动学原理我们也可以自行开发一些计算工具，如 Microsoft office 中的 Excel 软件就具有一定的计算功能，可以实现基本的药动学计算，在个体化用药服务中是较为容易掌握的工具软件。尤其在应用一房室模型计算一些 PK/PD 指标，以及非房室模型分析的药动学参数计算时，可以通过 excel 的公式计算、规划求解等功能编写简单的计算工具进行实现。如具备一定的编程技术，我们也可以自行编写剂量方案优化软件，例如基于贝叶斯法的剂量优化软件。

第二节 基于TDM的个体化给药方案设计

一、概述

人体对药物的反应存在着显著的个体差异，在使用药品说明书或治疗指南中推荐的标准剂量后，对大部分患者有预期的治疗效果，但对有些患者可能无效，而对另一些患者则可能出现毒性反应。为了药物治疗安全有效，治疗用药需要遵循"个体化"原则，即所用剂量应因人而异。个体化用药（personalized medicine）是指在临床药物治疗实践中，在充分考虑每位患者的遗传因素（即药物代谢、转运、受体和信号通路的基因类型）、性别、年龄、体重、生理病理特征及正在服用的其他药物等非遗传因素的基础上，借助血药浓度检测、基因多态性检测结果，利用药动学原理和方法，制订安全、合理、有效、经济的药物治疗方案。根据药物和患者的特征进行个体化给药方案设计，可提高药物的疗效，降低药物的毒副作用，实现药物的合理使用。

二、个体化给药方案设计标准流程

（一）充分掌握病例相关资料

为了更好地进行个体化给药方案设计，首先需要对药物、患者、治疗情况及检测方法等相关信息进行全面收集并掌握。根据药物理化性质、药动学特征等相关信息，可有助于合理选用体内药物浓度检测方法、设计TDM实施方案；对患者人口学特征、病生理状态、基因多态性等信息全面了解有助于分析可能影响药物体内PK过程的因素；而对治疗信息的了解程度直接影响到制订用药方案调整建议。这些信息可以通过查阅文献、病历资料及咨询医护人员等多渠道获得，也可以将一些必要信息设计在TDM检测申请单中，请医师填写进行收集，对于患者治疗情况药师最好能够在参与查房的过程中直接获得全面信息。此过程需要综合考虑各方面信息，因此提供个体化药物治疗药学服务的药师应具备扎实的药学知识基础和基本分析病情的能力，熟悉相关最新教科书及疾病指南，及时与医护人员进行有效交流，更好地参与临床治疗方案的制订。同时需要注意的是，在进行个体化用药建议时不仅需关注TDM结果是否在治疗浓度范围内，还应该结合治疗目标判断用药品种选择的适宜性，结合疗效、不良反应表现判断目前用药方案是否需要调整，下一阶段的治疗和患者生理变化的影响（如开始实施透析、肝肾功能的持续改变等）。

（二）根据监测结果估算最佳用药方案

药动学是进行给药方案设计与调整的理论基础，在其指导下可通过调整给药剂量、给药间隔、给药持续时间等实现将血药浓度控制在目标浓度范围内的目的。在制订初始给药方案时，可以参照说明书及指南的推荐剂量，并且参考已知的体重、肝肾功能、药物基因多态性及药物相互作用等因素的影响进行初步剂量优化。此外，对于已确定有效治疗浓度范围的药物，还可以依据药动学特点按以下步骤制订给药方案：①根据治疗目的和药物性质，选择给药剂型和给药途径；②根据药物治疗指数和半衰期，计算血药浓度允许波动的范围，确定最佳给药间隔；③根据有效血药浓度范围，计算最佳给药剂量（包括负荷剂量、维持剂量）。将前三项确定的试用方案用于患者，观察疗效与反应，监测血药浓度，进行安全性和有效性评价与剂量调整，直至获得临床最佳给药方案，具体实施可参考表5-1。

表5-1　临床根据药动学特征进行初始给药方案设计的步骤

步骤	说明	公式
1	制定所需的最高（C_{max}）与最低（C_{min}）血药浓度，并求出最佳治疗浓度	$C = (C_{max} - C_{min})/\ln(C_{max}/C_{min})$
2	预测必要参数：K，F，V_d，Cl及$t_{1/2}$（实验或文献资料）	
3	计算最大给药间隔（以静脉注射一室模型为例）	$\tau_{max} = \dfrac{\ln(C_{ss\,max}/C_{ss\,min})}{K}$
4	计算最大维持剂量	$D_{max} = Vd/F \cdot (C_{max} - C_{min})$
5	计算给药速度	给药速度 $= D_{max}/\tau_{max}$
6	保持相同的给药速度，调整维持剂量和给药时间，使剂量有效且服药时间简便	$D/\tau = D_{max}/\tau_{max}$
7	如果选择的$\tau/t_{1/2}$远小于1，且需迅速达到治疗浓度，计算负荷量DL	$DL = (V_d/F) \cdot C_{ss,\,max}$
8	适当调整其他因素	

在实施TDM后，对剂量方案需要进一步调整时，当可通过查阅文献或者参考患者以往的数据能够获得必要的药动学参数时，可根据相应的模型公式来实施给药方案设计及剂量调整。如果药动学参数无法获得时，通过采集多个时间点的血药浓度结果，绘制对数浓度-时间曲线图的方法可以求得K、V_d及K_a等参数，但是操作复杂，取血点多，不易被患者接受。因此，目前临床通常采用重复一点法、两点法、贝叶斯法等进行个体参数的计算，从而进行给药方案优化。此外，还常采用一些无须测定药动学参数的剂量调整方法，包括峰-谷浓度法、稳态一点法等。

1.重复一点法　重复一点法可仅通过采集两个血样，即可计算出消除速率常数（K）及表观分布容积（V_d）这两个重要的药动学参数。首先给予两次试验剂量，然后在每次给药后消除相的相同时间采集血样测定浓度（图5-3），根据两次浓度值及药动学一室模型计

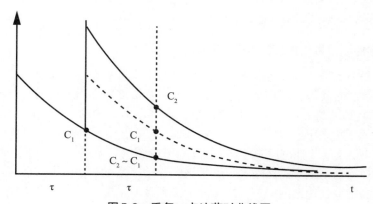

图5-3　重复一点法药时曲线图

算公式（公式5-2）可计算K及V_d。但本法只能应用于第1次及第2次给药后，不适用于多次给药后，并且必须在消除相采集血样，为避免计算的误差，必须要准确采血。

$$k = \frac{\ln(C_1/C_2 - C_1)}{\tau}$$

$$V_d = \frac{De^{-k\tau}}{C_1}$$

（公式5-2）

2. 两点法　　两点法也只需要采集两个血样即可计算出相应的药动学参数，区别是两点法仅给予一个试验剂量，通过在消除相的两个不同时间分别取样测定血药浓度，可以计算k、$t_{1/2}$等参数。而对于静脉给药的药物，采用一房室模型还可以估算出V_d、CL等参数，获得全程药时曲线特征。但需要注意的是，对于半衰期较长的药物，由于消除相上两个点的血药浓度相差不大，测定误差对结果会有较大影响，而且如果两个采样点的时间选择不当，会导致半衰期计算结果偏小，如果据此设计给药方案，容易造成药物的体内蓄积。

3. 贝叶斯法　　贝叶斯法是在获得了目标人群群体药动学（population PK）模型的基础上，通过监测1～2个点的血药浓度值来估计患者个体药动学参数，继而用于给药方案设计与剂量调整。由于该法求算的药动学参数，综合考虑了患者的病生理状况，因此对血药浓度的预测结果会更准确、可靠，是经典的个体化给药方案优化方法。但是本法应用的前提是必须获得相应的群体药动学参数，可以通过自行开展研究或参考已发表的模型用于估算，并且此方法的应用过程需要使用群体药动学分析软件或基于此原理开发的个体化剂量优化软件，因而在应用上有一定的限制和难度。

4. 峰-谷浓度法　　多次给药后药-时曲线的峰浓度与给药剂量有关，谷浓度高低与给药间隔和剂量有关，因此可根据峰-谷浓度的实测结果来进行粗略给药剂量和间隔调整，具体可参考的方案详见表5-2。应用此法进行剂量调整时，必须结合患者的具体情况，根据实际的疗效和毒副作用灵活应用。

5. 稳态一点法　　即在多次给药达到稳态后，通过测定稳态谷浓度来调整剂量的方法。此法应用的理论假设是，在剂量调整过程中，患者的药动学参数无变化，即血药谷浓度与给药剂量成正比例关系。用稳态一点法无须求算个体参数，应用简便，可用于水肿、急性心肌梗死、肝肾功能减退等病理状况时的调整剂量估算。在实际应用中，由于每次剂量调整必须经过5～6个半衰期，重新达到稳态后才能确证是否达到了目标浓度，而患者的病理生理学状况往往导致药动学参数发生不断变化，因此难以保证在剂量调整的过程中始终满足药动学参数不变的假设，从而导致结果准确性不佳。

（三）TDM结果解读和给药方案实施

在临床实践中，TDM结果解读是指：解读人员结合患者个体情况（包括人口学数据、生理病理特征、临床特殊诊疗操作、用药情况、依从性、遗传学信息、生活及饮食习惯等），分析与解读检测结果，实施定量计算，为临床干预提供建议，最终实现临床个体化用药。TDM结果解读与建议的内容与其实施的目的密切相关，具体来讲就是为满足临床医师提高患者药物治疗需求而提供必要的证据支持。对于TDM的解释和建议首先可从参考治疗浓度范围入手，通常可以根据得到的血药浓度结果是否落在相应的治疗窗内来判断药物可能无效、中毒或者患者是否正常服药等，更重要的是据此建议进行调整。必须要明确的是，

表 5-2　峰-谷浓度法调整给药方案

实测结果与预测结果比较		调整方案	
峰浓度	谷浓度	剂量	间隔
预期	预期	不变	不变
预期	高	不变	延长
预期	低	不变	缩短
高	预期	减少	不变或缩短
低	预期	增加	不变或延长
高	高	减少	不变或延长
高	低	减少	缩短
低	高	增加	延长
低	低	增加	不变或缩短

有效浓度范围只是一个参考，如果当临床表现与血药浓度是否落在治疗窗内的关系不符时，必须根据临床的疗效和毒性反应进行剂量调整，并且应当对这种现象进行解释和说明，尽可能地找到原因并记录在案，以备日后参考。

正确的血药浓度测定结果是进行合理解释与建议的前提，这就需要做到正确的给药、正确的采血及正确的测定。血药浓度会受到多种因素的影响，因此预期的结果可能与实测结果有不同程度的差异。如采样时间是否准确，检测过程、试剂是否无误；采用的预测公式、模型是否准确，计算过程是否无误；依从性，患者是否按照医嘱正常服药（给药剂量、间隔、途径等是否无误）；是否存在肝肾功能障碍等病理状况或年龄、性别、肥胖等生理因素影响；是否存在药动学个体差异、是否存在药物相互作用等影响因素。

在用药建议中应包括：阐述监测指征与监测目的；分析目前监测结果的原因；给出根据监测结果得出的判断，如："维持治疗方案、进行剂量调整、患者中毒、患者可能未正常服药"等；剂量调整方案（给药剂量的增减、给药间隔的变化、给药途径的调整等）；中毒救治方案（停药安排、解救药物的给药方案、需进行的相关检查等）；推理过程制订方案依据的理论、参数、计算公式及拟合过程，药时拟合曲线图等；预期的血药浓度、剂量调整后患者可能出现的临床变化及在日后的治疗和检查中需要关注的信息等；后续监测的时间、频率、采血点数等的具体安排。

三、群体药动学原理及方法

群体药动学是研究患者群体在给予临床相应剂量的某种药物后，个体间药物浓度差异的来源及相关性的学科。患者群体中存在个体间和个体内差异，而根据来源，个体差异又可分为两类：一类是固定效应，如性别、年龄、身高、体重、种族、肝肾功能、基因多态性、合并用药等病生理特征，可以定量估算这些因素对药动学参数产生的影响；另一类是随机效应，指数据资料中难以测量的影响因素，如一些未知或无法测定的病理生理学状态、分析测量误差等。群体药动学方法可以由稀疏数据或富集数据建立模型，而临床数据尤其是TDM数据往往是稀疏数据集，因此在临床个体化治疗中群体药动学是常用的药动学分析方法。

群体药动学的分析方法主要包括以下几种。

（一）简单平均数据法和简单合并数据法

简单平均数据法（naïve average data approach，NAD）是在临床前及临床药动学数据分析中常用的经验性方法，其适用于每一个个体的给药方案和采样时间都相同的情况。简单合并数据法（naïve pooled data analysis，NPD）是将各时间点的所有个体血药浓度数据平均后，对均值进行模型拟合，确定药动学参数。而NPD是将所有数据合并到一起，将这些数据视为来自同一个个体，然后再进行分析，常采用最小二乘法对药动学参数进行拟合。这两种方法的优势在于分析过程简单、快捷，但缺点是不能获得个体差异信息和固定效应的影响，因此只能在药动学分析的初始阶段，用于估算参数初始值，在药动学初步分析中具有总揽全局的作用。

（二）两步法（two-stage approach）

标准两步法（standard two-stage approach，STS）是通过先对单一个体的药动学参数进行拟合，再根据个体参数拟合值计算群体参数的方法。一般是对个体参数拟合值的平均值、方差及协方差等参数进行估计。此方法要求所有个体均需以相同的模型进行拟合，并且无法区分个体间或个体内变异。此方法可以满足对群体特征分析的需要，通常参数的平均拟合值是准确的，但随机效应可能被过高估计。在此基础上已提出了一些改进方法，包括：①全局两步法（global two-stage method，GTS），此法可对由于试验设计和操作原因造成的偏差进行校正；②迭代两步法（iterative two-stage approach，IT2S）是从文献中获得的群体参数值，或由NPD方法及STS方法计算得到的参数变异值出发，反复迭代直至迭代前后的前置分布相同得到群体模型，此法对富集数据、稀疏数据和两者混合型数据均可进行分析；③期望最大似然法（expectation-maximization-like method，EM）在IT2S基础上将随机效应和固定效应引入模型；类似的，还有贝易斯两步法（bayesian two-stage approach）等。

（三）非线性混合效应模型法

在数据稀疏的情况下，个体参数的拟合值无法从数据中估算，因此需要用非线性混合效应模型法（nonlinear mixed-effects modeling approach，NONMEM）这样的一步法进行分析。此方法不但可以对传统药动学研究中的常规药动学数据进行分析，也可以对稀疏、不均匀和个体化给药的药动学、药效学数据进行分析。在混合效应模型中，群体特征表现在群体典型值的分布及方差-协方差矩阵中，分别对固定效应和随机效应进行描述。NONMEM法目前被认为是最可靠的群体药动学分析方法之一，以此为基础开发出的商业化软件NONMEM®得到了广泛应用。

此方法多采用最大似然值及其近似的方法进行参数的估计，如在NONMEM软件中应用的方法包括：一级评估法（first-order method，FO），此方法用一级Taylor展开将非线性的随机效应模型近似为线性模型，来进一步计算固定效应和个体内随机效应参数，但其不能得到个体间随机效应结果；一级条件评估法（first-order conditional estimate，FOCE），是在FO的基础上将近似条件进行优化，个体间随机效应被设为条件估计值，因此可以得到个体间随机效应信息，但计算时间也会明显延长；Laplacian法（laplacian method），是使用二级展开进行计算。此外，还有条件一级法（conditionalfirst-order，NLME）、选择一级法

（alternativefirst-order，MIXNLIN）和选择一级评估法（alternativefirst-order，SAS）等均是 FO 方法的扩展。

（四）非参数法

非参数法主要有非参数最大似然值法（nonparametric maximum likelihood method，NPML）和非参数期望极大法（nonparametric expectation maximum method，NPEM）。NPML 将药动学参数概率密度分布看成参数值在一定范围内的群体"集聚"，使所有个体观测值的似然值最大，从而对参数的联合概率密度分布进行估计。此法与 NONMEM、IT2S 相似，不需要过多的血药浓度数据，每一患者可以只有一个数据，而且不受参数分布形态的限制，完全由原始数据本身所决定。NPEM 方法与 NPLM 相类似，可通过对数似然法确定群体参数估算值的概率分布和概率密度，同时可以得到估算参数的平均值、变异系数和协方差及中位数，其结果有助于鉴别出群体中的逸出值（outliers）和亚群（subgroups），为不同的亚群定义不同的模型，完善剂量使用的指导原则。与 NONMEM 等参数法相比，非参数法被认为在个体化剂量优化中更具优势。

四、特殊人群给药方案设计及调整

对于特殊患者群体如老年人、儿童、孕哺期妇女及肝肾功能不全患者等，由于机体发生病理生理改变而对药物的吸收、分布、代谢、排泄等药动学行为有明显的改变，药物在血液或靶组织中的浓度及作用时间也发生变化，因此根据其不同特点对用药方案应进行有目的的评估和设计。

（一）老年人

随着年龄的增长，老年人各脏器发生明显的退行性病变，造成药物在其体内药动学与健康人群有明显区别，因此，老年人用药应注意减少合并用药的种类，避免不良反应的发生。

老年人胃排空速率减慢，使口服药物进入小肠的时间延迟，吸收速率常数和最大血药浓度下降，吸收半衰期和达峰时间延长。与此同时，老年人的胃肠蠕动减慢，消化酶减少，加上便秘、腹泻等因素均会影响药物的吸收。老年人胃酸分泌减少，胃液 pH 升高，胃肠黏膜萎缩，吸收面积减少，同样会影响药物吸收。但也有观点认为，由于多数药物的吸收速度和程度取决于药物通过小肠上部时与其吸收面积接触时的被动扩散，老年人肠蠕动减慢，体内药物与肠黏膜的接触时间延长，因而吸收的速率和程度变化不大。

老年人体内脂肪增多，脂溶性药物表观分布容积增大，作用较持久，相反水溶性药物表观分布容积减小。随着年龄的增长，血浆白蛋白浓度下降，使蛋白结合率高的药物游离浓度增加，导致药效增强，甚至出现毒副反应。同时血浆中 α_1 酸性糖蛋白含量升高，脂溶性碱性药物结合增加，游离药物浓度减少。此外，老年人体重和体内水分也趋向减少，因此应对表观分布容积进行校正。随着年龄的增长，功能性肝细胞数量减少，肝微粒体酶活性降低，肝肝重量减轻，肝血流量减少，导致主要经肝代谢的药物血药浓度受到很大影响。因此，老年人应用经肝代谢的药物时用药剂量应调整为青年人的 1/2 ~ 2/3。老年人肾血流量减少，肾小球滤过率降低，肾小管的主动分泌功能和重吸收功能降低，使得药物清除率变慢，消除半衰期延长，易在体内蓄积造成中毒。临床用药时可根据肌酐清除率来调整用药剂量。

中枢神经系统会随着人体的衰老发生生理变化，包括神经元死亡或被增殖神经胶质细胞代替，以及细胞内酶和突触减少，从而导致神经敏感性增加。如应用具有抗胆碱能活性药物氯氮平、三环类抗抑郁药及帕罗西汀等，可出现谵妄、认知功能下降等严重不良反应，因此老年患者在应用精神神经类药物时更要注意调整给药剂量。

（二）儿童

不同日龄的新生儿和不同年龄的儿童生理特点、生理状况与成人有明显不同，药代动力学与成人差异较大。

儿童胃肠道处于发育阶段，新生儿及婴儿胃酸分泌较少，胃液pH随生长发育发生显著变化，药物吸收存在差异；胃排空时间延长，药物吸收减少；胆汁分泌较少，口服脂溶性药物吸收较差；皮肤黏膜薄，体表面积相对较大，药物较易透过皮肤吸收。新生儿皮下脂肪少，不宜皮下注射给药。婴儿肌肉尚未发育成熟，肌内注射给药后药物吸收缓慢，首选静脉给药，但应注意高渗药物及刺激性药物带来的风险。新生儿及婴幼儿细胞外体液量大，脂肪含量低，水溶性药物的表观分布容积增大，峰浓度降低，消除变慢，作用时间延长；脂溶性药物表观分布容积减小，血药浓度升高，易发生药物中毒。小儿的血脑屏障和脑组织发育不完善，可使药物对中枢神经的作用发生改变，尤其是精神神经类药物，应用时须注意用法用量。新生儿的血浆蛋白含量较少，药物与血浆蛋白亲和力低，且存在许多竞争性抑制物（如胆红素），导致表观分布容积增加，游离药物浓度升高，药效增强。

新生儿的药物代谢酶活性低，可使通过生物转化消除的药物代谢变慢，半衰期延长，可能出现药物蓄积中毒。必须注意：一方面，新生儿的药物代谢减慢，另一方面，新生儿血浆蛋白结合率低，游离药物浓度升高，药物代谢加速。因此，应多方面综合分析药物在体内的代谢。儿童的肝微粒体酶活性高于成人，因此儿童对一些药物的代谢能力可能超过成人。新生儿肾组织结构发育不完全，药物消除率很低，主要通过肾脏排泄的药物半衰期显著延长；而在儿童期可出现肾脏排泄能力超过成人，因此单位体重的给药剂量可能高于成人。

一般小儿的给药剂量是按照体重给药的，但对于治疗指数较窄的药物还应根据具体情况进行血药浓度监测。由于小儿的年龄、体重逐年增加，体质各不相同，因此不同个体甚至同一个体的不同阶段其用药剂量都会有很大差异。小儿给药剂量的计算方式有很多，如体重法、体表面积法、年龄给药法等，年龄给药法虽然简单方便，但可靠性不高。由于药物剂量并不严格与体重成正比，而机体的许多生理过程与体表面积密切相关，因此按照体表面积计算小儿剂量更合理。

（三）孕妇与哺乳期妇女

从妊娠期3个月末，母体的生理变化已经开始对药物在体内的代谢过程产生影响，直至妊娠结束。妊娠期间胃排空变慢，肠蠕动能力下降，口服药物吸收变慢，达峰时间延迟。妊娠期血容量增加，药物的表观分布容积显著增大，药物浓度降低。同时血浆中白蛋白浓度降低，内源性皮质激素和胎盘激素占据蛋白结合位点，导致游离药物浓度升高。对于妊娠期的母体，孕酮可诱导肝药酶活性，使一些药物的肝代谢加快；而另一些药物也可由于黄体酮和雌二醇抑制肝药酶，导致其肝代谢变慢。妊娠期胆汁在肝脏淤积，药物的胆汁排泄易受干扰。此外，胎盘和胎儿也可代谢药物，但药物在胎儿体内代谢较慢，易引起胎儿体内的药效增强，作用时间延长。妊娠期肾血流量和肾小球滤过率也会增加，主要通过肾脏排泄的药物排泄明显加快。但妊娠晚期，仰卧位时肾血流量减少，经肾脏排泄的药物作用时间延长。

单剂量静脉给药时，由于母体及胎儿血浆内游离药物与全血的最高浓度可能存在差别，因而可能对胎儿的影响较小。当多次给药时，除强水溶性或分子量特别大的药物外，胎盘转运一般按被动扩散方式进行，则胎儿与母体游离药物浓度很可能趋于一致。随着妊娠时间的增加，脐血流量增加，药物在胎盘内的分布量增加，同时也使药物在胎儿与母体间扩散时间延长。胎盘在发育过程中形成的蛋白质与药物结合，可延迟或阻止药物进入胎儿体内。胎盘可代谢某些药物，影响药物活性。

母乳是婴儿营养物质的主要来源，妇女在哺乳期内用药时不仅应考虑药物对乳汁分泌有无影响，同时应考虑药物对婴儿的影响。一般来讲大多数药物在乳汁中含量较低，但水溶性、非解离型的小分子药物，可以通过简单扩散进入乳汁，药物在血浆和乳汁中的浓度很快趋于平衡。乳汁的pH较血浆低，碱性药物呈解离型，能经过离子通道进入乳汁，故碱性药物在乳汁中的浓度比血浆中高；相反，酸性药物则不容易进入乳汁。有些药物在乳汁中的含量甚至比血浆中的还要高。

（四）肾功能不全患者

肾功能不全是由多种原因引起的，肾小球严重破坏，是身体在排泄代谢废物和调节水、电解质、酸碱平衡等方面出现紊乱的临床综合症候群。肾功能损伤会导致有效肾单位数量减少，引发肾小管性酸中毒，破坏体内酸碱平衡，改变体液渗透压，进而影响非口服途径（如注射、口腔黏膜、透皮等）给药的药物吸收。肾功能损伤时，体内脂肪酸、芳香酸、肽类物质因排泄功能减退或代谢异常而在体内积聚，争夺结合白蛋白，改变蛋白结合率；另外，因蛋白尿造成低蛋白血症，可导致游离型药物比例增加。肾脏细胞中含有P450混合功能氧化酶，近侧肾小管含有较高水平的葡萄糖醛酸转移酶和磺基转移酶。发生肾功能损伤时会继而影响某些药物的代谢。肾功能损伤时，由于肾小球滤过膜的完整性被破坏，以及有滤过功能的肾单位数量减少，从而导致肾小球滤过率发生改变，最终影响到肾脏对药物的排泄量。

研究发现，肾功能损伤时滤过、分泌及重吸收的改变是平行的，而滤过作用是药物排泄中最重要的过程，因此，可将肾小球滤过率（GFR）的变化作为肾功能的指标。另外，血清肌酐（Scr）浓度与GFR成反比，并可推算肌酐清除率（CLcr），CLcr是目前常用的评价肾功能的指标。CLcr估测的准确性直接影响对肾功能的判断，并进一步影响对药物清除率（CL）的估计。CLcr的计算受到诸多因素影响，如不同生理状况下肌酐的生成量有所不同；部分肌酐可通过肾小管分泌等。另外，血清肌酐浓度的分析方法不易标准化也是导致CLcr结果不准确的原因之一。

肾功能损伤患者使用治疗指数低的药物时，常用的剂量调整方法是测定患者的肾功能指标CLcr，再根据已有的对肾功能损伤患者的药动学研究结果推算患者的药动学参数，进而计算出初始剂量。由于CL是表征药物消除的最重要参数，与CLcr关系最为密切，因此可由公式5-3进行估算。

$$CL' = CL \times \left[\frac{CLcr' - CLcr}{CLcr} \times fe \right] \qquad （公式5-3）$$

其中，CL'和CL分别为肾衰竭和正常情况下的药物清除率，CLcr'和CLcr分别为肾衰竭和正常情况下的肌酐清除率。

在发生肾功能不全时，调整给药方案可以采用降低剂量或延长给药间隔，或者两者同时进行的方法。主要取决于用药习惯、药物剂型及药效学特点。如果药物主要通过口服给药，而且剂量规格有限，则常采用固定给药剂量、延长给药间隔的方法。如果药物采用胃肠外给药方式，可以给予较小的剂量而维持常规的给药间隔。对于治疗指数较窄的药物，则需要调整剂量和给药间隔以达到目标浓度。一方面，采用降低剂量而维持给药间隔的方法，肾功能损伤患者的峰浓度降低而谷浓度增高；另一方面，若剂量间隔延长而剂量维持不变，则峰浓度和谷浓度与正常肾功能患者采用常规剂量方案一致。

（五）肝功能不全患者

肝脏的血流量约占心排血量的1/4，每分钟进入肝脏的血流量为1000 ～ 1200ml。肝脏是机体主要的代谢器官与解毒器官。

肝功能损伤是指当肝脏受到某些致病因素损害时，引起肝脏形态结构的破坏和肝功能的代谢异常。肝功能损伤时，对药物的体内代谢能力变弱，常表现为药物半衰期延长、血浓度峰值升高等。如果损害比较严重且广泛，可引起明显的物质代谢障碍、解毒功能降低、胆汁的形成和排泄障碍及出血倾向等肝功能异常改变，称为肝功能损伤。当肝功能不全时，肝解毒功能降低，引起机体中毒。肝功能损伤时对药动学影响的用药剂量调整应注意以下事项。

1.肝提取　　肝脏是药物从体内消除的重要器官，肝脏提取率（ER）是反映肝脏药物清除效率的药动学参数，可以用进入肝脏和离开肝脏药物量之差表示，进入肝脏的药物量可以用稳态时肝血流量（Q）与进入肝脏血液中的浓度（Ci）乘积表示，而离开肝脏的药物量可以用肝血流量（Q）与离开肝脏的血药浓度（Co）乘积表示。肝清除率（CL_H）可以用下式表示：

$$CL_H = （Q×Ci-Q×Co）/ Ci = Q（Ci-Co）/ Ci \qquad （公式5-4）$$

肝脏提取率（ER）与口服生物利用度（F）的关系可表示为：ER ＝ 1-F。对于高提取率药物，口服生物利用度趋向于0。而低提取率的药物口服生物利用度增加趋向于100%。若药物被肝脏有效清除，离开肝静脉的药物浓度Co很低，可以忽略不计，此时肝清除率被肝血流量限制（$CL_H = Q$）。

2.肝血流量　　对于高提取药物，肝清除率接近肝血流量，肝清除率直接与肝门静脉血流量相关。对于这些药物，直接改变肝血流量或通过改变心脏输出将反映到血浆中血药浓度的改变。诸多研究显示心脏输出的改变和肝血流量的改变能间接或直接改变高提取药物的清除率。因此，肝血流量对于肝清除率尤其是高提取药物，是首要的生理性决定因素。

3.固有清除率　　固有清除率代表肝脏对药物的代谢能力，可以用稳态时肝清除率与肝内总浓度或游离浓度之比表示。由于肝内药物浓度无法准确检测，目前可通过体外或动物模型推算。

4.蛋白结合率　　对于提取率高的药物，肝脏能够清除所有到达肝脏的药物，因此即使蛋白结合率发生改变，药物清除率也不会改变，消除速率取决于血液中药物总浓度。在血浆或血液清除率不变的情况下，若蛋白结合率改变，则游离型药物清除率也随之改变，进而游离型药物浓度也发生改变。对于高提取药物，蛋白结合的改变将更多体现在药理效应的改变。对于低提取率药物，蛋白结合的改变直接影响血浆或血液清除率，而游离型药物清除率和药理效应只有短暂的改变或无改变。

5.肝功能损伤对药动学参数的影响　肝脏疾病导致的药动学改变使药物总的及游离的稳态浓度及药物效应发生复杂的改变，而这些改变取决于药物的肝脏提取率。肝药物清除率可用公式5-5表示为：

$$CL_H = \frac{Q \cdot (f_B \times CL'_{int})}{Q + (f_B \times CL'_{int})}$$ （公式5-5）

其中，Q为肝血流量，f_B为药物的游离分数，而CL'_{int}为固有清除率。对于肝脏提取率低的药物（≤30%），$Q \gg f_B \cdot CL'_{int}$，则$Q \approx Q + f_B \times CL'_{int}$，进一步可以推出$CL_H \approx f_B \times CL'_{int}$；对于肝脏提取率高的药物（≥70%），$f_B \times CL'_{int} \gg Q$，则$f_B \cdot CL'_{int} \approx Q + f_B \times CL'_{int}$，进一步可以推出$CL_H \approx Q$。对于肝脏提取率居两者之间的药物，估算$CL_H$时需要考虑Q、$f_B$、$CL'_{int}$三种因素。临床药师在调整给药方案时需要特别注意的是：由于不同药物的肝脏提取率不同，肝清除率的决定因素有区别。

（六）其他脏器衰竭患者

1.心力衰竭（心衰）　心衰患者血液流速降低，可导致胃肠道、肌肉及皮下血液流量不足，从而使口服、皮下和肌内给药途径吸收速度及生物利用度不稳定而无法预测，此时对于特殊患者采用静脉给药途径更为可靠。血液流量不足还可引起血流重分布，血液更多地进入大脑和心肌，而进入肾、肌肉和内脏器官的显著减少。因此，相同给药剂量下，心衰患者血药浓度更高，分布容积更小。此外心脏病患者还可能出现蛋白结合异常，如心肌梗死引发感染反应，产生大量循环急性期反应物，包括α_1酸性糖蛋白，而后者可以与部分碱性药物结合使蛋白结合率增加。肝脏代谢由内在代谢能力和肝血流量决定。心衰患者心脏输出下降导致高提取率药物代谢率下降。肝脏灌输减少、动脉高血氧或被动充血引起的肝细胞损伤能降低固有肝代谢能力，并可降低一些药物的肝清除率。心输出轻度下降时肾脏可通过自身调节维持肾小球滤过率（GFR）水平，然而更严重的心衰GFR也可能下降。

对于大多数药物，循环系统衰竭引起外周吸收降低，分布容积减少，代谢和肾清除减慢。推荐治疗方法是药物应通过静脉或气管内途径给药，且首剂量和维持剂量下调。此外患者发生不良反应的风险增加，因此对某些药物可能需要加强血药浓度监测。静脉给药途径在严重循环衰竭下是最可靠的，但仍可受到继发的交感调节的血流重分布、肝脏代谢或肾清除降低的影响。因此首剂量通常应该降低（约50%）且静脉推注应该缓慢，即超过1～2min，维持剂量通常也应降低50%。由于肺部具有很大的表面积和血供，通过气管内给药可以使药物吸收的速度和生物利用度明显增加，同时通过气管给药的药物作用过程可能也将延长。目前这种给药方式在心搏停止或非心搏停止情况下都得到成功使用。心肺复苏时的心排血量受到很大影响。研究显示与心衰时情况类似，血流量重新分布，更多地分布到脑和心脏等重要器官。此时，心肺复苏时药动学的主要改变来自于血流动力学的变化。药物主要通过静脉或气管内途径给药，与严重心衰患者类似，大多数药物的首剂量需降低50%。

2.血脑屏障受损　血脑屏障（BBB）是机体参与固有免疫的内部屏障之一，由介于血液循环与脑实质间的软脑膜、脉络丛的脑毛细血管壁和包于壁外的胶质膜组成，能阻挡病原生物和其他大分子物质由血液循环进入脑组织和脑室。血液中多种溶质从脑毛细血管进入脑组织，有难有易；有些很快通过，有些较慢，有些则完全不能通过，这种有选择性的通透现象使人们设想可能有限制溶质透过的某种结构存在，这种结构可使脑组织少受甚至不受循环血液中有害物质的损害，从而保持脑组织内环境的基本稳定，对维持中枢神经系统正常生理状态具有重要的生物学意义。

　中枢神经系统疾病常引起血脑屏障结构和功能的剧烈变化。如新生儿胆红素脑病和血管性脑水肿，使脑毛细血管内皮细胞间紧密连接开放，屏障的通透性显著提高以致大分子物质都可通过屏障。严重脑损伤导致血脑屏障的严重破坏，使血清蛋白也可通过屏障进入脑组织。因此，可以利用中枢神经系统感染发生时通透性增加的时机给予某些抗菌药物，在脑组织内达到有效治疗浓度。同时，某些药物在血脑屏障受损时也可能会在脑脊液中蓄积，导致中枢神经系统不良反应发生率增加。

（陈文倩）

参 考 文 献

［1］焦正. 基础群体药动学和药效学分析. 北京：科学出版社，2019：1-16.

［2］卢炜，周田彦. PK/PD建模实践——NONMEM软件入门. 北京：化学工业出版社，2020：1-7.

［3］郑亮，曾金，刘鑫，等. 药动学研究常用软件介绍. 中国医院药学杂志，2020，40（23）：2484-2489.

［4］陈文倩，张竹，张丹，等. 重症患者中根据亚胺培南治疗药物监测结果进行%T＞MIC预测方法的比较研究. 中国药学杂志，2020，55（09）：755-760.

［5］Chen W，Liu H，Wang Q，et al. Estimation of the area under concentration-time curve of polymyxin B based on limited sampling concentrations in Chinese patients with severe pneumonia. Eur J Clin Pharmacol，2021，77（1）：95-105.

［6］张相林，缪丽燕，陈文倩. 治疗药物监测工作规范专家共识（2019版）. 中国医院用药评价与分析，2019，19（08）：897-898，902.

［7］中国药理学会治疗药物监测研究专业委员会，中国药学会医院药学专业委员会，中国药学会循证药学专业委员会，等. 治疗药物监测结果解读专家共识. 中国医院药学杂志，2020，40（23）：2389-2395.

［8］魏树礼，张强. 生物药剂学与药物动力学. 北京：北京大学医学出版社，2004：170-180.

第 6 章

药物基因组学与神经精神类药物TDM

第一节 药物基因组学概述

自2015年1月提出"精准医学"的概念，临床用药掀起了从"千人一药、万人一量"的经验用药模式向"一人一药一量"的精准用药新模式转变的热潮，作为个体化治疗与精准用药的理论支柱，药物基因组学也成为生命科学中发展迅速和备受关注的热点研究领域。

一、概念及研究内容

药物基因组学（pharmacogenomics，PGx）是基因功能学和分子药理学的交叉学科，研究人类基因组信息与药物反应之间的关系，利用基因组学信息解读药物作用存在个体差异的原因，并在此基础上指导新药开发及实现个体化用药。

近年来，随着人类基因组学计划的完成及后基因组计划研究的逐步深入，越来越多与药物反应相关的基因被发现。药物基因组学研究的主要内容是通过对个体基因多态性的检测，认识不同人种及相同人种的不同个体在药物靶点识别及药物吸收、代谢、毒性反应等方面的差别，从而实现个体化与合理化用药指导，增加用药准确性、降低药物毒性反应、提高临床用药的效能；同时，随着功能基因组学的不断发展，借助全基因组序列测序结果的分析与比较，药物基因组学还将揭示更多有价值基因序列的多态性与疾病易感性之间的相关性，实现对多病因复杂疾病的遗传易感性预测，进而加快实现基因组学最新研究成果服务于人类健康的目标；此外，药物基因组学在一定程度上将影响甚至颠覆传统药物研发的模式：在药物研发中，结合特定疾病发现的重要突变驱动基因与蛋白质，从药物作用的靶点出发，进行新药研究与设计，将缩短药物研发时间；在具体药物临床试验中，根据患者反应状况，将人群进行分类，可提高药物研发成功率。

简而言之，药物基因组学主要回答为什么不同人群对同一种药物的反应有差异；这种差异能否在基因组水平上被科学预测，进而指导临床正确和安全用药；通过个体基因多态性检测，能否实现对多种疾病发生风险的预测及预防；这些基因组多态性信息是否可以作为创新药物研发的依据，降低研发风险。

二、遗传学基础

药物基因组学研究人类基因组多态性与药物反应多样性之间的关系，利用人类基因组学信息揭示个体间药物反应差异的原因，即个体间药物反应的差异性可以从基因组差异中找到答案。人类基因组多态性既来源于基因组中重复序列拷贝数的不同，又来源于DNA序列的变异，以及双等位基因的转换或替换，甚至还包括基因表达、表观遗传修饰等水平的多态性。目前药物基因组学的研究从基因组多态性标记入手，通过分析多态性标记频率与药物反应的相关性，揭示个体药物反应差异的基因组学因素。基因组多态性标记按被研究和使用的先后，分为限制性片段长度多态性（restriction fragment length polymorphism，RFLP）、短串联重复序列多态性（short tandem repeat，STR）和单核苷酸多态性（single nucleotide polymorphism，SNP）三大类。其中SNP以其在基因组中数量巨大、分布频密、遗传稳定，而且易实现高通量、自动化检测的特点，现已成为新一代遗传标记，在包括药物基因组学研究在内的多种遗传学研究中得到广泛应用。

（一）SNP的概念

单核苷酸多态性（SNP）是指在基因组水平上由于单个核苷酸（腺嘌呤A、鸟嘌呤G、胸腺嘧啶T、胞嘧啶C）变异引起的DNA序列多态性，且在群体中的发生频率不小于1%。SNP在人类基因组中广泛存在，是人类可遗传变异中最常见的一种，占所有已知多态性的90%以上，平均每300个碱基对就有1个SNP发生。SNP属于二等位基因的多态性标记，有两种基本多态性类型：一是转换类型，即嘧啶转换为嘧啶（C←→T）或嘌呤转换为嘌呤（G←→A）；二是颠换类型，即嘧啶与嘌呤互换（C←→A、C←→G、T←→G、T←→A）。通常所说的SNP不包括碱基的插入、缺失及重复序列拷贝数的变化。

（二）SNP的分类及其对基因功能的影响

在基因组DNA中，任何碱基均有可能发生变异，因此SNP既有可能在基因序列内，也有可能在基因以外的非编码序列上。根据SNP在基因中的位置可分为3类：编码区SNP（coding region SNP，cSNP）、基因周边SNP（peripheral SNP，pSNP）和基因间SNP（intergenic SNP，iSNP）。根据对遗传性状的影响，cSNP又可分为两种：一种是同义cSNP（synonymous coding SNP，scSNP），即SNP所致编码序列的改变并不影响其表达的氨基酸序列，变异碱基与未变异碱基代表的氨基酸"含义"相同；另一种是非同义cSNP（non-synonymous coding SNP，nscSNP），即碱基序列的改变将导致编码氨基酸的改变，从而导致蛋白质序列的改变，可能最终影响蛋白质的功能，这种改变常是导致生物性状改变的直接原因。

总的来说，cSNP比较少（仅占1/5），大多数SNP位于基因组的非编码区，而基因调控区的SNP由于能够导致基因功能改变，也是研究的热点。基因的调控区主要包括启动子、5′非翻译区和3′非翻译区，这些区域有很多基因表达调控序列元件，如转录因子结合位点、miRNA结合位点等，这些序列元件与调控因子（转录因子、miRNA等）的结合都需要特定的序列组成，这些位点的SNP可能会导致调控因子的结合能力发生改变，从而影响正常的基因表达调控。

内含子在真核生物基因组中占有很大比重，因此分布在内含子区域的SNP也很多。内含子SNP的致病风险明显低于编码区和基因调控区，但位于第1个内含子的SNP及在内含子前后边界的第1个、第2个SNP，比其他内含子SNP有更大的效应，这可能与内含子中SNP影响剪接位点活性有关。而第1个内含子的剪接错误对mRNA造成的影响最大，由于翻译的先后顺序，在靠近5′端的mRNA变化对蛋白质功能的影响可能更大。

（三）SNP基因型和基因分型

基因是遗传物质的最小功能单位，是具有一定生物学意义的一段DNA。等位基因一般是指位于一对同源染色体相同位置上控制某一性状的不同形态的一对基因。若成对的等位基因中两个成员完全相同，则该个体对此性状来说是纯合子。若两个等位基因各不相同，则该个体对该性状来说是杂合子。同源染色体上相同位置 SNP 的每种碱基类型称为一个等位位点（类似等位基因）。除性染色体外，人体内的常染色体都有两条同源染色体，一个人所拥有的一对等位位点的类型称为基因型。例如，某一 SNP（A/G）位点，一个个体在这一位点上的基因型可能是 AA、AG 或 GG。测定个体某 SNP 的基因型，就称为 SNP 基因分型。SNP 基因型既可以指个体某个 SNP 等位位点的基因型，也可以指某个体细胞中同源基因组中多个 SNP 等位位点的基因型。多种 SNP 测定技术均可检测确定个体的 SNP 基因分型，这类检测就称为 SNP 基因分型检测。

三、检测技术和方法

（一）检测标本

药物基因组学与临床个体化治疗以每位患者的遗传信息为基础来制订个人的治疗方案，常用的检测技术主要为针对遗传物质的分子检测，其中，适当的样本处理是成功开展检测的前提条件。基因检测涉及多种不同的疾病，检测项目较多，因此样本种类繁多，来源较为复杂，主要包括全血样本、组织样本（新鲜组织、冷冻组织、石蜡包埋组织、穿刺样本等）、口腔拭子、骨髓和胸腹水等。临床样本处理的核心和关键是确保其完整性和质量不变，主要步骤包括采集、运输、接收与储存，其中任何一个环节处置不当都有可能引起样本破坏，从而导致无法检测或者检测结果不准确。因此，临床检验实验室应对不同来源样本的采集按检测要求建立相应的标准操作规程，并且加强对样本采集人员的培训。

（二）检测技术

基因检测技术主要涉及基因扩增及相关技术、基因杂交技术和基因测序技术，包括聚合酶链式反应（polymerase chain reaction，PCR）-直接测序法、等位基因特异性 PCR（allele-specific PCR，AS-PCR）法、荧光定量 PCR 法、PCR-焦磷酸测序法、PCR-高分辨率熔解曲线法（PCR-HRM）、PCR-限制性片段长度多态性方法（PCR-RFLP）、PCR-基因芯片法及原位杂交（in situ Hybridization，ISH）等多种方法。理想的检测方法应具备以下特征：①操作简单、快速；②操作过程自动化程度高，尽量没有人工干预；③成本低；④结果准确；⑤结果数据分析简单；⑥通量高，且有较大的灵活性，可以用来检测不同类型的分子。一种方法通常很难具备上述所有特征，因此根据需要来挑选合适的检测方法至关重要。

2015 年 7 月，国家卫生和计划生育委员会医政医管局为进一步提高临床实验室开展药物代谢酶和药物靶点基因检测技术及肿瘤个体化用药基因检测技术的规范化水平，制定了《药物代谢酶和药物作用靶点基因检测技术指南（试行）》和《肿瘤个体化治疗检测技术指南（试行）》，其中对常用基因检测技术的优缺点及适用性进行了介绍（表 6-1）。

表 6-1 常用基因检测技术优缺点及适用性比较

方法	优点	缺点	适用性
等位基因特异性 PCR（AS-PCR）	灵敏度高	通量低，假阳性率较高	适于对小样本、低突变比例的体细胞突变进行检测

续表

方法	优点	缺点	适用性
实时荧光PCR	灵敏度高，分型准确，操作简便快捷，所用仪器容易普及，易于推广使用	通量不高，探针成本较高，单个位点的检测成本与样本量有关，样本量越小成本越高	适于对少量位点、大样本进行分型
PCR-焦磷酸测序	检测灵敏度较高，对体细胞突变和甲基化等可实现定量检测；分型准确可靠，通量较高，实验设计灵活，可发现新的突变或遗传变异	对试剂和仪器有特殊要求，不易普及；检测灵敏度有限，对肿瘤组织中的低丰度体细胞突变（<3%）容易出现假阴性；测序长度仅10多个碱基，不能对长片段进行分析	适于较大样本、突变比例高于5%的各种类型SNP检测，以及甲基化位点的确定
PCR-高分辨率熔解曲线（HRM）法	操作简便、快速、通量大、使用成本低、结果准确，有利于实现闭管操作，在进行甲基化检测时可根据熔解曲线确定甲基化程度的高低	不能排除待测核酸中新出现的遗传变异；由于单个碱基突变导致DNA解链温度的变化非常小，该方法对仪器的灵敏度和分辨率有较高要求	适合有该类机器的实验室开展各种类型SNP分型研究；可用于已知甲基化位点的检测
Sanger测序法	直接获取序列，分型的金标准。测序长度较长，可发现新的变异位点	灵敏度不高，尤其是在进行肿瘤组织体细胞突变检测时，当组织中靶标基因突变比例低于20%时，可能出现假阴性结果；对试剂和仪器有特殊要求，不易普及；操作复杂，成本相对较高，速度慢、通量低	各种SNP的检测，未知突变的筛查以及验证其他分型的结果
PCR-限制性片段长度多态性（RFLP）法	不需要任何探针，也不需要特别的仪器设备，成本较低，实验过程简单，可操作性强	通量太低，大量分型时工作量大，只适用于部分SNP分型	适用于无条件够买贵重仪器设备的实验室开展小样本的分型检测
PCR-基因芯片法	通量高	灵活度低，成本高，需要特殊的仪器设备	适于具备芯片检测能力的实验室对已知固定位点、大样本标本进行检测
原位杂交（ISH）法	在细胞核原位对基因的异常进行检测	成本高，通量低，时间较长	适于对基因扩增和缺失异常进行检测

　　近年来，随着科学技术的迅速发展，更多先进检测技术不断涌现，其中核酸扩增技术已由普通PCR和实时荧光定量PCR技术，发展出数字PCR技术；核酸测序技术也由以Sanger技术为代表的低通量第一代测序技术发展到高通量、单核酸分子测序的第二代和第三代测序技术，使得全基因组范围内大规模SNP的检测成为可能，也给药物基因组学研究带来了革命性改变。

四、临床应用

药物基因组学的临床应用主要是根据基因多态性对药物效应、不良反应的影响，选择合适的药物及调整给药剂量。药物基因组学在抗肿瘤药物、心血管疾病药物、抗凝药物、降脂药物、降糖药物、消化系统疾病药物、抗神经精神药物、止咳镇痛药物、抗痛风药物、免疫抑制剂、抗病原微生物药物等临床个体化用药中均发挥重要作用。

随着精准医学的提出和推进，药物基因组学的发展迎来了新的机遇。我国医疗机构陆续开展基因检测以指导临床药物合理使用；国家卫生健康委员会临床检验中心陆续开展了多种基因检测的室间质评；多项用于临床药物基因组学检测的试行方案和技术指南相继出台，这些都推动了我国临床药物基因组学应用于临床的个体化治疗。但是，不容忽视的是，药物基因组学应用于临床依然面临诸多挑战：①药物基因组学研究中存在种族差异，国外的临床药物基因组学应用指南不一定适用于中国人群；②很多研究结果不一致情况的出现导致其难以有效地向临床应用转化，目前临床药物基因组学仍需前瞻性大样本、多中心、随机对照试验以深化研究；③目前药物基因组学还属于新兴学科，大部分临床医师缺乏基因组学与个体化治疗的相关知识，因此尚需被更多的临床医师所接受；④基因检测指导药物治疗还未被纳入医保系统，由此产生的医疗费用部分患者不能接受；⑤理想基因检测项目的特征包括操作便捷、成本低廉、结果准确可靠、数据分析简单、检测自动化程度高、通量高、有较大灵活性可以用来检测不同类型的突变等，目前药物基因检测项目的技术和数据分析尚需进一步完善与规范，因而给卫生部门制订适合临床检验的药物基因检测方案带来了困难。

第二节　药物基因多态性与神经精神类药物个体化治疗

一、药物基因多态性

药物基因多态性主要包括药物代谢酶、药物转运体及药物作用靶点的基因多态性，通过影响药动学（pharmacokinetics，PK）和药效学（pharmacodynamics，PD），导致药物效应及毒性产生个体差异。

（一）药物代谢酶相关基因

药物代谢是药物在体内的生物转化过程，通常分为两个阶段。第一阶段，也称 I 相反应，包括氧化、羟基化、还原和水解4种不同反应类型。通过反应，药物分子结构中增加羟基、氨基或羧基，药物极性增加，便于排泄。 I 相代谢后，药物的活性也会受到影响，药物可失去活性、活性降低、活性增强及产生毒性代谢物。第二阶段，又称 II 相反应，常见为结合反应，药物的极性基团与葡萄糖醛酸、硫酸、甘氨酸等结合，进一步增加药物极性，方便排泄。

药物代谢酶是催化药物进行生物转化的酶，根据催化反应类型的不同，可分为 I 相代谢酶类和 II 相代谢酶类。 I 相代谢酶包括氧化酶、还原酶和水解酶。其中，氧化酶主要有细胞色素P450酶（cytochrome pigment P450，CYP450）、黄素单加氧酶、单胺氧化酶；还原酶主要有乙醇脱氢酶、醛-酮还原酶、羰基还原酶、醌还原酶；水解酶主要有环氧水解酶、羧酸酯酶和胆碱酯酶。据统计，在临床常用的前200种药物中，超过50%药物的代谢清除由CYP450酶完成，因此，CYP450酶是最重要的Ⅰ相代谢酶，对Ⅰ相代谢酶的基因多态性研究也较多集中于CYP450。Ⅱ相代谢酶主要包括葡萄糖醛酸转移酶、硫嘌呤甲基转移酶、磺基（硫酸基）转移酶、N-乙酰转移酶、谷胱甘肽-S-转移酶等。Ⅱ相代谢酶催化的是结合反应，以葡萄糖醛酸结合反应最为常见。

研究表明，遗传因素决定了某些药物代谢酶的种类、含量和活性，进而影响药物代谢的种类和速率，表现为有些人代谢药物的速度慢，药物易蓄积并引起中毒，有些人代谢药物速度快，药物在体内不易达到有效浓度，这也是造成药物应答存在个体差异的关键因素。因此，药物代谢酶基因多态性检测，是指导临床个体化用药的重要依据。

（二）药物转运体相关基因

药物转运体是一大类介导药物跨膜位移的转运蛋白系统，涉及药物在体内的吸收、分布和清除过程。多种抗肿瘤药、抗生素类药、强心苷类、钙通道阻滞剂、HIV蛋白酶抑制剂、免疫抑制剂等已被证明是药物转运体的底物或抑制剂，其体内转运均涉及特异或非特异的转运体。

人类基因命名委员会对药物转运体做了标准化命名，根据转运方向将药物转运体分为外排（流出）型和摄入（流入）型两大类。外排型转运体多属于ATP结合盒转运体（ATP-binding cassette transporter，ABC转运体），按照基因结构和氨基酸的排列分为7个亚家族，包括ABCA（亦可写为ABC1）、ABCB（MDR）、ABCC（MRP或CFTR）、ABCD、ABCE（OABP）、ABCF和ABCG，共49个家族成员，家族成员的共性是主要通过ATP水解驱动逆浓度梯度将底物从细胞内泵出。摄入型转运体多属于溶质载体（solute carrier，SLC转运体）超家族，包括52个家族（SLC1～SLC52），有400多个家族成员，家族成员的功能共性是能介导底物从细胞外进入细胞内。

除了统一的标准化命名，有些转运体还有常见的命名。例如，P-糖蛋白（P-gp）为ABCB亚家族成员ABCB1，常用MDR1表示；MRP2为ABCC亚家族成员ABCC2；乳腺癌耐药蛋白（breast cancer resistance protein，BCRP）为ABCG亚家族成员ABCG2；有机阴离子转运多肽（organic anion-transporting polypeptide，OATP）为SLC21亚家族基因产物；有机阴离子转运体（organic anion transporter，OAT）和有机阳离子转运体（organic cation transporter，OCT）为SLC22亚家族基因产物。

药物转运体在上皮的基底外侧和顶侧的协调表达及活性，是药物分布、药物与药物之间相互作用、药物应答和毒性反应差异的重要决定因素，因此，药物转运体基因多态性的检测将有助于解释转运体的分布和功能的差异，进而揭示部分药物代谢动力学和临床疗效上的个体差异。

（三）药物作用靶点相关基因

1.药物作用靶点的概念与分类　　在 *Nature Reviews Drug Discovery* 上，Imming等（2006）定义了药物作用靶点即"能与我们称之为药物的化学物质发生特异相互作用的分子结构（至少化学分子量能够定义）"。根据药物作用靶点的生化结构，可将药物作用靶点分为酶、底物、代谢产物和蛋白质、受体、离子通道、转运体蛋白、DNA/RNA和核糖体、单抗作用靶点等；根据药物作用靶点的遗传学分类，可分为视紫红质蛋白样G蛋白偶联受体、核受体、配体门控离子通道、电压门控离子通道、青霉素结合蛋白、髓过氧化物酶样、钠：神经递质转运体家族、Ⅱ型DNA拓扑异构酶类、Ⅲ型纤连蛋白和CYP450十个主要的基因家族，其中前四类占据了约药物作用靶点的50%，且都是受体。

2.受体　受体是对生物活性物质具有识别能力，并能与之选择性结合，介导细胞内信号转导，触发后续的生理和药理效应的功能蛋白质。相应地，能与受体特异性结合的活性物质称为配体或配基。受体的概念最初在药物效应研究中提出，随后在生命科学各领域得到广泛应用。药物和毒物等外源性活性物质进入体内后，经过代谢动力学，与靶器官的受体发生相互作用，从而引起一系列的作用过程，最终导致药理或毒理效应，因此受体已成为当代药理学及相关学科如分子生物学、细胞生物学、神经生物学、酶学、生理学、病理学等多门生命科学备受关注的研究课题。

3.受体分类

（1）G蛋白偶联受体（gprotein coupled receptor，GPCR）：结构类似，有7个跨膜结构域，通过与不同G蛋白偶联，将细胞外信号传递给细胞内信号通路，最终到达效应器产生生物效应。β肾上腺素受体、血管紧张素受体、阿片受体和多巴胺受体等均属于GPCR。

（2）配体门控离子通道受体（ligand gated ion channel receptor）：单一肽链往返4次穿透细胞形成一个亚单位，由4～5个亚单位组成穿透细胞膜的离子通道。γ-氨基丁酸（GABA）受体、谷氨酸受体和天冬氨酸受体等均属于配体门控离子通道受体。

（3）受体酪氨酸激酶（receptor tyrosine kinase，RTK）：由细胞外、跨膜及细胞内三部分组成，细胞外侧与配体结合，由此接受外部信息，与之相连的是一段跨膜结构，细胞内侧为酪氨酸激酶活性区域，能促进自身酪氨酸残基的磷酸化而增强此酶活性，再催化细胞内各种底物蛋白磷酸化，激活胞内蛋白激酶，从而将细胞外信息传递到细胞内。

已发现50多种不同的RTK，几种主要类型包括：①表皮生长因子（epidermal growth factor，EGF）受体；②血小板生长因子（platelet-derived growth factor，PDGF）受体和巨噬细胞集落刺激生长因子（macrophage colony stimulating factor，M-CSF）受体；③胰岛素和胰岛素样生长因子-1（insulin and insulin-like growth factor-1，IGF-1）受体；④神经生长因子（nerve growth factor，NGF）受体；⑤成纤维细胞生长因子（fibroblast growth factor，FGF）受体；⑥血管内皮生长因子（vascular endothelial growth factor，VEGF）受体；⑦肝细胞生长因子（hepatocyte growth factor，HGF）受体等。

（4）细胞内受体（intracellular receptor）：又称基因激活受体，是可溶性DNA结合蛋白，位于胞质溶胶、核基质中。该受体主要是与脂溶性小的信号分子相互作用，以调控基因表达。它们的配体主要是一些激素，如位于细胞核内的雄激素、雌激素、孕激素及甲状腺素受体，以及位于细胞质的糖皮质激素受体等。

目前细胞内激素受体已是一个颇大的受体家族，家族成员已增长至近百个，并且还在不断扩大，主要包括甾体激素受体、甲状腺素受体、维生素D受体、维生素A受体和蜕化素受体等。此外还有不少细胞内受体的配体有待鉴别明确，这些配体未明的细胞内受体统称为"孤儿受体"（orphan receptor）。

4.受体的遗传多态性对药物效应及个体药物应答的影响　绝大多数受体的化学本质是蛋白质，而蛋白质是相应基因表达的产物。人群中表达受体的结构基因或影响结构基因表达的调节基因在序列结构上通常呈遗传多态性，表现为一定比例的个体在受体的数量和结构等方面存在不同形式的变异。然而受体的遗传多态性并不一定具备功能意义，也就是说，发生在受体基因上的突变和受体蛋白上的氨基酸变异并不一定导致受体功能的改变。受体的遗传多态性一旦具有功能意义，如受体与药物亲和力、受体的稳定性和受体的调节、受体与信号转导系统的耦合或与靶基因的结合、受体之间的相互调节等受到影响，就极可能影响个体间药物效应的差异。受体遗传多态性是目前药效学阶段遗传多态性的主要原因，正成为药理学、药物基因组学研究的前沿热点问题之一。

二、神经精神类药物基因多态性

（一）神经精神类药物代谢酶相关基因

细胞色素P450（CYP450）酶系是人体中最重要的药物代谢酶体系之一，能够氧化代谢包括药物在内的外源性物质。CYP450酶不是一个酶，而是一个大家族，由多种同工酶成员组成。在CYP450同工酶中，氨基酸序列有40%以上一致地归入同一家族，由一个不同的阿拉伯数字命名，如CYP1；而每种同工酶中氨基酸序列55%以上相同的归入同一亚型，以阿拉伯数字后加一个大写英文字母来表示，如CYP1A；最后在同一亚家族内根据酶被鉴定的先后顺序用阿拉伯数字编序，表示不同的每种酶，如CYP1A2。

CYP450的多种同工酶参与了神经精神类药物的代谢，其中主要有CYP2D6、CYP2C19、CYP2C9、CYP3A4、CYP1A2等。CYP450酶的遗传多态性类型主要包括单核苷酸多态性、短片段缺失/插入、复制等，其中90%以上的类型为SNP，因此，CYP450的遗传多态性主要是指SNP，*表示遗传多态性，*1表示野生型参考基因，*1之外的数字表示其他遗传多态性。CYP450酶活性在个体和种族间存在较大差异，基因多态性导致酶活性不同，可分为超快代谢型（ultra-rapid metabolizer，UM）、快代谢型（extensive metabolizer，EM）、中间代谢型（intermediate metabolizer，IM）和慢代谢型（poor metabolizer，PM）4种表型。由于酶活性的不同，导致服用神经精神类药物后的药物代谢存在个体差异，进而表现出不同的药物反应。PM患者，由于酶活性降低甚至丧失，可能导致药物在体内蓄积，从而引发不良反应；UM患者，由于酶活性较高可能会导致药物的清除率加快，血药浓度降低而影响药效。

1. CYP2D6　CYP2D6又称异喹胍4′-羟化酶，是CYP450第二亚家族中的重要成员，也是研究最广泛的CYP系列基因之一，占总CYP的2%～4%。CYP2D6基因位于第22号染色体（22q13.1），总长为7kb，含有9个外显子和8个内含子。药物基因组学研究发现，CYP2D6基因存在70多种遗传变异，其中，中国人群常见的CYP2D6等位基因包括CYP2D6*3（A2637 deletion）、CYP2D6*4（G1934A）、CYP2D6*5（CYP2D6 deletion）　和CYP2D6*10（C188T）。根据基因编码CYP2D6酶活性的不同，CYP2D6酶呈现UM、EM、IM和PM四态分布的现象。UM为至少携带2拷贝以上的功能等位基因，如CYP2D6*1/*1×N和CYP2D6*1/*2×N；EM为至少携带一个功能等位基因或两个活性降低的功能等位基因，如CYP2D6*1/*1和CYP2D6*1/*2；IM为携带一个活性降低的功能等位基因和一个无活性的等位基因，如CYP2D6*4/*10和CYP2D6*5/*41；PM为携带两个无活性的等位基因，如CYP2D6*4/*4和CYP2D6*4/*5。

研究发现，CYP2D6酶参与大多数典型抗精神病药、部分新型抗精神病药、三环类抗抑郁药和部分选择性5-羟色胺再摄取抑制剂的体内代谢，CYP2D6酶活性缺失的多态性可影响阿米替林、氯米帕明、氟西汀、帕罗西汀、文拉法辛、米安色林、米氮平、西酞普兰、艾司西酞普兰、氟沙明、氟哌啶醇、氯氮平、利培酮、奥氮平等多种神经精神类药物的体内代谢，从而影响这些药物的疗效和不良反应的发生，临床需根据个体的基因型进行剂量的调整。

2. CYP2C19　CYP2C19是CYP450第二亚家族中的重要成员,参与阿米替林、丙米嗪、氯米帕明、舍曲林、西酞普兰、艾司西酞普兰、氟伏沙明等多种抗神经精神类药物的体内代谢。*CYP2C19*基因位于人类第10号染色体q24.1-24.3,包括9个外显子和5个内含子。研究发现,*CYP2C19*有多个多态性位点,*CYP2C19*2*(rs4244285,c.681G＞A)和*CYP2C19*3*(rs4986893,c.636G＞A)是中国人群中存在的2种导致CYP2C19酶缺陷的主要等位基因,*CYP2C19*2*导致剪接缺失,*CYP2C19*3*为终止密码子突变。

CYP2C19遗传变异可导致酶活性的个体差异,使人群出现UM、EM、IM和PM 4种表型。UM为至少携带1个获得性突变功能等位基因,如*CYP2C19*1/*17*和*CYP2C19*17/*17*;EM为携带两个功能等位基因,如*CYP2C19*1/*1*;IM为携带一个功能等位基因和一个活性降低的功能等位基因,或携带一个获得性突变等位基因和1个活性降低的功能等位基因,如*CYP2C19*1/*2*、*CYP2C19*1/*3*和*CYP2C19*2/*17*;PM为携带两个活性降低的功能等位基因,如*CYP2C19*2/*2*、*CYP2C19*2/*3*和*CYP2C19*3/*3*。东方人群中75%～85%的PM由*CYP2C19*2*所致,20%～25%的PM由*CYP2C19*3*所致。

3. CYP2C9　CYP2C9同样是CYP450第二亚家族中的重要成员,占肝微粒体P450蛋白总量的20%,与CYP2C19有92%的序列同源性。CYP2C9参与苯妥英钠、苯巴比妥、丙戊酸、氟西汀等多种抗神经精神类药物的体内代谢,其活性的变化可导致上述药物体内浓度出现较大变化,甚至导致严重药物不良反应的发生。*CYP2C9*基因位于染色体10q24.2,全长约55kb,含有8个内含子和9个外显子。药物基因组学研究发现,CYP2C9主要包括*CYPC2C9*2*(rs1799853,C430T,Arg144Cys)和*CYP2C9*3*(rs1057910,A1075C,Ile359Leu)两个多态性位点,其中,中国人群中*CYPC2C9*2*的频率为0,*CYPC2C9*3*的频率为3%。*CYP2C9*遗传多态性导致其酶活性产生个体差异,*CYPC2C9*2*和*CYP2C9*3*均导致CYP2C9酶活性降低,且*CYP2C9*3*纯合子个体酶活性仅为该位点野生型纯合子基因型个体(携带*CYP2C9*1*或Arg144/Ile359等位基因)的4%～6%。因此,人群中CYP2C9酶存在EM(*CYP2C9*1/*1*)、IM(*CYP2C9*1/*2*和*1/*3*)和PM(*CYP2C9*2/*2*、*2/*3*和*3/*3*)三种表型。

4. CYP1A2　CYP1A2是CYP450第一亚家族中的重要成员,主要在肝脏表达,占体内CYP450酶总量的13%～15%,参与阿米替林、丙米嗪、氟伏沙明、米氮平、氟哌啶醇、氯氮平、奥氮平等多种抗神经精神类药物的体内代谢。CYP1A2的遗传多态性决定其表达和活性的个体差异,从而影响这些药物的疗效和不良反应的发生。*CYP1A2*基因位于人类第15号染色体上,全长7.8kb,包括6个内含子和7个外显子。研究表明,*CYP1A2*存在多种SNP位点,其中最主要的具有功能性的SNP为*CYP1A2*1C*(-2964G＞A)和*CYP1A2*1F*(-163C＞A或734C＞A),*CYP1A2*1C*基因突变可导致体内酶活性降低,*CYP1A2*1F*基因突变可导致体内酶活性升高。另有研究表明,*CYP1A2*1D*(-2467delT)和*CYP1A2*1E*(-739T＞G)在亚洲人群中的突变率相对较高,且可影响CYP1A2酶的活性。因此,鉴定*CYP1A2*基因分型在个体化用药中具有重要的指导意义。

5. CYP3A4　CYP3A4是CYP450第三亚家族中的重要成员,也是人体内含量最高的CYP450,约占人肝CYP450总量的30%,占肠道CYP450总量的70%。CYP3A4参与阿米替林、氯米帕明、丙米嗪、曲唑酮、米氮平、舍曲林、尼法唑酮、氟哌啶醇、氯氮平、利培酮、喹硫平、齐拉西酮、舍吲哚等多种抗神经精神类药物的体内代谢。*CYP3A4*基因位于第7号染色体q21.3-22.1,总长约27kb,包括13个外显子和12个内显子。研究显示,CYP3A4存在多个SNP位点,*CYP3A4*4*、*CYP3A4*5*、*CYP3A4*6*和*CYP3A4*22*等位基因的存在可能降低CYP3A4的活性，但是*CYP3A4*基因多态性对神经精神类药物个体用药的影响仍需进一步研究。

（二）神经精神类药物转运体相关基因

多数神经精神类药物的作用靶点都位于脑内，由于大脑存在血脑屏障（BBB），药物进出脑组织往往依赖转运蛋白的参与。目前血脑屏障上研究较多的是ABC转运蛋白家族的多药耐药基因产物P-糖蛋白（P-gp）、乳腺癌耐药蛋白（Breast cancer resistance protein，BCRP）和多药耐药相关蛋白（multidrug resistance-associated proteins，MRP）。

1. P-gp　P-糖蛋白（P-gp）广泛存在于包括血脑屏障在内的多种器官中，是血脑屏障中的一种重要转运体。作为一种高度保守的超家族ATP结合盒（ATP binding cassette，ABC）转运蛋白，P-gp能够利用ATP分解产生的能量逆浓度梯度主动运输其底物，将进入脑脊液内的某些依赖于其转运的药物泵出，使大脑内保持较低的药物浓度，某种程度上影响神经精神类药物的药效。P-gp底物范围很广，主要为脂溶性较高的阳离子型药物，如抗精神病药物帕罗西汀、抗癫痫药物苯妥英钠、托吡酯、苯巴比妥、拉莫三嗪、左乙拉西坦和加巴喷丁等。

编码P-gp的基因多药耐药*MDR1*（也称*ABCB1*）位于人染色体7q21.1上，含28个外显子，cDNA长3843bp。在人体内*ABCB1*基因多态性对神经精神类药物临床应答影响的研究中发现，其两个同义SNP（C3435T和C1236T）和一个非同义SNP（G2677）能够影响P-gp活性，导致脑内的药物浓度和药后反应不同。此外，稀有非同义SNP（G2677）不仅改变P-gp活性，而且影响P-gp底物特异性；同义SNP（C3435T和C1236T）编码的稀有密码子会改变P-gp翻译后折叠与插入进入细胞膜的时机，从而改变与底物结合位点的三维结构。

2. BCRP　乳腺癌耐药蛋白（BCRP）在体内分布广泛，胎盘、小肠、血脑屏障等重要组织中均有表达，主要负责将内源性物质、外源性物质排至细胞外，是体内重要的跨膜外排转运体，也是介导药物-药物相互作用及临床用药个体差异的重要因素之一。目前已发现BCRP转运体的底物有200余种。

BCRP是分子质量为72kDa的跨膜蛋白，由655个氨基酸组成，编码基因为*ABCG2*。因BCRP只有一个核苷酸结合区（nucleotide binding domain，NBD）和一个6次跨膜区（transmembrane domain，TMD），被称为半转运体（half-transporter）BCRP。ABC转运体发挥转运功能需要两个NBD结构，故BCRP常以二聚体的形式存在。作为ABC转运体家族一员，BCRP与P-gp类似，也是由ATP水解提供能量，NBD负责结合ATP，TMD作为底物的结合部位，决定转运底物的特异性。目前已发现约80种*ABCG2*基因的SNP，其中34G＞A（V12M）和421C＞A（Q141K）的突变频率最高。研究表明，421C＞A导致的Q141K突变可引起细胞表面的BCRP表达减少，进而降低其外排活性；而34G＞A导致的V12M突变与BCRP表达及药物不良反应相关。

3. MRP　多药耐药相关蛋白（MRP）介导许多有机阴离子的外排转运，其家族主要包含9个亚型，为MRP1～MRP9，其中血脑屏障部位MRP1、MRP2、MRP4和MRP5较多。MRP主要转运谷胱甘肽S-结合物和氧化谷胱甘肽等阴离子化合物，其底物包括左乙拉西坦、苯巴比妥等。研究表明，癫痫患者MRP1、MRP2与MRP5表达量会增加。

（三）神经精神类药物作用靶点及风险基因

1. HLA　人类白细胞抗原（human leukocyte antigens，HLA）是人类主要组织相容性

复合体的表达产物，在免疫系统中主要负责细胞间的相互识别和诱导免疫反应，调节免疫应答。HLA分为三类：Ⅰ类分子为HLA-A、HLA-B和HLA-C系列抗原，广泛表达于各组织有核细胞表面；Ⅱ类分子为HLA-D/DR、-DP、DQ系列抗原，主要表达于B细胞和抗原提呈细胞，Ⅰ类和Ⅱ类抗原都与器官移植有关，其中Ⅱ类抗原更为重要；Ⅲ类分子为补体成分。药物基因组学研究发现，卡马西平、奥卡西平和苯妥英钠的不良反应与*HLA-B*基因多态性有关，*HLA-B*1502*阳性患者，使用此类药物引发严重皮肤过敏反应的风险高，如史蒂文斯-约翰逊综合征/中毒性表皮坏死松解症（Stevens-Johnson syndrome/toxic epidermal necrolysis，SJS/TEN），以及斑丘疹等。FDA建议使用此类药物前应进行*HLA-B*1502*基因型检测。亚洲人特别是中国人群中*HLA-B*1502*的携带者有10%～15%，风险相对较高，对于阳性携带者应禁止使用卡马西平、奥卡西平及苯妥英钠等药物。同样有证据表明，携带*HLA-A*3101*等位基因的人群发生超敏综合征、斑丘疹的风险显著增加。*HLA-A*3101*等位基因在欧洲人群中有2%～5%，中国汉族人群中约有2%。卡马西平引起的超敏综合征与携带*HLA-A*3101*等位基因之间存在强关联，*HLA-A*3101*等位基因可显著增加过敏风险。另有临床研究表明*HLA-B*（158T）和*HLA-DQB1*（126Q）基因多态性与氯氮平导致的严重不良反应粒细胞缺乏症相关，携带有这两种风险基因的患者，使用氯氮平引发粒细胞缺乏症的风险更高，对于携带此类基因的患者应禁止使用氯氮平。

2. POLG   线粒体DNA聚合酶γ（mitochondrial DNA polymerase γ，POLG）基因负责人体中线粒体DNA的复制，其编码基因有两个多态性位点1399G/A和2234G/C，分别使A467T和W748S氨基酸改变导致POLG酶活性降低。研究发现*POLG*基因多态性与丙戊酸的不良反应相关，*POLG*基因突变易发生弥漫性进行性脑灰质变性综合征（Alpers综合征）伴随有难治性癫痫症状，使用丙戊酸治疗*POLG*基因突变患者更易导致细胞凋亡，引发急性肝衰竭甚至死亡的风险高。FDA建议使用丙戊酸前应进行*POLG*基因检测，并禁止*POLG*基因突变的患者使用丙戊酸。

3. DRD2/ANKK1   多巴胺受体D2（dopamine receptor D2，DRD2）基因编码多巴胺受体D2（DRD2），其为大多数抗精神病药物的主要靶点。位于*DRD2*启动子区域的-141C插入/缺失（-141C Ins/Del）多态性已被证实有与其表达相关的功能性效果。据报道，携带有*DRD2* Del等位基因的患者使用抗精神分裂症药物（奥氮平、利培酮）引起的肥胖显著高于*DRD2* Ins/Ins基因型的携带者；携带有*DRD2* Ins/Ins基因型的首发精神分裂症患者，对抗精神分裂症药物的临床反应更快。

锚蛋白重复和激酶域1（ankyrin repeat and kinase domain containing 1，ANKK1）为丝氨酸/苏氨酸蛋白激酶家族成员。人类*ANKK1*基因位于11号染色体11q23.2，与*DRD2*基因相邻。*ANKK1*外显子8上的SNP rs1800497（c.2317G＞A，Glu713Lys）又称*DRD2* Taq1A多态性，携带该多态位点T等位基因可使纹状体DRD2的密度下降。静坐不能是抗精神病药主要锥体外系不良反应之一，据报道，携带*DRD2* rs1800497 A等位基因的患者在应用第二代抗精神病药治疗期间静坐不能不良反应的发生率显著高于该位点GG基因型患者。临床药物遗传学实施联盟指南（Clinical Pharmacogenetics Implementation Consortium，CPIC）已将*ANKK1* rs1800497多态性列为1B级药物基因组标记物，指出通过检测该多态性可降低抗精神病药不良反应的发生风险。

4. HTR2A   HTR2A基因编码5-羟色胺受体2A（5-HT2A），研究显示，*HTR2A*内含子SNP位点rs7997012与治疗效果相关，携带*HTR2A* rs7997012等位基因A患者对西酞普兰应答效果更佳。

5. HTR2C　　*HTR2C*基因编码5-羟色胺受体2C（5-HT2C），研究显示，*HTR2C*的SNP位点C759T与抗精神病药物诱导体重增加的风险显著相关。

6. SLC6A4（5-HTTLPR）　　*HTTLPR*为位于5-羟色胺转运体*SLC6A4*基因启动子区域的44bp插入/缺失，该位点有long（l）和short（s）两种突变，其短片段（s）基因转录活性要低于长片段（l）。研究显示，*HTTLPR*长片段基因有更好的选择性5-羟色胺选择性重摄取抑制剂应答效果，而短片段基因型缓解率较低且需要较长的应答时间。携带短片段基因的双相障碍患者更容易发展成为抗抑郁诱导狂躁，患病风险增加了35%。

7. MC4R　　黑素皮质素受体4（MC4R）是一个最重要的与体重增加和肥胖风险增加相关的基因，其在调节食物摄入和能量动态平衡方面发挥作用。研究显示，非典型抗精神病药物诱导体重增加与*MC4R*多态性相有关，如*MC4R* rs489693基因型AA与体重增加相关，rs17782313等位基因C与体重增加相关。

8. BDNF和NTRK2　　脑源性神经营养因子（brain-derived neurotrophic factor，BDNF），在神经元的存活、分化和可塑性当中起着至关重要的作用。BDNF与TrkB受体相结合，激活下游信号通路，广泛参与胞内信号级联放大作用，被认为在介导锂盐治疗应答过程中起重要作用。研究表明，BDNF与双相障碍发病机制相关，*BDNF*基因（Val66Met）多态性与锂盐治疗相关，其中第66位氨基酸为甲硫氨酸（Met）的携带者锂盐治疗后有更好的效果；*NTRK2*基因多态性被证实与锂盐治疗效果相关联，且与自杀企图风险相关联。

三、神经精神类药物基因多态性检测现状及临床意义

神经精神性疾病是全球高发疾病，药物治疗是目前的主要干预手段。临床工作中经常遇到早期用药治疗效果不理想、不良反应较多等问题，例如有的患者使用抗精神病药物后出现体重增加，有的体重没有发生变化；有的精神分裂症患者使用利培酮效果明显，有的则出现锥体外系反应。目前临床上通常用试错的方法不断对患者的用药方案进行调整，这样不仅会浪费时间、影响治疗效果、加重医疗负担、使患者缺乏康复的信心，有时还会产生严重的不良反应甚至致死，因此，寻找影响神经精神类药物疗效和不良反应个体差异的因素一直是临床上备受关注的核心问题。除传统的性别、年龄、身高、体重、病理、生理、依从性等方面外，遗传因素被认为是导致神经精神病患者药物治疗后出现个体化差异的重要因素。通过基因检测对患者的基因进行个体化分类筛查，然后评估药物临床疗效和变异之间的关系、基因变异和患者症状之间的关系，可以帮助临床医师在个体化差异中寻找规律，最后将基因检测结果应用于临床实践，为患者量身设计出优化治疗方案，以期达到治疗效果更优和副作用更低的一种定制医疗模式。

近年来，药物基因组学得到了迅猛发展，美国食品药品监督管理局（FDA）已经相继为超过200种药物标记了药物基因组学注释，其中神经精神类药物约占19%，我国国家卫生健康委员会医政医管局也要对药物代谢酶和药物作用靶点相关的基因进行了注释。目前，神经精神类药物的药物基因组研究可谓硕果累累，从卡马西平、苯妥英钠的药物基因组学研究开始，到现在包括抗精神分裂症药物、抗抑郁药物、抗癫痫药物等在内的几乎所有神经精神类药物基因组学研究全面覆盖，越来越多通过药物基因组学信息来指导药物使用的临床决策被相关药品说明书、指南共识和临床医师采纳。通过对每位患者的特定基因信息进行分析，可以辅助医师在第一时间确定相应的治疗方案，如精准选择药物、增加首剂的有效性、适时调整剂量等，在提高临床症状缓解率、降低不良反应发生率的同时，可以很大程度上避免治疗方案的重叠，节省患者的宝贵时间，减少巨大的医疗开支。

　　药物基因组学检测从实验室研究拓展转化到临床实践，为个体化给药方案的制订提供了一种新的检测手段。然而，基于药物基因组学基础研究的成果在真实世界中的应用也存在很多的挑战，如遗传变异的生物学意义还有很多尚未阐明的地方；个体对部分药物的应答是多基因遗传所决定的，任何单一基因所起的作用有限，需要在单体型水平或全基因组关联研究对一系列相关候选基因进行系统分析，从而明确真正起作用的基因；临床仍需大量前瞻性、大样本、多中心研究，以实现基因多态性为药物个体化治疗提供参考；数据的标准或性质尚未达成共识，需要权威机构进行统一评估；临床医师缺乏个体化用药的意识及系统指导等。尽管如此，随着新技术及研究方法的不断完善，相信以国家政策为导向，在制药业、科研系统、卫生系统的通力合作下，药物基因组学研究必将日益完善，将药物基因组学应用到临床实践中进而实现精准用药也指日可待。

（鲁　静）

参 考 文 献

［1］卢兹凡，李萌. 药物基因组学理论与应用. 北京：科学出版社，2018.

［2］阳国平，郭成贤. 药物基因组学与个体化治疗用药决策. 北京：人民卫生出版社，2016.

［3］周宏灏，陈小平，张伟，等. 药物代谢酶和药物作用靶点基因检测技术指南（试行），2015.

［4］Imming P，Sinning C，Meyer A. Drugs, their targets and the nature and number of drug targets. Nat Rev Drug Discov，2006，5（10）：821-834.

［5］Relling MV，Evans WE. Pharmacogenomics in the clinic. Nature，2015，526（7573）：343-350.

［6］Polasek TM，Mina K，Suthers G. Pharmacogenomics in general practice：The time has come. Aust J Gen Pract，2019，48（3）：100-105.

［7］Tornio A，Backman JT. Cytochrome P450 in pharmacogenetics：an update. Adv Pharmacol，2018，83：3-32.

［8］Manikandan P，Nagini S. Cytochrome P450 structure, function and clinical significance：a review. Curr Drug Targets，2018，19（1）：38-54.

［9］Wake DT，Ilbawi N，Dunnenberger HM，et al. Pharmacogenomics：Prescribing Precisely. Med Clin North Am，2019，103（6）：977-990.

［10］Nicholson WT，Formea CM，Matey ET，et al. Considerations when applying pharmacogenomics to your practice. Mayo Clin Proc，2021，96（1）：218-230.

［11］FDA. Table of Pharmacogenetic Associations. https：//www.fda.gov/medical-devices/precision-medicine/table-pharmacogenetic-associations.htm.2021.

［12］Zhang JP，Malhotra AK. Recent progress in pharmacogenomics of antipsychotic drug response. Curr Psychiatry Rep，2018，20（4）：24.

第 7 章

神经精神类常用药物的治疗药物监测

第一节　神经精神类药物概述

神经精神类疾病药物是指用于治疗神经系统疾病和精神疾病的药物，其中有些药物的药动学个体差异较大，且可导致中枢系统不良反应，因此常需对血药浓度进行监测，以提高药物的疗效并降低用药风险。根据 AGNP《神经精神药理学治疗药物监测共识指南》（2017），神经精神类疾病药物主要包括抗抑郁药物、抗精神病药、抗焦虑及治疗睡眠障碍常用药物、抗癫痫药与情感稳定剂等。

抗抑郁药主要是用来治疗情绪低落、抑郁消极的一类精神活性药物，对于焦虑性障碍、惊恐发作、强迫性障碍等特定情况也有疗效。抗抑郁药根据化学结构及作用机制的不同分为以下几类。①三环类抗抑郁药：三环类抗抑郁药因结构中有一个杂环和两个苯环而得名，作用机制上属于非选择性单胺摄取抑制剂，常见药物包括阿米替林、丙米嗪、氯米帕明、多塞平等。②四环类抗抑郁药：四环类抗抑郁药的作用机制能与三环类抗抑郁药相似，常见药物包括马普替林等。③选择性 5-羟色胺（5-HT）重摄取抑制剂：与三环类抗抑郁药相比，选择性 5-HT 重摄取抑制剂对 5-HT 重摄取作用有更强的选择性，对其他受体和递质影响较小，因此疗效与三环类抗抑郁药相当，但不良反应相对较少，常见药物包括舍曲林、氟西汀等。④5-HT 及去甲肾上腺素（NE）再摄取抑制剂：此类药物通过抑制 5-HT和 NE 的再摄取，提高脑脊液中这些神经递质的浓度而起到抗抑郁的作用，文拉法辛即属于此类药物。⑤单胺氧化酶抑制剂：此类药物为最早发现的抗抑郁药物，因药理作用广泛，与诸多药物合用都可能会导致严重的不良反应，在临床已逐步被其他抑郁药所取代，代表药物为吗氯贝胺。⑥NE 及特异性 5-HT 能抗抑郁药：此类药物镇静能力较强，可用于治疗伴有失眠的抑郁症患者，代表药物为米氮平。⑦其他药物：如曲唑酮、圣约翰草提取物等。

抗精神病药又称抗精神分裂药，一般可在不影响正常意识清醒的情况下，控制 Ⅰ 型症状，如兴奋、躁动、幻觉、妄想等；或对 Ⅱ 型症状，如淡漠、退缩等症状有一定改善作用。此类药物多为强效的多巴胺受体拮抗剂，起到治疗作用的同时也可能发挥镇静作用，引起情绪冷漠、精神运动迟缓和运动障碍等不良反应。根据化学结构，抗精神病药可分为以下几类。①吩噻嗪类：吩噻嗪类药物是含由硫、氮连接两个苯环而形成的三环结构的抗精神病药物，通过作用于脑内边缘系统多巴胺受体，减轻焦虑紧张、幻觉妄想等症状，代表药物为氯丙嗪。②硫杂蒽类：也称为噻吨类药物，是在吩噻嗪类药物的基础上将吩噻嗪环上第 10 位的氮原子换成碳原子，药理作用与吩噻嗪类药物相似，通常镇静作用弱于吩噻嗪类药物，但有一定的抗焦虑和抗抑郁作用。对伴有焦虑、抑郁的精神病性障碍属于首选，常见药物包括氯普噻吨、氟哌噻吨等。③丁酰苯类：丁酰苯类药物化学结构与吩噻嗪类药物完全不同，但药理作用却相似，常见药物包括氟哌啶醇和氟哌利多等。④其他药物：包括一些苯二氮䓬类和苯甲酰胺类药物等。

焦虑是临床上常见的精神障碍，包括广泛性焦虑、惊恐障碍、社交焦虑等，抗焦虑药物主要用于减轻紧张、焦虑、恐惧的情绪，通常伴有镇静、催眠、抗惊厥的作用，也可缓解由于焦虑而引发的失眠，因此抗焦虑药物与治疗睡眠障碍的药物存在交叉。如苯二氮䓬类药物，通过加强中枢性神经递质γ-GABA$_A$功能、减少神经兴奋而发挥作用，具有抗焦虑、镇静催眠、抗惊厥、抗癫痫等作用，是最常用的抗焦虑药物，也是常用于治疗睡眠障碍的药物，常见药物包括地西泮、阿普唑仑、艾司唑仑等。苯二氮䓬类药物发挥抗焦虑作用时具有起效快的特点，但易产生依赖性，不建议单独用药或长期使用，当联合应用的其他种类抗焦虑药物起效后，应在2周内逐渐停用苯二氮䓬类药物。除此外，5-HT部分激动剂可用于治疗焦虑障碍或抑郁焦虑混合状态，代表药物为丁螺环酮；美托洛尔等β受体阻滞剂则可用于缓解焦虑状态下的心悸等症状；选择性5-HT重摄取抑制剂、5-HT和NE再摄取抑制剂等抗抑郁药同样具有良好的抗焦虑作用。

抗癫痫药物的作用机制分为4种：①通过降低细胞膜对Na$^+$与Ca^{2+}的通透性，抑制其内流，使动作电位不易产生，从而起到膜稳定作用；②减少神经递质释放；③增强γ-GABA介导的神经抑制作用；④其他机制：如抑制T型Ca^{2+}通道。治疗癫痫的初始选择药物非常重要，一般根据发作类型和综合征分类对药物进行选择。常用于控制癫痫局限性发作的药物包括苯妥英钠、卡马西平、奥卡西平、拉莫三嗪、丙戊酸钠、左乙拉西坦等；各种类型的全身性发作均可以考虑丙戊酸钠、拉莫三嗪、托吡酯、左乙拉西坦等进行单药治疗，全身性强直-阵挛性发作的单药治疗则可选用卡马西平、苯巴比妥、苯妥英钠、奥卡西平等进行单药治疗；丙戊酸钠、拉莫三嗪、托吡酯、左乙拉西坦等广谱抗癫痫药，对局限性发作和全身性发作均有效果；当发作分类不确定时，可选用拉莫三嗪、托吡酯、奥卡西平、左乙拉西坦等新型抗癫痫药。

情感稳定剂又称为抗躁狂药，除抗躁狂作用外，此类药物对情绪有稳定作用，能够预防双相情感障碍的复发，又称为情感稳定剂。锂盐对躁狂症状有显著疗效，是躁狂发作的首选药物，治疗急性躁狂和轻度躁狂有效率可达80%以上。但锂盐具有不良反应较多、安全范围窄等特点，严重可致人昏迷甚至死亡。除锂盐外，丙戊酸、奥卡西平、拉莫三嗪等抗癫痫药和氯氮平、奥氮平等非典型抗精神病药也可作为情感稳定剂使用。

第二节　神经精神类疾病常用药物TDM概况

为治疗神经精神类疾病，近60年已发现或研发200余种药物用于缓解或治疗相关症状。但许多药物在应用中却由于用药方案不够"精确"而并没有起到理想的治疗效果。这主要是由于此类药物在临床应用过程当中存在以下特点：①有些药物药动学存在明显的个体差异，患者的年龄、性别、是否伴服其他药物都可能对药物的体内过程造成影响，相同用药方案下不同患者的血药浓度可相差几倍甚至几十倍；②部分药物起效慢，用药2～4周后才逐渐起效；③由于对精神神经类疾病症状的评判受多种主、客观因素影响，因此药物是否起效的指标有时并不明确，不易通过症状判断药物是否达到有效浓度；④有些神经精神类疾病药物的毒副作用易与疾病症状混淆，具有隐匿性，难以判断。因此，对神经精神类药物进行治疗药物监测（TDM），根据结果调整给药方案，实现"精确"用药，对于提高疗效，降低不良反应发生的风险具有重要意义。

神经精神类常用药物 TDM 所选用的样品依然以血清或血浆为主。通常在连续用药 5～7 个半衰期后，于下次用药前，采集 1ml 以上静脉血用于 TDM。但如怀疑患者因用药出现不良反应，可随时进行 TDM。

欧洲 AGNP 组织将神经精神类常用药物推荐使用 TDM 的级别分为 4 个级别：1 级为强烈推荐，即已有文献报道并评价参考浓度范围，有明确证据表明 TDM 对于提高临床治疗效果或降低不良反应发生风险具有指导价值，强烈建议这类药物在用于特定适应证或剂量确定过程中进行 TDM，如碳酸锂、氯氮平、卡马西平、丙戊酸等；2 级为推荐，即有效药物浓度范围来自于有效治疗剂量下的血浆药物浓度并且药物浓度与临床疗效相关，有高于血浆治疗浓度范围导致耐受性降低或中毒的报道，这类药物在特定情况或特定适应证下应选择进行 TDM，如马普替林、米氮平、拉莫三嗪等药物；3 级为有用，即有效药物浓度范围由药动学研究中得到的有效剂量下的血浆浓度计算而来，血浆药物浓度与药效学相关性尚且未知，或者仅有对 TDM 数据的回顾性分析、个案报道或不系统的临床经验作为依据，这类药物包括托吡酯、帕罗西汀等；4 级为可能有用，即对于这类药物，血药浓度与临床疗效并无相关性，并不建议进行常规 TDM，可在有特殊指征的情况下进行药物浓度测定，如佐匹克隆、劳拉西泮等。因此，并不是所有神经精神类药物都适宜开展常规 TDM，应考虑是否有监测血药浓度的指征，包括：①药物治疗窗窄，为保证用药安全需监测血药浓度；②初次使用药物或者需对给药方案进行优化；③推荐用药剂量下未取得理想疗效；④推荐用药剂量下出现不良反应；⑤怀疑患者依从性差；⑥怀疑发生药物相互作用；⑦药物警戒项目中的 TDM；⑧肝肾功能不全、孕妇、老年人、儿童等。

可靠、灵敏、稳定的分析方法是成功进行 TDM 的基础。对于神经精神类药物 TDM，锂盐的血药浓度检测方法包括离子选择性电极法、原子吸收光谱法、火焰光度法等，丙戊酸、卡马西平等抗癫痫药物则多采用市场化的免疫学方法进行测定，其他多数神经精神类药物则借助 GC 或 HPLC 进行测定，其中尤以 HPLC 的应用更为广泛。HPLC-MS 联用技术则是目前应用于临床 TDM 最灵敏，特异性最好的技术，且具有高效性，能够实现同时测定数十种待测成分，可以满足大多数神经精神类药物和代谢产物的 TDM 需求，但由于仪器成本较高，在各临床医院的实验室普及程度要弱于 HPLC-UV。在选择或建立分析方法后，需对准确度、精密度、特异性、灵敏度、重现性及稳定性等基本参数进行验证，以保证 TDM 结果准确可靠。

第三节　常用抗抑郁药治疗药物监测

一、阿米替林

阿米替林（amitriptyline）又名阿密替林、氨三环庚素、依拉维、安米替林等。分子式为 $C_{20}H_{23}N$，分子量 277.41，化学名为 N，N- 二甲基 -3-［10,11- 二氢 -5H- 二苯并（a，d）环庚三烯 -5- 亚基］-1- 丙胺，常用其盐酸盐。药物浓度监测常涉及其主要活性代谢产物去甲替林，其分子式为 $C_{19}H_{21}N$，分子量 263.38。阿米替林与去甲替林分子结构式见图 7-1。

1.药理作用　阿米替林为临床常用的三环类抗抑郁药，主要通过抑制 5- 羟色胺（5-

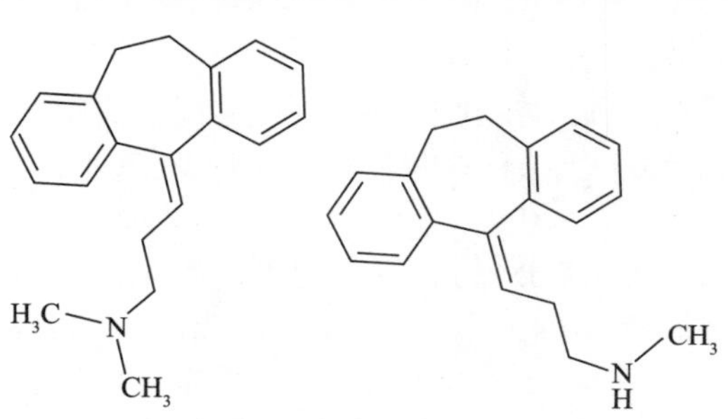

图7-1　阿米替林（左）及去甲替林（右）分子结构式

HT）和去甲肾上腺素（NE）的再摄取，增强中枢5-HT能神经及NE能神经功能而发挥抗抑郁作用。同时可通过阻断组胺H_1受体和M胆碱受体，而发挥抗焦虑、镇静及抗胆碱作用。本品还可通过作用于中枢阿片类受体，缓解疼痛。

2.临床应用

（1）适应证：①用于治疗各型抑郁症或抑郁状态，因其具有镇静作用，主要适用于焦虑性或激动性抑郁症；②可用于焦虑症和神经性疼痛；③亦用于治疗小儿遗尿症。

（2）用法用量：口服。①成人常用量开始每次25mg，2～3次/日，然后根据病情和耐受情况逐渐增至150～250mg/d，3次/日，剂量不宜超过300mg/d，维持量50～150mg/d；②6岁以下儿童禁用，6岁以上儿童酌情减量；③老年患者由于代谢和排泄能力下降，对本品敏感性增强，应减少用量；④肝硬化和门静脉系外科手术患者、肾衰竭患者需减量。

（3）药物不良反应

①常见不良反应：与丙米嗪类似。心血管系统反应：如心传导阻滞、心律失常、低血压、高血压、心动过速等；精神神经系统反应：如妄想、定向力障碍、共济失调、震颤、周围性神经病变、肢体麻木、刺痛或麻痹、锥体外系症状、构音障碍、运动障碍、激动、焦虑、失眠、头晕、虚弱、疲劳、头痛、抗利尿激素分泌失调综合征等；抗胆碱能反应：如麻痹性肠梗阻、高热、尿潴留、尿道扩张、便秘、视物模糊、眼压升高、散瞳、口干等；过敏反应：可见皮疹、荨麻疹、光敏反应、面部或舌水肿等；消化系统反应：如恶心、呕吐、厌食、味觉异常、腹泻等。

②严重不良反应：包括心肌梗死、脑卒中、晕厥、昏迷、癫痫发作、幻觉、骨髓抑制（如粒细胞缺乏、白细胞减少、血小板减少等）、闭角型青光眼、肝衰竭、味觉丧失、自杀性行为或意念增加、胎儿畸形等。

③其他不良反应：如睾丸肿胀、男性乳房发育、女性乳房肿大、性欲变化、阳痿、血糖变化、体重变化、脱发、水肿、尿频、出汗增多、长期用药后戒断症状、肝功能变化、狼疮样综合征等。

3.药动学特征　口服吸收好，生物利用度为31%～61%，蛋白结合率82%～96%，达峰时间（t_{max}）为6～12h（有资料显示为2～12h），表观分布容积5～10L/kg。本品可通过血脑屏障及胎盘，也可分泌入乳汁，乳汁/血浆比约为1.0。主要在肝脏代谢，代谢酶有CYP2C19、CYP2D6、CYP1A2、CYP2C9、CYP3A4、UGT等，主要通过N-去甲基化和羟基化被代谢，主要活性代谢产物为去甲替林，其N-氧化物及羟基化衍生物也可能有活性。代谢产物主要自肾脏从尿液排泄，主要以葡萄糖醛酸结合物或硫酸结合物被排泄，在尿中只有少量原型药物，部分经肠道排出。阿米替林排泄较慢，半衰期（$t_{1/2}$）为10～28h，去甲替林$t_{1/2}$为18～44h，24h内有1/3～1/2的药物可被排泄，72h排泄约60%，停药3周后仍可在尿中检出。

4.治疗药物监测

（1）治疗参考浓度范围（有效浓度范围）：AGNP在《神经精神药理学治疗药物监测共识指南（2017年版）》中推荐：①治疗参考浓度（谷浓度）为80～200ng/ml（阿米替林＋

去甲替林）；②实验室警戒浓度（谷浓度）为300ng/ml（阿米替林＋去甲替林）；③代谢产物与母药的比值可以用来鉴别药动学相互作用、代谢基因型及用药依从性等，去甲替林与阿米替林的稳态谷浓度比值范围为0.2～1.8；④为了比较测得的药物浓度与理论预期药物浓度范围，可以引入剂量相关参考浓度范围的剂量相关浓度（DRC）因子，运用公式"剂量相关浓度（DRC）因子×日剂量"推算剂量相关参考浓度范围（第1章），当阿米替林按2次/日服药，即给药间隔（末次给药与采血之间时间间隔）△t为12h时，阿米替林DRC因子为0.65（0.46～0.83），其活性代谢产物去甲替林DRC因子为0.48（0.28～0.68），活性部分DRC因子为1.12（0.73～1.51），上述DRC因子的相关CL/F、F、$t_{1/2}$见表1-3；⑤另外，单用去甲替林的治疗参考浓度范围为70～170ng/ml，实验室警戒浓度为300ng/ml。

　　其他资料显示：①阿米替林的有效血药浓度为110～250ng/ml，最小中毒浓度为250ng/ml；②阿米替林的有效血药浓度为120～250ng/ml，去甲替林的有效血药浓度范围为50～150ng/ml；③阿米替林的治疗血药浓度范围为50～200ng/ml，中毒血药浓度为200～2000ng/ml。

　　（2）推荐级别及监测指征：AGNP在《神经精神药理学治疗药物监测共识指南（2017年版）》中推荐阿米替林的监测等级为1级。主要TDM指征：①药动学个体差异显著；②不良反应较多，且药物浓度与疗效及不良反应密切相关；③需要长期用药，且常用于治疗抑郁，用药依从性差；④可用于老年人、青少年、儿童等特殊人群，用药情况复杂；⑤毒副反应可隐匿性出现，且与症状加重不易区分；⑥疗效指标不明确，易受主观影响（治疗疾病常无客观指标评估）；⑦起效慢，通常在1～4周后显现明显的抗抑郁作用，用药初期不易通过临床反应评价疗效；⑧主要代谢酶为CYP2C19及CYP2D6，存在基因多态性且易发生药物相互作用。

　　（3）样本采集：一般采集静脉血2～3ml，分取血清或血浆测定，若不能立即测定，可暂存于2～8℃，建议24h内测定；有报道本品的血清或血浆样本于-40℃可保存1个月。推荐固定剂量服药达稳态（7d）后，于下一次服药前（宜在清晨）采血，监测稳态谷浓度；如怀疑中毒，则可立即采样。有文献报道显示，抑郁症患者的脑脊液中阿米替林及去甲替林浓度与血浆浓度具有显著相关性，但与临床反应之间相关性较差，脑脊液中阿米替林及去甲替林浓度监测尚存在争议，应首选监测血浆浓度。

　　（4）监测时机或适应证：①首次用药达稳态后；②疾病急性期每1～2周监测1次；③维持治疗评价疗效时建议每1～3个月监测1次；④剂量调整前及剂量调整达稳态后；⑤达到最佳疗效，需确定个体最佳药物浓度时；⑥合并可能与阿米替林或去甲替林相互作用的药物时；⑦不能有效控制病情或疗效下降时；⑧出现任何怀疑与阿米替林相关的毒副反应时；⑨怀疑吞服大量药物时或进行中毒诊断及治疗时；⑩建议*CYP2C19* UM型和PM型患者及*CYP2D6* UM型、IM型、PM型患者加强监测；⑪怀疑依从性差时等。

　　（5）常用检测方法：生物样本中阿米替林及去甲替林的定量检测方法比较多，包括放射免疫法、GC-MS、GC、HPLC、HPLC-MS等。

　　免疫法可为临床提供快速检测结果，但由于化学结构的相似性，导致免疫法测定时普遍存在交叉反应干扰，阿米替林、去甲替林与丙米嗪结构类似，采用免疫法检测时存在交叉反应干扰。阿米替林及去甲替林分子结构中存在苯环等紫外吸收基团，在实际TDM工作中可选择反相色谱柱（C$_{18}$柱）分离，配合紫外检测器或二极管阵列检测器采用HPLC进行检测。HPLC-MS比HPLC具有更好的灵敏度与特异性，并且可同时测定多种药物。色谱法检测血中阿米替林及去甲替林时，为了去除基质干扰，样本预处理方法包括蛋白沉淀法、液－液萃取法、固相萃取法、固相微萃取、支撑液膜技术等。

本品的血药浓度监测常是以阿米替林与其主要活性代谢产物去甲替林检测浓度加和来计算，并且当以盐酸盐参与计算时，应注意质量转换。

（6）药物浓度影响因素

①饮食：本品次要经CYP3A4、CYP1A2、UGT等代谢，西柚汁可抑制CYP3A4酶的活性，对本品及代谢产物的浓度可能存在影响；吸烟可诱导CYP1A2、UGT，理论上，吸烟可使阿米替林代谢增强，进而引起血药浓度降低，但目前多数研究认为，吸烟对阿米替林和去甲替林的血药浓度不会产生具有显著临床意义的影响，因此，患者一般不需要因吸烟调整剂量。

另外，与非酗酒者相比，酗酒者具有较高的三环类抗抑郁药清除率。另外，乙醇可增加中枢神经抑制作用，易导致乙醇中毒，用药期间应避免饮酒。

②年龄：老年患者由于肝肾功能下降，代谢和排泄能力下降，体内游离药物浓度及总药物浓度可能上升，应注意监测。

③病理生理状态：清蛋白（白蛋白）、α_1酸性糖蛋白及脂蛋白是血清/血浆中主要的药物结合蛋白。碱性药物通常与清蛋白或α_1酸性糖蛋白结合。本品的蛋白结合率较高，主要与α_1酸性糖蛋白结合，在一些病理状态下，如急性心肌梗死、肾衰竭、烧伤、脑卒中、炎症、感染、肺水肿、风湿性关节炎、恶性肿瘤、慢性粒细胞白血病活跃期、克罗恩病、外伤、ICU患者、急性胰腺炎、吸烟、高血压等，α_1酸性糖蛋白浓度可能升高，可能导致本品游离药物浓度占比下降，进入脑内药物减少，疗效可能下降。相反，如肝硬化可致α_1酸性糖蛋白浓度降低，可能发生相反的影响。另外，药物与血浆蛋白结合也可受到血浆pH的影响，理论上，对于碱性药物，pH升高，游离药物占比下降，体外研究表明pH升高时游离阿米替林百分比显著下降，pH 7.0～7.4时，游离阿米替林的百分比降低20%，pH 7.4～7.8时降低42%。

④检测方法：由于化学结构的相似性，导致免疫法测定时普遍存在的交叉反应干扰，造成免疫法测定结果较色谱法偏高。这些化学结构的相似且易造成三环类抗抑郁药测定干扰的药物包括三环类抗抑郁药物之间的干扰，也包括其他可能与本品合用且化学结构类似的药物，如喹硫平、硫利达嗪、氟西泮、氯丙嗪、阿利马嗪、赛庚啶、环苯扎林及其代谢产物去甲环苯扎林等。因此，由于这种检测干扰的存在，在检测结果时应谨慎。

⑤药物相互作用：阿米替林主要经CYP2D6、CYP2C19代谢，次要经CYP1A2、CYP3A4、CYP2C9、UGT代谢，同时，本品也是P-gp的底物，所有对这些代谢酶或转运蛋白产生诱导、抑制或竞争作用的药物（附表1，附表2）均可能与本品产生药物相互作用。

本品与喹诺酮类抗菌药物（如环丙沙星、诺氟沙星等）、唑类抗真菌药物（如氟康唑、伏立康唑等）、奎尼丁、氟伏沙明、西咪替丁、氟西汀等CYP2D6、CYP2C19等有抑制作用的药物（附表2）合用时，可致阿米替林或去甲替林血药浓度升高。有报道氟西汀使阿米替林血药浓度增加约2倍，去甲替林的浓度增加约9倍，增加去甲替林与阿米替林的稳态浓度的比值。米氮平由于与本品代谢酶存在竞争抑制作用，合用可致两者血药浓度升高。

与卡马西平、利福平、苯妥英钠、苯巴比妥等对CYP2C19、CYP3A4、UGT等有诱导作用的药物合用，可因加速本品代谢及排泄，引起血药浓度降低；圣约翰草可诱导CYP3A4酶，本品与圣约翰草制剂合用，可致阿米替林及其代谢产物AUC及峰浓度降低；

与硫酸铝合用可致本品吸收降低（AUC 降低约 50%）。

本品蛋白结合率高，且主要与 α_1 酸性糖蛋白发生高亲和力、低容量的蛋白结合，与其他同种蛋白结合率高的药物同时应用时，可能会发生因竞争性而导致的游离药物浓度变化等相互作用。

此外，与舒托必利或可致 Q-T 间期延长的药物合用有增加室性心律失常的风险，严重者可致尖端扭转性心律失常；与甲状腺合用易致心律失常；与肾上腺素、去甲肾上腺素合用易致高血压及心律失常；与乙醇或其他中枢神经系统抑制剂合用，中枢神经抑制作用增强；与单胺氧化酶抑制剂（如吗氯贝胺、司来吉兰）合用可引起 5-HT 综合征，且两者用药间隔应超过 2 周；与可乐定合用，可降低后者的抗高血压作用；与抗惊厥药物合用降低抗惊厥药效果；与阿托品合用不良反应增加。

⑥遗传因素：*CYP2D6* 和 *CYP2C19* 存在基因多态性，人群中存在超快代谢型（UM）、正常代谢型（EM）、中间代谢型（IM）和慢代谢型（PM）等不同代谢类型，可引起阿米替林药效学及药动学个体间很大的变异性。有报道表明，*CYP2D6* 为 PM 者，阿米替林毒性增加，浓度相关性驾驶能力受损。但应注意：CYP2D6 与 CYP2C19 作用于阿米替林的不同的代谢环节，*CYP2C19* 的基因多态性对阿米替林和去甲替林各自的浓度及比例影响较大，对总浓度影响小。而阿米替林和去甲替林的总浓度主要受 *CYP2D6* 的基因多态性的影响，分析药物浓度结果时应注意分析。另外，一部分三环类抗抑郁药物浓度变化来源于种族差异。有报道，与高加索人相比，非裔美国人和日本人通常具有较高的三环类抗抑郁药物浓度。

（7）结果解释：在分析相关影响因素的基础上，对血药浓度结果（阿米替林＋去甲替林）进行合理解释。①血药浓度＜80ng/ml，浓度偏低，若病情控制良好，维持原方案，注意病情变化；若病情控制不佳，应结合临床及个体参数，调整给药方案，并监测药物浓度。②血药浓度 80～200ng/ml，若病情控制良好，无须调整给药剂量；若病情控制不佳，应结合临床及个体参数，调整给药方案，并监测药物浓度。③血药浓度＞200ng/ml，浓度偏高，可能引起中毒，尤其当存在年龄偏高、低蛋白等敏感因素时，建议结合临床及个体参数，适当调整给药方案，并监测药物浓度。④血药浓度＞300ng/ml，浓度过高，可能出现明显中毒反应。

5. 药物过量　单次用量达到 1200mg 即可出现中毒反应，超过 2500mg 则难以抢救成功。当血药浓度持续高于 200ng/ml 时，存在中毒可能。当血药浓度高于 300ng/ml 甚至更高时，可出现：①中枢神经系统直接抑制作用，甚至昏迷，还可出现锥体系损伤反应、肌阵挛、肌强直、癫痫发作、惊厥、烦躁不安、谵妄等；②心脏节律紊乱、传导障碍、心脏功能障碍甚至衰竭、严重低血压；③抗胆碱反应，如视物模糊、口干、尿潴留、发热、胃肠蠕动减弱等；④重度阿米替林中毒表现，包括昏迷、癫痫发作、呼吸抑制、室性心律失常、顽固性低血压，甚至死亡。

阿米替林过量中毒应尽快处理，诊断及治疗期间应进行血药浓度监测。有报道认为阿米替林的中毒血药浓度为 200～2000ng/ml，致死血药浓度＞2000ng/ml；也有报道认为阿米替林的致死血药浓度为 500～2000ng/ml。

文献中过量病例的血药浓度水平：①40 例（4～38 岁）过量病例，2 例死亡，16 例阿米替林血药浓度＞1.0μg/ml，7 例剂量＞2000mg 的阿米替林血药浓度 1.1～2.1μg/ml；②1 例（2.5 岁）服药 500mg 患者 7h 后阿米替林血药浓度 8.21μg/ml，24h 后 2.91μg/ml，痊愈出院；③4 例过量阿米替林致死的病例血药浓度 2.7～4.7μg/ml，去甲替林血药浓度

0.50 ～ 1.7μg/ml；④1例同时服用阿米替林（420片）与地西泮（7片）死者阿米替林血药浓度8.6μg/ml，去甲替林0.58μg/ml（未完全代谢）。

治疗要点：①通过洗胃、口服活性炭等方法减少药物吸收、增加药物排泄。②对症支持治疗。如保持呼吸道通畅、吸氧、保持生命体征稳定、对症治疗并发症等。其他见"丙米嗪"相关内容。

6.基因多态性　临床应用中发现，使用相同剂量的三环类抗抑郁药，血药浓度可相差几十倍。三环类抗抑郁药在体内血药浓度过低或过高，决定了其治疗无效或发生毒性反应。采用常规剂量治疗的抑郁症患者只有30% ～ 45%的患者获得临床症状的完全缓解。

阿米替林、丙米嗪、氯丙米嗪、氯米帕明等三环类抗抑郁药主要在肝脏内经CYP450酶代谢，先由CYP1A2和CYP2C19去甲基化，再经CYP2D6羟基化。如阿米替林主要经CYP1A2和CYP2C19酶代谢为N-去甲替林，然后经CYP2D6酶代谢为10-羟基去甲替林；丙米嗪主要经CYP1A2和CYP2C19酶代谢为N-地昔帕明，经CYP2D6酶代谢为2-羟基丙米嗪；氯丙米嗪主要经CYP1A2和CYP2C19酶代谢为去甲氯丙米嗪，经CYP2D6酶代谢为8-羟基氯丙米嗪；氯米帕明主要经CYP1A2、CYP2C19和CYP3A4代谢为N-去甲氯米帕明，氯米帕明和N-去甲氯米帕明主要经CYP2D6羟基化，形成8-羟基氯米帕明或8-羟基-N-去甲氯米帕明。

CYP450酶的基因多态性可改变三环类抗抑郁药的体内代谢过程，导致血药浓度的差异，继而影响药物疗效和剂量相关的不良反应。*CYP2D6*根据基因型不同分为UM、EM、IM和PM。UM为至少携带2拷贝以上的功能等位基因，如*CYP2D6*1/*1×N*和*CYP2D6*1/*2×N*；EM为至少携带一个功能等位基因或两个活性降低的功能等位基因，如*CYP2D6*1/*1*和*CYP2D6*1/*2*；IM为携带一个活性降低的功能等位基因和一个无活性的等位基因，如*CYP2D6*4/*10*和*CYP2D6*5/*41*；PM为携带两个无活性的等位基因，如*CYP2D6*4/*4*和*CYP2D6*4/*5*。中国人群常为*CYP2D6*10*突变。CYP2C19根据基因型不同也分为UM、EM、IM和PM。UM为至少携带1个获得性突变功能等位基因，如*CYP2C19*1/*17*和*CYP2C19*17/*17*；EM为携带两个功能等位基因，如*CYP2C19*1/*1*；IM为携带一个功能等位基因和一个活性降低的功能等位基因，如*CYP2C19*1/*2*、*CYP2C19*1/*3*和*CYP2C19*2/*17*；PM为携带两个活性降低的功能等位基因，如*CYP2C19*2/*2*、*CYP2C19*2/*3*和*CYP2C19*3/*3*。中国人群常为*CYP2C19*2*和*CYP2C19*3*突变。多项研究均证实在*CYP2D6*或*CYP2C19* PM中使用三环类抗抑郁药，容易出现中毒反应；而在UM中，容易导致三环类抗抑郁药治疗无效。基于基因多态性三环类抗抑郁药应进行个体化用药建议见表7-1，表7-2。

表7-1　基于*CYP2D6*基因多态性三环类抗抑郁药用药及TDM建议

基因型	表型	临床意义	用药建议
*1/*1×N*，*1/*2×N*，*2/*2×N*（至少携带2拷贝以上的功能等位基因）	超快代谢型（UM）	酶活性高，三环类抗抑郁药代谢加快，血药浓度低，疗效降低	①避免使用三环类抗抑郁药，换其他不经CYP2D6广泛代谢的抗抑郁药；②若根据临床评估，确要使用三环类抗抑郁药，建议增加三环类抗抑郁药初始治疗剂量，随后利用TDM调整给药剂量达到目标浓度

续表

基因型	表型	临床意义	用药建议
*1/*1，*1/*2，*2/*2，*1/*41，*1/*4，*2/*5，*1/*10，*10/*10（至少携带1个功能等位基因或2个活性降低的功能等位基因）	快代谢型（EM）	酶活性正常，正常代谢三环类抗抑郁药	给予临床常规推荐剂量治疗
*4/*10，*5/*41（携带1个活性降低的功能等位基因和1个无活性的功能等位基因）	中间代谢型（IM）	酶活降低，三环类抗抑郁药代谢减慢，血药浓度增加，毒性反应发生风险增加	建议给予75%的临床常规推荐剂量治疗，随后利用TDM调整给药剂量达到目标浓度
*4/*4，*4/*5，*5/*5，*4/*6（携带2个无活性的功能等位基因）	慢代谢型（PM）	酶活性极低，对三环类抗抑郁药代谢能力弱，血药浓度高，毒性反应发生风险高	①避免使用三环类抗抑郁药，换其他不经CYP2D6广泛代谢的抗抑郁药；②若根据临床评估，确要使用三环类抗抑郁药，建议使用50%的临床常规推荐剂量治疗，随后利用TDM调整给药剂量达到目标浓度

表7-2　基于 CYP2C19 基因多态性三环类抗抑郁药用药建议

基因型	表型	临床意义	用药建议
*1/*17，*17/*17（至少携带1个获得性突变功能等位基因）	超快代谢型（UM）	加快对三环类抗抑郁药代谢	①避免使用三环类抗抑郁药，可换用其他不经CYP2C19广泛代谢的抗抑郁药；②若根据临床评估，确要使用三环类抗抑郁药，建议适当增加三环类抗抑郁药初始治疗剂量，随后利用TDM调整给药剂量达到目标浓度
*1/*1（携带2个功能等位基因）	快代谢型（EM）	正常代谢三环类抗抑郁药	给予临床常规推荐剂量治疗
*1/*2，*1/*3，*2/*17（携带1个功能等位基因和1个活性降低的功能等位基因，或携带1个获得性突变等位基因和1个活性降低的功能等位基因）	中间代谢型（IM）	对三环类抗抑郁药代谢减慢	给予临床常规推荐剂量治疗
*2/*2，*2/*3，*3/*3（携带2个活性降低的功能等位基因）	慢代谢型（PM）	对三环类抗抑郁药代谢能力弱，血药浓度高，毒性反应发生风险高	①避免使用三环类抗抑郁药，可换用其他不经CYP2C19广泛代谢的抗抑郁药；②若根据临床评估，确要使用三环类抗抑郁药，建议使用50%的临床常规推荐剂量治疗，随后利用TDM调整给药剂量达到目标浓度

推荐在阿米替林用药之前进行基因筛查，结合血药浓度监测，进行治疗方案调整。基于*CYP2C19*及*CYP2D6*基因多态性阿米替林的用药及TDM建议见表7-3。

另外，现有资料表明，*ABCB1*基因多态性与抗抑郁药物的疗效存在不同程度的相关性，但具体的多态性位点暂未获得一致性结果，可能与种族、环境等因素有关，具体影响需要更多研究来验证。

表7-3　基于*CYP2C19*或*CYP2D6*基因多态性阿米替林的用药方案及TDM建议

表型	*CYP2C19*	*CYP2D6*
UM	建议避免使用阿米替林，可换用去甲替林、地昔帕明等不经CYP2C19代谢的药物，如必须使用，利用TDM调整给药剂量达到目标浓度，治疗过程中加强TDM	建议避免使用阿米替林（可换用西酞普兰、舍曲林等），如必须使用，应适当增加起始剂量，利用TDM调整给药剂量达到目标浓度，治疗过程中加强TDM
EM	使用推荐剂量治疗	使用推荐剂量治疗
IM	使用推荐剂量治疗	建议避免使用阿米替林（可换用西酞普兰、舍曲林等），如必须使用，建议将起始剂量减少25%，利用TDM调整给药剂量达到目标浓度，治疗过程中加强TDM
PM	建议避免使用阿米替林，可换用去甲替林、地昔帕明等不经CYP2C19代谢的药物，如必须使用，建议起始剂量减少50%，利用TDM调整给药剂量达到目标浓度，治疗过程中加强TDM	建议避免使用阿米替林（可换用西酞普兰、舍曲林等），如必须使用，建议将起始剂量减少50%，利用TDM调整给药剂量达到目标浓度，治疗过程中加强TDM

二、氯米帕明

氯米帕明（clomipramine），又名氯丙米嗪，商品名为安拿芬尼、海地芬等，分子式为$C_{19}H_{23}ClN_2$，分子量314.85，化学名为N，N-二甲基-10,11-二氢-3-氯-5H-二苯并［b，f］氮杂䓬-5-丙胺，常用其盐酸盐。本品的药物浓度监测常涉及其活性代谢产物N-去甲氯米帕明，分子式为$C_{18}H_{21}ClN_2$，分子量300.83。氯米帕明与N-去甲氯米帕明分子结构式见图7-2。

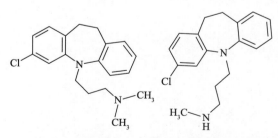

图7-2　氯米帕明（左）及N-去甲氯米帕明（右）分子结构式

1.药理作用　氯米帕明为三环类抗抑郁药，药理作用与阿米替林类似，与其他三环类抗抑郁药相比，其抑制5-HT作用较强，对NE的再摄取抑制作用弱于阿米替林及丙米嗪，具有一定的抗胆碱、抗焦虑及镇静作用。

2.临床应用

（1）适应证：①用于治疗各种类型的抑郁症，包括内因性、外因性、药物性、隐匿性等类型的抑郁症；②用于强迫综合征（强迫症）；③其他，如各种恐惧症、慢性疼痛、夜间遗尿、伴有发作性睡病的猝倒症、焦虑症等。

（2）用法用量：口服。①治疗抑郁症、强迫症，初始剂量每次25mg，2～3次/日，缓慢增加至150～250mg/d，剂量不超过300mg/d；②治疗恐惧症，剂量为75～150mg/d，2～3次/日；③慢性疼痛的治疗剂量应个体化，一般10～150mg/d；④儿童患者（限于≥5岁儿童使用）可根据年龄进行剂量调整。

（3）药物不良反应

①常见不良反应：包括口干、恶心、便秘、消化不良、体重变化、嗜睡、震颤、头晕、头痛、视物模糊、乏力、多汗、性功能异常等。

②严重不良反应：可见心搏骤停、心脏传导阻滞、心衰、室性心动过速、癫痫发作、脑出血、便血、肝损害、骨髓抑制、共济失调、精神错乱、昏迷、谵妄、呼吸困难、自杀企图等。

③其他不良反应：可见睡眠障碍、言语障碍、情绪变化、皮疹、腹痛、腹泻、发热、体重变化、心悸、低血压、过敏反应、肌痛等。

3. 药动学特征　口服吸收快而完全，可在肝脏首过代谢生成活性代谢产物N-去甲氯米帕明后，氯米帕明的生物利用度降为30%～50%。单次口服50mg时，t_{max}为2～6h。蛋白结合率约97%，体内分布广，表观分布容积7～20L/kg，可通过血脑屏障及胎盘，也可进入乳汁，有报道乳汁/血浆比为0.8～1.6。在肝内代谢，主要通过去甲基化生成活性代谢产物N-去甲氯米帕明，N-去甲氯米帕明的血药浓度可比原药浓度高约2倍。氯米帕明和N-去甲氯米帕明均可通过羟基化或进而形成葡萄糖醛酸化合物的方式从尿液排出（约70%）。代谢产物约有30%经粪便排出，从尿中排出的原型药物及N-去甲氯米帕较少，分别约占剂量的2%和0.5%。氯米帕明平均$t_{1/2}$为21h（亦有报道为21～31h、22～84h、16～60h等），N-去甲氯米帕明平均$t_{1/2}$为36h（亦有报道为37～43h）。

4. 治疗药物监测

（1）治疗参考浓度范围（有效浓度范围）：AGNP在《神经精神药理学治疗药物监测共识指南（2017年版）》中推荐：①治疗参考浓度（谷浓度）为230～450ng/ml（氯米帕明，N-去甲氯米帕明）；②实验室警戒浓度（谷浓度）为450ng/ml（氯米帕明＋N-去甲氯米帕明）；③N-去甲氯米帕明与氯米帕明的稳态谷浓度比值为0.8～2.6；④当氯米帕明按2次/日服药，即△t为12h时，氯米帕明DRC因子为0.60（0.24～0.96），N-去甲氯米帕明DRC因子为1.11（0.42～1.79），活性部分DRC因子为1.71（0.67～2.75），上述DRC因子的相关CL/F、F、$t_{1/2}$见表1-3，DRC范围计算见第1章。其他资料显示，氯米帕明的有效浓度范围为80～150ng/ml，最小中毒浓度为300ng/ml。

（2）推荐级别及监测指征：AGNP在《神经精神药理学治疗药物监测共识指南（2017年版）》中推荐氯米帕明的治疗药物监测等级为1级。主要TDM：①氯米帕明与N-去甲氯米帕明稳态血药浓度个体间变异大；②不良反应较多，可发生严重不良反应，且药物浓度与疗效及毒副作用密切相关；③需要长期用药，且常用于治疗抑郁，用药依从性差；④老年人、青少年、儿童、肝肾功能不全等特殊人群用药情况复杂；⑤毒副反应可隐匿性出现，毒副反应与症状加重不易区分；⑥疗效指标不明确，易受主观影响；⑦起效时间长，用药初期不易通过临床反应评价疗效；⑧氯米帕明与N-去甲氯米帕明的药理作用不同，前者主要是5-HT选择性重摄取抑制剂，后者主要是NE再摄取抑制剂；⑨代谢酶主要为CYP2D6、CYP2C19等，存在基因多态性，且易发生药物相互作用。

（3）样本采集：一般采集静脉血2～3ml，分取血清或血浆测定，若不能立即测定，可暂存于2～8℃，建议24h内测定；有报道显示血浆样本中氯米帕明于-20℃冻存2个月稳定。推荐固定剂量服药达稳态（1周）后，于下一次服药前（宜在清晨）采血，监测稳态谷浓度；如怀疑中毒，则可立即采样。药品说明书中显示脑脊液浓度约相当于血浆浓度的2%。脑脊液中氯米帕明与N-去甲氯米帕明浓度监测尚存在争议，应首选监测血浆浓度。

（4）监测时机或适应证：①首次用药达稳态后；②疾病急性期建议每1～2周监测1次；③维持治疗评价疗效时建议每1～3个月监测1次；④剂量调整前及剂量调整达稳态后；⑤达到最佳疗效，需确定个体最佳药物浓度时；⑥合并可能与氯米帕明或N-去甲氯米帕明相互作用的药物时；⑦不能有效控制病情或疗效下降时；⑧怀疑出现与氯米帕明或N-去甲氯米帕明相关的毒副反应时；⑨怀疑吞服大量药物或中毒诊断及治疗评价时；⑩建议 *CYP2C19* UM 型和 PM 型患者及 *CYP2D6* UM 型、IM 型、PM 型患者加强监测氯米帕明及N-去甲氯米帕明的血药浓度；⑪怀疑患者依从性差时等。

（5）常用检测方法：与阿米替林及去甲替林的检测类似，生物样本中氯米帕明及N-去甲氯米帕明的检测方法目前主要有 HPLC 和 HPLC-MS 法等。本品血药浓度监测常是以氯米帕明与N-去甲氯米帕明检测浓度加和来计算，并且当以盐酸盐参与计算时，应注意质量转换。其他详见"阿米替林"相关内容。

（6）药物浓度影响因素

①饮食：吸烟可增高 CYP1A2 的活性，有报道认为吸烟可能使氯米帕明的血药浓度降低，但一般不建议调整剂量，也有研究发现吸烟可增加本品去甲基化，而不影响其羟基化。与非酗酒者相比，酗酒者具有较高的三环类抗抑郁药清除率。另外，西柚汁可通过抑制 CYP3A4 酶的活性抑制氯米帕明的代谢，合用可能增加本品的血药浓度；乙醇可增加中枢神经抑制作用，用药期间应避免饮酒。

②年龄：老年患者由于低蛋白或肝肾功能下降，代谢和排泄能力下降，体内游离药物浓度及总药物浓度可高于年轻患者，应注意监测。

③病理生理状态：本品的蛋白结合率高，主要与 α_1 酸性糖蛋白高度结合，在一些病理状态下，如急性心肌梗死、肾衰竭、烧伤、脑卒中、炎症、感染、肺水肿、风湿病、恶性肿瘤、慢性粒细胞白血病活跃期、克罗恩病、外伤、ICU 患者、急性胰腺炎、吸烟、高血压等，α_1 酸性糖蛋白浓度可能升高，可能导致本品游离药物浓度占比下降，进入脑内药物减少，疗效可能下降。相反，如肝硬化可致 α_1 酸性糖蛋白浓度降低，可能发生相反的影响。目前肝、肾功能损伤对于本品药动学的影响尚不明确。

④检测方法：应注意不同检测方法之间的差异及由于化学结构的相似性等原因造成的检测干扰。详见"阿米替林"相关内容。

⑤药物相互作用：本品代谢酶有 CYP3A4、CYP2C19、CYP2D6、CYP1A2 及 UGT 等，与阿米替林类似，所有对这些代谢酶或转运蛋白产生诱导、抑制或竞争作用的药物（附表1，附表2）均可与本品产生药物相互作用。与对此类代谢酶有影响的药物合用时的相互作用见"阿米替林"相关内容。

与奋乃静、氯丙嗪、氟哌噻吨、阿米替林、苯妥英钠等通过相同代谢酶代谢的药物合用，可以相互影响代谢，使两者的血浆水平和毒性均增加；同时，本品主要与 α_1 酸性糖蛋白发生高亲和力、低容量的蛋白结合，与其他同种蛋白结合率高的药物同时应用时，结合竞争抑制也可能导致游离药物浓度变化等相互作用。

另外，本品可降低抗凝药物（如华法林）的代谢，增加出血风险。与单胺氧化酶抑制剂（如吗氯贝胺）合用可引起 5-HT 综合征，两种药物使用间隔至少应 2 周；与可致 Q-T 间期延长的药物合用有增加室性心律失常的风险；与肾上腺素受体激动剂合用易致高血压及高热；与甲状腺制剂合用易致心律失常；与乙醇或其他中枢神经系统抑制剂合用，中枢神经抑制作用增强；与抗组胺药或抗胆碱药合用，药效相互加强等。

⑥遗传因素：与阿米替林相似，人群中存在不同代谢类型，可引起氯米帕明药效学及药动学个体间显著差异，分析药物浓度结果时应考虑在内。

（7）结果解释：在分析相关影响因素的基础上，对血药浓度结果（氯米帕明＋N-去甲氯米帕明）进行合理解释。①血药浓度＜230ng/ml，浓度偏低，疾病发作风险增加；若病情控制良好，维持原方案，注意病情变化；若病情控制不佳，应结合临床及个体参数，调整给药方案，并监测药物浓度。②血药浓度 230～450ng/ml，若病情控制良好，无须调整给药剂量；若病情控制不佳，应结合临床及个体参数，调整给药方案，并监测药物浓度；应注意其他因素对药物敏感性的影响，如联合应用具有中枢抑制作用的药物或存在游离药物浓度升高因素等，可能增加中毒风险，应注意监测。③血药浓度＞450μg/ml，浓度偏高，可能引起中毒，尤其当存在年龄偏高、低蛋白等敏感因素时，建议结合临床及个体参数，适当调整给药方案，并监测药物浓度。

5.药物过量　氯米帕明过量的症状与阿米替林相似，主要表现为心脏和神经系统异常。中毒的严重性可与药物吸收情况、服药时间、患者年龄等相关，但有时毒副反应与原疾病不易区分，血药浓度监测是中毒诊断及治疗效果判断的重要依据。当血药浓度（稳态谷浓度）持续高于 450ng/ml（氯米帕明＋N-去甲氯米帕明）时，可能出现：①严重的抗胆碱能反应，如口干、心动过速、恶心、便秘、兴奋等；②中枢神经系统症状，如共济失调、嗜睡、躁动不安、激越、震颤、反射亢进、肌肉强直、抽搐、惊厥等，也可发生 5-HT 综合征的症状（如高热、谵妄、昏迷等）；③心血管系统症状，如低血压、室性心动过速等心律失常、心动过缓、传导阻滞、Q-T 间期延长、心衰甚至心搏骤停；④也可发生出汗、呼吸抑制、休克、瞳孔散大、少尿或无尿等。

国外报道氯米帕明过量中毒致死病例（n＝10）的血药浓度为 0.21～4.9μg/ml，肝脏浓度为 7.0～320mg/kg；另有 1 例 55 岁女性服用 120 粒 25mg（服药当天洗胃取出 80 粒）氯米帕明 2d 后入院治疗，临床表现包括共济失调、震颤、心律失常、心搏骤停、难治性低血压、昏迷、低钙血症、转氨酶轻度升高、轻度代谢性酸中毒、横纹肌溶解等，治疗 2 个月后死亡。

中毒反应一般在服药后 4h 出现，迟发性中毒反应（尤其发生在 24h 后）一般较为严重，当其他因素造成吸收或清除时间延迟时，患者可能在中毒后 4～6d 仍有危险，仍需重视毒副反应及药物浓度的监测。

对于氯米帕明过量中毒，目前尚无特效解毒剂，由于本品血浆蛋白结合率高，血液透析及腹膜透析常无效，本品过量中毒时主要是对症与支持治疗。治疗要点包括：①尽快洗胃、口服活性炭、导泻等方法减少药物吸收、增加药物排泄；②对心功能、电解质、药物浓度等应进行持续监测，依病情及时采取对症支持治疗，如保持呼吸道通畅、吸氧、保持生命体征稳定、对症治疗并发症等。其他参见"丙米嗪"相关内容。

6.基因多态性　与阿米替林代谢相似，*CYP2D6* 和 *CYP2C19* 具有高度的基因多态性，可通过影响药动学，影响其疗效及不良反应。因此，推荐在使用氯米帕明之前进行基因筛查，结合血药浓度监测，进行治疗方案调整。详见"阿米替林"中"基因多态性"相关内容。

　　基于*CYP2C19*或*CYP2D6*基因多态性氯米帕明的用药及TDM建议与阿米替林类似（表7-1～表7-3）。*CYP2C19* EM型、IM型患者和*CYP2D6* EM型患者可以使用推荐剂量治疗；*CYP2D6* UM型、IM型和PM型患者，建议避免使用氯米帕明，如必须使用，UM型患者应适当增加起始剂量，IM型患者应适当减少起始剂量，PM型患者应将起始剂量减少50%，同时应监测血药浓度，并以药物浓度为依据进行治疗剂量调整；*CYP2C19* UM型和PM型患者，建议避免使用氯米帕明，如必须使用，应适当减少PM型患者的起始剂量，同时监测血药浓度，并以此为依据调整剂量。

三、丙米嗪

　　丙米嗪（imipramine）又名丙咪嗪、米帕明、依米帕明等。分子式为$C_{19}H_{24}N_2$，分子量280.41，化学名为N，N-二甲基-10,11-二氢-5H-二苯并［b，f］氮杂草-5-丙胺，常用其盐酸盐。药物浓度监测常涉及其主要活性代谢产物去甲丙米嗪（地昔帕明），其分子式为$C_{18}H_{22}N_2$，分子量266.38。丙米嗪与去甲丙米嗪分子结构式见图7-3。

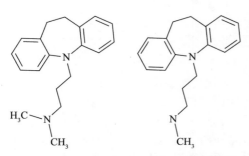

图7-3　丙米嗪（左）及地昔帕明（右）分子结构式

　　1.药理作用　丙米嗪为三环类抗抑郁药，药理作用与阿米替林及氯米帕明类似，主要通过抑制突触前膜对5-HT和NE的再摄取，使突触间隙的NE和5-HT浓度升高，促进突触传递功能而发挥抗抑郁作用。具有中等的抗胆碱、较弱的镇静及缓解慢性神经痛等药理作用。

　　2.临床应用

　　（1）适应证：①用于治疗各型抑郁症。如内源性抑郁症、反应性抑郁症、更年期抑郁症等。用于焦虑性抑郁或激越型抑郁效果不佳。②亦可用于治疗小儿遗尿症及多种慢性神经痛。

　　（2）用法用量：口服。①成人起始剂量每次25～50mg，2～3次/日，逐渐增加至100～250mg/d，一般3～4次/日，最高剂量不超过300mg/d，维持剂量50～100mg/d；②老年患者25～50mg/d，分次服用，应从小剂量开始，并根据情况调整剂量；③6岁以下儿童禁用，6岁以上儿童酌情减量，并注意剂量个体化。

　　（3）药物不良反应

　　①常见不良反应：与阿米替林类似。主要包括：心血管系统反应，如血压异常、心悸、心脏传导阻滞、心律失常、心肌梗死等；精神神经系统反应，如妄想、定向力障碍、共济失调、震颤、周围性神经病变、肢体麻木、刺痛或麻痹、锥体外系症状、焦虑、失眠、幻觉等；抗胆碱能反应，如麻痹性肠梗阻、尿潴留、尿道扩张、便秘、视物模糊、眼压升高、瞳孔扩大、口干等；过敏反应：可见皮疹、荨麻疹、光敏反应、瘙痒等；消化系统反应，如恶心、呕吐、厌食、味觉异常、腹泻等。

　　②严重不良反应：包括心衰、卒中、昏迷、癫痫发作、骨髓抑制、闭角型青光眼、自杀性行为或意念增加等。

　　③其他不良反应：如睾丸肿胀、男性乳房发育、女性乳房肿大、性欲变化、阳痿、血

糖变化、体重变化、脱发、抗利尿激素分泌异常综合征、多汗、长期用药后戒断症状、肝功能变化等。

3. 药动学特征　口服吸收良好，有首过代谢，生物利用度为29%～77%，血药浓度t_{max}为2～8h。血浆蛋白结合率为60%～96%，其活性代谢产物地昔帕明血浆蛋白结合率为73%～92%。体内分布广，表观分布容积为15～30L/kg（有报道为10～20L/kg），可透过血脑屏障及胎盘，也可进入乳汁。主要在肝内进行广泛去甲基代谢，主要生成活性代谢物去甲丙米嗪（地昔帕明）。丙米嗪与地昔帕明还可进行羟基化代谢，其他还有N-氧化的代谢途径，代谢产物最后主要以游离的羟基化或与葡萄糖醛酸结合的方式，主要由尿液排出，少量从粪便排出。尿中葡萄糖醛酸结合产物占40%～60%，羟基化代谢产物占15%～30%，原型药物不足5%。本品$t_{1/2}$为6～20h（有报道丙米嗪$t_{1/2}$为11～25h，去甲丙米嗪$t_{1/2}$为15～18h）。

4. 治疗药物监测

（1）治疗参考浓度范围（有效浓度范围）：AGNP在《神经精神药理学治疗药物监测共识指南（2017年版）》中推荐：①治疗参考浓度（谷浓度）为175～300ng/ml（丙米嗪＋去甲丙米嗪）；②实验室警戒浓度（谷浓度）为300ng/ml（丙米嗪＋去甲丙米嗪）；③去甲丙米嗪与丙咪嗪稳态谷浓度比值为0.6～3.2；④另外，单用去甲丙米嗪（地昔帕明）的治疗参考浓度（谷浓度）为100～300ng/ml，实验室警戒浓度（谷浓度）为300ng/ml；⑤当丙米嗪按每日2次用药，即△t为12h时，丙米嗪DRC因子为0.65（0.46～0.83），其活性代谢产物地昔帕明DRC因子为0.73（0.63～0.82），活性部分DRC因子为1.10（0.88～1.31），上述DRC因子的相关CL/F、F、$t_{1/2}$见表1-3，DRC范围计算见第1章。

其他资料显示：①丙米嗪的有效血药浓度为200～250ng/ml，最小中毒浓度为450ng/ml；②丙米嗪的有效血药浓度为150～250ng/ml，中毒浓度＞500ng/ml；地昔帕明的有效血药浓度范围为150～250ng/ml，中毒浓度＞500ng/ml。

（2）推荐级别及监测指征：AGNP在《神经精神药理学治疗药物监测共识指南（2017年版）》中推荐丙米嗪的监测等级为1级。主要TDM指征：①CYP1A2、CYP2D6、CYP2C19参与丙米嗪的代谢，由于存在基因多态性，其药动学个体差异显著；②不良反应较多，且药物浓度与疗效及不良反应密切相关；③需要长期用药，且常用于治疗抑郁，用药依从性差；④可用于老年人、青少年、儿童等特殊人群，用药情况复杂；⑤毒副反应可隐匿性出现，且与症状加重不易区分；⑥疗效指标不明确，易受主观影响；⑦起效慢，通常在2周后显现明显的临床疗效，用药初期不易通过临床反应评价疗效；⑧丙米嗪代谢酶有CYP1A2、CYP2D6、CYP2C19、CYP3A4、UGT1A4、UGT2B10等，易出现药动学相互作用等。

（3）样本采集：一般采集静脉血2～3ml，分取血清或血浆测定，若不能立即测定，可暂存于2～8℃，建议24h内测定；本品的血浆样本于-20℃至少可保存1个月。推荐固定剂量服药达稳态（5～7d）后，于下一次服药前（宜在清晨）采血，监测稳态谷浓度；如怀疑中毒，则可立即采样。

（4）监测时机或适应证：①首次用药达稳态后；②疾病急性期每1～2周监测1次；③维持治疗评价疗效时建议每1～3个月监测1次；④剂量调整前及剂量调整达稳态后；⑤达到最佳疗效，需确定个体最佳药物浓度时；⑥合并可能与丙米嗪或去甲丙米嗪相互作用的药物时；⑦不能有效控制病情或疗效下降时；⑧出现任何怀疑与丙米嗪相关的毒副反应时；⑨怀疑吞服大量药物时或进行中毒诊断及治疗时；⑩建议 *CYP2C19* UM型和PM型

患者及 *CYP2D6* UM型、IM型、PM型患者加强监测；⑪怀疑依从性差时等。

（5）常用检测方法：与阿米替林及去甲替林的检测类似，生物样本中丙米嗪及去甲丙米嗪的检测方法目前主要有HPLC和HPLC-MS法等。本品血药浓度监测通常是以丙米嗪与去甲丙米嗪加和来计算，并且当以盐酸盐参与计算时，应注意质量转换。其他详见"阿米替林"相关内容。

（6）药物浓度影响因素

①饮食：烟草可使CYP1A2酶的含量及活性增加，有研究证实，吸烟可致丙米嗪的血药浓度显著降低，必要时应调整剂量，但也有研究认为吸烟引起的血药浓度变化一般无显著临床意义。其次，炭烤类食物、十字花科蔬菜、多环芳香族碳水化合物等对CYP1A2有诱导作用，百合科蔬菜、伞形花科蔬菜等对CYP1A2有抑制作用，这些食物可能对本品血药浓度有影响。咖啡因对CYP1A2也具有强抑制作用，同时也是CYP1A2的底物，含咖啡因的食物及饮料可能升高本品血药浓度。与非酗酒者相比，酗酒者具有较高的三环类抗抑郁药清除率。有报道酗酒者体内丙米嗪及去甲丙米嗪清除率较高，$t_{1/2}$缩短，且二者血浆游离分数下降，对于脱毒治疗的酗酒者，可能需要更高等剂量的三环类抗抑郁药和用药频率。另外，乙醇可增加中枢神经抑制作用，用药期间应避免饮酒。

②年龄及性别：年龄对三环类抗抑郁药物的血药浓度影响显著。有报道，住院儿童体内丙米嗪及去甲丙米嗪的稳态血药浓度差异约为12倍及72倍。老年患者由于低蛋白或肝肾功能下降，代谢和排泄能力下降，体内游离药物浓度及总药物浓度均可升高，毒副反应风险增加，应注意监测。本品脂溶性高，分布容积大，体内分布广，但儿童及男性的脂肪含量少，分布容积小，可致游离药物浓度升高。

③病理生理状态：肝肾功能不全时，可致本品代谢及排泄降低，应注意监测，必要时调整剂量。本品主要与 α_1 酸性糖蛋白高度结合，在一些病理状态下，如急性心肌梗死、肾衰竭、烧伤、脑卒中、炎症、感染、肺水肿、风湿性关节炎、恶性肿瘤、慢性粒细胞白血病活跃期、克罗恩病、外伤、ICU患者、急性胰腺炎、吸烟、高血压等，α_1 酸性糖蛋白浓度可能升高，可能导致本品游离药物浓度占比下降，进入脑内药物减少，疗效可能下降。相反，如肝硬化可致 α_1 酸性糖蛋白浓度降低，可能发生相反的影响。有研究表明本品蛋白结合率与 α_1 酸性糖蛋白浓度密切相关。

④检测方法：不同的检测方法或样本预处理方法可致血药浓度检测结果存在差异，在解释浓度检测结果时应给予关注。详见"阿米替林"相关内容。

⑤药物相互作用：本品代谢酶有CYP3A4、CYP2C19、CYP2D6、CYP1A2及UGT等，与阿米替林类似，所有对这些代谢酶或转运蛋白产生诱导、抑制或竞争作用的药物（附表1，附表2）均可与本品产生药物相互作用。与代谢酶抑制剂或诱导剂合用时的相互作用及对血药浓度的影响见"阿米替林"相关内容；有报道，本品与氟伏沙明合用可致血药浓度增加约1倍，AUC增加2～3倍，$t_{1/2}$可延长约1倍。圣约翰草可诱导CYP3A4酶，与本品合用可致血药浓度降低。

此外，本品与单胺氧化酶抑制剂（如吗氯贝胺、司来吉兰）合用可引起5-HT综合征，两种药物使用间隔应至少2周；与抗组胺药或抗胆碱药合用，药效相互加强；与其他中枢神经系统抑制剂合用，中枢神经抑制作用增强；与可致Q-T间期延长的药物合用有增加室性心律失常的风险；与含雌激素药物合用，可致本品不良反应增加，抗抑郁作用降低；与肾上腺素受体激动剂合用易导致高血压及高热；与抗惊厥药物合用降低抗惊厥效果；与甲状腺制剂合用易导致心律失常；与抗凝药物（如华法林、双香豆素等）合用，可致抗凝药物代谢减少，吸收增加，出血风险增加。

其他药物相互作用见"阿米替林"。

⑥遗传因素：与阿米替林及氯米帕明相似，人群中存在不同代谢类型，分析药物浓度结果时应考虑在内。

（7）结果解释：在分析相关影响因素的基础上，对血药浓度（稳态谷浓度）结果（丙米嗪＋去甲丙米嗪）进行合理解释。①血药浓度＜175ng/ml，浓度偏低，若病情控制良好，维持原方案，注意病情变化；若病情控制不佳，应结合临床及个体参数，调整给药方案，并监测药物浓度。②血药浓度175～300ng/ml，若病情控制良好，无须调整给药剂量；若病情控制不佳，应结合临床及个体参数，调整给药方案，并监测药物浓度。应注意其他因素对药物敏感性的影响，如当存在游离药物浓度升高因素时，患者对药物更为敏感，在治疗参考浓度范围内也可能产生毒副反应。③血药浓度＞300ng/ml，浓度偏高，可能引起中毒，尤其当存在年龄偏高、低蛋白等敏感因素时，建议结合临床及个体参数，适当调整给药方案，并监测药物浓度。

5.药物过量　丙米嗪服用过量时的毒性作用主要发生原因包括：①抑制NE和5-HT的再摄取，而导致癫痫发作；②抗胆碱能作用，导致心动过速、胃肠蠕动减弱甚至梗阻、意识改变、瞳孔扩大等；③阻滞α肾上腺素能受体，导致低血压；④阻滞心肌钠离子通道，导致Q-T间期延长。

当血药浓度（丙米嗪＋去甲丙米嗪）持续高于300ng/ml，甚至更高时，可出现中毒反应，可表现为：①神经系统反应。反射亢进、震颤、痉挛、嗜睡、共济失调、镇静、烦躁不安、谵妄、幻觉、癫痫发作、躁狂、昏迷等。②抗胆碱能反应。瞳孔散大、口干、便秘、视物模糊、尿潴留等。③心血管反应。心动过速、心功能下降、心肌缺血、Q-T间期延长、室性心律失常、心脏传导阻滞、低血压等。低血压、意识障碍、心脏传导障碍、室性心律失常是常见死亡原因。丙米嗪过量中毒应尽快处理，治疗期间应进行血药浓度监测，有报道丙米嗪的中毒血药浓度为1000～2000ng/ml，致死血药浓度为3000～12 000ng/ml。

治疗要点：①通过洗胃、口服活性炭、导泻等方法减少药物吸收、增加药物排泄，催吐可能会诱发癫痫发作，应慎重选择。②毒扁豆碱可以对抗三环类抗抑郁药所致抗胆碱能反应，但治疗过程中，应密切观察毒扁豆碱自身毒副反应，如M样或N样毒性症状。③对症支持治疗。如保持呼吸道通畅、吸氧、保持生命体征稳定、对症治疗并发症等。癫痫大发作时可首选地西泮，若抗惊厥药不能控制癫痫，可在有效机械通气后，采用肌松剂或静脉麻醉剂处理。发生室性心动过速时，为避免加重心脏毒性，不应使用普鲁卡因胺类药物。④血药浓度超高患者，可以考虑血液灌流加速药物排出。

6.基因多态性　CYP2C19与CYP2D6均具有高度基因多态性，前者可催化丙米嗪去甲基化代谢，后者催化丙米嗪及代谢产物去甲丙米嗪羟基化代谢。推荐在使用丙米嗪之前进行基因筛查，结合血药浓度监测，优化治疗方案。详见"阿米替林"中"基因多态性"相关内容。

基于CYP2C19或CYP2D6基因多态性丙米嗪的用药及TDM建议与阿米替林类似（表7-1～表7-3）。对于CYP2C19 EM型和IM型患者可以使用丙米嗪推荐剂量治疗；对于CYP2C19 UM型和PM型患者，建议避免使用本品（可换用去甲替林、地昔帕明等不经CYP2C19代谢的药物），如必须使用，则应监测血药浓度，同时PM型患者的起始剂量最好减少50%；对于CYP2D6，除EM型外，CPIC建议最好避免使用丙米嗪（可换用西酞普兰、舍曲林等），如必须使用，UM型患者应适当增加起始剂量，IM型患者应将起始剂量减少25%，PM型患者应将起始剂量减少50%，同时应监测血药浓度，优化治疗方案。

四、多塞平

多塞平（doxepin）又名多虑平、多噻平、凯舒、凯塞等。分子式为$C_{19}H_{21}NO$，分子量279.38，化学名为N，N-二甲基-3-二苯并［b，e］噁庚英-11（6H）亚基-1-丙胺。常用其盐酸盐。药物浓度监测常涉及其主要活性代谢产物N-去甲多塞平，其分子式为$C_{18}H_{19}NO$，分子量265.35。多塞平与N-去甲多塞平分子结构式见图7-4。

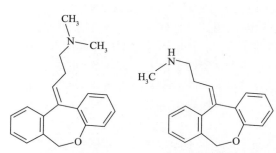

图7-4　多塞平（左）及N-去甲多塞平（右）分子结构式

1. 药理作用　本品为三环类抗抑郁药，作用机制类似于阿米替林及丙米嗪，主要为抑制5-HT及NE的再摄取，使突触间隙的NE和5-HT浓度增高，促进突触传递功能。具有显著的抗抑郁、抗焦虑和镇静作用。此外还有抗胆碱、抗组胺作用。

2. 临床应用

（1）适应证：①常用于治疗抑郁症及焦虑性神经症；②也可用于镇静及催眠；③外用膏剂可用于治疗单纯性苔藓、特应性皮炎等。

（2）用法用量：口服。①初始剂量为每次25mg，2～3次/日，逐渐增加至100～250mg/d。最高剂量不超过300mg/d；②老年患者应从小剂量开始，视病情减少用量。

（3）药物不良反应

①常见不良反应：包括嗜睡（治疗初期常出现）、低血压、高血压、抗胆碱能反应（多汗、口干、震颤、眩晕、视物模糊、尿潴留、便秘等）、恶心、呕吐、腹泻、味觉障碍、性欲变化、血糖异常等。

②严重不良反应：可出现癫痫发作、骨髓抑制、症状恶化、自杀倾向、中毒性肝损害、闭角型青光眼等。

③其他不良反应：如皮疹、水肿、光敏反应、头晕、头痛、脱发等。其他详见"阿米替林"相关内容。

3. 药动学特征　口服易吸收，有首过代谢，生物利用度为13%～45%，t_{max} 2～4h，多塞平及其活性代谢产物的平均血浆蛋白结合率均约为76%，体内分布广，可通过血脑屏障及胎盘屏障，也可进入乳汁，乳汁/血浆比为1.1～1.7，表观分布容积9～33L/kg。主要在肝脏代谢，主要代谢酶为CYP2C19、CYP2D6等，主要代谢产物为具有活性的N-去甲多塞平，多塞平及N-去甲多塞平还可进行羟化和N-氧化代谢。代谢物主要以葡萄糖醛酸结合物由尿液排泄，$t_{1/2}$为8～25h（也有报道为15～20h）。

4. 治疗药物监测

（1）治疗参考浓度范围（有效浓度范围）：AGNP在《神经精神药理学治疗药物监测共识指南（2017年版）》中推荐：①治疗参考浓度（谷浓度）为50～150ng/ml（多塞平＋N-去甲多塞平）；②实验室警戒浓度（谷浓度）为300ng/ml（多塞平＋N-去甲多塞平）；③N-去甲多塞平与多塞平的稳态谷浓度比值为0.6～1.6；④当多塞平按每日2次服药，

即△t为12h时，多塞平DRC因子为0.39（0.18～0.61），其代谢产物N-去甲多塞平DRC因子为0.40（0.18～0.61），活性部分DRC因子为0.79（0.36～1.22），上述DRC因子的相关CL/F、F、$t_{1/2}$见表1-3，DRC范围计算见第1章。其他资料显示，多塞平的治疗浓度为10～250ng/ml。

（2）推荐级别及监测指征：AGNP在《神经精神药理学治疗药物监测共识指南（2017年版）》中推荐多塞平的监测等级为2级。主要TDM指征：①药动学个体差异显著；②可出现严重不良反应，且药物浓度与疗效及不良反应密切相关；③需要长期用药，且常用于治疗抑郁，用药依从性差；④可用于老年人、青少年、儿童等特殊人群，用药情况复杂；⑤毒副反应可隐匿性出现，且与症状加重不易区分；⑥疗效指标不明确，易受主观影响；⑦起效慢，通常在2周后显现明显的抗抑郁作用，用药初期不易通过临床反应评价疗效；⑧其主要代谢酶为CYP2D6、CYP2C19、CYP2C9，易出现药动学相互作用等。

（3）样本采集：一般采集静脉血2～3ml，分取血清或血浆测定，若不能立即测定，可暂存于2～8℃，建议24h内测定；本品的血浆样本于-20℃至少可保存1个月。推荐固定剂量服药达稳态（4～7d）后，于下一次服药前（宜在清晨）采血，监测稳态谷浓度；如怀疑中毒，则可立即采样。

（4）监测时机或适应证：①首次用药达稳态后；②疾病急性期每1～2周监测1次；③维持治疗时建议每1～3个月监测1次；④剂量调整前及剂量调整达稳态后；⑤合并可能发生相互作用的药物时；⑥固定剂量治疗不能有效控制病情或疗效下降时；⑦出现任何怀疑与多塞平相关的毒副反应时；⑧怀疑服用大量药物时或进行中毒诊断及治疗时，应立即监测；⑨建议 *CYP2C19* UM型和PM型患者及 *CYP2D6* UM型、IM型、PM型患者加强监测；⑩怀疑未按医嘱用药时等。

（5）常用检测方法：与阿米替林、去甲替林、丙米嗪及去甲丙米嗪的检测类似，生物样本中多塞平及N-去甲多塞平的检测方法目前主要有HPLC和HPLC-MS法等。本品血药浓度监测通常是以多塞平与N-去甲多塞平去甲加和来计算，并且当以盐酸盐参与计算时，应注意质量转换。其他详见"阿米替林"相关内容。

（6）药物浓度影响因素

①饮食：高脂饮食可增加本品的吸收。乙醇可加强多塞平的镇静作用，同时多塞平也可增强乙醇的作用。

②年龄：老年患者由于代谢及排泄能力下降、低蛋白等原因，体内游离药物浓度及总药物浓度可能增加，毒副反应发生风险增加，应加强监测，注意防范。

③药物相互作用：本品的主要代谢酶为CYP2D6、CYP2C19及CYP2C9，所有对这些代谢酶产生诱导、抑制或竞争作用的药物（附表1，附表2）均可能与本品产生药物相互作用。例如，本品与氟康唑、伏立康唑、胺碘酮、奎尼丁、安非他酮、异烟肼、氟西汀等对CYP2D6、CYP2C19及CYP2C9有抑制作用的药物合用时，可致多塞平或N-去甲多塞平血药浓度升高，而引起或加重不良反应；与卡马西平、利托那韦、利福平、苯妥英钠、苯巴比妥等对CYP2C19、CYP2D6及CYP2C9有诱导作用的药物合用时，可因加速本品代谢及排泄，引起血药浓度降低；其他药物相互作用内容请参阅"阿米替林"及"氯米帕明"相关内容。

④遗传因素：遗传因素对本品的药动学影响与"阿米替林"及"氯米帕明"类似。

⑤检测方法：检测方法干扰对本品的影响详见"阿米替林"相关内容。

（7）结果解释：在分析相关影响因素的基础上，对药物浓度监测结果（多塞平＋N-去甲多塞平）进行合理解释。①血药浓度＜50ng/ml，浓度偏低，若病情控制良好，维持原方案，注意病情变化；若病情控制不佳，应结合临床及个体参数，调整给药方案，并监测药物浓度。②血药浓度50～150ng/ml，若病情控制良好，无须调整给药剂量；若病情控制不佳，应结合临床及个体参数，调整给药方案，并监测药物浓度。也有报道＞100ng/ml出现中毒反应的病例，因此应注意其他因素对药物敏感性的影响。③血药浓度＞150ng/ml，浓度偏高，可能引起中毒，建议结合临床及个体参数，适当调整给药方案，并监测药物浓度。④血药浓度＞300ng/ml（实验室警戒值），尤其＞500ng/ml时，浓度过高，可出现明显的中毒反应，应密切监测药物浓度，并根据临床情况采取处理措施。

5. 药物过量　多塞平单次口服剂量＞1000mg时，可出现严重中毒。当血药浓度（稳态谷浓度）（多塞平＋N-去甲多塞平）持续高于300ng/ml，甚至更高时，可出现不同程度的中毒反应，可表现为嗜睡、视物模糊、瞳孔扩大、恶心、呕吐、口干、尿潴留、胃肠功能减弱、反射亢进、心脏传导阻滞、心律失常、低血压或高血压等，甚至惊厥、极度高热、昏迷、呼吸抑制等，可因呼吸衰竭而死亡。多塞平过量或中毒，应尽快处理，中毒治疗期间应加强血药浓度监测。有报道多塞平的中毒血药浓度为0.5～2.0μg/ml，致死血药浓度＞10μg/ml，也有报道多塞平致死血药浓度为1.0～1.8μg/ml。文献中多塞平过量中毒死亡患者（4例）血药浓度：多塞平0.7～29μg/ml，去甲多塞平0.1～6.2μg/ml。另有1例多塞平过量中毒致死病例的血药浓度：多塞平浓度为2.4μg/ml，N-去甲多塞平浓度为2.9μg/ml，二者比值为0.83，*CYP2D6*基因型为PM型，携带2条无活性等位基因（*3/*4）。

治疗要点与丙米嗪"药物过量"类似，主要包括洗胃、口服活性炭、支持疗法及对症治疗等，参见"丙米嗪"相关内容。

6. 基因多态性　*CYP2C19*与*CYP2D6*均具有高度的基因多态性，推荐在使用多塞平之前进行基因筛查，结合血药浓度监测，优化治疗方案。详见"阿米替林"中"基因多态性"相关内容。基于*CYP2C19*或*CYP2D6*基因多态性，多塞平的用药建议与阿米替林类似（表7-1～表7-3）。对于*CYP2C19* EM型和IM型患者可以使用推荐剂量治疗；对于*CYP2C19* UM型和PM型患者，建议避免使用本品（可换用去甲替林、地昔帕明等不经*CYP2C19*代谢的药物），如必须使用，则应监测血药浓度，同时PM型患者的起始剂量最好减少50%；对于*CYP2D6*，除EM型外，CPIC建议最好避免使用多塞平（可换用西酞普兰、舍曲林等），如必须使用，UM型患者应适当增加起始剂（可增加100%），IM型患者应将起始剂量减少25%，PM型患者应将起始剂量减少60%，同时应监测血药浓度，调整维持剂量。

五、吗氯贝胺

吗氯贝胺（moclobemide）又名马氯贝胺、莫罗酰胺、莫洛贝米、甲氯苯酰胺、吗啉氯酰胺等，商品名有贝苏、朗天、亚正、恬泰、奥嘉新等。分子式为$C_{13}H_{17}ClN_2O_2$，分子量268.74，化学名为4-氯-N-［2-（4-吗啉基）乙基］苯甲酰胺。吗氯贝胺分子结构式见图7-5。

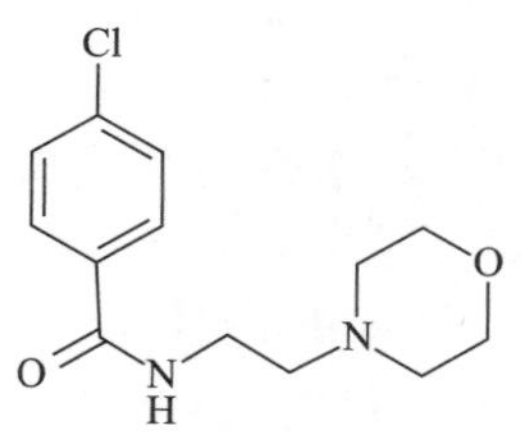

1. 药理作用　本品为选择性、可逆性单胺氧化酶A（MAO-A）抑制剂，通过抑制MAO-A，减少脑内NE、5-HT及多巴胺的降解，增强NE、5-HT及多巴胺能神经功能，而产生抗抑郁作用。

2. 临床应用

图7-5　吗氯贝胺分子结构式

（1）适应证：用于治疗各种抑郁症，包括内源性、神经功能性、精神性和反应性等类型的抑郁症。

（2）用法用量：口服。①起始剂量为每次50～100mg，2～3次/日。逐渐调整剂量至150～450mg/d，最高剂量不应超过600mg/d。②老年人及肝肾功能不全患者应酌情减量。

（3）药物不良反应：①常见不良反应，包括睡眠障碍、头痛、头晕、恶心、便秘、口干、出汗、心悸、尿潴留、低血压等；②少见不良反应，包括转氨酶升高、震颤、意识模糊（可逆性）、皮疹等。

3.药动学特征　口服吸收快且完全（＞95%），存在肝内首过代谢，单剂量生物利用度45%～60%，多剂量给药时生物利用度约为85%，t_{max}为0.5～2h。血浆蛋白结合率约50%，可广泛分布于组织，表观分布容积为75～95L（有报道为1.2L/kg），可进入乳汁。在肝脏绝大部分被代谢为多种代谢产物，代谢酶主要为CYP2C19、CYP2D6等，代谢产物无药理活性，代谢产物及少量原型药物从尿排出，$t_{1/2}$为2～7h，过量服用时，$t_{1/2}$可延长2～4倍。血浆清除率为20～50L/h。

4.治疗药物监测

（1）治疗参考浓度范围（有效浓度范围）：AGNP在《神经精神药理学治疗药物监测共识指南（2017年版）》中推荐：①吗氯贝胺治疗参考浓度为300～1000ng/ml（谷浓度）；②实验室警戒浓度为2000ng/ml（谷浓度）；③吗氯贝胺N-氧化物与吗氯贝胺稳态谷浓度比值范围为0.8～2.5；④当吗氯贝胺按每日2次服药，即△t为12h时，吗氯贝胺DRC因子为0.80（0.48～1.11），DRC因子的相关CL/F、F、$t_{1/2}$见表1-2，DRC范围计算见第1章。其他资料显示，吗氯贝胺的有效血药浓度为114～3400ng/ml，最小中毒浓度为3 860ng/ml。

（2）推荐级别及监测指征：AGNP在《神经精神药理学治疗药物监测共识指南（2017年版）》中推荐吗氯贝胺的监测等级为3级。主要TDM指征：①药动学个体差异大；②用于治疗抑郁症，需要长期用药，用药依从性差；③毒副反应与症状加重不易区分；④疗效指标不明确，易受主观影响；⑤起效慢，多数病例在4～6周后显现明显的临床疗效，用药初期不易通过临床反应评价疗效；⑥本品为CYP2D6、CYP2C19、MAO-A等酶的抑制剂，易出现药动学相互作用；⑦过量服药时，$t_{1/2}$可延长2～4倍。

（3）样本采集：一般采集静脉血2～3ml，分取血清或血浆测定；一般在规律用药达稳态（1～2d）后，于下一剂给药前（宜在清晨）立即采样（可控制在30min内），测定谷浓度。怀疑吞服大量药物时，可立即采血。

（4）监测时机或适应证：①首次用药达稳态后；②治疗初期应加强监测；③维持治疗期间应定期监测；④剂量调整前及剂量调整达稳态后；⑤合并可能与吗氯贝胺相互作用的药物时；⑥不能有效控制病情或疗效下降时；⑦出现毒副反应时；⑧怀疑吞服大量药物时或进行中毒诊断及治疗时；⑨不确定是否按医嘱用药时等；⑩老年及肝功能异常等特殊患者，应加强监测。

（5）常用检测方法：主要有HPLC和LC-MS。吗氯贝胺分子结构中具有紫外吸收基团，并具有一定的亲脂性。在实际TDM工作中，一般可选择反相色谱柱（C_{18}柱）分离，配合紫外检测器或二极管阵列检测器检测，采用HPLC法来检测其血药浓度，具有特异性好、成本低及操作简单等优点。LC-MS具有更高的灵敏度及更快的检测速度，采用LC-MS法检测。

（6）药物浓度影响因素

①饮食：与乙醇合用可增加精神和运动功能损伤风险；酪胺类饮食易引起NE升高，

进而引起血压升高、头痛、心悸等，因此，服药期间不宜进食含大量酪胺的饮食。

②年龄：儿童禁用；老年患者代谢及排泄能力下降，可致血药浓度升高，酌情减量，并加强 TDM。

③病理生理状态：肝功能障碍患者，代谢减慢，半衰期可延长，需要降低剂量，加强治疗药物监测，肝硬化患者约需减半量，并适当延长给药间隔。

④药物相互作用：吗氯贝胺的代谢酶主要为 CYP2C19 及 CYP2D6，所有对这些代谢酶产生诱导、抑制或竞争作用的药物（附表1，附表2）均可能与本品产生药物相互作用。合用西咪替丁、奥美拉唑、埃索美拉唑、奎尼丁等对 CYP2C19 及 CYP2D6 有抑制作用的药物时，可延长吗氯贝胺的代谢，致本品的血药浓度升高，建议减少其剂量为常用量的 1/3 ~ 1/2；另外，吗氯贝胺同时对 CYP2C19 及 CYP2D6 有抑制作用，因此，长期用药时，可出现药物清除减慢，血药浓度升高。

本品与选择性 5-HT 选择性重摄取抑制剂（如氟西汀、舍曲林、氟伏沙明、帕罗西汀等）、三环类抗抑郁药（如丙米嗪、多塞平、氯米帕明、阿米替林等）、肾上腺素受体激动剂、MAO 抑制剂（如司来吉兰、异烟肼等）、舒马曲坦、哌甲酯等能加强单胺类神经功能的药物合用时，可出现 5-HT 综合征、高血压危象等严重不良反应，甚至致命；与哌替啶、芬太尼等麻醉性镇痛药物合用时可发生严重不良反应，如 5-HT 综合征。

⑤遗传因素：*CYP2C19* 及 *CYP2D6* 存在基因多态性，可引起吗氯贝胺药效学及药动学个体间的变异性，分析药物浓度结果时应考虑在内。

（7）结果解释：在分析相关影响因素的基础上，对血药浓度结果进行合理解释。①血药浓度 < 300ng/ml，浓度偏低，若病情控制良好，建议结合临床及个体参数，增加给药剂量，并监测药物浓度。②血药浓度 300 ~ 1000ng/ml，若病情控制良好，无须调整给药剂量；若病情控制不佳，应结合临床及个体参数，调整给药方案，并监测药物浓度。③血药浓度 > 1000ng/ml，浓度偏高，注意监测药物毒副作用，结合临床及个体参数，及时调整给药方案，并监测药物浓度。④血药浓度 > 2000ng/ml，甚至 > 4000ng/ml，可出现中毒反应，应加强监测，采取相应临床处理措施。

5.药物过量　单独使用本品过量时，一般症状较轻微，多为中枢神经系统反应或胃肠刺激症状。中毒潜伏期约为 12h。有报道单独口服 10g 及 22.5g 吗氯贝胺后，经治疗痊愈的病例。当合用其他抗精神病药物，尤其是 5-HT 能药物时，即使在治疗剂量下，亦可发生 5-HT 综合征毒性反应。严重病例（多为合用药物时发生）可出现出汗、心悸、肌肉痉挛强直、反射亢进、兴奋、激越、头晕、头痛、恶心、呕吐、高血压、低血压、高热（可达 40℃ 以上）、出血倾向等，甚至癫痫发作、呼吸抑制等致命危险。国外报道 2 例吗氯贝胺过量中毒死亡病例：1 例 48 岁女性服用吗氯贝胺后在家中死亡，尸检血药浓度为 137μg/ml，肝药浓度为 432 mg/kg。另有 1 例 48 岁男性过量服用吗氯贝胺后死亡，尸检血药浓度 498μg/ml，尿液浓度 96.3μg/ml。

本品无特效解毒药。治疗要点：①通过洗胃、口服活性炭等方法减少药物吸收；②对症支持治疗，如保持呼吸道通畅、生命体征稳定、对症治疗并发症等；③补液联合利尿、尿液酸化等，有利于加速药物的排泄；④治疗期间应加强药物浓度监测；⑤应同时考虑是否合用其他可产生相互作用的药物。

6.基因多态性　理论上，*CYP2C19* 及 *CYP2D6* 基因多态性可影响吗氯贝胺药动学，进而影响其疗效及不良反应，但吗氯贝胺同时也是 CYP2D6 与 CYP2C19 的抑制剂，因此，代谢酶基因多态性对其药物浓度的影响更为复杂。也有报道认为 CYP2D6 在吗氯贝胺代谢中并不起主导作用，*CYP2D6*基因多态性并不会引起吗氯贝胺血药浓度的显著变化。

六、氟西汀

氟西汀（fluoxetine）又名氟西丁、氯苯氟丙胺等，商品名为百忧解、开克、优克、奥麦伦等。分子式为$C_{17}H_{18}F_3NO$，分子量309.33，化学名为N-甲基-3-苯基-3-［4-（三氟甲基）苯氧基］-1-丙胺，常用其盐酸盐。氟西汀为外消旋体，分子结构中有1个手性碳，有报道S-氟西汀选择性抑制活性是R-氟西汀的100倍，而R-氟西汀为长效制剂。药物浓度监测常涉及其主要活性代谢产物N-去甲氟西汀（诺氟西汀），其分子式为$C_{16}H_{16}F_3NO$，分子量295.30。氟西汀与N-去甲氟西汀分子结构式见图7-6。

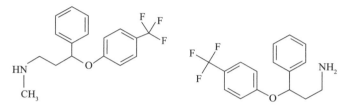

图7-6　氟西汀（左）及N-去甲氟西汀（右）分子结构式

1.药理作用　氟西汀为5-HT选择性重摄取抑制剂（SSRI）。主要通过选择性抑制5-HT的再摄取，增加突触间隙5-HT的浓度，增强5-HT能神经功能，从而发挥抗抑郁作用。与肾上腺素受体、多巴胺受体、组胺受体、胆碱受体等其他受体几乎没有结合力。

2.临床应用

（1）适应证：①主要用于治疗各种抑郁症；②可用于治疗强迫症（OCD）及神经性贪食症；③亦可用于经前期焦虑障碍等；④FDA批准的其他适应证为8～18岁儿童青少年抑郁症，7～17岁儿童青少年强迫症，伴/不伴广场恐怖的成人惊恐障碍。

（2）用法用量：口服。①抑郁症、强迫症及神经性贪食症：起始剂量20mg/d，1次/日。维持剂量20～60mg/d，可根据个体差异调整剂量，最大剂量不宜超过80mg/d。②惊恐障碍：起始剂量10mg/d，1次/日。维持剂量20～60mg/d，超过60mg/d尚未得到评估。③经前期焦虑障碍：20mg/d，连续或间歇治疗，最大剂量不宜超过80mg/d。④儿童：儿童及青少年（＜18岁）不推荐使用本品。抑郁症：8～18岁，起始剂量10mg/d，1周后增至20mg/d；强迫症：7～18岁，起始剂量10mg/d；维持剂量为20～30mg/d（体重较轻儿童）、20～60mg/d（体重较重儿童及青少年）。⑤老年人：推荐降低剂量或给药频率。增加剂量和日剂量不宜超过40mg。最高剂量不宜超过60mg/d，剂量增加应该缓慢而慎重。⑥肝功能受损患者或合用可能产生相互作用药物的患者，需降低剂量或给药频率（例如隔日20mg）。

（3）药物不良反应

①常见不良反应：腹泻、恶心、呕吐、消化不良、口干、出汗、头痛、睡眠异常、头晕、厌食、疲乏、视力异常、幻觉、震颤、激越、焦虑、体重变化、性功能异常、尿潴留、尿频等。

②其他不良反应：撤药反应、脱发、打哈欠、血小板减少、瘀斑、紫癜、消化道出血、妇科出血、5-HT综合征、肝功能异常或衰竭、表皮坏死松解症、剥脱性皮炎、共济失调、人格障碍、躁狂、运动障碍、肌阵挛、静坐不能、Q-T间期延长、室性心律失常、肺栓塞、心搏骤停、低血压、自杀观念和自杀行为等。

3.药动学特征   口服吸收良好，有首过代谢，进食不影响其生物利用度。t_{max}为6～8h。血浆蛋白结合率约95%，可同时与白蛋白及$α_1$酸性糖蛋白广泛紧密结合，本品体内分布广泛，表观分布容积20～40L/kg，分布广泛，可通过血脑屏障及胎盘屏障，亦可进入乳汁，乳汁/血浆比为0.3～0.7。本品基本由肝脏代谢，主要代谢酶有CYP2D6、CYP2C19、CYP2C9及CYP2B6等，主要活性代谢产物为N-去甲氟西汀。氟西汀的短期给药$t_{1/2}$为1～3d，长期给药$t_{1/2}$为4～6d，N-去甲氟西汀$t_{1/2}$为4～16d。因$t_{1/2}$较长，停药后仍能维持疗效5～6周。主要从尿排出，少量经粪便排泄。

4.治疗药物监测

（1）治疗参考浓度范围（有效浓度范围）：AGNP在《神经精神药理学治疗药物监测共识指南（2017年版）》中推荐：①治疗参考浓度（谷浓度）为120～500ng/ml（氟西汀＋N-去甲氟西汀）；②实验室警戒浓度（谷浓度）为1000ng/ml（氟西汀＋N-去甲氟西汀）；③N-去甲氟西汀与氟西汀的稳态谷浓度比值为0.7～1.9；④按每日1次服药，即△t为24h时，氟西汀DRC因子为5.14（1.35～8.93），其代谢产物N-去甲氟西汀DRC因子为6.04（2.12～9.96），活性部分DRC因子为11.18（3.47～18.89），上述DRC因子的相关CL/F、F、$t_{1/2}$见表1-2，DRC范围计算见第1章。其他资料显示：①氟西汀的最小有效血药浓度为90ng/ml，最小中毒浓度为300ng/ml；②氟西汀有效血药浓度为100～500ng/ml，中毒浓度为1500～2000ng/ml。

（2）推荐级别及监测指征：AGNP在《神经精神药理学治疗药物监测共识指南（2017年版）》中推荐氟西汀的监测等级为3级。主要TDM指征：①由于基因多态性、肝肾功能不全等因素致本品药动学个体差异大；②药物浓度与疗效及不良反应密切相关；③常需长期用药，用药依从性差；④可用于老年人、精神病等特殊人群，用药情况复杂；⑤毒副反应与症状加重不易区分；⑥疗效指标不明确，易受主观影响；⑦起效时间长，用药初期不易通过临床反应评价疗效；⑧主要代谢酶有CYP2D6、CYP2C19、CYP2C9及CYP2B6，易产生药物相互作用；⑨氟西汀及其活性代谢产物去甲氟西汀对CYP2D6、CYP2C19及CYP3A4有抑制作用，尤其对CYP2D6抑制作用较强，两者$t_{1/2}$较长，可对CYP2D6等代谢酶产生长时间强抑制作用，可造成血药浓度增加或累积等。

（3）样本采集：一般采集静脉血2～3ml，分取血清或血浆测定。有报道氟西汀与N-去甲氟西汀的人血浆样本室温可保存96h，4℃可保存1周，−20℃可保存长达1年。氟西汀$t_{1/2}$较长，服药数周后达到稳态血浆浓度，推荐固定剂量服药4～5周后的清晨服药前或最长服药间隔后采血。怀疑吞服大量药物时，可立即采血。氟西汀与N-去甲氟西汀可通过血脑屏障，但采用脑脊液样本分析脑中游离药物浓度存在争议。研究表明，氟西汀与N-去甲氟西汀脑内药物浓度与血药浓度具有一致性，因此，血药浓度可以作为替代脑内药物浓度的有效指标。

（4）监测时机或适应证：①首次用药达稳态后及剂量调整前及剂量调整达稳态后；②治疗初期或急性期每1～2周监测1次；③维持治疗评价疗效时需每1～3个月监测1次；④合并可能与氟西汀或N-去甲氟西汀相互作用的药物时；⑤不能有效控制病情或疗效下降时；⑥出现毒副反应时；⑦怀疑吞服大量药物时；⑧不确定是否按医嘱用药时；⑨体重异常、老年、肝功能不全等特殊人群用药时，应加强监测。

（5）常用检测方法：血浆或血清中氟西汀与N-去甲氟西汀浓度的检测方法，目前主要有HPLC和LC-MS。文献报道中，亦有采取GC法、GC-MS法、毛细管电泳法等测定人血浆中氟西汀与N-去甲氟西汀浓度。氟西汀与N-去甲氟西汀分子结构中具有紫外吸收基团，并具有一定的亲脂性。在实际TDM工作中，一般可选择反相色谱柱（C_{18}柱）分离，配合紫外检测器或二极管阵列检测器检测，采用HPLC法来检测其血药浓度。也有报道，选择C_8柱分离，采用荧光-HPLC法来检测其血浆药物浓度。LC-MS具有更高的灵敏度及更快的检测速度。

本品血药浓度监测常是以氟西汀与N-去甲氟西汀检测浓度加和来计算，并且当以盐酸盐参与计算时，应注意质量转换。

（6）药物浓度影响因素

①药物剂型：氟西汀以口服剂型为主，片剂、胶囊及缓释制剂等不同剂型或厂家的药物释放存在差异，可引起一定程度药物浓度变异。

②饮食：进食不影响本品生物利用度，但可能延迟其吸收。

③体重：本品稳态血药浓度与体重有关，体重偏轻的患者其稳态浓度可较高。

④年龄：儿童的氟西汀平均血药浓度约是青少年的2倍，N-去甲氟西汀平均血药浓度是青少年的1.5倍。注意儿童及青少年用药风险，尤其是自杀意念和自杀行为风险，目前FDA仅批准本品用于儿童及青少年抑郁症和强迫症治疗，应加强该类人群血药浓度监测。老年患者代谢及排泄能力下降，血药浓度可增加，应注意监测并酌情减量。

⑤病理生理状态：肝功能障碍患者，氟西汀和去甲氟西汀的$t_{1/2}$均可延长，应加强药物浓度监测，酌情降低药物剂量或用药频率；肾功能障碍患者单次给药后的PK参数与健康者无差异，但重复给药后的稳态血浆峰浓度增加。

本品可同时与白蛋白及α_1酸性糖蛋白广泛紧密结合。当患者处在尿毒症、肝脏疾病、甲状腺功能亢进、烧伤、外伤、妊娠、老年人（＞75岁）、营养不良、艾滋病等低蛋白（白蛋白）状态时，可能造成其游离药物浓度升高，毒副作用发生风险增加。本品又可与α_1酸性糖蛋白高度结合，在一些病理状态下，如急性心肌梗死、肾衰竭、烧伤、脑卒中、炎症、感染、肺水肿、风湿性关节炎、恶性肿瘤、慢性粒细胞白血病活跃期、克罗恩病、外伤、ICU患者、急性胰腺炎、吸烟、高血压、艾滋病等，α_1酸性糖蛋白浓度可能升高，可能导致本品游离药物浓度占比下降，进入脑内药物减少，疗效可能下降。相反，如肝硬化可致α_1酸性糖蛋白浓度降低，可能发生相反的影响。有研究表明α_1酸性糖蛋白浓度升高可导致氟西汀的分布容积、末端消除半衰期（$t_{1/2\beta}$）、脑内氟西汀浓度、脑与血清氟西汀浓度比、抗抑郁活性均显著降低。由于病理状态造成本品蛋白结合变化，进而产生药动学及药效学的影响较为复杂，建议上述情况加强监测，条件允许时可监测游离药物浓度，针对不同情况进行治疗调整。

⑥药物相互作用：本品代谢酶主要有CYP2C9、CYP2C19、CYP2D6、CYP2B6等，本品亦为P-gp底物，所有对这些代谢酶或转运蛋白产生诱导、抑制或竞争作用的药物（附表1，附表2）均可能与本品产生药物相互作用。

与胺碘酮、度洛西汀、氟康唑、伏立康唑、异烟肼、安非他酮、奥美拉唑等对CYP2C9、CYP2C19、CYP2D6、CYP2B6等有抑制作用的药物合用时，可致氟西汀或代谢产物血药浓度升高，而引起或加重不良反应；与卡马西平、利福平、利托那韦、苯妥英钠、苯巴比妥等对CYP2C9、CYP2C19、CYP2D6、CYP2B6及P-gp等有诱导作用的药物合用，可因加速本品代谢及排泄，引起血药浓度降低。

本品血浆蛋白结合率高，可与其他血浆蛋白结合药物竞争性结合血浆蛋白，例如，与口服抗凝剂（华法林）合用时，可造成其血中游离药物浓度升高而致出血风险增加；本品可降低苯二氮䓬类药物的清除，而致其药物浓度增加；圣约翰草可诱导CYP2C9及

P-gp，本品与圣约翰草制剂合用，可能引起药物浓度降低；同其他SSRI一样，本品和圣约翰草（金丝桃素）可能发生药效学相互作用，这会导致不良反应（如5-HT综合征）增加。

氟西汀及其代谢产物N-去甲氟西汀的$t_{1/2}$较长，本品对CYP2D6、CYP2C19及CYP3A4有抑制作用，尤其对CYP2D6有强抑制作用，因此可致通过CYP2D6代谢的其他药物的血药浓度显著升高，可引起毒副作用，与此类药物合用时，应加强药物浓度监测；合用其他主要经CYP2D6酶代谢的药物且治疗窗很窄的药物（例如氟卡胺、恩卡胺、卡马西平及三环类抗抑郁药）时，其起始剂量应降低或将治疗剂量调至治疗范围下限（如果最近5周内曾服用氟西汀，该原则同样适用）。

此外，本品与可致Q-T间期延长的药物合用有增加室性心律失常的风险；与单胺氧化酶抑制剂（如吗氯贝胺、司来吉兰）合用可引起5-HT综合征，有时甚至可致命，两者用药间隔应超过2周，考虑本品$t_{1/2}$较长，本品停药至少5周后方可使用单胺氧化酶抑制剂；与增强5-HT能神经功能的药物（如曲马多、曲坦）及锂盐合用，可引起5-HT综合征。

⑦遗传因素：见"基因多态性"相关内容。

⑧立体异构体：氟西汀为外消旋体，氟西汀及N-去甲氟西汀的立体异构体（S-异构体及R-异构体）在药效学及药动学方面均有差异，在一些特殊情况下，应考虑母药和代谢产物立体异构体的检测。

（7）结果解释：在分析相关影响因素的基础上，对血药浓度结果（氟西汀＋N-去甲氟西汀）进行合理解释。①血药浓度＜120ng/ml，浓度偏低，若病情控制良好，维持原方案，注意病情变化；若病情控制不佳，应结合临床及个体参数，调整给药方案，并监测药物浓度。②血药浓度120～500ng/ml，若病情控制良好，无须调整给药剂量；若病情控制不佳，应结合临床及个体参数，调整给药方案，并监测药物浓度。③血药浓度＞500ng/ml，浓度偏高，可能引起中毒，建议结合临床及个体参数，适当调整给药方案，并监测药物浓度。④血药浓度＞1000ng/ml（实验室警戒值），甚至＞1500ng/ml时，可能出现明显中毒反应，应根据情况采取临床处理措施。

5.药物过量　当氟西汀稳态血药谷浓度（氟西汀＋N-去甲氟西汀）持续高于500ng/ml，甚至高于1000ng/ml时，可出现中毒反应，如恶心、呕吐、震颤、痉挛、不同程度的心血管系统症状（从无症状的心律失常、室性心动过速到心搏骤停）、呼吸困难和不同程度的中枢神经系统症状（从兴奋到意识昏迷）等。单独服用过量的氟西汀症状通常较轻微，罕见致死。有报道氟西汀合用其他药物或乙醇同时超量时，可致死。文献报道：1例37岁女性患者服用1.4g氟西汀3h后开始出现癫痫发作症状，6h后，氟西汀血清药物浓度为922ng/ml，去甲氟西汀为379ng/ml，治疗后好转；另1例31岁女性患者服用氟西汀后抢救无效死亡，其血中氟西汀浓度为33μg/ml，去甲氟西汀为12μg/ml。有资料显示，氟西汀中毒死亡病例（10例）血中氟西汀浓度为21～1480ng/ml，去甲氟西汀为160～879ng/ml。

本品无特效解毒药。治疗要点：①发现过量，应立刻停药，并监测心脏和生命体征。②通过催吐、洗胃、口服活性炭、山梨醇等方法减少药物吸收、增加药物清除。③对症支持治疗。如保持呼吸道通畅、吸氧、保持生命体征稳定、对症治疗并发症等。④由于本品分布容积大，蛋白结合率高，强行利尿、透析、血液灌注等治疗方法的效果不理想。⑤治疗期间应加强药物浓度监测。⑥本品及代谢产物$t_{1/2}$较长，且对CYP2D6具有较强抑制作用，应同时考虑是否合用其他药物，如近期曾经服用或正在合用其他可产生相互作用的药物，尤其是三环类抗抑郁药，应延长监测期。

6.基因多态性 SSRI常用的有氟西汀、帕罗西汀、氟伏沙明、西酞普兰和舍曲林等。临床应用SSRI治疗重度抑郁症患者时，有效率仅为50%，且常诱发胃肠功能紊乱、中枢神经系统毒性、性功能障碍等多种不良反应。不同SSRI引起的不良反应不同，如帕罗西汀易引起头晕和嗜睡、氟西汀易引起腹泻、舍曲林易引起性功能障碍等。

药物基因组学研究发现，CYP450酶 *CYP2D6* 和 *CYP2C19* 多态性能影响SSRI的体内代谢，进而导致SSRI疗效和毒性反应的差异。其中，帕罗西汀和氟伏沙明主要由CYP2D6酶代谢消除。帕罗西汀在代谢过程中与CYP2D6酶辅酶基结合可抑制CYP2D6酶活性；CYP2D6酶活性的差异，又可影响到帕罗西汀和氟伏沙明的血药浓度。有报道指出，*CYP2D6* UM帕罗西汀血药浓度显著低于 *CYP2D6* EM，有可能导致治疗无效；而在 *CYP2D6* PM中帕罗西汀和氟伏沙明血药浓度显著高于 *CYP2D6* EM，有可能导致不良反应的发生增加。西酞普兰和艾司西酞普兰主要被CYP2C19酶代谢消除。舍曲林由多种CYP450酶代谢，包括CYP2C9、CYP2C19、CYP2D6等，但以CYP2C19酶代谢为主。因此，CYP2C19酶的活性差异会影响到西酞普兰、艾司西酞普兰及舍曲林的血药浓度。

氟西汀为SSRI代表药物，*CYP2D6* 与 *CYP2C19* 均具有高度的基因多态性，理论上，二者基因多态性可影响氟西汀药动学，进而影响其疗效及不良反应，但氟西汀及N-去甲基氟西汀同时还是CYP2D6与CYP2C19的抑制剂，因此，代谢酶基因多态性对氟西汀及其代谢产物N-去甲基氟西汀的药物浓度影响更为复杂。有报道显示，由于氟西汀及N-去甲基氟西汀对CYP2D6的抑制作用，可使CYP2D6代谢活性从快代谢型转化为慢代谢型。也有报道表明，氟西汀的血药浓度可受CYP2C19代谢基因型的影响，但不受CYP2D6代谢基因型的影响。

此外，有报道显示，*CYP2C19* 基因多态性对氟西汀疗效有影响。氟西汀的疗效与 *FKBP5* 基因的rs4713916位点相关。

七、舍曲林

舍曲林（sertraline）商品名为左洛复、快五优、乐元、唯他停、西同静等。分子式为$C_{17}H_{17}Cl_2N$，分子量306.23，舍曲林化学结构中有2个手性中心，市售为S,S-（＋）-异构体，化学名为（1S,4S）-4-（3,4-二氯苯基）-1,2,3,4-四氢-N-甲基-1-萘胺，常用其盐酸盐。舍曲林分子结构式见图7-7。

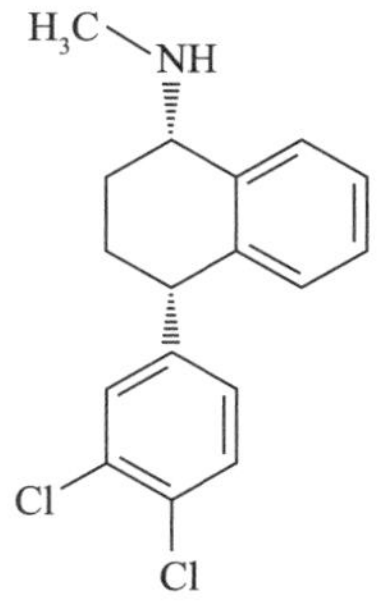

1.药理作用 舍曲林为强效SSRI，主要通过选择性抑制5-HT的再摄取，增加突触间隙5-HT的浓度，从而增强5-HT能神经功能，发挥抗抑郁作用。还可抑制缝际区5-HT神经放电，导致突触后膜β受体与突触前膜α_2受体的低敏感化。本品与肾上腺素、5-HT、GABA、组胺、多巴胺、胆碱、苯二氮䓬等受体几乎没有亲和力。

2.临床应用

（1）适应证：①用于治疗抑郁症，包括伴随焦虑、有或无躁狂史的抑郁症；②用于治疗强迫症；③还可用于治疗创伤后应激障碍（PTSD）、经前期紧张症（PMDD）及社交焦虑障碍（FDA批准的适应证）。

（2）用法用量：①成人。初始治疗剂量为50mg/d，疗效不佳且耐受性较好者可增加剂量，最大剂量为200mg/d，1次/日；维持治疗，长期用药经过剂量调整应维持最小有效治

图7-7 舍曲林分子结构式

疗剂量。调整剂量的时间间隔至少1周。PTSD及社交焦虑障碍起始剂量为25mg/d。②儿童和青少年强迫症。6～12岁，起始剂量应为25mg/d，1次/日；13～17岁，起始剂量应为50mg/d，1次/日。疗效不佳且耐受性较好者可增加剂量，最高为200mg/d，同时考虑儿童患者的体重低于成人。调整剂量的时间间隔至少1周。

（3）药物不良反应

①常见不良反应：神经精神系统，如失眠、嗜睡、头晕、头痛、抑郁症状、幻觉、情绪异常、抽搐、惊厥、运动障碍（如多动、震颤、肌张力增高、磨牙及步态异常等）、肌肉不自主收缩、感觉减退等；消化系统，如腹痛、腹泻、便秘、口干、恶心、呕吐等；其他，如食欲变化、视觉损伤、耳鸣、关节痛、发热、乏力、皮疹、多汗、性功能障碍等。

②严重不良反应：包括超敏反应、自杀思想或行为、意识模糊、昏迷、停药综合征、癫痫发作、躁狂、异常出血、5-HT综合征、Q-T间期延长、Stevens-Johnson综合征、中毒性表皮坏死松解症等。

③其他不良反应：包括血压异常、体重变化、血糖异常、肝功能异常、脱发、胰腺炎、尿潴留、骨折、血管性水肿、皮肤光敏反应、紫癜、低钠血症等。

3. 药动学特征 舍曲林口服吸收慢，有首过代谢，t_{max}为4.5～8.4h。血浆蛋白结合率约为98%，表观分布容积约为20L/kg，体内分布广，可进入乳汁，乳汁/血浆比约为0.9。主要在肝脏代谢，主要代谢产物为活性很低的N-去甲基舍曲林（活性约为舍曲林1/20），可进一步与葡萄糖醛酸结合。舍曲林消除$t_{1/2}$为22～36h，N-去甲基舍曲林$t_{1/2}$为62～104h。舍曲林和N-去甲基舍曲林的最终代谢产物主要经尿和粪便等量排泄，只有少量（<0.2%）舍曲林以原型从尿中排出。每日1次给药，1周后可达稳态浓度。

4. 治疗药物监测

（1）治疗参考浓度范围（有效浓度范围）：AGNP在《神经精神药理学治疗药物监测共识指南（2017年版）》中推荐：①舍曲林治疗参考浓度为10～150ng/ml（谷浓度）；②实验室警戒浓度为300ng/ml（谷浓度）；③N-去甲舍曲林与舍曲林的稳态谷浓度比值为1.7～3.4；④按每日1次服药，即△t为24h时，舍曲林DRC因子为0.42（0.26～0.58），其代谢产物N-去甲舍曲林DRC因子为0.75（0.50～1.00），上述DRC因子的CL/F、F、$t_{1/2}$见表1-3，DRC范围计算见第1章。

（2）推荐级别及监测指征：AGNP在《神经精神药理学治疗药物监测共识指南（2017年版）》中推荐舍曲林的药物浓度监测等级为2级。舍曲林主要TDM指征：①药物浓度与疗效及不良反应密切相关；②常需要长期用药，用药依从性差；③可用于儿童、青少年、精神病等特殊人群，用药情况复杂；④毒副反应可隐匿性出现，且与症状加重不易区分；⑤疗效指标不明确，易受主观影响（治疗疾病常无客观指标评估）；⑥起效时间长，用药初期不易通过临床反应评价疗效；⑦主要代谢酶存在基因多态性，药动学个体差异大，且易发生药物相互作用；⑧N-去甲代谢产物$t_{1/2}$比舍曲林$t_{1/2}$长约2倍，但活性只有舍曲林活性的1/20。

（3）样本采集：一般采集静脉血2～3ml，分取血清或血浆测定。文献报道表明，本品血清样本室温可保存24h，4℃可保存1周。建议固定剂量服药1周后，下一次服药前采血，监测稳态谷浓度；有资料推荐在服药达稳态后，末次给药12小时采血。怀疑吞服大量药物时，可立即采血。

（4）监测时机或适应证：①首次用药达稳态后及剂量调整前及剂量调整达稳态后；②维持治疗评价疗效时建议每1～2个月监测1次；③达到最佳疗效，需确定个体最佳药物浓度时；④合用可能与舍曲林相互作用的药物时；⑤不能有效控制病情或疗效下降时；⑥出现毒副反应时；⑦怀疑过量服用药物或中毒诊断及中毒治疗效果判断时；⑧不确定是否按医嘱用药时；⑨肝功能异常时应加强监测。

（5）常用检测方法：主要有 HPLC、LC-MS。舍曲林分子结构具有紫外吸收及亲脂性的特征，在实际 TDM 工作中可选择反相色谱柱（C_{18} 柱）分离，配合紫外检测器或二极管阵列检测器，采用 HPLC 法进行检测，其特异性好，灵敏度高，仪器设备成本低，且不需要专用试剂及耗材。随着检测技术的进步，LC-MS 得到了应用，其更加灵敏、快速，但仪器设备成本稍高。

（6）药物浓度影响因素

①食物：食物对舍曲林的生物利用度无显著影响，但可使其峰浓度轻度增加（约25%）。饮酒可使精神及运动功能损害风险增加。

②年龄：青少年和老年人（肝肾功能正常）的药动学参数与 18～65 岁成人无明显差别。也有资料显示，老年患者舍曲林血浆清除率下降，应酌情减少剂量，同时加强药物浓度监测。

③病理生理状态：舍曲林主要在肝脏代谢，肝功能损伤可致其清除率降低，进而 AUC 及血药浓度升高，$t_{1/2}$ 延长，累积增加，因此，肝功能异常时，应减低服药剂量或给药频率，或加强血药浓度监测，在 TDM 指导下给药。本品属于强蛋白结合药物，同时可与血浆白蛋白及 α_1 酸性糖蛋白结合，病理生理状态对蛋白结合的影响较为复杂，具体情况参见"氟西汀"相关内容。

④药物相互作用：本品代谢酶或转运体主要有 CYP2B6、CYP2C19、CYP2C9、CYP2D6、CYP3A4、UGT1A1、P-gp（ABCB1）等，所有对这些代谢酶或转运蛋白产生诱导、抑制或竞争作用的药物（附表 1、附表 2）均可能与本品产生药物相互作用。

本品与环丙沙星、唑类抗真菌药物（如氟康唑、伏立康唑等）、奎尼丁、氟西汀、地尔硫䓬、大环内酯类抗菌药物（如红霉素、克拉霉素等）等对 CYP2B6、CYP2C19、CYP2C9、CYP2D6、CYP3A4 有抑制作用的药物合用时，可致舍曲林血药浓度升高，而引起或加重不良反应；与卡马西平、利福平、扑米酮、苯妥英钠、苯巴比妥、拉莫三嗪、圣约翰草等对 CYP3A4、CYP2C19、CYP2D6、UGT、P-gp（ABCB1）有诱导作用的药物合用，可因加速本品代谢及排泄，引起血药浓度降低；舍曲林血浆蛋白结合率高，可因竞争蛋白结合位点导致游离型药物浓度升高，应注意舍曲林和其他高血浆蛋白结合药物之间相互作用。但也有报道本品与强蛋白结合药物地西泮、甲苯磺丁脲、华法林合用，未观察到这些药物的血浆蛋白结合率的显著变化；舍曲林不是 CYP3A4、CYP2C9、CYP2C19、CYP1A2 的抑制剂。

舍曲林对 CYP2D6 有轻度抑制作用，可使经 CYP2D6 代谢的药物血药浓度轻度增加。有报道显示，舍曲林长期给药可使地昔帕明稳态的血药浓度增加 30%～40%；舍曲林与匹莫齐特合用，可使匹莫齐特的血浆浓度升高，机制尚不清楚，应避免舍曲林与匹莫齐特同服。

本品与单胺氧化酶抑制剂（如司来吉兰、吗氯贝胺、利奈唑胺）合用，可发生 5-HT 综合征，严重时可致命。两种药物应用间隔应超过 2 周；舍曲林与锂剂（可促进抑制性神经递质 5-HT 的合成和释放）之间存在药效学相互作用的可能，两者合用时应对加强监护。舍曲林与可增强 5-HT 神经传导作用的药物合用时，可能出现药效学相互作用，应慎重，这些药物如氯米帕明、丙米嗪、阿米替林、安非他明、芬氟拉明或中草药贯叶连翘（也称贯叶金丝桃或圣约翰草）等。舍曲林可增加抗凝血药物如华法林的出血风险；舍曲林与舒马普坦合用后，可能出现共济失调、乏力、焦虑、意识模糊等，应注意监护；与其他使Q-T间期延长的药物合用可致QTc延长或室性心律失常风险增加。

⑤遗传因素：血药浓度可受*CYP2C19*基因多态性的影响。

⑥其他：有报道妊娠期清除率下降，舍曲林血药浓度升高。

5.药物过量　舍曲林血药浓度的实验室警戒值为300ng/ml，当血药浓度持续高于警戒值，甚至更高时，可出现中毒反应。也有证据表明，舍曲林在过量服用时，仍有很大的安全范围，曾有舍曲林单独服用量高达13 500mg的报道。舍曲林过量症状包括室性心律失常、Q-T间期延长、心悸、头晕、嗜睡、恶心、呕吐、情绪异常等，甚至昏迷。过量中毒致死报道较少，多数为合用其他药物和（或）乙醇的病例。

舍曲林没有特效的解毒剂，发现中毒应尽快处理，治疗要点：①可通过催吐、洗胃、口服活性炭、导泻等方法减少药物吸收、增加药物清除；②对症支持治疗，如保持呼吸道通畅、吸氧、保持生命体征稳定、对症治疗并发症等；③由于本品分布容积大，蛋白结合率高，强行利尿、透析、血液灌注等治疗方法的效果不理想。④治疗期间应加强药物浓度监测。

6.基因多态性　舍曲林的代谢主要受*CYP2C19*基因多态性的影响，基于此，对于*CYP2C19* UM型的患者，可以使用推荐起始剂量的舍曲林，如果患者对维持剂量临床反应不佳，可以考虑换用主要不通过CYP2C19代谢的药物；对于*CYP2C19* EM型及IM型的患者，建议使用推荐起始剂量的舍曲林；*CYP2C19* PM型的患者，由于代谢显著下降，致使舍曲林的血药浓度增加，进而使毒副作用发生风险增加，建议此类患者将起始剂量减低50%，并根据临床反应及血药浓度逐渐调整剂量，或换用主要不通过*CYP2C19*代谢的药物，见表7-4。其他参见上述"氟西汀"中"基因多态性"相关内容。

表7-4　基于*CYP2C19*基因多态性舍曲林用药建议

基因型	表型	临床意义	建议
*1/*17，*17/*17（至少携带1个获得性突变功能等位基因）	超快代谢型（UM）	酶活性高，舍曲林代谢加快，血药浓度低，疗效降低	换其他不经CYP2C19广泛代谢的抗抑郁药
*1/*1（携带2个功能等位基因）	快代谢型（EM）	正常代谢舍曲林	给予临床常规推荐剂量治疗
*1/*2，*1/*3，*2/*17（携带1个功能等位基因和1个活性降低的功能等位基因或携带1个获得性突变等位基因和1个活性降低的功能等位基因）	中间代谢型（IM）	舍曲林代谢减慢	给予临床常规推荐剂量治疗
*2/*2，*2/*3，*3/*3（携带2个活性降低的功能等位基因）	慢代谢型（PM）	对舍曲林代谢能力弱，血药浓度高，毒性反应发生风险高	①可换用其他不经CYP2C19广泛代谢的抗抑郁药；②若根据临床评估，确要使用舍曲林治疗，建议使用50%的临床常规推荐剂量治疗，并逐步调整剂量，达到最佳有效给药浓度

八、氟伏沙明

氟伏沙明（fluvoxamine）又名氟戊肟胺、三氟戊肟胺、氟伏草胺、氟提肟氨等，商品名兰释、瑞必乐等。分子式为$C_{15}H_{21}F_3N_2O_2$，分子量318.33，化学名为（E）-5-甲氧基-1-［4-（三氟甲基）苯基］-1-戊酮肟-（2-氨乙酰基）肟，常用其马来酸盐。氟伏沙明分子结构式见图7-8。

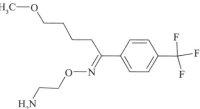

图7-8　氟伏沙明分子结构式

1. 药理作用　氟伏沙明是一种SSRI，通过选择性抑制脑神经细胞对5-HT的再摄取而发挥抗抑郁作用，本品与肾上腺素、组胺、胆碱、多巴胺、苯二氮䓬类受体几乎无亲和力。

2. 临床应用

（1）适应证：①用于抑郁症及相关症状的治疗；②用于强迫症症状治疗。

（2）用法用量：口服。①抑郁症推荐起始剂量为50～100mg/d，晚上1次服用。逐渐增量至有效，最高剂量不得超过300mg/d，服用＞100mg剂量时，2次/日，其中较大剂量睡前服用。②强迫症推荐的起始剂量为50mg/d，逐渐增量至100～300mg/d，应睡前服，若剂量超过150mg/d，2～3次/日，其中较大剂量睡前服用。8岁以上儿童和青少年最大剂量为200mg/d，剂量＞100mg，2次/日，较大剂量应睡前服用。

（3）药物不良反应

①常见不良反应：恶心、呕吐、口干、腹泻、便秘、消化不良、头痛、嗜睡、震颤、失眠、眩晕、焦虑、多汗等。

②不常见不良反应：幻觉、精神错乱、直立性低血压、心电图改变、血清转氨酶升高、性功能障碍等。

③罕见不良反应：肝功能异常、凝血功能障碍、锥体外系反应、抗利尿激素分泌异常、溢乳、闭经、脱发、肌无力、5-HT综合征、自杀意念等。

3. 药动学特征　口服吸收快且完全，t_{max}为3～8h，有首过代谢，绝对生物利用度约为53%（有报道为60%）。血浆蛋白结合率约为80%，体内分布广，表观分布容积约为25L/kg，可通过血脑屏障及胎盘屏障，亦可进入乳汁，乳汁/血浆比约为1.3。主要在肝中通过氧化代谢生成氟伏沙明酸等9种代谢产物（约为尿排泄产物的85%），几乎无药理学活性。本品消除$t_{1/2}$为21～43h。有报道单剂量服用氟伏沙明时$t_{1/2}$为13～15h，多剂量服药的$t_{1/2}$为17～22h。代谢产物及原药主要经肾脏排泄。

4. 治疗药物监测

（1）治疗参考浓度范围（有效浓度范围）：AGNP在《神经精神药理学治疗药物监测共识指南（2017年版）》中推荐：①治疗参考浓度为60～230ng/ml（谷浓度）；②实验室警戒浓度为500ng/ml（谷浓度）；③氟伏沙明的代谢产物氟伏沙明酸与氟伏沙明的稳态谷浓度比值为0～1.2；④当氟伏沙明按每日1次服药，即△t为24h时，氟伏沙明DRC因子为0.23（0.17～0.29），此DRC因子的CL/F、F、$t_{1/2}$见表1-2，DRC范围计算见第1章。其他资料显示：①氟伏沙明有效治疗浓度为160～220ng/ml；②氟伏沙明治疗浓度（谷浓度）范围为50～250ng/ml，最低中毒浓度（谷浓度）为650ng/ml。

（2）推荐级别及监测指征：AGNP在《神经精神药理学治疗药物监测共识指南（2017年版）》中推荐其治疗药物监测等级为2级。

氟伏沙明的 TDM 指征：①药动学个体差异大；②药物浓度与疗效及毒副作用密切相关；③需要长期用药，用药依从性差；④特殊人群（如老年人、青少年、精神病等）用药情况复杂；⑤有效治疗浓度范围窄，毒副反应可隐匿性出现，且可与症状加重不易区分；疗效指标不明确，易受主观影响；⑥起效时间长，用药初期不易通过临床反应评价疗效；⑦可抑制 CYP1A2 及 CYP2C19，且与年龄及血药浓度有相关性；⑧其代谢酶 CYP2D6、CYP1A2 存在基因多态性，且易发生药物相互作用等。

（3）样本采集：一般采集静脉血 2 ～ 3ml，分取血清或血浆测定。若不能立即测定，建议暂存于 2 ～ 8℃，建议 24h 内测定。有报道含氟伏沙明的血浆样本 4℃可保存 1 周，在 -20℃可保存至少 30d。推荐于固定剂量服药 1 周后，于下一次服药前（宜在清晨并控制在 30min 内）采血，监测稳态谷浓度。怀疑药物过量中毒时，可立即采集样本。

（4）监测时机或适应证：①首次用药达稳态后及剂量调整前及剂量调整达稳态后；②疾病急性期建议每 1 ～ 2 周监测 1 次；③维持治疗评价疗效时建议每 1 ～ 3 个月监测 1 次；④达到最佳疗效，需确定个体最佳药物浓度时；⑤合用可能与氟伏沙明相互作用的药物时；⑥不能有效控制病情或疗效下降时；⑦出现可能与氟伏沙明相关的毒副反应时；⑧怀疑过量服用药物时，应立即监测；⑨不确定是否按医嘱用药时；⑩儿童、老年、肾功能不全及肝病患者应加强监测；⑪CYP2D6 UM 及 PM 型患者用药时，应加强监测；⑫中毒诊断及救治过程中应加强监测。

（5）常用检测方法：主要有 HPLC、LC-MS。HPLC 法作为药物分析的常用方法，已在临床工作中广泛应用。近年来，LC-MS/MS 法以其灵敏和快速的特点，正逐步发挥重要的作用。有文献报道，与乙酸乙酯-二氯甲烷、乙醚萃取和甲醇沉淀蛋白后正己烷萃取后样品吹干和复溶相比，使用乙腈沉淀蛋白简单、省时，且提取回收率大于 90%，可作为临床大量样本快速检测使用。

（6）药物浓度影响因素

①饮食：食物一般不影响氟伏沙明的代谢。CYP1A2 酶参与氟伏沙明代谢，烟草是 CYP1A2 酶的诱导剂，有资料显示吸烟量 10 支 / 日及以上时，此酶活性升高最多，与非吸烟者相比，吸烟者可使氟伏沙明的代谢增加约 25%，可致血药浓度降低约 32%。其次，炭烤类食物、十字花科蔬菜、多环芳香族碳水化合物等对 CYP1A2 亦有诱导作用，亦可能降低本品血药浓度，影响疗效。百合科蔬菜（如大蒜、洋葱等）、伞形花科蔬菜（如胡萝卜、西芹、小茴香等）等对 CYP1A2 有抑制作用，这些食物可能对本品血药浓度有影响；咖啡因对 CYP1A2 也具有强抑制作用，同时也是 CYP1A2 的底物，因此，含咖啡因的食物及饮料可能升高本品血药浓度。与乙醇合用可加强中枢抑制作用，用药期间应避免摄入乙醇。

②年龄及性别：有资料显示在 6 ～ 11 岁儿童中，稳态血药浓度可高于青少年及成人（为 2 ～ 3 倍），AUC 及 C_{max} 比青少年高 1.5 ～ 2.7 倍，女性儿童 AUC 及 C_{max} 显著高于男性儿童；也有报道成年女性稳态血药浓度高于男性；老年人与健康成年人的药动学特征相似；也有报道多剂量给药时，老年患者 $t_{1/2}$ 显著延长，清除率降低约 50%。

③病理生理状态：氟伏沙明主要由肝脏 CYP2D6、CYP1A2 代谢，肝功能损伤可能会导致患者血药浓度升高。

④采样时间：一般在规律用药达稳态时，于下一剂给药前立即采样，采集时间过早或过晚，测定结果均可能偏离实际谷浓度。

⑤药物相互作用：氟伏沙明的代谢尚未完全被阐明，在药物相互作用研究中，目前可确切证明被观察的药物显著影响氟伏沙明的药动学研究数据很少，CYP2D6 及 CYP1A2 参与

氟伏沙明的代谢，本品亦为 P-gp（ABCB1）的底物，所有对这些代谢酶或转运蛋白产生诱导、抑制或竞争作用的药物（附表1，附表2）均可能与本品产生药物相互作用。

　　合用已知对上述 P450 同工酶有抑制的药物（如奎尼丁、环丙沙星等）应谨慎，应注意可能引致的血药浓度升高。同时，本品可以抑制 CYP（如 CYP1A2、CYP2C19、CYP2C9、CYP3A4、CYP2C8）的活性，因此可影响经此酶代谢的药物的代谢（附表1），可致此类药物清除减少，血药浓度升高，合用时需注意药物相互作用引起的不良反应。例如，当苯妥英钠、茶碱、三环类抗抑郁药和卡马西平等合用时，这些药物血药浓度可显著升高，应注意监测；与华法林、非甾体抗炎药等经肝脏代谢的影响凝血的药物合用时，这类药物的血浆浓度可增加，且抗凝血效应增强。应注意氟伏沙明（本身是 CYP1A2、CYP2D6 酶的抑制剂）有自身代谢抑制现象，长期服用可致自身血药浓度呈非线性增加。本品可提高普萘洛尔血浆药物浓度水平，同服时建议减少普萘洛尔的剂量。

　　此外，本品与能增强 5-HT 能神经功能的药物（如单胺氧化酶抑制剂司来吉兰、雷沙吉兰、氯吉兰、吗氯贝胺、利奈唑胺等；5-HT 选择性重摄取抑制剂、阿米替林、丙米嗪、银杏叶制剂、芬氟拉明、锂盐、曲马多、曲坦类药物等）合用，可发生 5-HT 综合征，严重时可致命性。治疗严重的、已耐药的抑郁患者，本品可与锂剂合用。但锂和色氨酸可能加重氟伏沙明的 5-HT 能作用。与奎尼丁合用，心脏毒性增加，可引起室性心律失常、低血压、心衰等。与其他使 Q-T 间期延长的药物合用可致 Q-Tc 间期延长或室性心律失常风险增加。

　　⑥遗传因素：氟伏沙明的血药浓度可受 *CYP2D6* 基因多态性的影响。

　　5. 药物过量　大多数氟伏沙明过量中毒后症状较轻微，当氟伏沙明血药浓度持续高于警戒值（500ng/ml），甚至更高时（中毒浓度为650ng/ml），可出现中毒反应。氟伏沙明过量中毒时，最常见的是胃肠症状（恶心、呕吐、腹泻等），中枢神经系统可出现精神不振、眩晕、嗜睡、惊厥、震颤及反射增强，甚至意识障碍、昏迷等。心血管系统可出现心动过速、心动过缓、低血压、心搏骤停、Q-T 间期延长、传导阻滞等，其他如肝功能异常、低钾血症、呼吸困难等也有报道。

　　来自全球范围应用氟伏沙明超过 0.5 亿例患者应用数据表明，有539例故意或意外发生过量中毒，其中55例死亡（9例单独应用，46例联合应用其他药物），404例治愈，5例引起了缺氧性脑病、肾脏并发症、植物状态等后遗症。国外报道病例：1例30岁女性，服用氟伏沙明 21.75g 后被治愈，初诊时出现严重癫痫发作和呕吐，血清浓度为4580ng/ml，之后出现心搏骤停、急性呼吸窘迫综合征及循环衰竭等；1例25岁女性，单独服用氟伏沙明 9.6g 后被治愈，服药后 12h 出现嗜睡，16h 后出现癫痫持续状态，就诊时血清药物浓度为 1970μg/ml。

　　目前尚无本品的特效解毒剂。治疗方法为其他抗抑郁药常见的常规措施。要保证气道通畅、足量给氧、通气并且监测心率及生命体征。建议尽快排空胃内容物及使用常规支持及对症措施，不建议催吐。建议反复使用医用活性炭。利尿和透析未见良好效果。应考虑存在多种药物合并服用的可能性，注意是否正在服用或近期合并服用了三环类抗抑郁药物，如有，应延长观察监测时间。

　　6. 基因多态性　*CYP2D6* 在人群中有高度基因多态性，可影响氟伏沙明的药动学，进而影响其疗效及毒副反应的发生。因此，推荐在使用氟伏沙明之前进行基因筛查，结合血药浓度监测，进行治疗方案调整。其他参见上述"氟西汀"中"基因多态性"相关内容。

　　基于 *CYP2D6* 基因多态性氟伏沙明的剂量调整建议见表7-5。另外，*ABCB1* 基因多态性可能对氟伏沙明的疗效及不良反应产生影响，具体影响需要更多研究来验证。

表7-5　基于*CYP2D6*基因多态性氟伏沙明的用药方案及TDM建议

基因型	表型	临床意义	用药建议
*1/*1×N，*1/*2×N，*2/*2×N（至少携带2拷贝以上的功能等位基因）	超快代谢型（UM）	酶活性高，氟伏沙明代谢加快，血药浓度低，疗效降低	对氟伏沙明治疗影响的研究证据有限，暂无剂量推荐建议，但从理论角度，不建议在CYP2D6超快代谢者中使用氟伏沙明，此类患者选择使用一种不被CYP2D6广泛代谢的替代药物可能是合理的
*1/*1，*1/*2，*1/*4，*1/*5，*1/*9，*1/*41，*2/*2，*41/*41（至少携带1个功能等位基因或2个活性降低的功能等位基因）	快代谢型（EM）	酶活性正常，正常代谢氟伏沙明	给予临床常规推荐剂量治疗
*4/*10，*4/*41，*5/*9（携带1个活性降低的功能等位基因和1个无活性的等位基因）	中间代谢型（IM）	酶活降低，氟伏沙明代谢减慢，血药浓度增加，毒性反应发生风险增加	不推荐预先进行剂量调整，建议以推荐的起始剂量开始治疗，利用TDM调整给药剂量达到目标浓度，治疗过程中加强TDM，根据TDM结果及临床反应进行剂量调整
*3/*4，*4/*4，*5/*5，*5/*6（携带2个无活性的等位基因）	慢代谢型（PM）	酶活性极低，对氟伏沙明代谢能力弱，血药浓度高，毒性反应发生风险高	①换其他不经CYP2D6广泛代谢的抗抑郁药；②若根据临床评估，确要使用氟伏沙明治疗，建议将推荐的起始剂量降低25%～50%，逐渐滴定剂量达到最佳临床反应，并加强TDM，结合TDM结果及临床反应进行剂量调整

九、西酞普兰

西酞普兰（citalopram）又名西普妙、喜普妙、氰酞氟苯胺等，商品名易特安、多弗、一泰纳、太极、特林那、迈克伟、望悠等。分子式为$C_{20}H_{21}FN_2O$，分子量324.39，化学名为（±）1-（3-二甲氨丙基）-1-（4-氟代苯基）-1,3-二氢异苯并呋喃甲腈，常用其氢溴酸盐。西酞普兰是外消旋体，S-西酞普兰（艾司西酞普兰）和R-西酞普兰各占50%，其药理作用主要由其（S）-对映体发挥。西酞普兰分子结构式见图7-9。

1.药理作用　西酞普兰是一种SSRI，作用机制类似于氟西汀，但作用更强，通过抑制中枢神经系统神经元对5-羟色胺的再摄取，从而增强中枢5-羟色胺神经的功能。对5-HT$_{1A}$、5-HT$_{2A}$、α受体、β受体、D$_1$受体、D$_2$受体、H$_1$受体、GABA受体、M受体及苯二氮䓬受体无亲和力，或仅具有较低的亲和力。

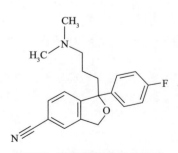

图7-9　西酞普兰分子结构式

2.临床应用

（1）适应证：①主要用于治疗各种类型抑郁症；②可用于强迫神经官能症及经前焦虑症。

（2）用法用量：①成人每次20mg，1次/日，可在任何时间服用，有效剂量一般为20～40mg/d。最大剂量60mg/d，但有报道此剂量下，对大部分抑郁症患者的疗效并不优于40mg/d；用于强迫神经官能症时，剂量可至60～120mg/d。②老年患者应适当减量，一般建议为50%推荐剂量，常用量10～30mg/d。最大剂量40mg/d。③本品不适用于18岁以下的儿童和青少年。④轻至中度肾功能损伤患者，不需要剂量调整。重度肾功能损伤（肌酸酐清除率＜30ml/min）的患者应慎用。⑤轻至中度肝功能损伤患者，初始剂量10mg/d，最大剂量20mg/d。重度肝功能损伤剂量调整时，应格外谨慎。

（3）药物不良反应

①常见不良反应：食欲变化、体重下降、性欲降低、焦虑、意识模糊、感情淡漠、集中力受损、梦境异常、记忆损害、感觉异常、睡眠障碍、偏头痛、味觉障碍、注意力障碍、视觉异常、心动过速、血压异常、打哈欠、鼻炎、口干、恶心、便秘、瘙痒、皮疹、肌痛、关节痛、阳痿、射精障碍、痛经、乏力、发热等。

②不常见不良反应：超敏反应、体重增加、攻击、人格解体、幻觉、躁狂、欣快、性欲增强、晕厥、惊厥、锥体外系反应、瞳孔散大、心动过缓、咳嗽、荨麻疹、脱发、紫癜、光敏感等。

③罕见不良反应：抗利尿激素分泌过多（施瓦茨-巴蒂综合征/SIADH）、低钠血症、惊厥发作（癫痫大发作）、运动障碍、精神运动性躁动/静坐不能、出血、肝炎、血管神经性水肿等。本品消除$t_{1/2}$较长，戒断症状相对较轻。

3.药动学特征　口服易吸收，不受食物影响，t_{max}为2～4h，无明显首过代谢，绝对生物利用度（F）约80%，也有报道F为80%～100%。西酞普兰及其主要代谢产物的血浆蛋白结合率低于80%。体内分布广，少量西酞普兰及其代谢产物可进入乳汁，西酞普兰乳汁/血浆比约为1/9，估计婴儿血清浓度为母体的3%～6%，即使是CYP2C19弱代谢患者用药时，其乳汁中也只能检测到很低浓度的西酞普兰，也有报道西酞普兰乳汁/血浆比为1.2～3。静脉注射本品的表观分布容积约为12L/kg（9～17L/kg），口服给药为14～17L/kg。在肝内，首先由CYP3A4、CYP2C19共同参与生成去甲基西酞普兰（主要代谢产物），而后在CYP2D6参与下代谢成去二甲基西酞普兰，去二甲基西酞普兰占比较少，故CYP2D6对本品整体代谢影响相对较小。其他代谢产物还包括脱氨丙酸衍生物、西酞普兰-N-氧化物等，这些代谢产物浓度较低且几无药理活性。其活性代谢产物均为SSRI类化合物，但药理作用弱，在抑制5-HT再摄取方面最多只有原药西酞普兰的1/8，且不易穿过血脑屏障，因此对本品的疗效无显著影响。有报道血浆中西酞普兰主要以原型形式存在，去甲基西酞普兰和去二甲基西酞普兰占比较小，分别约为原型药物的1/2和1/10。

多次给药后的$t_{1/2}$为35～48h，CYP2C19弱代谢者的$t_{1/2}$可延长至95h。去甲基西酞普兰和去二甲基西酞普兰$t_{1/2}$分别约为2d和4d，有报道CYP2C19强代谢者总体清除率约26L/h，而弱代谢者只清除约1/2体积。主要经肝脏消除（约85%），剩余（约15%）经尿排出。有研究发现，健康受试者服用^{14}C标记的西酞普兰7d内约有75%和10%的放射性物质分别从尿液和粪排出。有报道本品以原型从尿中排出占12%～23%。

4.治疗药物监测

（1）治疗参考浓度范围（有效浓度范围）：AGNP在《神经精神药理学治疗药物监测

共识指南（2017年版）》中推荐：①治疗参考浓度为50～110ng/ml（谷浓度）；②实验室警戒浓度为220ng/ml（谷浓度）；③N-去甲西酞普兰与西酞普兰的稳态谷浓度的比值范围为0.31～0.60；④当西酞普兰按每日1次服药，即△t为24h时，西酞普兰DRC因子为1.52（1.07～1.96），其代谢产物N-去甲西酞普兰DRC因子为0.94（0.36～1.52），上述DRC因子的CL/F、F、$t_{1/2}$见表1-3，DRC范围计算见第1章。其他资料显示：西酞普兰有效血药浓度为90～200ng/ml或10～200ng/ml，中毒血药浓度为400～500ng/ml。

（2）推荐级别及监测指征：AGNP在《神经精神药理学治疗药物监测共识指南（2017年版）》中推荐其治疗药物监测等级为1级。TDM指征：①药动学个体差异显著；②且药物浓度与疗效及不良反应密切相关；③需要长期用药，且常用于治疗抑郁，用药依从性差；④老年人、肝肾功能不全等特殊人群用药后，由于代谢或消除能力降低，需加强监测；⑤毒副反应可隐匿性出现，且与症状加重不易区分；⑥疗效指标不明确，易受主观影响；⑦起效慢，用药初期不易通过临床反应评价疗效；⑧CYP2C19为西酞普兰的主要代谢酶，其存在基因多态性，且易发生药物相互作用；⑨西酞普兰的N-去甲代谢产物的药理作用弱；⑩有效血药浓度范围窄等。

（3）样本采集：一般采集静脉血2～3ml，分取血清或血浆测定，若不能立即测定，可暂存于2～8℃，建议24h内测定；有文献显示，血浆样本在-40℃保存60d检测结果依然稳定。推荐固定剂量服药达稳态（7～14d）后，于下一次服药前（宜在清晨）采血，监测稳态谷浓度；如怀疑中毒，则可立即采样。

（4）监测时机或适应证：①首次用药达稳态后；②疾病急性期每1～2周监测1次；③维持治疗时建议每1～3个月监测1次；④剂量调整前及剂量调整达稳态后；⑤合并可能与西酞普兰发生药动学相互作用的药物时；⑥固定剂量治疗不能有效控制病情或疗效下降时；⑦出现任何怀疑与西酞普兰相关的毒副反应时；⑧怀疑服用大量药物时或进行中毒诊断及治疗时，应立即监测；⑨建议 CYP2C19 UM型和PM型患者加强监测；⑩怀疑未按医嘱用药时等。

（5）常用的检测方法：主要有HPLC、LC-MS。有报道使用HPLC-荧光法技术，虽然技术较为成熟，但检测灵敏度相对较低，在血浆样品不足或者血浆中药物浓度极其微小的情况下难以达到检测要求。LC-MS进行检测具有灵敏度高、监测范围大等优点。另外，相比较HPLC法需要用较复杂的小极性溶剂进行提取，LC-MS提取过程用甲醇等有机溶剂即可达到比较好的效果。

（6）药物浓度影响因素

①药物剂型：西酞普兰口服滴剂和口服溶液的生物利用度要比普通片剂高约25%。不同剂型存在一定的血药浓度差异。也有研究比较了西酞普兰的片剂、注射剂及溶液剂不同剂型单次口服后药动学特征，发现均可迅速吸收，注射剂起效略快，$t_{1/2}$与剂量无关。

②立体异构体：西酞普兰为外消旋体，其立体异构体在药动学、药效学及毒副作用等方面存在差异，在一些特殊情况下，应考虑母药和代谢产物立体异构体的检测。

③饮食：目前没有发现西酞普兰吸收及药动学特性受食物的影响的证据；本品与酒精合用可能增加精神或运动技能损害的风险。

④年龄：老年患者的代谢或清除减慢，有报道老年患者体内西酞普兰$t_{1/2}$延长为1.5～3.75d，清除率下降为0.08～0.3L/min，相同剂量下，老年患者的稳态血药浓度可达年轻患者的2～4倍，应酌情调整剂量。本品不建议18岁以下的儿童和青少年使用，但也

有研究发现儿童的吸收速度及程度高于成年人，儿童 t_{max} 和 CL/F 分别降低 24% 和 28%，C_{max} 与 AUC 分别升高 114% 和 33%。

⑤性别：多数研究认为西酞普兰的血药浓度与性别无关。但也有研究女性的西酞普兰和去甲基西酞普兰在剂量校正后的血药浓度显著高于男性，而母药清除率明显低于男性。这种差异的原因可能来源于：a.性别间的体重差异，体重差异可致脂肪分布差异，进而对亲脂性药物的分布及代谢产生影响；b.性别差异可造成体内激素水平不同，可能影响本品代谢酶的活性。也有研究认为，在我国，女性的 *CYP2C19* EM 纯合子的酶活性显著高于男性，其比例也是女性高于男性。这可能是本品在中国患者中使用时，药动学或临床疗效有性别差异的原因。

⑥采样时间：一般在规律用药达稳态时，于下一剂给药前立即采血，其他时间采集血样，测定结果均可能偏离实际谷浓度。

⑦病理生理状态：肝功能不全者西酞普兰的代谢及清除速度减慢，$t_{1/2}$ 及平均稳态浓度约为正常者的 2 倍；本品经肾脏排泄约 20%，轻中度肾功能损伤者对血药浓度影响不大，有报道，与健康人相比，肾功能不全患者 $t_{1/2}$ 可延长约 35%，但 t_{max}、C_{max} 及清除率均未观察到显著影响，因此，一般轻、中度肾功能损伤者不需要调整剂量，目前尚缺乏严重肾功能障碍对西酞普兰药动学影响的资料。

⑧药物相互作用：西酞普兰主要经 CYP2C19，次要经 CYP3A4 及 CYP2D6（参与较少）同工酶共同参与代谢，理论上，所有对这些代谢酶或转运蛋白产生诱导、抑制或竞争作用的药物（附表 1，附表 2）均可能与本品产生药物相互作用，但也有资料认为，当其中一种同工酶被抑制时，可能被另一种同工酶进行补偿，因此，由于其他药物通过抑制代谢酶而产生的西酞普兰药物浓度升高、毒副反应增加等相互作用的可能性比较低，但当与西咪替丁、氟康唑等同时可抑制多个代谢酶或对代谢酶抑制作用较强的药物合用时，仍需要警惕可能引起的药动学相互作用或毒副作用增加等风险；有报道三环类抗抑郁药可致本品血药浓度升高约 44%，其中氯丙米嗪（CYP2C19 和 CYP2D6 抑制剂）影响较为显著，西咪替丁可到西酞普兰清除率下降约 29%，平均稳态血浆浓度升高约 41%。

酮康唑、锂盐不影响西酞普兰的药动学；与卡马西平、利福平、苯妥英钠、苯巴比妥等对 CYP3A4、CYP2C19、CYP2D6 有诱导作用的药物（附表 2）合用，可因加速本品代谢，引起血药浓度或疗效降低；圣约翰草由于对 CYP3A4、CYP2C9 及 P-gp（ABCB1）有诱导作用，可能导致西酞普兰血药浓度降低。

西酞普兰对 CYP 系统影响很小，因此，对其他药物的药动学相互作用很少见。

另外，本品与单胺氧化酶（MAO）抑制剂（如司来吉兰、雷沙吉兰、吗氯贝胺、利奈唑胺等）合用可能出现 5-HT 综合征，两者合用间隔应超过 14d；本品可增加匹莫齐特的 AUC 及 C_{max}，二者合用并可增加 Q-T 间期延长的发生风险；与可致 Q-T 间期延长的药物合用可产生叠加效应，增加室性心律失常的风险，应谨慎，这些药物包括 Ⅰa 和 Ⅲ 类抗心律失常药、吩噻嗪类抗精神病药、匹莫齐特、氟哌啶醇、三环类抗抑郁药、某些抗微生物药（如莫西沙星、红霉素等）、某些抗组胺药（如咪唑斯汀、阿司咪唑）等；与其他可增强 5-HT 能神经功能的药物（如氯米帕明、阿米替林、丙米嗪、曲马多、舒马曲坦等）合用时，可导致 5-HT 综合征发生风险增加；与非甾体抗炎药或其他影响凝血的药物合用时，可增加出血风险。

⑨遗传因素：西酞普兰的代谢主要受 *CYP2C19* 基因多态性的影响，分析药物浓度结果时应考虑在内。

5.药物过量　西酞普兰过量中毒的病例资料有限，国外报道的西酞普兰过量中毒病例较多，且大多数病例为合并乙醇或其他药物过量使用情况，单独使用西酞普兰过量中毒致死的病例报道比较罕见，大多致死病例涉及合并药物过量情况。

国外报道的典型病例：①1例22岁男性服用80mg利培酮及280mg西酞普兰后出现意识障碍、震颤、肝肾功能异常等，后被治愈；②1例21岁男性服用西酞普兰和奥氮平过量导致癫痫发作和严重心脏毒性（Q-T间期延长、心动过缓、低血压等）的病例显示，血中西酞普兰和奥氮平浓度分别为522ng/ml和505ng/ml；③1例35岁女性故意服用过量西酞普兰后，出现呕吐、肌张力增强、高热、Q-T间期延长、心搏骤停、尖端扭转型室性心动过速（后发展为广泛复杂的心动过速）等，后抢救无效死亡，其血清中检测到西酞普兰（7300ng/ml）和四氢大麻酚；④1项26例西酞普兰过量报道显示，西酞普兰摄入量200～4960mg，血药浓度0.21～7.5μg/ml（服药后20min～8h），出现嗜睡、心动过速、Q-T间期延长、意识障碍和癫痫发作等。1例死于心搏骤停，1例死于呼吸骤停；1例死于单用西酞普兰过量（约600mg）年轻女性死后血中浓度为11.60μg/ml。

西酞普兰过量时一般为轻至中度中毒症状，成人摄入量＜600mg时，一般致死风险较低，药浓度监测是中毒诊断、预后及治疗效果判断的重要依据。当西酞普兰血药浓度持续高于220ng/ml，甚至更高时（400～500ng/ml），可能出现的中毒反应：①中枢神经系统症状，如头晕、嗜睡、震颤、惊厥、癫痫发作、激越、昏迷等，也可发生5-HT综合征的症状（如高热、谵妄、昏迷等）；②心血管系统症状，如低血压、高血压、室性心动过速等心律失常、心动过缓、传导阻滞、Q-T间期延长、心搏骤停等；③其他症状，如恶心、呕吐、瞳孔散大、发绀、出汗、过度换气、低血糖、呼吸窘迫等。文献报道的西酞普兰直接致死病例（$n=9$）血药浓度为1.0～49μg/ml。

对于西酞普兰过量中毒，目前尚无特效解毒药，主要是对症支持治疗，治疗要点：①尽快洗胃、口服活性炭、导泻（一般用渗透作用泻药如硫酸钠）等方法减少药物吸收、增加药物排泄；②应注意监测心功能、电解质、药物浓度等，依病情及时采取对症支持治疗，如保持呼吸道通畅、吸氧、保持生命体征稳定、对症治疗并发症等。

6.基因多态性　西酞普兰的药学特性及抗抑郁疗效主要与CYP2C19基因多态性相关，推荐在使用西酞普兰之前进行基因筛查，结合血药浓度监测，进行治疗方案调整。基于CYP2C19基因多态性西酞普兰的剂量调整建议见表7-6。另外，现有资料表明，ABCB1基因多态性与抗抑郁药物的疗效存在不同程度的相关性，但具体的多态性位点并暂未获得一致性结果，可能与种族、环境等因素有关。其他参见上述"氟西汀"中"基因多态性"相关内容。

表7-6　基于CYP2C19基因多态性西酞普兰的用药方案及TDM建议

基因型	表型	临床意义	建议
*1/*17，*17/*17（至少携带1个获得性突变功能等位基因）	超快代谢型（UM）	酶活性高，西酞普兰代谢加快，与EM型相比，血药浓度显著降低，疗效降低	目前尚缺乏计算UM型患者初始剂量的研究资料。建议选择使用不主要经CYP2C19代谢的替代药物
*1/*1（携带2个功能等位基因）	快代谢型（EM）	正常代谢西酞普兰	使用推荐起始剂量开始治疗

续表

基因型	表型	临床意义	建议
*1/*2，*1/*3，*2/*17（携带1个功能等位基因和1个活性降低的功能等位基因或携带1个获得性突变等位基因和1个活性降低的功能等位基因）	中间代谢型（IM）	对西酞普兰代谢减慢	现有研究证据不支持对此代谢类型的患者进行剂量调整，建议以推荐的起始剂量开始治疗，利用TDM调整给药剂量达到目标浓度，治疗过程中加强TDM
*2/*2，*2/*3，*3/*3（携带2个活性降低的功能等位基因）	慢代谢型（PM）	对西酞普兰代谢能力弱，与UM型及EM型比较，血药浓度显著升高，毒性反应发生风险高	①可换用其他不经CYP2C19广泛代谢的抗抑郁药；②若根据临床评估，确要使用西酞普兰治疗，建议使用50%的临床常规推荐剂量治疗，并逐渐滴定剂量达到最佳临床反应，并加强TDM

十、艾司西酞普兰

艾司西酞普兰（escitalopram）是西酞普兰的单一S-异构体，又名依他普仑，商品名来士普、百洛特、百适可等。分子式为$C_{20}H_{21}FN_2O$，分子量324.39，化学名为（＋）-（S）-1-[3-（N，N-二甲基氨基）丙基]-1-（4-氟苯基）-1,3-二氢-5-异苯并呋喃甲腈，常用其草酸盐。艾司西酞普兰分子结构式见图7-10。

1.药理作用　艾司西酞普兰是一种高选择性SSRI，作用机制与氟西汀类似。通过结合5-HT神经突触前膜5-HT转运体蛋白而发挥抑制5-HT再摄取的功能，进而增强5-HT能神经功能；对去甲肾上腺素和多巴胺的再摄取影响较小。艾司西酞普兰对5-HT再摄取抑制活性比R-异构体至少高100倍；对5-HT$_1$～5-HT$_7$受体、α受体、β受体、多巴胺D$_1$～多巴胺D$_5$受体、组胺H$_1$～组胺H$_3$受体、毒蕈碱M$_1$～毒蕈碱M$_5$受体和苯二氮草受体几乎无作用

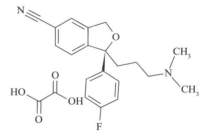

图7-10　艾司西酞普兰分子结构式

或非常小，对Na$^+$、K$^+$、Cl$^-$和Ca^{2+}离子通道几乎无亲和力。

2.临床应用

（1）适应证：①用于治疗各种抑郁症；②治疗伴有或不伴有广场恐惧症的惊恐障碍；③亦可治疗焦虑障碍，如经前焦虑障碍、广泛焦虑障碍、混合性焦虑抑郁障碍等。

（2）用法用量：①抑郁症。口服：常用剂量为10mg/d，1次/日，最大剂量可以增至20mg/d。通常2～4周可显现抗抑郁疗效。一般在症状缓解后持续治疗至少6个月巩固疗效。②伴有或不伴有广场恐惧症的惊恐障碍。口服：1次/日，起始剂量5mg/d，持续1周后增至10mg/d。最大剂量20mg/d。约3个月后可获得最佳疗效。疗程一般持续数月。停药时，应在1～2周逐渐减少剂量，以避免出现停药症状。③广泛性焦虑。起始剂量10mg/d，1次/日，1周后可增至20mg/d，1次/日。④本品不适用于儿童及18岁以下的青少年。⑤轻中度肾功能损伤患者，不需要剂量调整。重度肾功能损伤（肌酸酐清除率＜30ml/min）的患者

应慎用。⑥对于*CYP2C19* PM型患者、轻中度肝功能损伤患者，初始剂量5mg/d，最大剂量10mg/d。重度肝功能损伤剂量调整时，应格外谨慎。

（3）药物不良反应：①常见不良反应有食欲缺乏、恶心、腹泻、便秘、口干、出汗、失眠、镇静、激越、震颤、头痛、头晕；Q-T间期延长。②罕见不良反应有癫痫、躁狂、自杀观念和自杀行为、5-HT综合征等。

3.药动学特征　口服吸收较完全，不受食物影响，多次服药后平均t_{max}为4h，绝对生物利用度约为80%。口服表观分布容积为12～26L/kg，体内分布广，可进入乳汁。本品及其代谢产物的血浆蛋白结合率约为80%。主要在肝内发生去甲基化代谢及去二甲基化代谢，也可发生N-氧化代谢，甲基化代谢产物药理作用很弱，去甲化代谢主要由CYP2C19酶参与，CYP3A4和CYP2D6也可能起到部分作用。艾司西酞普兰多次给药后的平均$t_{1/2}$约为30h（27～32h），口服血浆清除率约为0.6L/min，药物的主要代谢产物半衰期更长，N-去甲艾司西酞普兰平均$t_{1/2}$约为52h。艾司西酞普兰及其代谢产物主要经肝脏和肾脏消除，主要以代谢产物形式从尿中排泄。

4.治疗药物监测

（1）治疗参考浓度范围（有效浓度范围）：AGNP在《神经精神药理学治疗药物监测共识指南（2017年版）》中推荐：①艾司西酞普兰治疗参考浓度为15～80ng/ml（谷浓度）；②实验室警戒浓度为160ng/ml（谷浓度）；③N-去甲艾司西酞普兰与艾司西酞普兰的稳态谷浓度比值为0.3～1.0；④当按每日1次服药，即△t为24h时，艾司西酞普兰DRC因子为1.05（0.59～1.51），其代谢产物N-去甲艾司西酞普兰DRC因子为0.95（0.36～1.53），上述DRC因子的CL/F、F、$t_{1/2}$见表1-2，DRC范围计算见第1章。

（2）推荐级别及监测指征：AGNP在《神经精神药理学治疗药物监测共识指南（2017年版）》中推荐其治疗药物监测等级为2级。TDM指征：①药动学个体差异显著；②药物浓度与疗效及不良反应密切相关；③需要长期用药，常用于治疗抑郁，用药依从性差；④老年人、肝肾功能不全等特殊人群用药后，由于代谢或消除能力降低，需加强监测；⑤毒副反应可隐匿性出现，且与症状加重不易区分；⑥疗效指标不明确，易受主观影响；⑦起效慢，治疗抑郁症一般2～4周起效，治疗惊恐障碍一般3个月后达到最佳疗效，用药初期不易通过临床反应评价疗效；⑧*CYP2C19*存在基因多态性；⑨艾司西酞普兰的N-去甲代谢产物的药理作用弱；⑩易发生药物相互作用等。

（3）样本采集：一般采集静脉血2～3ml，分取血清或血浆测定，若不能立即测定，可暂存于2～8℃，建议24 h内测定；有文献显示，艾司西酞普兰的血浆样本在-20℃可保存至少40d。推荐固定剂量服药达稳态（约7d）后，于下一次服药前（宜在清晨）采血，监测稳态谷浓度；如怀疑中毒，则可立即采样。

（4）监测时机或适应证：①首次用药达稳态后；②疾病急性期每1～2周监测1次；③维持治疗评价疗效时建议每1～3个月监测1次；④剂量调整前及剂量调整达稳态后；⑤达到最佳疗效，需确定个体最佳药物浓度时；⑥合并可能发生相互作用的药物时；⑦不能有效控制病情或疗效下降时；⑧出现任何怀疑与艾司西酞普兰相关的毒副反应时；⑨怀疑吞服大量药物时或进行中毒诊断及治疗时；⑩建议*CYP2C19*UM型和PM型患者加强监测；⑪怀疑未按医嘱用药时等。

（5）常用检测方法：主要有HPLC、LC-MS/MS，以及均相酶免疫法（EMIT）。EMIT测定的艾司西酞普兰的血药浓度是葡萄糖六磷酸脱氢酶艾司西酞普兰偶联物抗体位点竞争性结合的产物，酶的活性、底物的活性都会影响检测结果，具有很高的特异性。但EMIT

对于精神科药物的血药浓度检测试剂价格昂贵，检测成本较高。HPLC及LC-MS/MS检测法具有高灵敏度、选择性和特异性，使其广泛用于体内药物分析，实用性较强。

（6）药物浓度影响因素

①药物剂型：艾司西酞普兰口服溶液的生物利用度与普通片剂存在差异。

②食物：本品的吸收不受食物影响。本品与乙醇合用可能增加精神或运动技能损害的风险，不建议本品与乙醇合用。

③病理生理状态：有报道轻度和重毒肝损伤患者中本品的$t_{1/2}$约为肝功能正常患者的2倍，暴露量升高约60%；肾功能降低患者中本品及其代谢产物的$t_{1/2}$亦可延长，血浆药物浓度轻度升高。

④年龄：不建议18岁以下的儿童和青少年使用；老年患者的代谢及清除减慢，与年轻健康受试者比较，老年患者的AUC可增加50%。

⑤药物相互作用：艾司西酞普兰的代谢主要由CYP2C19介导，CYP3A4及CYP2D6也可参与，但影响较小。P-gp（ABCB1）参与本品及其代谢产物的转运。所有对这些代谢酶或转运蛋白产生诱导、抑制或竞争作用的药物（附表1，附表2）均可能与本品产生药物相互作用。

与氟西汀、氟伏沙明等对CYP2C19有抑制作用的药物合用时，可致本品或代谢产物血药浓度中度升高（约50%）；艾司西酞普兰与西咪替丁（多种酶的中等强度抑制剂）合用可以中度增加艾司西酞普兰的血浆浓度（约70%）。因此当本品达到治疗剂量的上限时，与酶抑制剂合用应谨慎。与卡马西平、利福平、苯妥英钠、苯巴比妥等对CYP2C19及CYP3A4有诱导作用的药物合用，可因加速本品代谢，引起血药浓度或疗效降低；圣约翰草由于对CYP3A4及P-gp有诱导作用，可能导致本品血药浓度降低，但同时可能由于药理作用叠加而增加不良反应发生率。

另外，与单胺氧化酶（MAO）抑制剂（如司来吉兰、雷沙吉兰、吗氯贝胺、利奈唑胺等）合用可能出现5-HT综合征，两者用药间隔应超过14d；本品可增加匹莫齐特的AUC及C_{max}，两者合用可增加Q-T间期延长的发生风险；与可致Q-T间期延长的药物合用可产生叠加效应，有增加室性心律失常的风险，应谨慎，这些药物包括Ⅰa和Ⅲ类抗心律失常药、吩噻嗪类抗精神病药、匹莫齐特、氟哌啶醇、三环类抗抑郁药、某些抗微生物药（如莫西沙星、红霉素等）、某些抗组胺药（如咪唑斯汀、阿司咪唑）等；与其他可增强5-HT能神经功能的药物（如氯米帕明、阿米替林、丙米嗪、曲马多、舒马曲坦及其他曲坦类药物等）合用时，可导致5-HT综合征发生风险增加；与非甾体抗炎药、华法林或其他影响凝血的药物合用时，可增加出血风险。

⑥遗传因素：代谢主要受*CYP2C19*基因多态性的影响，可能会引起药效学及药动学个体间的显著性差异，分析药物浓度结果时应考虑在内。但*CYP2D6*基因多态性对艾司西酞普兰的代谢影响不大。

5.药物过量　本品过量中毒的临床资料非常有限。已报道的病例中大多数为轻度或无症状。单独使用艾司西酞普兰过量中毒致死的病例报道很少，过量中毒的病例大多数都伴有合并其他药物过量。有报道单用应用艾司西酞普兰剂量在400～800mg时，未发现严重中毒症状。国外报道回顾性研究了374例单用西酞普兰和421例单用艾司西酞普兰急性过量病例，结果显示西酞普兰过量中毒的中位剂量为310mg，艾司西酞普兰为130mg，剂量增加与结局严重程度之间存在相关性。艾司西酞普兰的毒性低于西酞普兰，西酞普兰过量中毒更常见癫痫发作和震颤。另有报道比较西酞普兰（$n=316$）和艾司西酞普兰（$n=63$）

在S-对映异构体的摄入剂量相当时，两者过量中毒的症状特征相似，但西酞普兰中毒时癫痫发作更频繁。文献报道1例33岁的白种人女性，服用4500～6000mg锂、300～400mg艾司西酞普兰和乙醇后出现Q-T间期延长、心动过缓。

艾司西酞普兰药物过量可出现的症状包括：①中枢神经系统，从眩晕、震颤和激越到5-HT综合征、癫痫发作、痉挛和昏迷等；②胃肠系统，如恶心、呕吐等；③心血管系统，如低血压、高血压、心动过速、Q-T间期延长和心律失常等；④电解质紊乱，如低血钾、低血钠等。考虑使用胃灌洗和活性炭。口服药物后尽早洗胃，建议监测心脏和生命体征，并给予系统性支持性治疗。

对于艾司西酞普兰过量中毒，目前尚无特效解毒药，主要是对症支持治疗，治疗要点：①保持呼吸道通畅、确保足够的氧摄取和保障呼吸功能；②尽快洗胃、口服活性炭、导泻（一般用渗透作用泻药如硫酸钠）等方法减少药物吸收、增加药物排泄；③应注意监测心功能、电解质、药物浓度等，依病情及时采取对症支持治疗、保持生命体征稳定等。

6.基因多态性　艾司西酞普兰的代谢与CYP2C19基因多态性有关。推荐在使用本品之前进行基因筛查，结合血药浓度监测，进行治疗方案调整。基于CYP2C19基因多态性的剂量调整建议见表7-7。其他参见上述"氟西汀""西酞普兰"中"基因多态性"相关内容。

表7-7　基于CYP2C19基因多态性艾司西酞普兰的用药方案及TDM建议

基因型	表型	临床意义	建议
*1/*17，*17/*17（至少携带1个获得性突变功能等位基因）	超快代谢型（UM）	酶活性高，代谢加快，与EM型相比，血药浓度显著降低，疗效降低	目前尚缺乏计算UM型患者初始剂量的研究资料。建议选择使用不主要经CYP2C19代谢的替代药物
*1/*1（携带2个功能等位基因）	快代谢型（EM）	正常代谢艾司西酞普兰	使用推荐起始剂量开始治疗
*1/*2，*1/*3，*2/*17（携带1个功能等位基因和1个活性降低的功能等位基因或携带1个获得性突变等位基因和1个活性降低的功能等位基因）	中间代谢型（IM）	对艾司西酞普兰代谢减慢	给予临床常规推荐剂量治疗现有研究证据不支持对此代谢类型的患者进行剂量调整，建议以推荐的起始剂量开始治疗，利用TDM调整给药剂量达到目标浓度，治疗过程中加强TDM
*2/*2，*2/*3，*3/*3（携带2个活性降低的功能等位基因）	慢代谢型（PM）	对艾司西酞普兰代谢能力弱，与UM型及EM型比较，血药浓度显著升高，毒性反应发生风险高	①换其他非CYP2C19代谢的抗抑郁药；②若根据临床评估，确要使用艾司西酞普兰治疗，建议使用50%的临床常规推荐剂量治疗，逐渐滴定剂量达到最佳临床反应，并加强TDM

十一、帕罗西汀

帕罗西汀（paroxetine）又名帕罗昔丁、氟苯哌苯醚等，商品名赛乐特、乐友、舒坦罗等。分子式为$C_{19}H_{20}FNO_3$，分子量329.36，分子结构中有2个手性中心，化学名为（−）-（3S，4R）-4-（4-氟苯基）-3-{[（3,4-亚甲氧基）苯氧基］甲基｝哌啶，常用其盐酸盐。帕罗西汀分子结构式见图7-11。

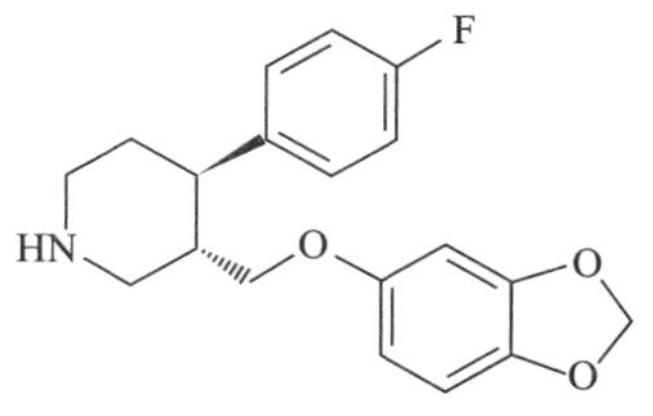

图7-11　帕罗西汀分子结构式

1.药理作用　盐酸帕罗西汀是一种强效、高选择性SSRI，通过选择性抑制5-HT再摄取，使突触间隙中5-HT浓度升高，从而增强中枢5-HT能神经功能，发挥抗抑郁作用。对去甲肾上腺素和多巴胺再摄取的抑制作用微弱，与毒蕈碱受体、肾上腺素能α_1、肾上腺素能α_2、肾上腺素能β受体、多巴胺D_2受体、5-HT_1受体、5-HT_2受体和组胺H_1受体几乎无亲和力。

2.临床应用

（1）适应证：①用于治疗各种抑郁症，包括焦虑性抑郁症及反应性抑郁症；②治疗伴有或不伴有广场恐怖的惊恐障碍；③治疗强迫症；④亦可治疗社交恐惧症/社交焦虑症。FDA批准的其他适应证还包括创伤后应激障碍（PTSD）及广泛焦虑障碍。

（2）用法用量：口服，一般早晨顿服。①成人：抑郁症，一般20mg/d。最大剂量50mg/d，应遵医嘱。强迫症，一般40mg/d，初始剂量20mg/d，最大剂量60mg/d。惊恐障碍，一般40mg/d，初始剂量为10mg/d，最大剂量50mg/d。社交恐惧症/社交焦虑症，一般20mg/d，最大剂量50mg/d。以上用药均应每周以10mg量递增，剂量调整间隔时间至少为1周，以上为速释剂剂量，对于控释剂或缓释剂可将起始剂量及最大剂量等相应剂量增加25%。②老年人及肝肾功能不全患者：起始剂量10mg/d，最大剂量40mg/d，每周以10mg量递增，剂量调整间隔时间至少为1周，控释剂或缓释剂可将起始剂量及最大剂量等相应剂量增加25%。③儿童及青少年：国内不推荐用于18岁以下人群；国外用于治疗7～17岁强迫症及8～17岁社交恐惧症。治疗期间应根据病情调整剂量。患者应治疗足够长时间以巩固疗效，抑郁症痊愈后应维持治疗至少几个月，强迫症和惊恐障碍所需维持治疗的时间更长。停药需逐渐减量，不宜骤停。

（3）药物不良反应

①常见不良反应：皮肤和黏膜瘀斑、胆固醇水平升高、食欲缺乏、嗜睡、失眠、兴奋、眩晕、震颤、视物模糊、打哈欠、恶心、便秘、腹泻、口干、出汗、性功能障碍、乏力、体重增加等。

②不常见不良反应：尿潴留和尿失禁、皮疹、血压升高或降低、窦性心动过速等。

③其他非常罕见不良反应：血小板减少、过敏反应、抗利尿激素综合征、低血钠、意识模糊、幻觉、躁狂反应、锥体外系症状、惊厥、静坐不能、急性青光眼、胃肠道出血、肝功能异常、光敏反应、高催乳素血症、外周性水肿等。

④停用帕罗西汀的症状：眩晕、感觉障碍、睡眠障碍、焦虑头痛、兴奋、恶心、震颤、意识模糊、出汗、腹泻等。

3.药动学特征　口服后吸收完全，有首过代谢（约30%），t_{max}约5h（0.5～11h）。帕罗西汀的血浆蛋白结合率约95%，表观分布容积3～28L/kg，亲脂性较强，可广泛分布于全身各组织，包括中枢神经系统，仅少量（约1%）留在体循环中，可进入乳汁，乳汁/血浆比0.06～1.3。主要经肝脏代谢降解，通过去甲基、氧化结合反应，生成无药理活性的代谢产物，最后形成葡萄糖苷酸化合物及硫酸化合物。口服帕罗西汀溶液后，约64%由尿液排泄（代谢产物约62%，母药约2%）；约36%由粪便排泄（母药不足1%，其余为代谢产物）。

在剂量增加时表现为非线性药动学过程。$t_{1/2}$ 为 12 ～ 44h。

4.治疗药物监测

（1）治疗参考浓度范围（有效浓度范围）：AGNP在《神经精神药理学治疗药物监测共识指南（2017年版）》中推荐：①治疗参考浓度为20～65ng/ml（谷浓度）；②实验室警戒浓度为120ng/ml（谷浓度）；③当帕罗西汀按每日1次服药，即 △t 为24h时，帕罗西汀DRC因子为0.60（0.37～0.83），此DRC因子的相关CL/F、F、$t_{1/2}$ 见表1-2，DRC范围计算见第1章。其他资料显示本品的有效浓度为30～90ng/ml。

（2）推荐级别及监测指征：AGNP在《神经精神药理学治疗药物监测共识指南（2017年版）》中推荐其治疗药物监测等级为3级。TDM指征：①个体间药动学参数差异较大；②随剂量增加和治疗时间延长，表现为非线性药动学过程；③药物浓度与疗效及不良反应密切相关；④常需长期用药，用药依从性差；⑤可用于老年人、精神病等特殊人群，用药情况复杂；⑥有效治疗浓度范围窄，毒副反应与症状加重不易区分；⑦疗效指标不明确，易受主观影响；⑧起效时间长，用药初期不易通过临床反应评价疗效；⑨CYP2D6及CYP3A4参与其代谢，存在基因多态性，且易产生药物相互作用；⑩帕罗西汀对CYP2D6有抑制作用，可因自身代谢抑制或酶代谢饱和造成血药浓度增加或过量蓄积等。

（3）样本采集：一般采集静脉血3～5ml，分取血清或血浆测定，若不能立即测定，可暂存于2～8℃，建议24h内测定；有文献显示，血浆样本在-80℃可保存至少1个月。推荐固定剂量服药达稳态（为7～14d）后，于下一次服药前采血，监测稳态谷浓度，也有资料推荐检测给药后12h的浓度作为谷浓度；如怀疑中毒，则可立即采样。

（4）监测时机或适应证：①首次用药达稳态后；②出现肝功能异常时；③建议疾病急性期每1～2周监测1次，维持治疗评价疗效时需每4～6周监测1次；④剂量调整前及剂量调整达稳态后；⑤达到最佳疗效，需确定个体最佳药物浓度时；⑥合并可能与帕罗西汀相互作用的药物时；⑦不能有效控制病情或疗效下降时；⑧出现任何怀疑与帕罗西汀相关的毒副反应时；⑨怀疑吞服大量药物时或进行中毒诊断及治疗时；⑩建议 *CYP2D6* UM型和PM型患者加强监测；⑪不确定是否坚持用药或怀疑未按医嘱用药时等。

（5）常用检测方法：主要有HPLC、LC-MS/MS。帕罗西汀结构中具有两个苯环，在219nm、236nm、290nm有明显的紫外吸收。采用HPLC方法具有成本低、操作简单、精密度和回收率高等优点。LC-MS/MS分析范围广，检测时间短，灵敏度高，目前已被广泛使用。

（6）药物浓度影响因素

①药物剂型因素：有速释片、肠溶缓释片、胶囊、口服溶液剂等不同剂型，不同剂型或厂家的药物释放吸收存在差异，可引起一定程度药物浓度变异。

②病理生理状态：帕罗西汀主要由肝脏P450酶CYP2D6代谢，肝功能损伤可能会导致患者血药浓度升高。肾功能不全者 C_{max} 及 $t_{1/2}$ 可随肾功能下降而增加。

③年龄：老年患者的对帕罗西汀的清除率降低，代谢较慢，$t_{1/2}$ 延长，导致血药浓度偏高，有报道，老年人本品 C_{max} 可比年轻人高2～3倍。建议采用较低的初始剂量。

④食物：帕罗西汀的吸收不会因食物或伴随的抗酸治疗而改变。西柚汁可抑制CYP3A4酶的活性，对本品浓度有潜在影响。现有资料尚未证实本品与乙醇合用会引起药效学及药动学方面的影响，但仍建议服药期间避免饮酒。

⑤药物相互作用：参与帕罗西汀的代谢酶为CYP2D6、CYP3A4，帕罗西汀也是P-gp的底物，所有对这些代谢酶或转运蛋白产生诱导、抑制或竞争作用的药物（附表1，附表2）

均可能与本品产生药物相互作用。

与奎尼丁、安非他酮、西咪替丁、氟西汀等对 CYP2D6（主要）、CYP3A4 有抑制作用的药物合用时，可致其血药浓度升高，而引起或加重不良反应，例如，本品与西咪替丁合用，本品的稳态血药浓度可升高约 50%；与卡马西平、利福平、苯妥英钠、苯巴比妥、利托那韦、圣约翰草制剂等对 CYP3A4、CYP2D6、P-gp 有诱导作用的药物合用，可因加速本品代谢及排泄，引起血药浓度降低，例如，有资料显示本品与苯妥英钠合用 14d，帕罗西汀的 AUC 及 $t_{1/2}$ 可分别平均下降 50% 和 35%，与苯巴比妥合用 14d，帕罗西汀的 AUC 及 $t_{1/2}$ 可分别下降 25% 和 38%。

可显著抑制 CYP2D6 的活性，因此，帕罗西汀与其他通过这种同工酶代谢的药物（如阿米替林、丙米嗪、氟西汀、利培酮、普罗帕酮、氟卡尼等）合用时，可使这些药物浓度升高，应当谨慎合用；同时，由于帕罗西汀对 CYP2D6 的抑制作用，90% 以上患者的该同工酶在用药早期被饱和，在临床用药剂量时，该酶的饱和使帕罗西汀剂量增加及疗程增加时的药动学过程表现为非线性。同时，随着用药时间延长，帕罗西汀自身代谢也受到抑制，可引起血药浓度升高及代谢蓄积。

血浆蛋白结合率较高，与其他蛋白结合率亦较高的药物合用时，由于蛋白结合的竞争作用，可致双方游离药物浓度升高，药效增强或不良反应增加。

另外与单胺氧化酶抑制剂（如吗氯贝胺、司来吉兰、雷沙吉兰、利奈唑胺等）合用可引起 5-HT 综合征，可表现为肌阵挛、多汗、腱反射亢进、腹泻、震颤、高热、抽搐、精神错乱等，甚至可致死，禁止合用，且两者用药间隔应超过 2 周；与其他可增强 5-HT 能神经功能的药物（包括 5-HT 选择性重摄取抑制及 NE 再摄取抑制等，如氯米帕明、阿米替林、丙米嗪、曲马多、锂、芬太尼、色氨酸、舒马曲坦及其他曲坦类药物或圣约翰草等）合用时，可导致 5-HT 综合征发生风险增加；与非甾体抗炎药或其他影响凝血的药物合用时，可增加出血风险。

⑥遗传因素：本品的代谢可受 *CYP2D6* 基因多态性的影响。

5. 药物过量　关于本品过量中毒的临床资料非常有限。本品过量时一般为轻度至中度中毒症状，大多过量中毒病例可以得到恢复，且无后遗症。在 1 项全球共 342 例帕罗西汀过量中毒病例资料中，共有 48 例致死病例，其中 17 例可能仅与帕罗西汀有关。

过量用药常见的临床症状包括嗜睡、昏迷、恶心、心动过速、震颤、意识模糊、呕吐、眩晕等；过量（单用或与其他药物合用）相关的其他值得注意的症状和体征为瞳孔散大、抽搐、癫痫发作、惊厥、室性心律失常（如尖端扭转型室性心动过速）、心动过缓、高血压、低血压、晕厥或昏迷、攻击行为、肝功能损伤（包括肝炎、肝坏死、肝衰竭等）、肌张力增高、肌阵挛、尿潴留、5-HT 综合征、躁狂等。有极少数病例可能死亡。

药物浓度监测是中毒诊断、预后及治疗效果判断的重要依据，当血药浓度（稳态谷浓度）持续高于 120ng/ml，甚至更高时，应特别警惕中毒反应发生。文献报道，1 例服用 3600mg 帕罗西汀速释制剂后 27.5h 和 40h 的血清浓度分别为 1800ng/ml 和 1600ng/ml，该患者治疗 5d 后恢复。1 例 55 岁男性帕罗西汀（缓释片）4500mg 后，16h 后就诊，陆续出现了出汗、瞳孔扩大、意识混乱、反射亢进、阵挛、肠鸣音亢进和腹泻、Q-T 间期延长、高热等症状，在入院后第 3 天和第 7 天血药浓度分别为 3420ng/ml 和 4420ng/ml，9d 后发生肺栓塞并死亡。1 例 32 岁女性服用帕罗西汀约 1000mg 约 24h 后，出现咳嗽、咳痰、呼吸困难，2d 后神志不清，治疗 5d 后恢复。另有 1 例 21 岁妊娠女性，采用 20mg/d 的盐酸帕罗西汀治疗抑郁症。在妊娠第 5 周一次性服用盐酸帕罗西汀片剂 300～320mg，15min 后接受治疗，未观察到中毒体征及症状，妊娠38周时生产3500g健康男婴，2岁随访时发育正常。

目前，尚无帕罗西汀的特异性解毒剂。应确保呼吸道通畅、充足的氧气供应和通风，并监测心脏节律和生命体征。也推荐使用一般支持性和对症治疗措施。不推荐使用催吐法。由于帕罗西汀的分布容积较大，强制利尿、透析、血液灌流或换血不太可能使患者获益。应特别关注之前可能过量摄入三环类抗抑郁药，且正在服用或最近服用过帕罗西汀的患者。

6.基因多态性　帕罗西汀的代谢与 *CYP2D6* 基因多态性相关。推荐在使用本品之前进行基因筛查，结合血药浓度监测，进行治疗方案调整。基于 *CYP2D6* 基因多态性的剂量调整建议见表7-8。此外，帕罗西汀的疗效与 *HTR1A* 基因的rs6295位点和 *FKBP5* 基因的rs4713916位点有关。其他参见上述"氟西汀"中"基因多态性"相关内容。

表7-8　基于 *CYP2D6* 基因多态性帕罗西汀的用药方案及TDM建议

基因型	表型	临床意义	建议
*1/*1×N，*1/*2×N，*2/*2×N（至少携带2拷贝以上的功能等位基因）	超快代谢型（UM）	酶活性高，帕罗西汀代谢加快，与EM型相比，血药浓度显著降低，甚至低至难以检出，疗效降低	目前尚缺乏计算UM型患者初始剂量的研究资料。建议选择使用不主要经CYP2D6代谢的替代药物
*1/*1，*1/*2，*1/*4，*1/*5，*1/*9，*1/*41，*2/*2，*41/*41（至少携带1个功能等位基因或2个活性降低的功能等位基因）	快代谢型（EM）	酶活性正常，正常代谢帕罗西汀	使用推荐起始剂量开始治疗
*4/*10，*4/*41，*5/*9（携带1个活性降低的功能等位基因和1个无活性的等位基因）	中间代谢型（IM）	酶活性降低，帕罗西汀代谢减慢，血药浓度增加，毒性反应发生风险增加	现有研究证据不支持对此代谢类型的患者进行剂量调整，建议以推荐的起始剂量开始治疗，加强TDM，根据TDM结果及临床反应进行剂量调整
*3/*4，*4/*4，*5/*5，*5/*6（携带2个无活性的等位基因）	慢代谢型（PM）	酶活性极低，对帕罗西汀代谢能力弱，与UM型及EM型比较，血药浓度显著升高，毒性反应发生风险高	①换其他不经CYP2D6广泛代谢的抗抑郁药；②若根据临床评估，确要使用帕罗西汀治疗，建议使用50%的临床常规推荐剂量治疗，逐渐滴定剂量达到最佳临床反应，并加强TDM

十二、文拉法辛

文拉法辛（venlafaxine）又名文拉法新、维拉法司、万拉法新、凡法新等，商品名博乐欣、怡诺思、备乐、文拉克等。分子式为 $C_{17}H_{27}NO_2$，分子量277.40，化学名为（R/S）-1-［2-（N,N-二甲基氨基）-1-（4-甲氧苯基）乙基］环己醇，文拉法辛分子结构中有1个手性碳，为S-文拉法辛和R-文拉法辛对映体组成的外消旋混合物。其体内活性代谢产物O-去甲基文拉法辛（ODV），分子式为$C_{16}H_{25}NO_2$，分子量为263.37，化学名为1-［2-（二甲胺基）-1-（4-羟基苯基）乙基］环己醇。文拉法辛与ODV分子结构式见图7-12。

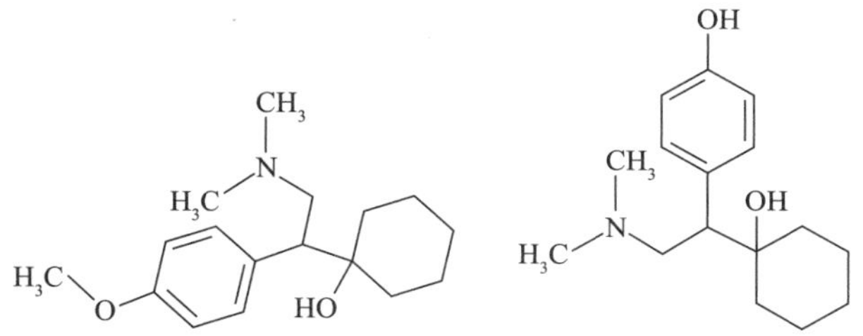

图7-12　文拉法辛（左）和ODV（右）的分子结构式

1.药理作用　通过抑制5-HT、NE的再摄取，增强中枢神经系统的5-HT能、NE能神经功能而发挥抗抑郁作用。文拉法辛及其活性代谢物ODV均为选择性5-HT、NE再摄取的强抑制剂，但对多巴胺再摄取的抑制作用较弱。文拉法辛及ODV对M胆碱受体、H_1组胺受体、α_1肾上腺素能受体等无明显的亲和力。文拉法辛及ODV无单胺氧化酶（MAO）抑制活性。R-文拉法辛主要抑制5-HT的再摄取，S-文拉法辛对两种单胺类神经递质再摄取均具有抑制作用。

2.临床应用

（1）适应证：①用于治疗抑郁症（包括伴有焦虑的抑郁症）；②用于治疗广泛性焦虑障碍；③FDA批准的其他适应证，用于治疗社交焦虑及惊恐障碍。

（2）用法用量：口服，起始剂量50～75mg/d，2～3次/日（缓释制剂1次/日），逐渐增至75～225mg，最高剂量350mg/d。肝肾功能不全患者应减量，老年患者需个体化给药。

（3）药物不良反应

①常见不良反应：恶心、口干、头痛和出汗、盗汗、厌食、失眠或其他睡眠干扰、耳鸣、心动过速、心悸、尖端扭转型室性心动过速、心室颤动、Q-T间期延长、高血压、潮热、呼吸困难、打哈欠、皮疹、瘙痒、肌张力增加、尿急、尿潴留、尿频、月经过多、子宫不规则出血、勃起功能障碍、射精障碍、疲劳、乏力、寒战等。

②不常见不良反应：轻躁狂、焦虑、激越、神经质、意识模糊、感觉异常、头晕、惊厥、眩晕、头痛、流行性感冒样症状、协调和平衡障碍、震颤、出汗、腹泻、视力损伤、用眼调节紊乱、低血压、胃肠道出血、肝功能异常、风疹、脱发、瘀斑、血管性水肿、光敏反应、尿失禁等。

③罕见不良反应：粒细胞缺乏症、再生障碍贫血、全血细胞减少症、中性粒细胞减少症、血小板减少症、过敏反应、抗利尿激素分泌不当、低钠血症、间质性肺病、胰腺炎、肝炎、横纹肌溶解、黏膜出血等。

3.药动学特征　口服后易吸收，单次口服文拉法辛后，至少有92%被吸收，有首过代谢，本品绝对生物利用度约为45%。文拉法辛t_{max}为2h，其活性代谢产物ODV的t_{max}为4h，服用缓释胶囊150mg，文拉法辛和ODV的t_{max}分别为5.5h和9h，峰浓度分别为150ng/ml和260ng/ml。

本品分布广泛，在人体内的分布没有立体选择性。表观分布容积为5.7～9.5L/kg，可通过血脑屏障及胎盘屏障，亦可进入乳汁，文拉法辛乳汁/血浆比2.5～2.8，ODV乳汁/血浆比约为2.7，两者有少量（＜10%）可进入婴儿体内。文拉法辛和ODV在治疗血药浓度下血浆蛋白的结合率较小，分别约为27%和30%，可与血浆白蛋白、α₁酸性糖蛋白和脂蛋白结合。

在肝脏代谢，主要代谢产物为ODV，由CYP2D6（约89%）、CYP2C19（约10%）、CYP2C9（约1%）参与，ODV与原型药物具有相似的药理作用及作用强度（为母药的0.2～3.3倍），其他的代谢产物还有N-甲基文拉法辛、N，O-去甲基文拉法辛及其他少量代谢产物，由CYP3A4（主要）、CYP2C19和CYP2C9等参与完成。有报道文拉法辛的旋光异构体的代谢具有立体选择性，高浓度时，优先代谢R（＋）-文拉法辛成ODV，而在低浓度（不饱和）时，立体选择性逆转。提示可能有2个酶系统参与R（＋）异构体的代谢，而参与S（-）异构体代谢可能仅有1个酶系统。

文拉法辛及其代谢产物主要经肾脏排泄（约92%），少量经粪便排除（约2%）。尿中原形药物约5%，代谢产物ODV、N-去甲基文拉法辛和N，O-去甲基文拉法辛分别占56%、1%、16%。有报道服用文拉法辛缓释胶囊48h后约有87%的药物经尿排出，其中原形药物约5%，游离ODV约29%，结合型ODV约26%，无活性代谢产物约27%。文献报道本品肾清除率无立体选择性。速释制剂中，文拉法辛和ODV平均$t_{1/2}$分别为5h和11h；缓释制剂中，文拉法辛和ODV的$t_{1/2}$分别为4～14h及10～20h，在肝肾功能不全患者体内，$t_{1/2}$延长。也有报道文拉法辛速释制剂的平均$t_{1/2}$为6h，其代谢产物ODV及N-去甲文拉法辛的平均$t_{1/2}$分别为11h和7h，而其缓释制剂的平均$t_{1/2}$为11h，其代谢产物ODV及N-去甲文拉法辛的平均$t_{1/2}$分别为20h和7h。

4.治疗药物监测

（1）治疗参考浓度范围（有效浓度范围）：AGNP在《神经精神药理学治疗药物监测共识指南（2017年版）》中推荐：①治疗参考浓度（谷浓度）为100～400ng/ml（文拉法辛＋ODV）；ODV是多数患者体内主要代谢产物；浓度＞222ng/ml被证明可以预测有效；N-去甲文拉法辛无活性。活性部分浓度＜100ng/ml时，本品首先作为一种SSRI发挥作用。②实验室警戒浓度（谷浓度）为800ng/ml（文拉法辛＋ODV）。③ODV与文拉法辛稳态谷浓度比值为2.7～7.7，N-去甲文拉法辛与文拉法辛稳态谷浓度比值范围为0.28～0.85。④当文拉法辛按每日1次服药，即△t为24h时，文拉法辛速释制剂DRC因子为0.01（0.06～0.14），其活性代谢产物ODV的DRC因子为0.99（0.77～1.21），活性部分DRC因子为1.09（0.83～1.35），N-去甲文拉法辛DRC因子为0.46（0.13～0.80），文拉法辛缓释制剂DRC因子为0.24（0.12～0.36），其活性代谢产物ODV的DRC因子为1.04（0.78～1.30），活性部分DRC因子为1.28（0.90～1.67），N-去甲文拉法辛DRC因子为0.24（0.15～0.33），上述DRC因子的相关CL/F、F、$t_{1/2}$见表1-2，DRC范围计算见第1章。

（2）推荐级别及监测指征：AGNP在《神经精神药理学治疗药物监测共识指南（2017年版）》中推荐其治疗药物监测等级为2级。TDM指征：①个体间药动学参数差异较大；②药物浓度与疗效及不良反应密切相关；③常需长期用药，用药依从性差；④用于老年人及肝肾功能障碍等特殊人群时，药动学特征常发生变化；⑤有效治疗浓度范围窄，毒副反应与症状加重不易区分；⑥疗效指标不明确，易受主观影响；⑦起效时间长，用药初期不易通过临床反应评价疗效；⑧CYP2D6、CYP3A4、CYP2C19参与其代谢，易产生药物相互作用；⑨其代谢酶CYP2D6、CYP2C19存在高度基因多态性；⑩ODV是大多数患者的主要活性代谢产物，N-去甲文拉法辛对药理作用无贡献；⑪速释制剂与缓释制剂存在药动学差异；⑫可发生严重不良反应，有报道约有9%的患者因不能耐受其毒性而终止治疗。

（3）样本采集：一般采集静脉血2～3ml，分取血清或血浆测定，若不能立即测定，可暂存于 2 ～ 8℃，建议 24h 内测定；有文献显示，本品的血浆样本在 -20℃可保存至少 45d，-80℃可保存至少 75d。推荐固定剂量服药达稳态后，于下一次服药前（可控制在 30min 内）采血，监测稳态谷浓度，也有资料推荐在服药达稳态后，末次给药后 12h 左右采血测定浓度；如怀疑中毒，则可立即采样。

（4）监测时机或适应证：①首次用药达稳态后；②剂量调整前及剂量调整达稳态后；③维持治疗评价疗效时建议每 4 ～ 6 周监测 1 次；④合并可能与文拉法辛相互作用的药物时；⑤不能有效控制病情或疗效下降时；⑥出现任何怀疑与文拉法辛相关毒副反应时；⑦怀疑吞服大量药物或进行中毒诊断及治疗时；⑧老年人、肝肾功能不全等特殊人群患者，应加强监测。⑨不确定是否坚持用药或怀疑未按医嘱用药时；⑩建议 CYP2D6 UM 型、IM 型和 PM 型患者加强监测。

（5）常用检测方法：主要有 HPLC、LC-MS/MS。HPLC 法检测在实际 TDM 工作中可选择反相色谱柱（C_{18} 柱）分离，配合紫外检测器或二极管阵列检测器进行检测，其特异性好，灵敏度高，且不需要专用试剂及耗材。但可能存在分离度不佳、灵敏度低等缺点。同时检测文拉法辛及 ODV 的浓度，不仅可计算体内活性物质的总浓度，而且可通过代谢物与母体化合物之比，判断患者的依从性、CYP2D6 酶的表型和是否存在药动学异常，对临床指导文拉法辛合理应用具有重要意义。采用 LC-MS/MS 同时检测人血清中文拉法辛和 ODV，所需样品量少，专属性好，灵敏度高，准确稳定。以乙腈为沉淀剂，采用蛋白沉淀法处理样品，简单快捷，可快速对临床样品进行高通量定量分析。

（6）药物浓度影响因素

①药物剂型因素：文拉法辛有速释制剂与缓释制剂等不同剂型，不同剂型或厂家的药物释放吸收存在差异，可引起一定程度药物浓度变异。

②立体异构体：立体异构体（S- 异构体及 R- 异构体）在药效学及毒副作用等方面存在差异，在一些特殊情况下，应考虑母药和代谢产物立体异构体的检测。

③饮食：大部分研究认为食物不影响文拉法辛的药动学特征，也有研究认为食物可延缓本品吸收速度，但不影响吸收程度。乙醇可加强本品的中枢抑制作用，服药期间应避免饮酒。西柚汁可抑制 CYP3A4 酶的活性，对本品浓度可能存在影响。本品不经 CYP1A2 及 UGT 代谢，理论上，吸烟不影响本品药动学。但有研究发现，与不吸烟者相比，吸烟者 ODV 血药浓度 / 剂量（C/D）比和 N- 去甲文拉法辛 C/D 比显著降低。

④年龄：一般情况下不推荐根据患者年龄调整剂量，但老年患者常由于肝肾功能下降血药浓度高于年轻患者，应注意监测。

⑤性别：一般情况下不推荐根据患者性别调整剂量，也有报道女性血浆浓度高于男性。

⑥病理生理状态：肝功能不全患者的文拉法辛及其代谢产物药物清除率下降，$t_{1/2}$ 延长，且存在较大个体差异，建议加强 TDM，并个体化用药。肾功能不全患者文拉法辛的清除率下降、文拉法辛和 O- 去甲基文拉法辛的清除半衰期延长，可致血药浓度升高，建议加强 TDM。

⑦采样时间：一般在规律用药达稳态时，于下一剂给药前立即采样，采集时间过早或过晚，测定结果可能会偏离实际谷浓度。

⑧药物相互作用：参与文拉法辛的代谢的酶及转运体为 CYP2D6、CYP3A4、CYP2C19、CYP2C9 及 P-gp，所有对这些代谢酶或转运蛋白产生诱导、抑制或竞争作用的药物（附表 1，附表 2）均可能与本品产生药物相互作用。

本品与奎尼丁、安非他酮、西咪替丁、氟西汀、氟康唑、伊曲康唑等对上述酶尤其是

CYP2D6 及 CYP2C19 有抑制作用的药物合用时，可致其血药浓度升高；与卡马西平、利福平、苯妥英钠、苯巴比妥、利托那韦、圣约翰草制剂等对 CYP3A4、CYP2D6、P-gp 等有诱导作用的药物合用时，可因加速本品代谢及排泄，引起血药浓度降低。

文拉法辛对 CYP2D6 有轻度抑制作用，与经此酶代谢的药物合用时，应考虑药物相互作用的可能性；本品可升高氟哌啶醇的 AUC 及最大血药浓度，合用后，两种毒性均增加；与美托洛尔合用，可升高后者的血药浓度，应谨慎。

此外，本品与单胺氧化酶抑制剂（如吗氯贝胺、司来吉兰、雷沙吉兰、利奈唑胺等）合用可引起 5-HT 综合征，可表现为肌阵挛、多汗、腱反射亢进、腹泻、震颤、高热、抽搐、精神错乱等，甚至可致死，禁止合用，且两者用药间隔应超过 2 周；与其他可增强 5-HT 能神经功能的药物（包括 5-HT 选择性重摄取抑制及 NE 再摄取抑制等，如氯米帕明、阿米替林、丙米嗪、曲马多、锂、芬太尼、色氨酸、舒马曲坦及其他曲坦类药物或圣约翰草等）合用时，可导致神经系统毒性或 5-HT 综合征发生风险增加；与非甾体抗炎药或其他影响凝血药物合用时，可增加出血风险，应加强监测；与氯氮平、氟哌啶醇等药物合用，可增加药物不良反应；合用可延长 Q-T 间期药物可致 Q-T 间期延长或室性心律失常的风险增加。

⑨遗传因素：本品代谢可受 *CYP2D6* 基因多态性的影响。

5. 药物过量　基于文拉法辛的作用机制，与 SSRI 抗抑郁药具有相同的 5-HT 能副作用，同时还会引起 NE 能副作用，特别是心血管方面。来自国外的几项队列研究表明，文拉法辛过量服用比 SSRI 过量服用更容易致命。对随机临床试验的几项荟萃分析也表明，文拉法辛比 SSRI 抗抑郁药更常见因毒副作用而停止治疗的情况，因此，用药过程中应特别关注文拉法辛的毒副反应。

本品过量中毒的临床资料虽然有限，但与西酞普兰、艾司西酞普兰及帕罗西汀等相比，文献中过量中毒报道（包括致死病例）较多。文献报道的典型病例：①1 例 18 岁女性服用 22 000mg 文拉法辛后 2h 入院，出现 5-HT 综合征、反复癫痫发作和低血压。8h 后，出现恶性心律失常及心搏骤停，因进行性肝衰竭和心力衰竭 48h 后死亡。②4 名女性患者（35～65 岁）服用文拉法辛 3150～13 500mg（2 例为缓释制剂），血清文拉法辛浓度 2153.3～9950ng/ml，3 例死亡，死亡原因分别是难治性低氧血症、恶性心律失常和心源性休克，1 例康复。③1 例 34 岁女性在服用 11 250mg 文拉法辛 10h 后，文拉法辛及 ODV 的血浆水平分别为 18 015ng/ml 和 3846ng/ml，由于 *CYP2D6* 基因多态性，本例患者 $t_{1/2}$ 延长，其文拉法辛及 ODV 的 $t_{1/2}$ 分别为 30.8h 和 72.2h，出现了昏迷、癫痫发作、严重心律失常、心功能下降、少尿等。④1 例 39 岁女性服用 3000mg 文拉法辛后死亡，该患者入院 1d 后文拉法辛和 ODV 血药浓度分别为 21 820ng/ml 和 3330ng/ml，病程 43d，用药期间出现了癫痫发作、心动过速、意识模糊、顽固性低血压、肠道动力障碍、肠缺血和穿孔等。⑤1 例 37 岁女性，服用文拉法辛 15 000mg 后，出现癫痫发作、昏迷、呼吸困难等，服药 5h 后文拉法辛及 ODV 的血浆水平分别为 18 138ng/ml 和 2955ng/ml，脑脊液浓度分别为 6408ng/ml 和 2154ng/ml，经治疗后康复。该患者基因检测显示：*CYP2D6* 为 EM 型，*CYP2C19* 为 IM 型，*ABCB1* 为最常见的表型 IM 型。⑥1 例 45 岁女性，服用文拉法辛 4200mg 后 6h 入院，经治疗后康复。入院时血中药物包括阿普唑仑 390ng/ml、洛美西泮 215ng/ml、米氮平 62ng/ml、文拉法辛 364ng/ml 和 ODV 614ng/ml，12h 时文拉法辛及 ODV 的血浆水平分别为 7862ng/ml 和 44 865ng/ml，20h 时 ODV 达峰浓度为 46 094ng/ml，计算文拉法辛及 ODV 的 $t_{1/2}$ 分别为 10h 和 22h，文拉法辛及 ODV 的 AUC 分别为 84 988ng/（ml·h）和 721 472ng/（ml·h），该患者基因检测显示，*CYP2D6* 为 EM 型，*CYP2C19* 为 UM 型。

药物浓度监测是中毒诊断、预后及治疗效果判断的重要依据，当血药浓度持续高于 120ng/ml，甚至更高时，应特别警惕中毒反应发生。文拉法辛过量中毒病例的临床表现包括：①抑制 NE 再摄取（交感神经兴奋）相关症状，如瞳孔扩大、尿潴留、心动过速、出汗、震颤、高血压等；②神经系统症状，如头晕、头痛、视物模糊、耳鸣、抽搐、癫痫发作、肌肉挛缩、嗜睡、意识模糊、昏迷等；③心血管系统症状，如 Q-T 间期延长、传导阻滞、室性心动过速、心动过缓、低血压等；④5-HT 综合征；⑤消化系统症状，如口干、恶心、呕吐、便秘、肝功能异常甚至肝坏死等；⑥其他症状，如横纹肌溶解、乳酸性酸中毒等。

目前，尚无文拉法辛的特异性解毒剂。药物过量的处理与其他抗抑郁药过量相似，治疗要点包括：①减少毒物吸收，促进毒物排泄。如有吸入风险，不推荐采用催吐，对于出现症状或服药不久的患者可进行洗胃，洗胃时保持呼吸道通畅，可考虑使用活性炭（可限制药物的吸收）。因为药物有较大的分布容积，强利尿、透析、血液灌注及换血疗法可能疗效不大。②保证气道通畅，适当的吸氧和换气，监测心率和生命体征，及时支持和对症治疗，必要时，可采取气管插管和呼吸支持。③癫痫发作时，抗惊厥可选择苯二氮䓬类药物，若持续反复发作，可考虑使用苯巴比妥。

6.基因多态性　文拉法辛在肝脏主要经 CYP2D6 代谢为活性代谢产物 ODV，ODV 进一步经 CYP3A4、CYP2C19 和 CYP1A2 代谢为非活性代谢产物 N-去甲基文拉法辛和 N，O-双去甲基文拉法辛。另有研究表明 S-文拉法辛也经 CYP2C19 代谢。文拉法辛的代谢与 *CYP2D6* 基因多态性密切相关。*CYP2D6* 存在 UM 型、EM 型、IM 型和 PM 型等不同类型，现已证明，不同代谢型的清除率、血药浓度等存在显著性差异，有研究发现，*CYP2D6* PM 具有较高的文拉法辛血药浓度和较低的 ODV 血药浓度，可能导致治疗效果降低、毒性反应发生风险增加。*CYP2D6* PM 和 IM，需要通过血药浓度监测确定最佳给药剂量。推荐在使用本品之前进行基因筛查，结合血药浓度监测，进行治疗方案调整，确保最佳疗效，降低不良反应的发生。基于 *CYP2D6* 基因多态性的剂量调整建议见表 7-9。此外，也有文献报道 *CYP2C19* 及 P-gp（*ABCB1*）的基因多态性对文拉法辛的药动学及药效学相关，但由于数据有限，尚不能基于基因多态性对不同的患者进行治疗方案调整。

表 7-9　基于 *CYP2D6* 基因多态性文拉法辛的用药方案及 TDM 建议

基因型	表型	临床意义	建议
*1/*1×N，*1/*2×N，*2/*2×N（至少携带 2 拷贝以上的功能等位基因）	超快代谢型（UM）	酶活性高，文拉法辛代谢加快，文拉法辛血药浓度可能低，ODV 的血药浓度可能升高。有可能导致疗效降低或无效	建议选择使用不主要经 CYP2D6 代谢的替代药物（如西酞普兰、舍曲林）。也可调整剂量，最大剂量可增加至常规剂量的 150%，加强文拉法辛及 ODV 的 TDM
*1/*1，*1/*2，*1/*4，*1/*5，*1/*9，*1/*41，*2/*2，*41/*41（至少携带 1 个功能等位基因或 2 个活性降低的功能等位基因）	快代谢型（EM）	酶活性正常，正常代谢文拉法辛	使用推荐起始剂量开始治疗

续表

基因型	表型	临床意义	建议
*4/*10，*4/*41，*5/*9（携带1个活性降低的功能等位基因和1个无活性的等位基因）	中间代谢型（IM）	酶活性降低，文拉法辛代谢减慢，血药浓度增加，毒副反应发生率增加	建议选择使用不主要经CYP2D6代谢的替代药物（如西酞普兰、舍曲林）。或将其起始剂量降低，逐渐滴定剂量达到最佳临床反应，并加强文拉法辛及ODV的TDM
*3-*8，*11-*16，*19-*21，*38，*40，*42（携带2个无活性的等位基因）	慢代谢型（PM）	酶活性极低，对文拉法辛代谢能力弱，血药显著增加，导致毒副反应发生风险升高	建议使用不主要经CYP2D6代谢的替代药物（如西酞普兰、舍曲林）；或将其起始剂量降低，逐渐滴定剂量达到最佳临床反应，并加强文拉法辛及ODV的TDM

十三、米氮平

米氮平（mirtazapine）又名咪氮平、米他扎平、米尔塔扎平等，商品名瑞美隆、派迪生、美尔宁、米氮平片等。分子式为$C_{17}H_{19}N_3$，分子量265.35，化学名1,2,3,4,10,14b-六氢-2-甲基吡嗪基[2,1-a]吡啶并[2,3-c][2]苯并氮杂草、米氮平有1个手性碳，存在2种光学异构体，R（-）-米氮平和S（＋）-米氮平。米氮平分子结构式见图7-13。

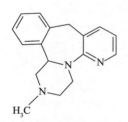

图7-13 米氮平分子结构式

1.药理作用 米氮平为NE能和特异性5-HT能抗抑郁药。通过拮抗中枢NE能和5-HT能神经末梢突触前α_2受体，增加NE和5-HT的释放，增强中枢NE能及5-HT能神经功能。可通过与中枢5-HT（5-HT$_2$，5-HT$_3$）受体相互作用起调节5-HT的功能。米氮平两种对映异构体都具有抗抑郁活性，但活性有差异，R（-）主要阻断α_2受体和5-HT$_2$受体，S（＋）主要阻断5-HT$_3$受体。米氮平拮抗H$_1$受体作用较强，可发挥镇静作用。有较好的耐受性，几乎无抗胆碱作用，其治疗剂量对心血管系统影响较小。

2.临床应用

（1）适应证：用于治疗各种抑郁症。对症状如快感缺乏、精神运动性抑郁、睡眠障碍及体重减轻均有疗效。也可用于其他症状如对事物丧失兴趣、自杀观念及情绪波动。

（2）用法用量：口服。成人：推荐剂量15～45mg/d，1次/日（睡前服），也可2次/日（如早、晚各1次，夜间应服用较高剂量）。肝肾功能不全患者应减量。

（3）药物不良反应

①常见不良反应：食欲及体重增加、嗜睡、镇静、头晕、恶心、呕吐、失眠、焦虑、乏力、震颤、肌痛等。

②不常见不良反应：低血压、肌痉挛、血清转氨酶升高、皮疹、晕厥、躁狂、幻觉、

静坐不能、多梦等。

③其他或罕见不良反应：急性骨髓抑制、低血钠、5-HT综合征、自杀意念或行为等。

3. 药动学特征　口服吸收快，生物利用度约为50%。血浆浓度 t_{max} 约2h。血浆蛋白结合率约85%。可透过血脑屏障及胎盘屏障，亦可进入乳汁，乳汁/血浆比约为0.8。在肝内由CYP2D6、CYP1A2及CYP3A4参与发生去甲基和氧化代谢，生成的N-去甲基代谢物，然后与葡萄糖醛酸结合。去甲基化代谢产物仍具有药理学活性（低于母药3～4倍），并和原型药物具有相似的药动学特性。有报道认为CYP2D6和CYP1A2参与米氮平的8-羟基代谢物的形成，CYP3A4参与N-去甲基和N-氧化物代谢物的形成。在推荐剂量范围内，米氮平呈线性药动学。代谢产物主要经尿液（75%～85%）和粪便（15%）排出体外，约占剂量的4%以原型经尿排出。$t_{1/2}$ 为20～40h，偶见 $t_{1/2}$ 达65h，老年人、肾功能不全者的半衰期延长。

4. 治疗药物监测

（1）治疗参考浓度范围（有效浓度范围）：AGNP在《神经精神药理学治疗药物监测共识指南（2017年版）》中推荐：①治疗参考浓度为30～80ng/ml（谷浓度）；②实验室警戒浓度为160ng/ml（谷浓度）；③N-去甲米氮平与米氮平稳态谷浓度比值为0.2～1.2；④当米氮平按每日2次服药，即△t为12h时，米氮平DRC因子为2.63（1.82～3.43），此DRC因子的相关CL/F、F、$t_{1/2}$ 见表1-2，DRC范围计算见第1章；其他资料显示米氮平的有效浓度范围为30～50ng/ml。

（2）推荐级别及监测指征：AGNP在《神经精神药理学治疗药物监测共识指南（2017年版）》中推荐其治疗药物监测等级为2级。TDM指征：①药动学个体差异大；②药物浓度与疗效及毒副作用密切相关；③需要长期用药，用药依从性差；④老年人、肝肾功能不全等特殊人群用药；⑤毒副反应可隐匿性出现，且与症状加重不易区分；⑥疗效指标不明确，易受主观影响；⑦起效慢，用药初期不易通过临床反应评价疗效；⑧CYP2D6为本品的主要代谢酶，其存在基因多态性；⑨本品的N-去甲代谢产物的药理作用弱；⑩米氮平的主要代谢酶为CYP2D6、CYP1A2及CYP3A4，易与其他药物、一些食物或烟草发生药动学相互作用。

（3）样本采集：一般采集静脉血2～3ml，分取血清或血浆测定，若不能立即测定，可暂存于2～8℃，建议24h内测定；有报道本品的血清样本在-20℃可保存至少14d。推荐固定剂量服药达稳态后，于下一次服药前采血，监测稳态谷浓度，也有资料推荐达稳态服药后12h采血。

（4）监测时机或适应证：①首次用药达稳态后；②维持治疗评价疗效时需每4～6周监测1次；③存在合并可能发生相互作用的药物、食物等因素时；④剂量调整前及剂量调整达稳态后；⑤达到最佳疗效，需确定个体最佳药物浓度时；⑥建议 CYP2D6 UM 型和PM型患者加强监测；⑦不能有效控制病情或疗效下降时；⑧出现毒副反应时；⑨怀疑吞服大量药物或进行中毒诊断及治疗时；⑩不确定是否坚持用药时等。

（5）常用检测方法：主要有HPLC、LC-MS/MS。由于本品为弱碱性，碱性条件下使其呈分子状态有利于萃取。乙酸乙酯作萃取剂，乙酸铵-醋酸组成的缓冲体系以稳定pH，可改善峰形。HPLC法可以作为常规的检测方法应用于米氮平的TDM。如条件允许，LC-MS/MS或GC-MS/MS可提供更为简便的测定方法。

（6）药物浓度影响因素

①饮食：食物不显著影响米氮平的药动学特征；本品能叠加乙醇对认知或运动技能造成的损害，并加重乙醇的中枢抑制作用，服药期间应避免饮酒；CYP3A4参与米氮平的代

谢，西柚汁可抑制CYP3A4酶的活性，可能导致本品血药浓度降低。CYP1A2参与米氮平的代谢，烟草为CYP1A2的诱导剂，因此，吸烟可能影响米氮平代谢。有报道，吸烟可显著降低S（＋）-米氮平浓度及R（－）-N-去甲米氮平浓度，也可降低S（＋）-米氮平/R（－）-米氮平浓度的比值。咖啡因对CYP1A2也具有强抑制作用，同时也是CYP1A2的底物，因此，含咖啡因的食物及饮料可能影响本品的血药浓度。

②立体异构体：米氮平为外消旋体，立体异构体在药效学及毒副作用等方面存在差异，有资料显示，米氮平（－）对映异构体的$t_{1/2}$约为（＋）对映异构体的2倍，血浆水平约为（＋）对映异构体的3倍，在一些特殊情况下，应考虑立体异构体的检测。

③年龄：在国内，本品推荐用于18岁以下的儿童和青少年患者。老年患者由于对米氮平清除率降低，$t_{1/2}$延长，血药浓度升高，应注意监测。

④性别：有资料显示，所有年龄段女性的米氮平$t_{1/2}$均长于男性，男性药物血浓度比女性稍低。

⑤病理生理状态：米氮平蛋白结合率较高，但其蛋白结合率随血药浓度增加而减少，且高浓度时具有饱和性，因此，当蛋白结合达到饱和时，再增加剂量可致游离药物浓度快速升高，不良反应发生风险增加。肝肾功能障碍患者对米氮平的清除率下降，有资料显示，轻中度肝损伤患者米氮平清除率下降约35%，血药浓度升高约55%，中重度肾功能损害（肌酐清除率＜40ml/min）清除率下降30%～50%，血药浓度升高55%～115%，应加强监测，并调整剂量。

⑥药物相互作用：参与米氮平代谢的酶包括CYP2D6、CYP3A4、CYP1A2。理论上，所有对这些代谢酶或转运蛋白产生诱导、抑制或竞争作用的药物（附表1，附表2）均可能与本品产生药物相互作用。但也有研究认为，如果只影响其中一种代谢酶，不一定能显著影响米氮平的药动学特征。

当本品与西咪替丁、氟伏沙明等对上述代谢酶有强抑制作用或同时影响2种代谢酶的药物（附表2）合用时，可致其血药浓度升高，有报道米氮平与氟伏沙明（重度抑制CYP1A2，中度抑制CYP3A4，轻度抑制CYP2D6）合用，米氮平的血药浓度可增加3～4倍；与卡马西平、利福平、苯妥英钠、苯巴比妥等对上述代谢酶有强诱导作用或同时影响2种代谢酶的药物（附表2）合用时，可因加速本品代谢及排泄，引起血药浓度降低，例如，有资料显示本品与卡马西平合用，米氮平清除率增加约2倍，血浆浓度下降40%～60%。

另外，本品与单胺氧化酶抑制剂（如吗氯贝胺、司来吉兰、雷沙吉兰、利奈唑胺等）合用可引起5-HT综合征，应禁止合用，且两者用药间隔应超过2周；与氟西汀、奥氮平、氟伏沙明等合用，可增加5-HT综合征发生风险；米氮平可加重苯二氮䓬类药物的镇静作用。

⑦遗传因素：米氮平的代谢可受*CYP2D6*基因多态性的影响。

5.药物过量　米氮平具有良好的耐受性与安全性，关于米氮平过量中毒的临床数据虽然有限，但现有数据及经验表明单用米氮平过量的临床症状通常轻微，与其他抗抑郁药物相比，米氮平在过量时相对安全，单用本品过量导致的心律失常、昏迷或惊厥、甚至致死的病例十分罕见。

对1项单用米氮平过量的病例报道（$n=89$）分析结果显示，米氮平过量服药时相对安全，临床表现常为不需要干预的心动过速、轻度高血压和轻度中枢神经系统抑制等症状，未出现心律失常及死亡，此项研究的患者年龄中位值为36岁（15～81岁），剂量中位值为420mg（150～1350mg）。其他典型的米氮平过量病例报道：①1例37岁男性服用300mg

米氮平片2h后血药浓度145ng/ml，出现了头晕及轻度心动过缓，10h后康复出院。②1例有AIDS、心房颤动及酗酒史的43岁男性服375mg米氮平（合并乙醇摄入）后2h就诊，血清米氮平浓度530ng/ml，临床症状包括轻度心动过速、嗜睡、左心室肥厚和非特异性ST段改变等，6h后经评估出院。③1例41岁严重抑郁症女性服1200mg米氮平和20mg劳拉西泮（合并低温损伤，如横纹肌溶解）10h后入院，出现了心脏及呼吸功能下降，41h后米氮平血浆水平仍为368ng/ml，该患者治疗后康复出院。④1例49岁的抑郁症女性，在摄入硼酸（未知量）、米氮平（1950mg）和番泻苷（780mg）后，被发现昏迷，伴有明显的低血压、心房颤动、心动过速、全身性弥漫性红斑等，入院时，硼酸和米氮平血清浓度分别为560.5μg/ml和1270ng/ml，后多次心搏骤停，治疗后循环、呼吸稳定，持续昏迷状态下被转移到其他医疗机构。

米氮平过量中毒后的临床表现包括中枢神经系统抑制并伴有方向感丧失和长时间镇静，还有心动过速、轻度高血压或低血压、嗜睡、记忆力受损等。然而，如果剂量大大高于治疗剂量，特别是与其他药物合并过量应用时，可能会引起Q-T间期延长、尖端扭转型室性心动过速等非常严重的，甚至是致命性的后果。

目前尚无特异性米氮平解毒剂，米氮平过量时，一般采取抗抑郁药物过量处理常用措施，如保持呼吸通畅、供氧、监测生命体征、及时给予相应的对症和支持治疗等，可考虑使用活性炭或洗胃等。同时考虑多种药物合并过量中毒的可能性。

6.基因多态性　米氮平的代谢与*CYP2D6*基因多态性相关，现有数据表明，*CYP2D6* UM型患者对米氮平的清除加快，PM型患者米氮平的清除减慢，PM型患者血药浓度水平显著高于EM型及UM型患者。但目前暂无基于*CYP2D6*基因多态性的剂量调整建议。此外，*FKBP5*（rs4713916）基因多态性与米氮平的疗效相关，AA型、AG型患者使用米氮平较GG型疗效好，AG型患者使用米氮平较AA型疗效差。

十四、度洛西汀

度洛西汀（duloxetine）商品名奥思平、欣百达、优必罗等。分子式为$C_{18}H_{19}NOS$，分子量297.41，化学名为（S）-（＋）-N-甲基-3-（1-萘氧基）-3-（2-噻吩）-丙胺，常用其盐酸盐。度洛西汀分子结构式见图7-14。

1.药理作用　度洛西汀是选择性5-HT与NE重摄取抑制剂（SNRI）。本品的抗抑郁与中枢镇痛作用与其增强中枢神经系统5-HT与NE能神经功能有关。本品对多巴胺再摄取的抑制作用相对较弱，对多巴胺受体、肾上腺素受体、胆碱受体、组胺受体、阿片受体、谷氨酸受体、GABA受体无明显亲和力。

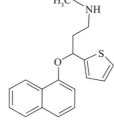

图7-14　度洛西汀分子结构式

2.临床应用

（1）适应证：①用于治疗抑郁症；②用于治疗广泛性焦虑障碍；③FDA批准的其他适应证，包括慢性肌肉骨骼疼痛、糖尿病外周神经性疼痛及纤维肌痛。

（2）用法用量：口服。①抑郁症：推荐剂量为40mg/d（2次/日）～60mg/d（1～2次/日）。②广泛性焦虑障碍：成人：推荐起始剂量为60mg/d，1次/日，部分患者起始剂量为30mg/d，1周后，使患者适应后增至60mg，1次/日。老年人：推荐起始剂量为30mg，1次/日，2周后，可考虑将目标剂量增至60mg。③慢性肌肉骨骼疼痛、糖尿病外周神经性疼痛及纤维肌痛：起始剂量为30mg，1次/日，1周后，患者耐受后增至60mg，1次/日。

（3）药物不良反应

①常见不良反应：恶心、口干、呕吐、便秘、食欲减退、疲劳、头痛、头晕、失眠或困倦、性功能障碍等。

②不常见不良反应：肝功能损害、皮疹、抗利尿激素分泌过多综合征、5-HT综合征、低钠血症、高血糖、视力障碍、感觉异常、震颤、烦乱、血压升高或降低、心动过速、神经阻滞药恶性综合征、自杀意念或行为等。

③常见停药症状：头晕、恶心、呕吐、腹泻、头痛、感觉异常、失眠和多汗等。

3.药动学特征 度洛西汀肠溶制剂吸收良好，t_{max}约6h，表观分布容积平均为1640L。本品可透过血脑屏障，但脑脊液水平较低，可进入乳汁，乳汁/血浆比为0.27～1.3。度洛西汀与人体血浆蛋白有高度亲和性（＞90%）。主要在肝脏经CYP2D6和CYP1A2代谢，生成多种无药理活性的代谢产物。大部分（约占口服剂量的70%）以代谢产物形式经尿排出，仅有少量原型药物（约占口服剂量的1%）经尿液排出，约20%经粪便排出。平均消除$t_{1/2}$约12h（9～19h），在治疗范围之内其药动学参数与剂量成正比。

4.治疗药物监测

（1）治疗参考浓度范围（有效浓度范围）：AGNP在《神经精神药理学治疗药物监测共识指南（2017年版）》中推荐：①治疗参考浓度为30～120ng/ml（谷浓度）；②实验室警戒浓度为240ng/ml（谷浓度）；③当度洛西汀按每日1次服药，即△t为24h时，DRC因子为0.43（0.28～0.58），DRC因子的相关CL/F、F、$t_{1/2}$见表1-2，DRC范围计算见第1章。

（2）推荐级别及监测指征：AGNP在《神经精神药理学治疗药物监测共识指南（2017年版）》中推荐其治疗药物监测等级为2级。TDM指征：①受肝肾功能、饮食、吸烟等多种因素影响，药动学个体差异大；②药物浓度与疗效及毒副作用密切相关；③常需长期用药，用药依从性差；④有效治疗浓度范围窄，毒副反应与症状加重不易区分；⑤起效时间长，用药初期不易通过临床反应评价疗效；⑥疗效指标不明确，易受主观影响；⑦CYP2D6、CYP1A2参与其代谢，易产生药物相互作用；⑧代谢产物对药理作用无贡献；⑨CYP2D6、CYP1A2同工酶的表达及活性个体间差异较大等。

（3）样本采集：一般采集静脉血2～3ml，分取血清或血浆测定，若不能立即测定，可暂存于2～8℃，24h内测定；有文献显示，血浆样本4℃可保存1周，在-30℃可保存90d。一般于服药3d后可达到稳态血药浓度。推荐固定剂量服药达稳态后，于下一次服药前（可控制在30min内）采血，监测稳态谷浓度，也有资料推荐可在服药达稳态后，末次给药后12h采血；如怀疑中毒，则可立即采样。

（4）监测时机或适应证：①首次用药达稳态后；②维持治疗评价疗效时需每4～6周监测1次；③剂量调整前及剂量调整达稳态后；④不确定是否坚持用药怀疑未按医嘱用药时；⑤出现肝功能异常应随时监测；⑥合并可能与度洛西汀相互作用的药物时；⑦不能有效控制病情或疗效下降时；⑧出现毒副反应时；⑨怀疑吞服大量药物或进行中毒诊断及治疗时；⑩老年人、肝肾功能不全、吸烟等特殊人群，应加强监测。

（5）常用检测方法：主要有HPLC、LC-MS/MS。其中HPLC是最主要的检测方法。在实际TDM工作中可选择反相色谱柱（C_{18}柱）分离，配合紫外检测器进行检测，特异性好。使用甲醇沉淀蛋白法处理样品，能有效消除血浆中内源性物质对目标物检测的干扰。

（6）药物浓度影响因素

①饮食：进食不影响度洛西汀的峰浓度（C_{max}），但会延缓度洛西汀的吸收，t_{max}延至

6 ～ 10h，并轻微降低吸收程度（AUC约降低10%）。CYP1A2参与度洛西汀的代谢，烟草为CYP1A2的诱导剂，因此，吸烟可导致度洛西汀血药浓度降低（有报道约30%），吸烟者的AUC可减少约1/3，建议吸烟者加强TDM。十字花科类蔬菜及炭烤类食物也可诱导CYP1A2的活性。百合科蔬菜、伞形花科蔬菜等对CYP1A2有抑制作用，可能对本品血药浓度有影响。咖啡因对CYP1A2也具有强抑制作用，同时也是CYP1A2的底物，因此，含咖啡因的食物及饮料（如咖啡、茶、可乐及一些"能量"饮料）可影响本品代谢，使血药浓度升高。另外，大量饮酒可增加度洛西汀对肝损伤风险。

②病理生理状态：度洛西汀血浆蛋白结合率＞90%，主要与白蛋白及 α_1 酸性糖蛋白广泛紧密结合，病理生理状态对蛋白结合的影响较为复杂，具体情况参见"氟西汀"相关内容。肝功能损伤患者对度洛西汀的代谢及清除能力下降，可能会导致患者血药浓度升高，有报道中度肝功损伤患者的平均血浆清除率仅为健康人群的15%，AUC较健康人群增加5倍，肝硬化患者的 $t_{1/2}$ 可延长约3倍，肝功能不全患者应加强TDM。轻中度肾功能障碍患者对度洛西汀的清除影响不显著，重度肾功能损伤患者对度洛西汀影响的研究数据有限，有报道长期间歇透析的终末期尿毒症患者，度洛西汀的 C_{max} 和AUC约可升高1倍，大部分经尿排出的代谢产物AUC升高7 ～ 9倍。也有资料建议慢性肝病、肝硬化患者及严重肾功能损害（估计肌酐清除率＜30ml/min）患者避免服用本品。

③年龄：年龄对度洛西汀的血药浓度影响较小。老年患者由于肝肾功能降低，对药物的清除能力下降，一般血药浓度偏高，加之，老年患者对度洛西汀敏感度增加，用药期间应加强监测。

④采样时间：一般为规律用药达稳态时，在下一剂给药前立即采样，采集时间过早或过晚，测定结果可能会偏离实际谷浓度。

⑤药物相互作用：度洛西汀主要通过CYP1A2和CYP2D6代谢，同时本品为P-gp的底物，所有对这些代谢酶或转运蛋白产生诱导、抑制或竞争作用的药物（附表1，附表2）均可能与本品产生药物相互作用。

本品与氟伏沙明、奎尼丁、安非他酮、帕罗西汀、西咪替丁、氟西汀、依诺沙星、环丙沙星、齐留通、普罗帕酮、美西律、塞来昔布等对CYP1A2或CYP2D6有抑制作用的药物合用时，可导致度洛西汀血药浓度升高（平均60%）， $t_{1/2}$ 延长，例如，度洛西汀与氟伏沙明合用，度洛西汀的AUC可增加超过5倍， $t_{1/2}$ 可延长约3倍， C_{max} 可增加约2.5倍。

一些天然化合物（如白藜芦醇、丹叶大黄素、一些黄酮类物质、吴茱萸次碱、丹参醌等）及有毒物质（如苯并芘、有机磷农药等）也是CYP1A2的抑制剂，合用时，可能引起度洛西汀药动学特性的变化。

同时，度洛西汀对CYP2D6有中度抑制作用，应考虑长期用药对自身的抑制作用而导致的血药浓度增加及 $t_{1/2}$ 延长。

本品与卡马西平、利福平、苯妥英钠、苯巴比妥等对CYP1A2、CYP2D6有诱导作用的药物合用时，可能引起度洛西汀血药浓度降低。

度洛西汀与血浆白蛋白具有高度亲和力，血浆蛋白结合率＞90%，与其他高蛋白结合率的药物合用时，可能会因竞争性结合，导致自身或其他药物的游离血药浓度升高，引致临床疗效或不良反应增加。

度洛西汀对CYP2D6有中度抑制作用，与经CYP2D6代谢的药物（如Ⅰc类抗心律失常药氟卡尼、普罗帕酮等；抗抑郁药阿米替林、丙米嗪、氟西汀等；抗精神病药物氟哌啶醇、氟桂利嗪等）合用，可增加这些药物AUC及 C_{max} ，致不良反应风险增加，应谨慎，尤其是治疗指数窄的药物。

此外，本品与单胺氧化酶抑制剂（如吗氯贝胺、司来吉兰、雷沙吉兰、利奈唑胺等）合用可引起5-HT综合征，严重时可致死，应禁止合用，且两者用药间隔应超过2周；与非甾体抗炎药或其他影响凝血的药物（如华法林）合用时，可增加出血风险，应加强监测；基于度洛西汀的药理作用机制，与5-HT能神经功能的药物（包括三环类抗抑郁药、曲马多、锂、丁螺环酮、苯丙胺、芬太尼、色氨酸、舒马曲坦及其他曲坦类药物或圣约翰草等）合用，可导致神经系统毒性或5-HT综合征发生风险增加。

⑥遗传因素：本品代谢酶的活性在个体间存在较大差异，可引起药动学差异。如CYP1A2的表达及活性在不同个体间差异可达10～200倍。

⑦其他：有数据显示，晚上服药与早晨服药相比，药物吸收延迟3h，度洛西汀表观分布容积可减少约1/3。

5.药物过量　度洛西汀过量中毒的临床资料有限，文献报道的单独服用度洛西汀过量中毒的病例一般表现为轻至中度中毒症状，大多过量中毒病例可恢复，且无后遗症，相对严重的中毒症状多发生在与其他药物合用的病例。1项106例单独度洛西汀过量病例（包括61例0～19岁儿童和青少年病例，55例成人病例）调查结果显示：大多数病例的症状通常是轻微的、暂时的，无须住院治疗，入院病例也未出现进一步加重或死亡的情况。

文献病例报道：①1例49岁男性服过量度洛西汀2h后出现嗜睡，6h后加重，且失去知觉、尿潴留，血浆浓度为860ng/ml。约12h后意识恢复，4d后康复。②1例摄入＞500mg度洛西汀，合并服用文拉法辛、曲唑酮、舍曲林和氯硝西泮。出现昏迷、精神错乱、电解质紊乱。血浆中度洛西汀含量384ng/ml，其他可能涉及的药物含量较低，经治疗后康复。③1例文拉法辛与度洛西汀合并过量致死中毒病例，死后两者血药浓度分别为2400ng/ml和970ng/ml，死亡的原因是5-HT综合征，自服药后约6h死亡。④1例30岁的女性，患有重度抑郁和人格障碍。摄入1680mg度洛西汀、380mg吡哌酮和250mg阿米替林。出现了嗜睡、癫痫发作、谵妄综合征、烦躁不安、幻觉等症状，服药约20h后体内药物水平：度洛西汀的血浆浓度＞2000ng/ml，脑脊液浓度15ng/ml；阿米替林的血浆浓度143ng/ml，脑脊液浓度＜20ng/ml；吡哌酮血浆浓度500～600ng/ml，脑脊液浓度250ng/ml。观察24h出院，未进行特殊治疗。⑤1例患者在服用2820mg度洛西汀12h后出现全身强直阵挛发作、焦虑、易怒和视物模糊等症状，观察24h出院，未进行特殊治疗。

已报道的度洛西汀过量的体征和症状（单独服用度洛西汀或与其他药物混合服用）包括嗜睡、昏迷、5-HT综合征、癫痫发作、晕厥、心动过速、低血压、高血压和呕吐等。

度洛西汀无特异解毒剂，如发生5-HT综合征，可考虑特异疗法。发生急性过量中毒时，治疗应包括处理任何一种药物急性过量所普遍采用的方法。保持气道通畅、吸氧和通风，监测心率和生命体征。不推荐催吐，对服药不久或仍有症状者，如需要可在适当气道保护下插大孔胃管洗胃。活性炭可用于减少度洛西汀在胃肠道吸收。由于本品分布容积大，强制利尿、透析、输血、交换输液效果可能不明显。另外，应特别关注之前是否存在合用其他药物的情况。

6.基因多态性　现有研究结果显示：①CYP2D6的不同基因型患者间度洛西汀血药浓度、疗效和不良反应有显著性差异，提示CYP2D6基因多态性可影响度洛西汀代谢及疗效。②CYP1A2的表达及活性在不同个体间差异可达10～200倍。③CYP1A2基因多态性可影响度洛西汀治疗抑郁症的临床疗效和不良反应。可见，度洛西汀的代谢及疗效可能与CYP1A2和CYP2D6基因多态性相关，但暂无基因筛查及剂量调整建议。

十五、马普替林

马普替林（maprotiline）又名麦普替林、吗丙啶等，商品名为路滴美等。分子式为 $C_{20}H_{23}N$，分子量277.40，化学名为 N-甲基 -9,10-桥亚乙基蒽-9（10H）-丙胺，临床常用其盐酸盐，本品分子结构式见图7-15。

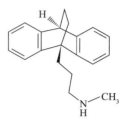

图7-15 马普替林分子结构式

1. 药理作用 马普替林为四环类抗抑郁药，选择性抑制中枢神经系统皮质结构的突触前神经元对 NE 的再摄取，使突触间隙中 NE 浓度增高，突触前膜 α_2 受体下调，后膜 α_1 受体作用加强，从而产生抗抑郁作用。对 5-HT 的再摄取几乎没有任何抑制作用。此外，马普替林还有抗焦虑和较轻的镇静、抗胆碱及降低血压的作用。

2. 临床应用

（1）适应证：适用于各型抑郁症。对精神分裂症后抑郁也有效。

（2）用法用量：口服。成人：每次25mg，1～3次/日，或25～75mg，1次/日，根据病情需要调整剂量。有效剂量一般为75～200mg/d，最高剂量不超过225mg/d，维持剂量一般为50～150mg/d。老年患者：初始剂量每次10mg，3次/日，或每次25mg，1次/日。可根据情况逐渐增至每次25mg，3次/日，或每次75mg，1次/日。

（3）药物不良反应

①常见不良反应：恶心、呕吐、便秘、皮疹、光敏反应、疲劳、发热、不安、焦虑、躁狂、激越、睡眠障碍、抑郁、性欲障碍、攻击行为、嗜睡、眩晕、头痛、震颤、肌阵挛、镇静、记忆损害、感觉异常、构音障碍、食欲增加、视物模糊、窦性心动过速、多汗、肌无力、排尿障碍、体重增加、心电图异常等。

②严重不良反应：晕厥、尖端扭转型室性心动过速、心室颤动、自杀倾向、人格解体等。

③其他不良反应：谵妄、幻觉、神经质症状激活、惊厥、共济失调、味觉障碍、传导异常、Q-T 间期延长、紫癜、直立性低血压、心动过速、白细胞减少、粒细胞缺乏等。

3. 药动学特征 口服吸收缓慢而完全，单次口服后 t_{max} 约为8h，血浆蛋白结合率为88%～90%，生物利用度约为65%。体内广泛分布，有报道本品在肺部、肾上腺、甲状腺等处浓度较高，脑、脊髓及神经组织浓度较低，血中浓度极低。可进入脑脊液和乳汁，150mg/d 口服 5d 后，乳汁/血浆浓度比为1.3～1.5。表观分布容积为23～27L/kg。在肝脏主要经 CYP2D6、其次经 CYP1A2 等酶代谢，主要生成具有活性的去甲马普替林，其次还有羟基化、脱氨基等代谢产物，代谢产物进一步结合（主要是葡萄糖醛酸化）后主要经尿排泄，单剂量给药时，约2/3以原型及代谢产物经尿排出，1/3经粪便排除，其中，仅2%～4%的原型药物经尿排出，少部分由粪便排出。总清除率63.5L/h，$t_{1/2}$ 为20～58h，活性代谢产物去甲马普替林的 $t_{1/2}$ 为60～90h。

4. 治疗药物监测

（1）治疗参考浓度范围（有效浓度范围）：AGNP 在《神经精神药理学治疗药物监测共识指南（2017年版）》中推荐：①治疗参考浓度为75～130ng/ml（谷浓度）；②实验室警戒浓度为220ng/ml（谷浓度）；③N-去甲马普替林与马普替林稳态谷浓度比值为1.1～3.7；④当马普替林按每日2次服药，即△t 为12h时，DRC因子为0.93（0.42～1.45），DRC因子的相关 CL/F、F、$t_{1/2}$ 见表 1-2，DRC 范围计算见第 1 章。

（2）推荐级别及监测指征：AGNP 在《神经精神药理学治疗药物监测共识指南（2017年版）》中推荐其治疗药物监测等级为 2 级。TDM 是马普替林个体化治疗的有益辅助手段。TDM 指征：①药动学受年龄、肝肾功能、基因多态性等影响，个体差异大；②药物浓度与疗效及毒副作用密切相关；③特殊人群（如老年人、肝肾功能异常人群等）用药情况复杂；④有效治疗浓度范围窄，毒副反应与症状加重不易区分；⑤需要长期用药，用药依从性差；⑥疗效指标不明确，易受主观影响；⑦起效慢（一般 2～3 周），用药初期不易通过临床反应评价疗效；⑧马普替林的主要代谢酶为 CYP2D6、CYP1A2，易与其他药物、一些食物或烟草发生药动学相互作用；⑨本品主要经 CYP2D6、CYP1A2 代谢，CYP2D6 存在高度基因多态性，CYP1A2 的表达及活性在不同个体间差异可达 10～200 倍。

（3）样本采集：一般采集静脉血 2～3ml，分取血清或血浆测定，若不能立即测定，可暂存于 2～8℃，建议 24h 内测定；一般在规律用药达稳态（10～14d）后，于下一剂给药前立即采样（可控制在 30min 内），测定谷浓度；怀疑药物中毒时，应即刻采样。

（4）监测时机或适应证：①首次用药达稳态后；②剂量调整前及剂量调整达稳态后；③达到最佳疗效，需确定个体最佳药物浓度时；④合并可能与马普替林相互作用的药物时；⑤不能有效控制病情或疗效下降时；⑥出现毒副反应时；⑦怀疑吞服大量药物或进行中毒诊断及治疗时；⑧不确定是否坚持用药或未遵医嘱用药时；⑨特殊人群（如老年人、肝肾功能异常人群等）用药等。

（5）常用检测方法：主要为色谱法，常用的有 GC-MS、HPLC 和 HPLC-MS/MS。马普替林沸点较高，在应用 GC-MS 法进行检测时，多需通过柱前衍生化（如硝基化）或萃取技术对生物样品进行预处理，以提高检测的灵敏度。固相萃取法、固相微萃取法、液相微萃取法、分散液-液微萃取法、纳米结构超分子溶剂微萃取法等样本前处理方法均有用于马普替林萃取的报道。GC-MS 用于检测马普替林具有准确度和灵敏度较高的特点，检出限可达 3～30pg/ml；不足之处：预处理复杂、操作困难、有机溶剂消耗量大等。马普替林分子结构中含有蒽环和胺基，在紫外区有明显吸收，应用 HPLC 法进行 TDM 时，可选择反相色谱柱（C_{18} 柱）分离，配合紫外检测器或二极管阵列检测器进行检测，特异性好，灵敏度高。LC-MS 或 LC-MS/MS 灵敏性更佳，检测限可低至 0.3～3pg/ml。

（6）药物浓度影响因素

①饮食：CYP1A2 参与马普替林的代谢，烟草为 CYP1A2 的诱导剂，因此，吸烟可能引起本品血药浓度降低。本品与乙醇合用可增强中枢神经系统抑制作用。

②年龄：老年人代谢及清除能力下降，$t_{1/2}$ 延长，稳态血药浓度高于年轻人。

③病理生理状态：肝功能减退时，马普替林体内代谢可能减慢，使其血药浓度升高；肾功能减退时可能使马普替林经肾脏排泄减少，导致其血药浓度可能升高；严重肝肾功能不全者禁止使用马普替林。

④药物相互作用：参与马普替林代谢的主要代谢酶为 CYP2D6，次要为 CYP1A2，所有对这些代谢酶产生诱导、抑制或竞争作用的药物（附表 1，附表 2）均可与马普替林产生药物相互作用。

甲硫哒嗪、普萘洛尔、5-HT 选择性重摄取抑制剂（如帕罗西汀、氟西汀、度洛西汀、舍曲林和西酞普兰等）、西咪替丁等 CYP2D6 抑制剂可能增高血浆马替普林的浓度，应考虑调整剂量；氟伏沙明、环丙沙星、咖啡因是 CYP1A2 的抑制剂，可增加血浆马普替林的浓度，应考虑调整剂量；另外，一些天然化合物（如白藜芦醇、丹叶大黄素、一些黄酮类物质、吴茱萸次碱、丹参醌等）及苯并芘等也是CYP1A2的抑制剂，合用时，可能引起马普替林药动学特性的变化；与利福平、卡马西平、苯巴比妥和苯妥英钠等CYP1A2诱导剂联用时，可使血浆马普替林浓度减低，但因为其代谢产物去甲马普替林同样具有药理活性，故综合效应不确定，应予以监测并考虑剂量调整。单胺氧化酶抑制剂（如吗氯贝胺）、抗心律失常药（如奎尼丁和普罗帕酮）等CYP2D6抑制剂禁止与马普替林同时使用。

此外，由于马普替林还具有抑制去甲肾上腺素再摄取、镇静、抗胆碱及降低血压的药理作用，与具有同样药理作用的药物联合使用时可能产生协同作用。与单胺氧化酶抑制剂（如吗氯贝胺、司来吉兰、雷沙吉兰、利奈唑胺等）合用可引起5-HT综合征，严重时可致死，应禁止合用，且两者用药间隔应超过2周；合用肾上腺素能拮抗剂（如胍乙啶、二甲苯胍、利血平、可乐定和α-甲基多巴）时，可降低其抗高血压作用；合用拟交感神经药物（如肾上腺素、去甲肾上腺素、异丙肾上腺素、麻黄碱、苯肾上腺素）时，可增强其心血管效应；合用抗胆碱能药物（如吩噻嗪类、抗震颤麻痹药、阿托品、二环己丙醇、抗组胺剂），可增强其对瞳孔、中枢神经系统、肠道和膀胱的作用；与抗精神病药物（如吩噻嗪类、利培酮）合用，可能导致马普替林血浆浓度的增高、惊厥阈值降低和惊厥发作；合用口服磺脲类降糖药或胰岛素时可能会增强其致低血糖效应；合用巴比妥类药物和苯二氮䓬类等镇静催眠药、麻醉药、肌松药、吩噻嗪类、三环类抗抑郁药、镇痛药等，可增强中枢神经系统抑制作用，导致过度嗜睡；马普替林可增加癫痫发作的危险性，抗癫痫药物疗效降低。

5.药物过量　当马普替林的血药浓度＞130ng/ml时，尤其是＞220ng/ml时，有中毒的风险。马普替林毒性与经典的三环类抗抑郁药相似，中毒的主要表现为昏迷和惊厥，较三环类抗抑郁药物具有更高的惊厥发生比例；其他还可能表现为嗜睡、呕吐、心律失常、低血压、躁动、呼吸抑制、瞳孔散大等；严重者可致死亡。

典型病例：①1例23岁女性接受马普替林治疗，起始剂量150mg/d，9d后，剂量增加至300～350mg，剂量增加3d后，出现癫痫大发作。未合用其他药物或酒精，4d后恢复，剂量调至150mg/d。8周后妊娠，故意摄入1250mg马普替林，未合用其他药物或乙醇，2h后癫痫发作，之后出现嗜睡、出汗、心动过速，马普替林血药浓度830ng/ml，5d后出院，随访9个月，未出现癫痫发作。②1例27岁女性，大量饮酒数小时后摄入了约1000mg马普替林和未知量的雌激素药片。出现了嗜睡、定向障碍、癫痫大发作。血清马普替林浓度为1500ng/ml，治疗10h后，血清中已检测不到马普替林，心电图和精神状态恢复正常。③1例35岁的女性，服用过量马普替林后出现了呕吐、昏迷、低血压、多发性室性期前收缩等症状，经治疗及抢救无效后死亡。入院时马普替林和硫利达嗪血浆浓度分别为1080ng/ml和4450ng/ml，未检测到乙醇及其他药物。

马普替林中毒无特效解毒药物，治疗要点：①在服药12h内可进行催吐、洗胃，也可服用药用活性炭减少药物吸收。②对症支持治疗。如保持呼吸道通畅、保持生命体征稳定；必要时吸氧、机械通气、静脉注射抗惊厥药物和抗心律失常药物等。

6.基因多态性　CYP2D6存在高度基因多态性，CYP1A2的表达及活性在不同个体间差异可达10～200倍，因此，马普替林的代谢及疗效可能与CYP1A2和CYP2D6基因多态性相关。现有研究显示：①CYP2D6的PM型代谢患者的C_{max}及AUC显著高于EM型代谢患者。②相同剂量下，CYP2D6的UM型代谢患者疗效显著低于EM及PM型代谢患者，且存在治疗失败案例。暂无基因筛查及剂量调整建议。

十六、曲唑酮

曲唑酮（trazodone）又名曲拉唑酮、氯哌三唑酮等，临床常用其盐酸盐，商品名有每素玉、舒绪、宏发、美时玉等。分子式为 $C_{19}H_{22}ClN_5O \cdot HCl$，分子量408.32，化学名为2-｛3-［4-（3-氯苯基）-1-哌嗪基］丙基｝-1,2,4-三唑并［4,3-a］吡啶-3（2H）-酮，临床常用其盐酸盐。本品分子结构式见图7-16。

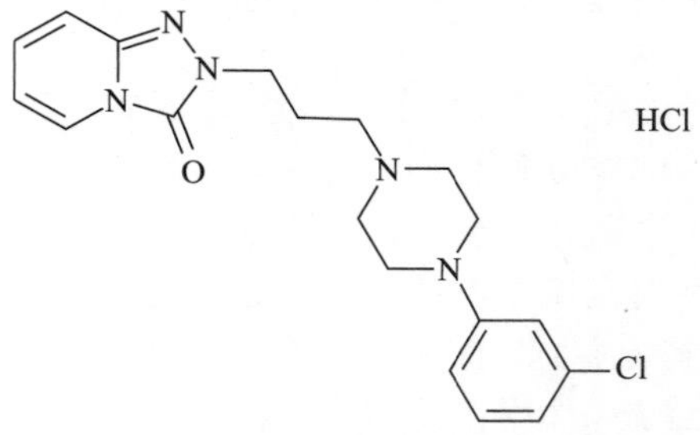

图7-16　曲唑酮分子结构式

1.药理作用　曲唑酮是一种三唑吡啶类衍生物，为5-HT受体拮抗剂和再摄取抑制剂，能够选择性地抑制突触前膜对5-HT的再摄取，并拮抗5-HT$_1$受体。也能拮抗中枢α_1受体，但不影响中枢多巴胺的再摄取；不抑制外周NE的再摄取，而通过拮抗突触前膜α_2受体增加NE的释放。曲唑酮除有抗抑郁作用外，还有明显的镇静作用，但抗胆碱作用不显著。

2.临床应用

（1）适应证：适用于各种类型的抑郁症。

（2）用法用量：口服，餐后更佳。成人推荐剂量为首次25～50mg，睡前服用。次日开始100～150mg/d，分次服用，每3～4天增加量为50mg/d。最高剂量不应超过400mg/d，分次服用。老年人及肝肾功能不全者应减量。对于维持治疗，应在显效后逐渐减低至最低有效剂量，并维持数月。

（3）药物不良反应

①常见不良反应：嗜睡、头晕、头痛、口干、疲乏、便秘、视物模糊、低血压、意识模糊、恶心、呕吐等。

②严重不良反应：记忆力缺损、晕厥、自杀倾向等。

③其他不良反应：肌肉疼痛、多梦、血清氨基转移酶升高、皮疹、心动过速、腹部不适、动作失调、体重增加、阴茎异常勃起等。

3.药动学特征　口服吸收良好，进食可增加本品吸收，延长t_{max}，空腹时t_{max}为1h（进食后为2h）。蛋白结合率为89%～95%，表观分布容积0.47～0.84L/kg，可透过血脑屏障，少量可进入乳汁，乳汁/血浆比约0.14。稳态血药浓度与脑药浓度的相关性良好。在肝脏主要经CYP3A4代谢，其次经CYP2D6代谢，代谢途径为羟基化和N-氧化，代谢产物m-氯苯哌嗪具有药理活性。曲唑酮几乎全部以代谢物的形式从尿（70%～75%）和粪便（约21%）排出体外；消除$t_{1/2}$为4～11h。本品消除呈双相，较快的初相和较慢的末相，初相消除半衰期（$t_{1/2\alpha}$）为3～9h，终末相消除半衰期（$t_{1/2\beta}$）为5～9h，活性代谢产物$t_{1/2}$为4～14h。

4.治疗药物监测

（1）治疗参考浓度范围（有效浓度范围）：AGNP在《神经精神药理学治疗药物监测共识指南（2017年版）》中推荐：①治疗参考浓度为700～1000ng/ml（谷浓度）；②实验室警戒浓度为1200ng/ml（谷浓度）；③m-氯苯哌嗪与曲唑酮的稳态谷浓度比值为0.04～0.22；④当曲唑酮按每日2次服药，即△t为12h时，DRC因子为4.82（3.35～6.29），DRC因子的相关CL/F、F、$t_{1/2}$见表1-3，DRC范围计算见第1章。其他资料显示：曲唑酮治疗参考浓度为0.5～2.5μg/ml，中毒浓度为4μg/ml。

（2）推荐级别及监测指征：AGNP在《神经精神药理学治疗药物监测共识指南（2017年版）》中推荐其治疗药物监测等级为2级。TDM是曲唑酮个体化治疗的有益辅助手段。TDM指征：①药动学个体差异大；②药物浓度与疗效及毒副作用密切相关；③需要长期用药，且用药依从性差；④老年人及肝肾功能异常者代谢或消除能力降低，需加强监测；⑤有效治疗浓度范围窄，毒副反应与症状加重不易区分；⑥疗效指标不明确，易受主观影响；⑦起效慢，用药初期不易通过临床反应评价疗效；⑧曲唑酮主要经CYP3A4、CYP2D6代谢，易发生药物相互作用；⑨*CYP2D6*存在基因多态性等。

（3）样本采集：一般采集静脉血2～3ml，分取血清或血浆测定，若不能立即测定，可暂存于2～8℃，建议24h内测定；有文献报道，含曲唑酮及m-氯苯哌嗪的人血浆样本，在-70℃可保存至少90d。推荐在规律用药达稳态时，于下一剂给药前立即采样（可控制在30min内），测定稳态谷浓度；如怀疑药物过量，可即时采样。目前，也有通过采集头发进行检测或法医毒理学研究的报道。

（4）监测时机或适应证：①首次用药达稳态后；②剂量调整前及剂量调整达稳态后；③达到最佳疗效，需确定个体最佳药物浓度时；④维持治疗评价疗效时建议每1～3个月监测1次；⑤合并可能与曲唑酮相互作用的药物时；不能有效控制病情或疗效下降时；⑥出现任何怀疑与曲唑酮相关的毒副反应时；⑦怀疑吞服大量药物或进行中毒诊断及治疗时；⑧不确定是否坚持用药或遵医嘱用药时；⑨特殊人群（如老年人、肝肾功能异常人群等）用药等。

（5）常用检测方法：主要有光谱法和色谱法，常用的有紫外分光光度法、HPLC和HPLC-MS/MS。曲唑酮分子结构中含有共轭体系，在紫外区具有明显吸收，可直接应用紫外分光光度法进行检测，具有快速、简便等特点；应用HPLC法进行TDM时，可选择反相色谱柱（C_{18}柱）分离，配合紫外检测器或荧光检测器进行检测，特异性好，灵敏度高；LC-MS/MS更为灵敏、准确，检测限可低至0.3～3pg/ml。

（6）药物浓度影响因素

①饮食：食物可增加曲唑酮的吸收，延长t_{max}，降低峰浓度。本品可增强乙醇中枢神经系统抑制作用，服药期间应避免饮酒。有研究认为，香烟烟雾中的多环芳烃可增强曲唑酮的羟化作用和正氧化作用，使曲唑酮代谢加快，血药浓度降低。有报道吸烟显著降低曲唑酮血浓度，可使m-氯苯哌嗪/曲唑酮的比显著增高，m-氯苯哌嗪血浓度不增加。

②药物剂型：曲唑酮有速释制剂及缓释制剂等不同剂型，不同剂型或厂家的药物释放吸收存在差异，可引起一定程度药物浓度变异。

③年龄与性别：对于18岁以下者，其使用效果与安全性尚未确立；老年患者可能因分布容积增加导致$t_{1/2}$增加，血药浓度升高，应考虑减量。有报道，成年女性对曲唑酮清除率高于男性。

④样本种类：一般检测样本为血液，通过检测头发来进行兴奋剂或法医毒理学检测时，应考虑其与血液样本参考范围的不同。

⑤采样时间：推荐在规律用药达稳态时，于下一剂给药前立即采样，采集时间过早或过晚，测定结果可能偏离实际谷浓度。

⑥药物相互作用：曲唑酮主要代谢酶为CYP3A4，其次为CYP2D6及CYP1A2，理论上，所有对这些代谢酶产生诱导、抑制或竞争作用的药物（附表1，附表2）均可与曲唑酮产生药物相互作用。但有报道认为，曲唑酮与米氮平类似，如果只影响其中一条代谢途径，不一定能显著影响曲唑酮血药浓度。本品与利托那韦、酮康唑、茚地那韦、伊曲康唑或萘

法唑酮、克拉霉素、西咪替丁、氟西汀等强效CYP3A4抑制剂或影响多个代谢酶的药物合用时，可使曲唑酮血药浓度增加；与CYP3A4诱导剂卡马西平、苯巴比妥、苯妥英钠、利福平等合用时，可加速曲唑酮代谢，使其血药浓度降低；曲唑酮与地高辛或苯妥英钠合用时，可增加地高辛或苯妥英钠的血清药物浓度。

此外，与单胺氧化酶抑制剂合用可引起严重不良反应，甚至可致死，禁止合用，且两者用药间隔应超过2周；与其他可增强5-HT能神经功能的药物合用时，可导致5-HT综合征发生风险增加；与华法林合用时，可使凝血酶原时间改变；可增强中枢神经抑制药物的中枢抑制作用；与吩噻嗪类抗精神病药合用，降压作用叠加。

5. 药物过量　曲唑酮没有明确的中毒剂量，一般认为成人单独摄入本品<2000mg时，中毒风险较低，但当联合应用其他抗抑郁药时，中毒风险增加。血药浓度可以作为本品中毒诊断及中毒治疗效果评价的依据，当曲唑酮的血药浓度持续>1000ng/ml时，尤其是>1200ng/ml时，有中毒的风险，有研究认为本品中毒血药浓度为4μg/ml，致死血药浓度为12～15μg/ml，已报道的单独使用曲唑酮致死的病例血药浓度均≥4.9μg/ml。

与三环类抗抑郁药相比，曲唑酮抗胆碱能作用相对较弱，单独曲唑酮过量中毒的表现一般比较轻微，严重中毒常发生于合用其他药物或乙醇的病例，但也有报道单独过量服用曲唑酮后，出现致命性心律失常。曲唑酮中毒的常见表现为嗜睡、头晕、低血压、心动过缓、共济失调等，其他还可能表现为恶心、呕吐和腹部疼痛等；有报道显示儿童在剂量为6.9mg/kg时可能出现中等程度的症状（如共济失调、口齿不清、阴茎勃起等）；严重者可致死亡。

典型病例：①1例77岁的女性服用曲唑酮4.5g后出现深度昏迷、心动过缓、QTc延长。②1例37岁女性，单独服用6.45g曲唑酮后，出现低钠血症、癫痫发作并发展为致命的脑水肿而死亡。③1例40岁患者单独服用过量曲唑酮后，出现尖端扭转型室性心动过速、完全性房室传导阻滞，入院时曲唑酮血药浓度为25.4μg/ml，入院后不到24h死于多器官功能衰竭。④1例29岁抑郁症男性，服用1.25g曲唑酮后，出现恶心、呕吐、嗜睡、大汗、心动过速、心功能下降、心肌梗死、Q-T间期延长等，经治疗，4d后恢复。⑤1例60岁女性服用1.2g曲唑酮后9h就诊，出现了嗜睡、瞳孔散大、反射亢进、低钠血症、癫痫发作等，治疗后康复。⑥1例抑郁症49岁女性在摄入4～8g曲唑酮约2h就诊，入院时：曲唑酮25.7μg/ml，地西泮0.08μg/ml，去甲地西泮0.63μg/ml，对乙酰氨基酚3.9μg/ml，咖啡因1.5μg/ml。出现了嗜睡、呕吐、低血压等，1d后康复出院。⑦3例死亡病例尸检血药浓度分别为14.4、15.5、28.7μg/ml。⑧1例37岁女性，单独服用2g曲唑酮后，出现恶心、嗜睡、心电异常等症状，血药浓度为7μg/ml，治疗后痊愈出院。

曲唑酮中毒无特效解毒药物，治疗要点：①可进行催吐、洗胃，也可服用药用活性炭减少药物吸收；②静脉注射脂肪乳剂可能使血药浓度显著降低，可以迅速改善昏迷患者的意识；③对症支持治疗。如保持呼吸道通畅、保持生命体征稳定、纠正酸中毒和缺氧、对症支持治疗（如静脉补液、必要时使用升压药、止吐等）；④应特别关注是否合用其他药物或酒精，并且对于有癫痫病史或患有心血管或呼吸系统疾病的患者，应密切监测治疗。

6. 基因多态性　现有研究未发现CYP3A4及CYP2D6的基因多态性影响曲唑酮的药代动力学特性。

十七、米那普仑

米那普仑（milnacipran）又名米西普朗、米达尔西普兰、咪达西泮、米尔纳西普兰、米那西普兰等，分子式为$C_{15}H_{22}N_2O$，分子量246.35，化学名为（±）-顺式-2-氨甲基-N，N-二乙基-1-苯基环丙甲酰胺，有2个手性中心，是顺式异构体的外消旋混合物，临床常用其盐酸盐。左米那普仑是米那普仑的左旋异构体，与米那普仑相比，药理作用更强，不良反应更少。米那普仑分子结构式见图7-17。

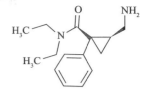

图7-17　米那普仑分子结构式

1.药理作用　米那普仑是一种特异性SNRI，通过抑制5-HT与NE再摄取，增加细胞外5-HT与NE浓度，从而产生抗抑郁作用。动物实验显示米那普仑对大鼠脑内受体和5-HT$_2$受体未见影响。

2.临床应用

（1）适应证：主要用于治疗抑郁症，亦可用于治疗纤维肌痛。

（2）用法用量：口服。成人：初始剂量为50mg/d，逐渐增至100mg/d，2～3次/日，应根据年龄和症状个体化用药。肾功能不全者：肌酐清除率≥60ml/min时，每次50mg，2次/日；30ml/min≤肌酐清除率＜60ml/min时，每次25mg，2次/日；10ml/min≤肌酐清除率＜30ml/min时，每次25mg，1次/日。一般服药1～3周后显效，停药时应逐渐减量。

（3）药物不良反应

①常见不良反应：眩晕、出汗、焦虑、发热和排尿困难。

②严重不良反应：自杀倾向、恶性综合征（如呆滞少动、肌肉僵硬、吞咽困难、心动过速、血压变化、持续发热等）、5-HT综合征（如激越、精神错乱、幻觉、反射亢进、震颤、肌阵挛等）、Stevens-Johnson综合征、抗利尿激素异常分泌综合征等。

③其他不良反应：恶心、呕吐、口干、便秘、心悸、烦躁不安、头痛、荨麻疹、皮疹、瘙痒症、肝功能异常、黄疸、睾丸痛、射精障碍、瘀斑、皮下或黏膜出血、尿潴留、白细胞减少等。

3.药动学特征　米那普仑口服吸收迅速，生物利用度＞85%，口服后0.5～4h达C_{max}。单次给药50mg时，血浆C_{max}约为120ng/ml；单次给药剂量在50～200mg/d时，血药浓度与剂量呈线性相关，个体间差异较小；重复给药（50mg，2次/日）2～3d后达稳态浓度，其峰值比单次给药水平高70%～100%。血浆蛋白结合率很低，10倍治疗浓度下本品血浆蛋白结合率约为13%，且不饱和，也有报道健康成人单次口服盐酸米那普仑后血浆蛋白结合率为35%～40%；分布容积约为5.3L/kg（3.1～7.6L/kg）。主要代谢产物是葡萄糖醛酸结合物，也存在少量其他活性代谢产物，但在治疗剂量下均不具有临床意义上的药理活性。米那普仑及其葡萄糖醛酸结合物是在血浆中主要成分。整体清除率约为40L/h，$t_{1/2}$约为8h，主要经肾脏排泄，同时伴有原型药物经肾小管分泌；50%～60%的原型药物、20%的葡萄糖醛酸结合物经尿排出，此外，尚有N-脱烷基米那普仑及微量其他代谢产物等排出。

4.治疗药物监测

（1）治疗参考浓度范围（有效浓度范围）：AGNP在《神经精神药理学治疗药物监测共识指南（2017年版）》中推荐：①治疗参考浓度（谷浓度）为100～150ng/ml，此范围为100mg/d推荐剂量下的浓度范围，当5-HT和NE转运体结合率达到80%时，血药浓度需＞200ng/ml，因此，最佳浓度可能更高些；②实验室警戒浓度（谷浓度）为300ng/ml；③当米那普仑按每日2次服药，即△t为12h时，DRC因子为0.99（0.83～1.14），DRC因子的相关CL/F、F、$t_{1/2}$见表1-2，DRC范围计算见第1章。另外，左米那普仑的治疗参考浓度（谷浓度）为80～120ng/ml（为100mg/d推荐剂量下的预期稳态浓度），实验室警戒浓度（谷浓度）为200ng/ml，$\triangle$t为12h时，其DRC因子为1.71（1.12～2.30）。

（2）推荐级别及监测指征：AGNP在《神经精神药理学治疗药物监测共识指南（2017年版）》中推荐米那普仑治疗药物监测等级为2级（左米那普仑为3级）。TDM指征：①药动学受年龄、肝肾功能等影响，个体差异大；②药物浓度与疗效及毒副作用密切相关；③用药依从性差；④起效慢，用药初期不易通过临床反应评价疗效；⑤有效治疗浓度范围窄，毒副反应与症状加重不易区分；⑥疗效指标不明确，易受主观影响等。

（3）样本采集：一般采集静脉血2～3ml，分取血清或血浆测定，若不能立即测定，可暂存于2～8℃，建议24h内测定；有文献报道本品的血清样本于4℃可保存1周，本品的血浆样本于-20℃至少可保存2周，于-70℃至少可保存31d。文献报道每日2次用药，2～3d可达稳态血药浓度。推荐在规律用药达稳态时，于下一剂给药前立即采样（可控制在30min内），测定谷浓度；怀疑药物中毒时，可即刻采样。

（4）监测时机或适应证：①首次用药达稳态后；②剂量调整前及剂量调整达稳态后；③达到最佳疗效，需确定个体最佳药物浓度时；④合并可能与米那普仑相互作用的药物时；⑤老年人、肾功能异常者可加强监测；⑥不能有效控制病情或疗效下降时；⑦出现毒副反应时；⑧怀疑吞服大量药物或进行中毒诊断及治疗时；⑨不确定是否坚持用药时等。

（5）常用检测方法：主要有HPLC、HPLC-MS/MS。米那普仑紫外吸收较弱，应用HPLC法进行检测时，可选择反相色谱柱（C_{18}柱）分离，经衍生剂衍化后，配合荧光检测器进行检测，特异性好，灵敏度高。HPLC-MS/MS也可用于米那普仑的检测，灵敏度更佳。此外，米那普仑为消旋体，近年来也有通过手性HPLC法、非手性HPLC配合圆二色谱检测器法对米那普仑进行对映体检测的报道。

（6）药物浓度影响因素

①年龄：老年患者可能因肾功能的下降使药物清除减慢，血药浓度升高。

②病理生理状态：肾功能不全者可能使米那普仑的消除速度减慢，血药浓度升高，应根据肾功能状况调整剂量。老年人的AUC可升高，可能与其肾脏清除功能的下降有关；肝功能不全者，米那普仑药动学没有明显改变。

③采样时间：推荐在规律用药达稳态时，于下一剂给药前立即采样，采集时间过早或过晚，测定结果可能偏离实际谷浓度。

④饮食：一般认为食物不影响本品的吸收，也有报道餐后给药的C_{max}明显高于空腹给药C_{max}。与乙醇合用可加强中枢抑制作用，用药期间应避免摄入乙醇。

⑤药物相互作用：本品绝大部分不经细胞色素P450酶系统代谢，因此不会发生由于影响肝药酶活性的药物相互作用，现有研究也表明，基于对CYP3A4活性影响的药物相互作用不显著，米那普仑对其他药物的代谢也无显著的抑制或诱导作用，并且，本品的血浆蛋白结合率很低，因此，因药物相互作用引起药动学变化的风险较低。

此外，米那普仑是5-HT和NE再摄取抑制剂，作用于5-HT和NE传导通路的药物可能与米那普仑发生药效学相互作用，从而影响临床疗效和不良反应与TDM结果的解释。米那普仑可抑制NE的再摄取，与降压药（如可乐定等）合用，可致血压升高，减弱降压效果；与肾上腺素、去甲肾上腺素合用，可增强其心血管作用。米那普仑可抑制5-HT的再摄取，与5-HT$_{1B/1D}$受体激动剂（如舒马普坦等）合用，可增强5-HT的作用。与中枢神经抑制剂（如巴比妥酸衍生物等）合用，有相互增强作用的可能。与单胺氧化酶抑制剂（如吗氯贝胺、司来吉兰、雷沙吉兰、利奈唑胺、异烟肼等）同时合用，可出现多汗、站立不稳、全身抽搐、异常高热、昏迷等，甚至可致死，禁止合用，且两者用药间隔应超过2周；与锂剂合用，可能发生5-HT综合征。

5.药物过量　米那普仑过量中毒的临床数据非常有限，现有资料表明米那普仑具有较好的安全性与耐受性，与三环类抗抑郁药相比，米那普仑不良反应发生的频率较低，尤其是在心血管不良事件和抗胆碱能样作用方面，排尿困难可能是米那普仑唯一较三环类抗抑郁药发生频率高的不良事件。米那普仑过量时主要表现为超剂量反应，用量≥200mg时，主要表现为与NE能刺激相关的不良反应，如口干、出汗和便秘；用量在800～1000mg时，主要表现为呕吐、心动过速和呼吸困难（甚至呼吸暂停）；用量在1900～2900mg时，并与其他药物合用时（尤其是苯二氮䓬类），则可能出现困倦、高碳血酸症和意识障碍；有摄入3000mg米那普仑后（摄入5h的血药浓度为8400ng/ml）出现迟钝、自主神经不稳定、全身运动功能减退、低血压、短暂的急性心功能不全等症状并成功救治的案例报道。

米那普仑中毒无特效解毒药物，治疗要点：①可尽快采取洗胃、服用药用活性炭等减少药物吸收；②对症支持治疗。保持生命体征稳定，并至少持续观察24h。

6.基因多态性　暂无相关信息。

十八、安非他酮

安非他酮（bupropion）又名丁氨苯丙酮、安非布他酮、叔丁胺苯丙酮等，商品名有悦亭、乐孚亭、迪沙、宏发等。安非他酮为消旋混合物，分子式为$C_{13}H_{18}ClNO$，分子量239.74，化学名为（±）-1-（3-氯苯基）-2-[（1,1-二甲基乙基）氨基]-1-丙酮或（±）-2-叔丁基氨基-3'-氯苯丙酮。临床多用其盐酸盐。药物浓度监测常涉及其主要活性代谢产物羟安非他酮，其分子式为$C_{13}H_{18}ClNO_2$，分子量255.74。安非他酮与羟安非他酮分子结构式见图7-18。

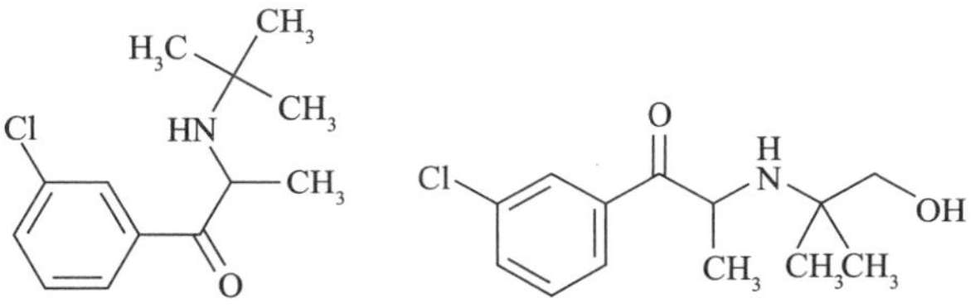

图7-18　安非他酮（左）和羟安非他酮（右）的分子结构式

1.药理作用　安非他酮的抗抑郁作用机制尚不明确，目前多数研究认为安非他酮主要通过抑制NE和DA的再摄取，增强NE和DA的功能而发挥抗抑郁作用；对5-HT的再摄取也有较弱的抑制作用；对单胺氧化酶无抑制作用。此外，安非他酮尚可以用于辅助戒烟，机制不明，可能与NE和（或）DA能作用相关。

2.临床应用

（1）适应证：用于治疗抑郁症和辅助戒烟。

（2）用法用量

①抑郁症：口服。普通片：起始剂量为75～100mg，2次/日，至少3d后，逐渐增至75～100mg，3次/日；常用量为300mg/d，3次/日。连续用药几周后仍无明显疗效，可逐渐增至最大剂量450mg/d，应小于150mg/次，两次用药间隔应＞6h。肝硬化及肾损伤需减少用药次数和（或）剂量，重度肝硬化最大剂量为75mg，1次/日。缓释片：整片吞服。起始剂量为150mg，1次/日，连用3d；第4天增至150mg，2次/日，用药间隔要＞8h；用药

数周后无明显疗效，可增至400mg/d。肝硬化及肾损伤需减少用药次数和（或）药量，重度肝硬化最大剂量为100mg/d或隔日总药量＜150mg。

②辅助戒烟：缓释片，整片吞服。起始剂量为150mg，1次/日；第4～7天为150mg，2次/日，用药间隔要大于8h，第8天开始150mg，1～2次/日。疗程7～12周或更长，可同时使用尼古丁代用品。应在仍然吸烟时开始给药，第2周设定一个目标戒烟日（常为服药第8天），若治疗7周后仍不见效则停止使用，无须逐渐减量。肝硬化及肾损伤需减少用药次数和（或）药量，重度肝硬化隔日总药量应小于150mg。

（3）药物不良反应

①常见不良反应：激越、精神失常、口干、失眠、头痛、恶心、呕吐、便秘、震颤、水肿、皮疹、尿频、视觉障碍、血压升高、面部潮红等。

②严重不良反应：自杀想法和行为、共济失调、癫痫、幻觉、躁狂、人格分裂、精神病、肺栓塞、Stevens-Johnson综合征等。

③其他不良反应：胸痛、心电图异常、肝损伤、黄疸、肌阵挛、运动障碍、胃溃疡、排尿困难、尿失禁、感染、贫血、记忆受损、牙痛、复视、非特异性疼痛、胃部不适、体重增加等。

3.药动学特征　安非他酮口服吸收良好，有明显的首关代谢；因为没有静脉制剂，故无绝对生物利用度数据；口服后t_{max}约为2h（缓释制剂约3h）。单次口服安非他酮后，其活性代谢产物羟安非他酮t_{max}约为6h，C_{max}为稳态时原形药物C_{max}的10倍，稳态时的AUC约为原形药物的17倍；其他两种活性代谢产物苏氨酸氢化安非他酮和赤藓糖氢化安非他酮的t_{max}与羟安非他酮相似，稳态AUC分别为原形药物的1.5倍和7倍。可广泛分布于全身，安非他酮及其代谢产物均可透过胎盘屏障，亦可分泌至乳汁，乳汁/血浆比2.5～8.6；血药浓度200μg/ml时与血浆蛋白高度结合（约为84%），代谢物羟安非他酮的蛋白结合率与安非他酮相似，而苏氨酸氢化安非他酮的蛋白结合率只有安非他酮的50%。在人体内被肝酶（主要是CYP2B6，次要为CYP2C19）广泛代谢为3种有活性的代谢产物：羟安非他酮、苏氨酸氢化安非他酮和赤藓糖氢化安非他酮，羟安非他酮的活性约是安非他酮的50%，而其他两种代谢产物的活性只有不到安非他酮的20%。安非他酮侧链氧化形成的甘氨酸－间氯过氧苯甲酸共聚物是尿中最主要的代谢物。安非他酮及其代谢物主要以甘氨酸结合物的形式经尿排泄，约10%经粪便排出，以原型药物排出的不足1%。安非他酮终末相平均半衰期$t_{1/2β}$为21h（±20%）（AGNP指南：$t_{1/2}$为1～15h），羟安非他酮的平均$t_{1/2}$为20h（±25%）（AGNP指南：$t_{1/2}$为17～47h）。每日给予300～450mg安非他酮时，安非他酮及其代谢物表现为线性动力学，分别在5d和8d内达到稳态血药浓度。年龄及肝肾功能均可影响安非他酮药动学特征（见"药物浓度影响因素"相关内容）。

4.治疗药物监测

（1）有效浓度范围（治疗参考浓度范围）：羟安非他酮是安非他酮的主要活性代谢产物，其活性约是安非他酮的50%，由于安非他酮不稳定，难以用于进行临床TDM，故常选择羟安非他酮作为TDM监测的靶目标。AGNP在《神经精神药理学治疗药物监测共识指南（2017年版）》中推荐：①治疗抑郁症时，羟安非他酮的治疗参考浓度范围为850～1500ng/ml（谷浓度）；②辅助戒烟时，羟安非他酮的治疗参考浓度范围为550～1500ng/ml（谷浓度）；③实验室警戒值均为2000ng/ml（谷浓度）；④羟安非他酮与安非他酮的稳态谷浓度比值范围为11.2～21.0；⑤当安非他酮按每日1次服药，即△t为24h时，安非他酮DRC因子为0.19（0.12～0.27），羟安非他酮DRC因子为3.46（1.32～5.60），上述DRC因子的相关

CL/F、F、$t_{1/2}$见表1-2，DRC范围计算见第1章。

（2）推荐级别及监测指征：AGNP在《神经精神药理学治疗药物监测共识指南（2017年版）》中推荐其治疗药物监测等级为2级。TDM是安非他酮个体化治疗的有益辅助手段。安非他酮的TDM指征：①多种原因可致药动学个体差异大；②药物浓度与疗效及毒副作用密切相关；③用药依从性差；④特殊人群（如老年人、肝肾功能异常人群等）用药情况复杂；⑤有效治疗浓度范围窄，毒副反应与症状加重不易区分；⑥疗效指标不明确，易受主观影响；⑦起效慢，用药初期不易通过临床反应评价疗效；⑧安非他酮可被广泛代谢，易发生药物相互作用等。

（3）样本采集：一般采集静脉血2～3ml，分取血清或血浆测定，若不能立即测定，可存于室温，建议72h内测定，-80℃可长期保存；推荐在规律用药达稳态时，于下一剂给药前立即采样（可控制在30min内），测定谷浓度。怀疑中毒时，可即刻采样。

（4）监测时机或适应证：①首次用药达稳态后；②剂量调整前及剂量调整达稳态后；③达到最佳疗效，需确定个体最佳药物浓度时；④合并可能与安非他酮、羟安非他酮相互作用的药物时；⑤特殊人群（如老年人、肝肾功能异常者、妊娠或哺乳者等）用药；⑥不能有效控制病情或疗效下降时；⑦怀疑出现与安非他酮相关的毒副反应时；⑧怀疑吞服大量药物或进行中毒诊断及治疗评价时；⑨怀疑患者依从性差时等。

（5）常用检测方法：主要有HPLC-UV和LC-MS/MS。

羟安非他酮结构中含有苯环和酮基，具有明显的紫外吸收，应用HPLC-UV法进行TDM时，可选择反相色谱柱（C_{18}柱）分离，配合紫外检测器进行检测，成本低，特异性好，灵敏度高；也可选择LC-MS/MS实现羟安非他酮的更快速、灵敏的检测。

安非他酮是消旋体，代谢生成的羟安非他酮也有（R，R）和（S，S）两种对映体存在，研究认为：只有（S，S）-羟安非他酮具有抗抑郁活性，而（R，R）-羟安非他酮则不具有药理活性，故在检测羟安非他酮时，可根据需要选择非手性分析或手性分析方法。HPLC-UV和LC-MS/MS同样可用于手性分析，样品净化可选择液-液萃取（正庚烷中的1.5% v/v异戊醇）、固相萃取（混合模式阳离子交换）或酸沉淀（20%三氯乙酸）。HPLC-UV分析时，羟安非他酮对映异构体的定量限为12.5ng/ml和62.5ng/ml；而LC-MS/MS分析时为2.5ng/ml。

（6）药物浓度影响因素

①药物剂型：安非他酮均为口服剂型，片剂及缓释制剂等不同剂型或厂家的药物释放存在差异，可能会引起一定程度羟安非他酮浓度的变异。

②食物：进食可能导致安非他酮的t_{max}延长（约1h），C_{max}和AUC增加，使其代谢产物羟安非他酮浓度发生变化。本品次要经CYP1A2、CYP3A4、CYP2A6、CYP2C19、CYP2E1等代谢，吸烟可诱导CYP1A2及CYP2E1，理论上吸烟对安非他酮可能稍有影响。有报道安非他酮在吸烟与非吸烟者体内药动学参数无显著性差异。

③立体异构体：羟安非他酮有（R，R）和（S，S）两种对映体存在，其立体异构体在药效学及毒副作用等方面存在差异，在一些特殊情况下，应考虑羟安非他酮立体异构体的检测。

④病理生理状态：安非他酮属于强蛋白结合药物，可与血浆白蛋白及α_1酸性糖蛋白结合，病理生理状态对蛋白结合的影响较为复杂，具体情况参见"氟西汀"相关内容。肝功能异常患者可使安非他酮代谢减慢，羟安非他酮血药浓度降低；肾功能异常患者可能使羟安非他酮清除减慢，血药浓度升高。

⑤年龄：有研究表明，青少年将安非他酮代谢为羟安非他酮和其他活性代谢物的速度更快，可能导致羟安非他酮血药浓度的变化；老年人应用安非他酮后，药动学多变，老年患者可能会由于肝肾功能下降导致安非他酮代谢及消除速度减慢，体内安非他酮浓度增高，而羟安非他酮等活性代谢产物浓度下降，也可能安非他酮及其代谢物均表现为蓄积而致浓度增加。肾功能受损患者的安非他酮及其主要代谢物的清除能力下降，从而可能导致蓄积，血药浓度升高；肝功能受损可能不同程度地影响安非他酮的代谢，使安非他酮的C_{max}和AUC显著增加，$t_{1/2}$延长，而其代谢物也会受到影响。

⑥采样时间：推荐在规律用药达稳态时，于下一剂给药前立即采样，采集时间过早或过晚，测定结果可能偏离实际谷浓度。

⑦遗传因素：安非他酮经CYP2B6代谢为羟安非他酮，*CYP2B6*的基因多态性可能对安非他酮和羟安非他酮的药动学产生影响；CYP2B6是参与尼古丁代谢的重要代谢酶，因此，*CYP2B6*的基因多态性也可能影响人体对尼古丁的依赖，进而影响戒烟效果；多巴胺受体D2-Taq1A多态性也可能会影响盐酸安非他酮的戒烟治疗效果。因此，*CYP2B6*的基因多态性可能会引起个体间药效学及药动学很大的变异性，分析药物浓度结果时应考虑在内。

⑧药物相互作用：所有对CYP2B6产生诱导、抑制或竞争作用的药物（附表1，附表2）均可与安非他酮产生药物相互作用；安非他酮及其活性代谢产物是CYP2D6的抑制剂，对经由CYP2D6代谢的药物产生抑制作用；同时，由于安非他酮具有抑制NE、DA及5-HT的再摄取作用，与具有同一作用通路的药物联合使用时可能产生药效学相互作用。

安非他酮与CYP2B6诱导剂（如卡马西平、苯妥英钠、利福平、利托那韦等）合用时，可使安非他酮代谢增快，安非他酮血药浓度降低，羟安非他酮血药浓度增加；与CYP2B6抑制剂（如氯吡格雷、噻氯匹定、伏立康唑等）合用时，可抑制安非他酮代谢，安非他酮血药浓度升高，使羟安非他酮血药浓度降低；与经CYP2D6代谢的某些抗抑郁药（如去甲替林、米帕明、地昔帕明、文拉法辛、帕罗西汀、氟西汀、舍曲林）、抗精神病药（如氟哌啶醇、利培酮、甲硫达嗪）、β受体阻滞剂（如美托洛尔）以及Ⅰc类抗心律失常药物（如普罗帕酮）等合用时，安非他酮及其代谢产物（尤其是羟安非他酮）可抑制其代谢，应考虑酌情减量，以免发生不良反应。

安非他酮可降低癫痫发作阈值，与其他可以降低癫痫发作阈值的药物（如抗抑郁药、抗精神病药、曲马多、茶碱、全身用类固醇等）合用时，应警惕癫痫发作；乙醇或苯二氮䓬类药物在戒断状态下也可增加癫痫发作的风险，此时应用安非他酮应慎重；安非他酮是DA再摄取的抑制剂，与左旋多巴联合治疗可能导致左旋多巴副作用的发生率升高，建议左旋多巴从小剂量开始；安非他酮虽然对单胺氧化酶无抑制作用，但其可诱发高血压危象，不应与单胺氧化酶抑制剂同时使用；与尼古丁透皮贴剂合用也可能导致血压急剧上升，应密切监测血压。

5.药物过量   安非他酮过量中毒的病例资料有限，目前尚无对安非他酮过量剂量的界定，当血中羟安非他酮浓度大于1500ng/ml，尤其是大于2000ng/ml时，应警惕出现中毒反应。安非他酮过量的最显著和经典的毒性作用包括癫痫发作、心动过速、激越、恶心、呕吐、Q-T间期延长、QRS波增宽、高血压/低血压、中毒性精神病和肌阵挛/震颤/反射亢进等。成人单次无意摄入安非他酮的结局总体上是轻微的，并且与剂量有关；成人过量服用3000mg安非他酮缓释片后可立刻出现呕吐、视物模糊、头晕、思维混乱、昏睡、神经过敏等症状，服用9000mg安非他酮普通片和300mg反苯环丙胺可出现癫痫发作而无任何后遗症；而服用安非他酮＞5g导致死亡的报道亦不在少数。此外，与SSRI相比，企图使用安非他酮自残的青少年发生严重疾病和不良后果的风险更高。

安非他酮中毒无特效解毒药物，治疗要点：①在服药48h内密切心电监护；②必要时进行洗胃，也可服用药用活性炭减少药物吸收；③一般支持疗法，保持气道通畅，必要时吸氧、机械通气，维持循环稳定；④对症治疗，如癫痫发作时可给予苯二氮䓬类药物治疗。

6.基因多态性　目前的研究认为，安非他酮的代谢可能与CYP2B6的基因多态性相关；同时CYP2B6是烟草中尼古丁的主要代谢酶，CYP2B6的基因多态性也可能影响戒烟治疗效果。多巴胺受体D2-Taq1A多态性可能会影响盐酸安非他酮的戒烟治疗效果；但都尚无一致性结论，暂无推荐建议。

十九、瑞波西汀

瑞波西汀（reboxetine）临床主要用其甲磺酸盐，商品名佐乐辛、叶洛抒等。分子式为$C_{19}H_{23}NO_3$，分子量313.39，瑞波西汀存在4种异构体，化学名为（±）-（2RS）-2-［（RS）-（2-乙氧基苯氧基）苯甲基］吗啉，其中，（S，S）-瑞波西汀的活性最高，约为（R，R）-瑞波西汀药效的24倍。瑞波西汀结构式见图7-19。

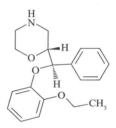

图7-19　瑞波西汀分子结构式

1.药理作用　瑞波西汀为选择性NE重摄取抑制剂，通过选择性抑制突触前膜NE的再摄取，提高中枢神经系统内NE能功能，从而发挥抗抑郁作用。对5-HT再摄取抑制作用微弱，对DA的重吸收没有亲和力，对毒蕈碱、组胺或肾上腺素受体几乎无亲和作用。

2.临床应用

（1）适应证：主要用于治疗成人抑郁症。

（2）用法用量：口服。4 mg，2次/日。2～3周逐渐起效。3～4周后根据临床效果可增至最大剂量4mg，3次/日。

（3）药物不良反应

①常见不良反应有入睡困难、口干、便秘、多汗、头痛、眩晕、心率加快、心悸、静坐不能、直立性低血压、视物模糊、食欲缺乏、恶心、排尿困难或尿潴留、尿路感染、勃起障碍、射精痛或睾丸痛、射精延迟、寒战等。

②严重不良反应有自残或自杀的想法和行为、幻觉等。

③其他不良反应有躁动、焦虑、易怒、攻击行为、感觉异常、血压上升、雷诺现象、过敏性皮炎或皮疹、低钠血症等。

3.药动学特征　口服吸收良好，t_{max}约为2h，绝对生物利用度约为94%。血浆蛋白结合率约为97%，可透过胎盘，动物实验显示可分泌至乳汁。在肝脏可由CYP3A4代谢，经过氧化脱烷基化、环氧苯氧化的羟基化和吗啉环的氧化等形成一系列代谢产物，进而可与葡萄糖醛酸和硫酸结合，代谢过程中的主要活性代谢产物为O-去乙基瑞波西汀，其在血中浓度很低，瑞波西汀口服后主要以原形存在于血浆中。口服后大部分（76%）由尿液排出，$t_{1/2}$为8～13h，$t_{1/2}$可随年龄增长而延长。单剂量给药时呈线性药动学，多次给药对药动学无显著影响。

4.治疗药物监测

（1）治疗参考浓度范围（有效浓度范围）：AGNP在《神经精神药理学治疗药物监测共识指南（2017年版）》中推荐：①治疗参考浓度为60～350ng/ml（谷浓度）；②实验室警

戒浓度为700ng/ml（谷浓度）；③O-去乙基瑞波西汀与瑞波西汀的稳态谷浓度比值＜0.1；④当瑞波西汀按每日2次服药，即△t为12h时，其DRC因子为10.8（5.94～15.60），DRC因子的相关CL/F、F、$t_{1/2}$见表1-2，DRC范围计算见第1章。

（2）推荐级别及监测指征：AGNP在《神经精神药理学治疗药物监测共识指南（2017年版）》中推荐其治疗药物监测等级为3级。TDM应在必要时开展。TDM指征：①药物浓度与疗效及毒副作用密切相关；②用药依从性差；③药动学可受年龄、肾功能等因素影响；④起效时间长，用药初期不易通过临床反应评价疗效；⑤疗效指标不明确，易受主观影响（治疗疾病常无客观指标评估）等。

（3）样本采集：一般采集静脉血2～3ml，分取血清或血浆测定，有报道本品的血浆样本在-20℃可保存数月；推荐在规律用药达稳态时，于下一剂给药前立即采样（可控制在30min内），测定谷浓度。怀疑药物中毒时，可即刻采样。

（4）监测时机或适应证：①首次用药达稳态后；②剂量调整前及剂量调整达稳态后；③特殊人群（老年人、肾功能不全、低蛋白血症等）用药时；④合并可能与瑞波西汀相互作用的药物或食物时；⑤不能有效控制病情或疗效下降时；⑥出现毒副反应时；⑦怀疑吞服大量药物时；⑧不确定是否坚持用药时等。

（5）常用检测方法：主要有HPLC和LC-MS/MS。瑞波西汀结构中含有苯环，具有明显的紫外吸收，应用HPLC法进行TDM时，可选择反相色谱柱分离，配合紫外检测器或荧光检测器进行检测，成本低，灵敏度高；也可选择LC-MS/MS或HPLC-MS/MS实现瑞波西汀的更快速、灵敏的检测。瑞波西汀是外消旋体，存在（S，S）和（R，R）两种对映体，其中的（S，S）对映体被认为具有更强的NE再摄取抑制作用，因此，瑞波西汀对映体的选择性测定也是近年来的研究热点。目前用于检测对映体的方法主要为HPLC法，可通过柱前衍生化或手性色谱柱进行手性拆分，再配合荧光检测器进行检测。

（6）药物浓度影响因素

①药物剂型：瑞波西汀以口服剂型为主，片剂及胶囊剂等不同剂型或厂家的药物释放存在差异，可引起一定程度药物浓度变异。

②饮食：进食可使本品的t_{max}延迟2～3h，但不影响生物利用度。CYP3A4参与瑞波西汀的代谢，西柚汁可抑制CYP3A4酶的活性，对本品血药浓度有潜在影响。

③病理生理状态：瑞波西汀的$t_{1/2}$随年龄增长而延长，有报道老年患者清除率下降，$t_{1/2}$可延长至15～24h，老年患者AUC显著高于青年患者；肾功能不全的患者清除率降低，血药浓度升高，并随肾功损伤程度而加剧，因此，老年患者及肾功能不全患者应注意用药个体化。酒精性肝病时的肝损伤似乎对瑞波西汀的药动学没有影响。

④年龄及性别：瑞波西汀禁用于18岁以下人群，缺乏该人群的疗效与安全性资料；老年人可由于低蛋白或肾功能下降，使瑞波西汀游离型血药浓度增加。性别对药动学没有显著影响。

⑤采样时间：推荐在规律用药达稳态时，于下一剂给药前立即采样，其他时间采集，测定结果可能偏离实际谷浓度。

⑥药物相互作用：所有对CYP3A4产生诱导、抑制或竞争作用的药物（附表1，附表2）均可能与瑞波西汀产生药物相互作用；同时，由于瑞波西汀还具有抑制NE再摄取的作用，与作用于同一传导通路的药物联合使用时可能产生药效学相互作用。瑞波西汀对CYP2D6及CYP3A4有抑制作用，但由于瑞波西汀的血药浓度较低，因此而发生的药物相互作用的可能性很小。

本品与CYP3A4诱导剂（如卡马西平、苯巴比妥等）合用时，可使瑞波西汀代谢加快，血药浓度下降；与CYP3A4抑制剂（如酮康唑、氟康唑、红霉素等）合用时，可抑制瑞波西汀代谢，使其血药浓度升高，有报道与酮康唑合用，本品的左旋体和右旋体的AUC分别升高58%和43%，口服清除率分别降低34%和24%，总$t_{1/2}$显著延长。

另外，不应与单胺氧化酶抑制剂（如吗氯贝胺、苯乙肼）合用，以避免恶性高血压，停用单胺氧化酶抑制剂未超过2周者，亦不宜使用瑞波西汀；与麦角类衍生物合用可能引起血压升高；与其他可降低血压的药物合用，可能引起直立性低血压；与三碘甲状腺原氨酸合用，可出现NE能效应，如焦虑、易怒、出汗增加、睡眠障碍等；与排钾利尿药（如噻嗪类）合用，可能引起高钾血症；与下列药物有协同作用：5-HT选择性重摄取抑制剂（如氟伏沙明）、三环类抗抑郁药（如丙米嗪）、抗心律失常药（如普萘洛尔、阿普洛尔）等。此外，瑞波西汀还可能与吩噻嗪类抗精神病药（如氯丙嗪）、锂、免疫抑制剂（如环孢素）及美沙酮、利多卡因等药物发生相互作用。

5.药物过量　目前仅有少数关于过量服用瑞波西汀的病例报道，未见单药服药过量后死亡的报告。已知过量摄入的最大剂量是240mg。现有资料显示，与其他抗抑郁药物相比，瑞波西汀的耐受性好，不良反应少，过量服用相对安全。过量服药的临床表现主要是NE能功能的体现，如出汗、心动过速、焦虑、激越和高血压等。

瑞波西汀尚无特异性解救药，一旦出现过量服药，应按照药物过量的一般处理原则进行治疗。

6.基因多态性　暂无相关信息。

第四节　常用抗精神病药治疗药物监测

一、氯丙嗪

氯丙嗪（chlorpromazine），又名冬眠灵、可乐静、氯普马嗪等。分子式为$C_{17}H_{19}ClN_2S$，分子量318.86，化学名为N，N-二甲基-2-氯-10H-吩噻嗪-10-丙胺或3-（2-氯-10H-吩噻嗪-基）-N，N-二甲基丙-1-胺，常用其盐酸盐。氯丙嗪分子结构式见图7-20。

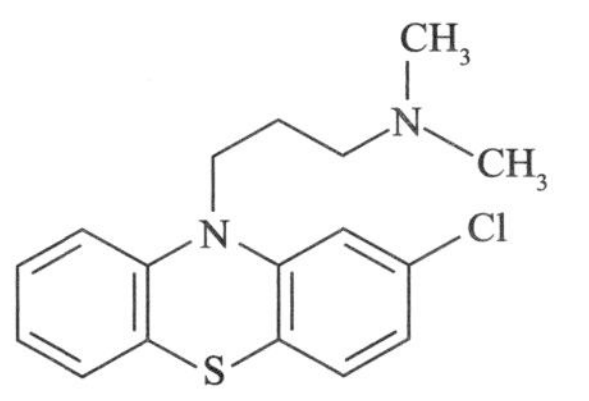

1.药理作用　氯丙嗪为二甲胺族吩噻嗪类药物，其作用机制主要与拮抗脑内多巴胺受体有关，此外还可拮抗α受体和M受体。氯丙嗪阻断中脑-边缘系统和中脑-皮质神经通路的多巴胺受体与其抗精神病作用有关；阻断延髓化学催吐感受器的多巴胺受体与其止吐作用有关；拮抗结节-漏斗通路的多巴胺受体与其影响内分泌功能有关；阻

图7-20　氯丙嗪分子结构式

断黑质-纹状体通路的多巴胺受体与其锥体外系反应有关。由于可以拮抗α受体和M受体，因此还可以产生直立性低血压、口干、便秘等不良反应。

2.临床应用

（1）适应证：①对兴奋躁动、幻觉妄想、思维障碍及行为紊乱等阳性症状有较好的疗效，用于精神分裂症、躁狂症或其他精神病性障碍；②对各种原因所致的呕吐或顽固性呃逆有效；③低温麻醉及人工冬眠；④治疗心力衰竭。

（2）用法用量：口服。①用于精神分裂症或躁狂症，从小剂量开始，每次25～50mg，2～3次/日，每隔2～3d逐渐递增至每次25～50mg；治疗剂量为400～600mg/d。②老年人或体弱患者从小剂量开始，以后根据耐受情况徐缓增加药量。③其他精神病应减小剂量。④用于止呕，每次12.5～25mg，2～3次/日。肌内注射：成人，每次25～50mg。控制严重兴奋躁动时，可根据需要和耐受情况隔数小时重复用药1次。静脉注射：每次25～50mg，用氯化钠注射液稀释至1mg/ml缓慢注射，注射速度＜1mg/min。对年老或体弱患者均应从小剂量开始。

（3）药物不良反应

①神经系统反应：锥体外系反应，如急性肌张力障碍、帕金森综合征（如震颤、动作迟缓、齿轮样强直等）、静坐不能、迟发性运动障碍、镇静、头晕、头痛、乏力等，有时可诱发癫痫。

②抗胆碱作用：外周抗胆碱作用如口干、视物模糊、血压升高、尿潴留、肠蠕动减慢（可发生便秘甚至肠梗阻）等；中枢抗胆碱作用如出汗、意识障碍、谵妄、震颤、认知功能障碍等。

③心血管系统反应：直立性低血压、心动过速、心动过缓、心电图改变（如Q-T间期延长、T波异常等），偶见阿-斯综合征、心搏骤停、猝死等。

④消化系统反应：恶心呕吐、黄疸、肝功能异常等。

⑤内分泌系统反应：泌乳素水平升高、溢乳、男性乳房发育、月经紊乱或闭经、性功能改变、血糖异常等。

⑥血液系统反应：白细胞减少、中性粒细胞减少、血小板减少、全血细胞减少等。

⑦严重不良反应：中毒性肝损伤、骨髓抑制、神经阻滞药恶性综合征［neuroleptic malignant syndrome，可表现为肌紧张、高热、意识障碍、精神状态改变、自主神经系统症状（如心动过速、血压不稳、大汗等）］、剥脱性皮炎、癫痫持续状态等。

⑧少数患者可出现抑郁反应、皮疹、光敏反应、畸胎、色素沉着、脑水肿等。

3. 药动学特征　氯丙嗪口服或肌内注射均易吸收，有报道口服生物利用度约为32%。肌内注射可避免肝脏首关代谢，生物利用度比口服时高3～10倍。氯丙嗪单次口服及肌内注射的t_{max}为1～4h，作用可持续6～12h。氯丙嗪血浆蛋白结合率＞90%（有报道为95%～99%）。亲脂性高，在体内广泛分布于全身各组织，易通过血脑屏障及胎盘屏障，也可进入乳汁，乳汁/血浆比＜0.5，在肝、脑等器官中浓度较高，有报道氯丙嗪在脑中浓度是在血中的数倍。主要在肝脏由CYP1A2、CYP2D6、UGT进行N-氧化作用、羟基化作用、磺化作用（硫原子氧化）、N-脱甲基作用、葡萄糖醛酸化等，代谢产物超过160种，主要为硫氧化合物（亚砜）、羟基氯丙嗪、去甲氯丙嗪、普马嗪等，其中7-羟基氯丙嗪等具有药理活性。主要以代谢产物形式从尿排泄，少量经粪便排泄。本品$t_{1/2}$为15～30h。有研究显示单次服药$t_{1/2}$约为17h(有报道$t_{1/2\alpha}$约1.6h，$t_{1/2\beta}$约17.6h)，多剂量服药5～10d血药浓度达稳态，$t_{1/2}$约为30h，其代谢产物$t_{1/2}$或更长。

4. 治疗药物监测

（1）治疗参考浓度范围（有效浓度范围）：AGNP在《神经精神药理学治疗药物监测共识指南（2017年版）》中推荐：①治疗参考浓度为30～300ng/ml（谷浓度）；②实验室警戒浓度为600ng/ml（谷浓度）；③当氯丙嗪按每日1次用药，即△t为24h时，氯丙嗪DRC因子为0.83（0.56～1.10），DRC因子的相关CL/F、F、$t_{1/2}$见表1-2，DRC范围计算见第1章。

其他资料显示：①氯丙嗪有效血药浓度为500～700ng/ml；②氯丙嗪中毒血药浓度为

500 ～ 2000ng/ml；③氯丙嗪的稳态血浆治疗浓度（谷浓度）范围为40 ～ 100ng/ml，最低中毒血浆浓度为750ng/ml。

（2）推荐级别及监测指征：AGNP在《神经精神药理学治疗药物监测共识指南（2017年版）》中推荐氯丙嗪治疗药物监测等级为2级。TDM指征：①受肝肾功能、饮食、吸烟等多种因素影响，药动学个体差异大；②氯丙嗪药物浓度与疗效及毒副作用密切相关；③精神疾病患者用药依从性差；④本品对CYP1A2、CYP2D6有抑制作用，可能因自身代谢抑制或酶代谢饱和造成血药浓度增加或过量蓄积等；⑤特殊人群（如老年人、儿童青少年、肝肾功能不全等）用药情况复杂；⑥有效治疗浓度范围窄，易发生毒副反应；⑦疗效指标不明确，易受主观影响；⑧用药初期不易通过临床反应评价疗效；⑨经CYP1A2及CYP2D6代谢，存在基因多态性，且易发生药物相互作用等。

（3）样本采集：一般采集静脉血2 ～ 3ml，分取血清或血浆测定。运输时，建议样本温度维持在2 ～ 8℃。若不能立即测定，可暂存于4℃，1周内测定；文献研究表明血浆中氯丙嗪在-20℃可以储存8个月。氯丙嗪连续规律服药5 ～ 10d血药浓度可达到稳态水平，因此，建议规律用药2周后，在下一剂给药前（宜在清晨）立即采样（建议控制在30min内），测定谷浓度。当怀疑患者氯丙嗪中毒时，应立即采血监测。

（4）监测时机或适应证：①首次用药达稳态后；②治疗初期每1 ～ 2周监测1次；③维持治疗评价疗效时需每1 ～ 3个月监测1次；④剂量调整前及剂量调整达稳态后；⑤合并可能与氯丙嗪相互作用的药物时；⑥不能有效控制病情或疗效下降时；⑦出现毒副反应时；⑧怀疑吞服大量药物时或进行中毒诊断及治疗时；⑨怀疑未按医嘱用药时；⑩体重异常、老年人、儿童、青少年、精神病、肝肾功能不全等特殊人群患者，应加强监测。

（5）常用监测方法：主要是色谱法，包括HPLC-UV、LC-MS和GC-MS；氯丙嗪含有硫氮杂蒽母核，具有紫外吸收基团，可以选择HPLC-UV法，氯丙嗪疏水性强，可以选择C_{18}色谱柱进行分离，这种方法特异性好，灵敏度高，不需要特殊的试剂及耗材。有报道用GC-MS方法检测氯丙嗪的血药浓度，但由于该方法需要衍生化，应用较少。条件允许的实验室可采用LC-MS法检测，与HPLC-UV方法比较，LC-MS方法特异性强，具有更高的灵敏度。免疫法成本较高，不易推广，免疫法测定氯丙嗪浓度的研究较少，目前多数实验室采用HPLC或LC-MS进行氯丙嗪浓度测定。

（6）药物浓度影响因素

①药物剂型：氯丙嗪有片剂、注射剂等不同剂型，不同的剂型及给药方式，会引起一定程度的药物浓度差异。

②病理生理状态：氯丙嗪可同时与白蛋白及α_1酸性糖蛋白结合。当患者处在尿毒症、肝脏疾病、甲状腺功能亢进、烧伤、外伤、妊娠、老年人（＞75岁）、营养不良、艾滋病等低蛋白（白蛋白）状态时，理论上，可能造成其游离药物浓度升高，毒副作用发生风险增加。本品又可与α_1酸性糖蛋白高度结合，在一些病理状态下，如急性心肌梗死、肾衰竭、烧伤、脑卒中、炎症、感染、肺水肿、风湿性关节炎、恶性肿瘤、慢性粒细胞白血病活跃期、克罗恩病、外伤、ICU患者、急性胰腺炎、吸烟、高血压、艾滋病等，α_1酸性糖蛋白浓度可能升高，理论上，可能导致本品游离药物浓度占比下降，进入脑内药物减少，疗效可能下降。相反，如肝硬化可致α_1酸性糖蛋白浓度降低，可能发生相反的影响。有研究表明本品浓度与α_1酸性糖蛋白浓度呈显著负相关。α_1酸性糖蛋白水平可能对本品游离药物浓度影响较显著。由于病理状态造成的本品蛋白结合变化，进而产生药动学及药效学的影响较为复杂，建议上述情况加强监测，条件允许时可监测游离药物浓度，针对不同情况进行

治疗调整。

氯丙嗪在肝脏主要经CYP2D6代谢，次要经CYP1A2代谢，肝功能损伤可能会导致患者血药浓度升高。此外，肾功能不全者清除能力下降，可致药物浓度升高，应减量。

③年龄：儿童对氯丙嗪的代谢能力高于成人，造成儿童和成人血药浓度差异。

④饮食：食物会延缓氯丙嗪吸收。吸烟也可以影响氯丙嗪的代谢，服用相同剂量的氯丙嗪，由于烟草中多环香烃对CYP1A2及UGT有诱导作用，导致吸烟者血浆中氯丙嗪浓度低于非吸烟者，有报道吸烟者的氯丙嗪血药浓度可降低22%～38%，戒烟后血药浓度可增加约11倍，因此，有研究认为吸烟者应增加给药剂量1.5～2倍。也有研究表明重度吸烟者（＞20支/日）的嗜睡发生率显著低于非吸烟者。炭烤类食物、十字花科蔬菜、多环芳香族碳水化合物等对CYP1A2有诱导作用，百合科蔬菜（如大蒜、洋葱等）、伞形花科蔬菜（如胡萝卜、西芹、小茴香等）等对CYP1A2有抑制作用，可能对本品血药浓度有影响。咖啡因对CYP1A2也具有强抑制作用，同时也是CYP1A2的底物，因此，含咖啡因的食物及饮料可升高本品的血药浓度。但同时服用含咖啡因饮食，可与氯丙嗪在胃内形成不溶性沉淀难以吸收，可致氯丙嗪的血药浓度降低。

⑤遗传因素：有报道，*CYP2D6*10B*与野生型相比，酶的活性降低，可能导致本品血药浓度升高。

⑥药物相互作用：CYP2D6、CYP1A2、UGT、P-gp等参与氯丙嗪的代谢，理论上，所有对这些代谢酶或转运蛋白产生诱导、抑制或竞争作用的药物（附表1，附表2）均可导致氯丙嗪药动学变化，引起血药浓度变化。另因氯丙嗪血浆蛋白结合率高，理论上，易产生因与其他药物竞争蛋白结合位点导致的药物相互作用。

例如，与苯巴比妥合用，由于后者对肝药酶的诱导作用，加快氯丙嗪的代谢，降低其药物浓度，从而减弱氯丙嗪抗精神病作用；与安非他酮、氟西汀等合用，由于后者对肝药酶（CYP2D6）的抑制作用，致氯丙嗪的代谢减慢，增加其药物浓度；与利培酮、氟哌啶醇等合用，由于均经CYP2D6酶代谢而产生竞争抑制作用，致双方的血药浓度均升高，毒副反应风险增加。

另外，锂盐可降低氯丙嗪的血药浓度，同时氯丙嗪可引起血锂浓度增高，使锂的神经毒性增加。抗酸剂、止泻药及抗胆碱药可以降低氯丙嗪的吸收，致氯丙嗪药物浓度降低，从而减弱其抗精神病作用；普萘洛尔、口服避孕药可能增加氯丙嗪的血药浓度；氯丙嗪可增加抗凝药物的血药浓度，使之抗凝作用增强，出血风险增加。

氯丙嗪还是CYP2D6及CYP1A2的抑制剂，因此对于经CYP2D6及CYP1A2代谢药物有抑制作用，例如本品与氯氮平合用，氯丙嗪通过抑制CYP1A2，抑制氯氮平代谢，可致氯氮平血药浓度升高。本品抑制三环类抗抑郁药物代谢，延长此类药物$t_{1/2}$，增加其血药浓度，增加不良反应发生率及严重程度，且可产生药效学协同作用，如诱发癫痫、增加抗胆碱或降压作用、致心动过速、增加猝死风险、增加麻痹性肠梗阻发生风险、引起尿潴留等。

此外，氯丙嗪与乙醇或其他中枢神经系统性抑制药（如镇静催眠类药物、麻醉剂、镇痛药等）合用时中枢抑制作用加强；与抗高血压药、利尿药、普萘洛尔、肾上腺素、阿拉明合用可增强降压效果，易致严重低血压。氯丙嗪与可延长Q-T间期的药物（如抗心律失常药、大环内酯类抗生素、砷剂、西沙必利、舒托必利等）合用，有发生室性心律失常的危险，严重者可致尖端扭转型心律失常。与阿托品类药物合用，不良反应加强。氯丙嗪与抗胆碱药物、单胺氧化酶抑制剂及三环类抗抑郁药合用时，两者的抗胆碱作用加强，不良反应加重；与甲基多巴、哌嗪、甲氧氯普胺等合用，可增加锥体外系反应发生风险；氯丙嗪可升高血糖，影响降糖药（如格列本脲）的血糖控制效果。

5.药物过量　氯丙嗪过量中毒的临床资料相对较多，有报道认为成人单次服用氯丙嗪1.5～4g可致明显毒副反应，致死剂量为15～150mg/kg或5～7g；也有资料显示氯丙嗪成人口服致死剂量＞50～75mg/kg，小儿＞350mg。氯丙嗪过量后临床症状主要表现在中枢神经系统、循环系统及呼吸系统反应，可出现：①中枢神经系统反应，如表情淡漠、烦躁不安、吵闹不停、共济失调、震颤、阵发性抽搐、肌肉僵直、嗜睡、呼吸浅慢、瞳孔缩小、癫痫持续状态等。②明显的或严重的锥体外系反应，如震颤、肌僵直、角弓反张、扭转痉挛等。③心血管系统，如心律失常、心动过速、心肌酶升高、Q-T间期延长、T波异常、四肢发冷、血管扩张、血压下降、直立性低血压等，并可导致房室传导阻滞及室性期前收缩甚至心搏骤停。④还可出现发热、肠蠕动减少、尿潴留等抗胆碱作用。⑤严重中毒者常出现昏迷、呼吸抑制、严重低血压、循环衰竭、体温不升、心肌损伤、心搏骤停，最后反射消失、休克甚至窒息死亡。本品过量中毒应尽快处理，血药浓度是诊断其过量中毒的重要依据。有报道本品的中毒血药浓度为0.5～2μg/ml，致死血药浓度＞2μg/ml或3～12μg/ml。在因氯丙嗪过量中毒死亡病例尸检中（$n=40$），其血药浓度为3～142μg/ml。氯丙嗪过量中毒病例，常合并其他中枢抑制药物，如氯氮平、地西泮、氯普噻吨、阿普唑仑等，应注意分析和临床监测。

中毒后处理：①减少药物吸收、增加药物排泄。超剂量时，立即刺激咽部催吐。在6h内须用1∶5000高锰酸钾溶液或温开水洗胃，氯丙嗪易溶于水，而且能抑制胃肠蠕动，须反复用温水洗胃，直至胃内回流液澄清为止。也有报道认为由于本品过量中毒后胃肠蠕动减弱，中毒12h内的患者均应洗胃。洗胃后，可应用活性炭或泻药对抗未吸收的毒物或促进毒物排泄。因氯丙嗪镇吐作用强，故用催吐药效果不好。②促进已吸收毒物清除。注射高渗葡萄糖注射液或采用利尿剂，促进利尿，排泄毒物，但输液不宜过多，以防心力衰竭和肺水肿。严重过量或摄入时间较长时，还可采用血液透析治疗。③监测和维持生命体征，依病情给予对症治疗及支持疗法。

6.基因多态性　理论上，*CYP2D6*基因多态性可能影响氯丙嗪的药动学，进而影响其疗效及毒副反应的发生。有研究发现，*CYP2D6*的基因型与氯丙嗪的不良反应发生之间具有相关性，但也有资料表明氯丙嗪同时还是CYP2D6的抑制剂，因此，代谢酶基因多态性对氯丙嗪的药物浓度影响更为复杂。目前对于*CYP2D6*基因多态性对氯丙嗪的影响尚无确切结论。有研究发现*CYP1A2*、*DRD1*、*DRD2*、*EPM2A*、*ABCB1*等的基因多态性可能影响氯丙嗪的药效学及不良反应。有报道认为氯丙嗪的不良反应可能与*CYP1A2*基因的rs762551位点有关，疗效可能与*EPM2A*基因的rs1415744位点和*DRD2*基因的rsl799732位点有关。

二、氟哌啶醇

氟哌啶醇（haloperidol），又名氟哌醇、卤吡醇、氟哌丁苯等。分子式为$C_{21}H_{23}ClFNO_2$，分子量375.86，化学名为1-(4-氟苯基)-4-[4-(4-氯苯基)-4-羟基-1-哌啶基]-1-丁酮。癸酸氟哌啶醇为其经酯化而得的长效制剂。氟哌啶醇分子结构式见图7-21。

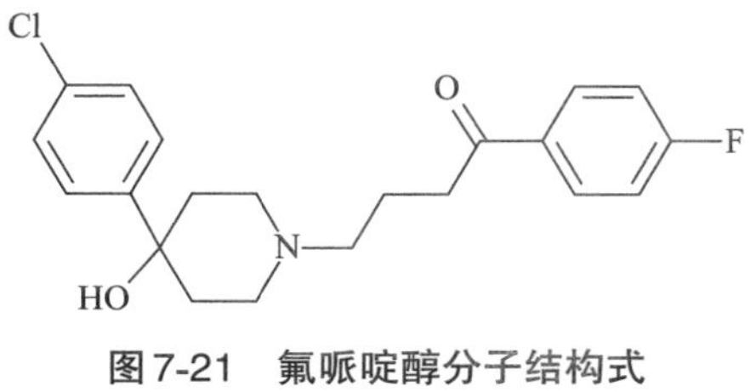

1.药理作用　氟哌啶醇属丁酰苯类抗精神病药，药理作用及机制类似氯丙嗪。氟哌啶醇的抗精神病作用与其阻断脑内多巴胺受体，并可促进

图7-21　氟哌啶醇分子结构式

脑内多巴胺的转化有关，有很好的抗幻觉妄想和抗兴奋躁动作用，阻断锥体外系多巴胺的作用较强。氟哌啶醇的镇吐作用亦较强，但镇静、阻断肾上腺素受体及胆碱受体作用较弱。

2.临床应用

（1）适应证：①急、慢性各型精神分裂症特别适合于急性青春型和伴有敌对情绪及攻击行为的偏执型精神分裂症、脑器质性精神障碍和老年性精神障碍、躁狂症。②13～17岁青少年精神分裂症。③6～17岁儿童和青少年孤独症或广泛性发育障碍的攻击行为。④儿童抽动秽语综合征。

（2）用法用量：①治疗精神分裂症。口服，起始剂量每次2～4mg，2～3次/日，逐渐增至常用量10～40mg/d；维持剂量为4～20mg/d。最大量40mg/d。②13～17岁青少年精神分裂症。推荐剂量为0.5～3mg/d，2～3次/日；最大推荐剂量为5mg/d。③老年人及体弱患者应小剂量开始，缓慢增量，起始剂量每次1～2mg，1～2次/日，之后可根据耐受情况调整。④治疗抽动秽语综合征。口服，每次1～2mg，2～3次/日。10～17岁的儿童和青少年的推荐剂量为0.5～3mg/d，2～3次/日。⑤6～17岁儿童和青少年孤独症或广泛性发育障碍的攻击行为。6～11岁儿童的推荐剂量为0.5～3mg/d，12～17岁青少年的推荐剂量为0.5～5mg/d，2～3次/日。⑥肌内注射用于急性精神病。成人：每次5～10mg，8～12h可重复1次，控制症状。静脉滴注，10～30mg加入250～500ml葡萄糖注射液内静脉滴注。⑦长效制剂癸酸氟哌啶醇。深部肌内注射，常用剂量为每次50～200mg，每4周1次，可根据病情及耐受情况调整剂量。

（3）药物不良反应

①常见不良反应：锥体外系反应随着用量的增加，出现的概率增多，如颈部与四肢肌肉僵直，双手或手指震颤或发抖，头面部、口部或颈部抽动，静坐不能及类帕金森病等；Q-T间期延长、低血压、心律失常、尖端扭转性心动过速等心血管系统反应；肌张力障碍、戒断症状、精神错乱、紧张、焦虑、兴奋、癫痫发作、头晕、幻觉、谵妄、失眠等其他神经系统反应；还有恶心呕吐、皮疹、血管水肿、剥脱性皮炎、支气管痉挛、腹痛、喉部水肿等。

②少见不良反应：包括排尿困难、直立性低血压、头晕、眼球震颤、晕眩、有轻飘或晕倒感、迟发性运动障碍、抑郁、镇静、嗜睡、高催乳素血症、体重增加、粒细胞减少、全血细胞减少、咽部疼痛、发热、黄疸、口干、性欲变化等。

③严重不良反应：有室性心律失常、急性肝肾衰竭、呼吸困难、横纹肌溶解、不可逆性脑损伤、严重锥体外系反应、昏迷、卒中、短暂脑缺血发作、粒细胞缺乏症、白细胞减少症、猝死、抗神经病药物综合征等。

3.药动学特征　氟哌啶醇口服吸收快，口服后t_{max}为3～6h，肌内注射t_{max}为10～20min，口服生物利用度为40%～75%，有首过代谢，因此，口服时血药浓度比肌内注射时低。癸酸氟哌啶醇注射液在注射部位吸收缓慢，然后逐渐释放入组织和血液后，快速经酶催化水解成氟哌啶醇，用药约1h后血浆中可检测出氟哌啶醇，t_{max}约为7d（7.6d±3.3d），血药浓度低于普通剂型，3～9d血药浓度趋于稳定，之后缓慢下降，多剂量注射2～3个月（3剂）后达稳态血药浓度（C_{ss}），C_{ss}个体差异大，1.1～96.4ng/ml。在体内广泛分布，有报道表观分布容积为9～22L/kg，并可通过血脑屏障，可进入乳汁。血浆蛋白结合率约92%。在肝脏中代谢，主要经肾脏排泄。代谢酶或转运体主要包括CYP2D6、CYP3A4、CYP1A2、醛酮还原酶（AKR）、UGT、P-gp（ABCB1）等，氟哌啶醇的代谢途径包括氧化N-脱烷基作用和将酮类还原成醇的作用，主要代谢产物有还原氟哌啶醇、去甲基-氟哌啶醇和对氟苯基丁酮酸等。有研究认为存在肝肠循环。$t_{1/2}$约为21h（12～36h），也有报道口服$t_{1/2}$为14～37h，肌内注射$t_{1/2}$约20.7h，癸酸氟哌啶醇注射液的$t_{1/2}$约为3～4周（有报道19.6d±3.3d）。单剂口服约40%在5d内随尿排出，其中1%为原型药物，少量（约15%）通过胆汁从粪便排泄。

4.治疗药物监测

（1）治疗参考浓度范围（有效浓度范围）：AGNP在《神经精神药理学治疗药物监测共识指南（2017年版）》中推荐：①治疗参考浓度为1～10ng/ml（谷浓度）；②实验室警戒浓度为15ng/ml（谷浓度）；③还原氟哌啶醇与氟哌啶醇的稳态谷浓度比值范围为0.14～0.42。有研究认为氟哌啶醇血药浓度与临床反应之间的相关性较弱，但氟哌啶醇与其代谢产物还原氟哌啶醇浓度的比值与疾病控制情况显著相关，对理解血药浓度与临床反应关系中有重要作用；④当氟哌啶醇按每日2次用药，即△t为12h时，氟哌啶醇DRC因子为0.81（0.61～1.01），DRC因子的相关CL/F、F、$t_{1/2}$见表1-2，DRC范围计算见第1章。

其他资料显示：①氟哌啶醇的有效血药浓度为5～15ng/ml，中毒浓度为50～100ng/ml。②有研究认为氟哌啶醇的安全治疗浓度为4～20ng/ml。③氟哌啶醇血药浓度>40ng/ml提示急性中毒。④氟哌啶醇的有效血药浓度范围为2～12ng/ml，但浓度在5～12ng/ml效果较为理想，>12ng/ml时毒副反应风险增加，但对于慢性或难治性精神分裂患者，可能由于其中枢神经系统多巴胺受体敏感度下降或神经元脱失等原因，耐受性增高，其有效浓度常需要>12ng/ml，且不易发生毒副反应。

（2）推荐级别及监测指征：AGNP在《神经精神药理学治疗药物监测共识指南（2017年版）》中推荐氟哌啶醇治疗药物监测等级为1级。TDM指征：①药动学个体差异大，有报道患者服用相同剂量的氟哌啶醇，血药浓度可相差约10倍。本品口服从小剂量开始，需要通过多次剂量调整逐渐增加至适宜血药浓度。②不良反应较多，且药物浓度与不良反应密切相关。③精神疾病患者用药依从性差。④氟哌啶醇的主要代谢酶为CYP2D6、CYP3A4等，存在基因多态性且易发生药物相互作用。⑤特殊人群（如老年人、儿童、青少年、肝肾功能不全等）用药情况复杂。⑥毒副反应可隐匿性出现，且与症状加重不易区分。⑦疗效指标不明确，易受主观影响。⑧起效慢，用药初期不易通过临床反应评价疗效，但也有研究认为氟哌啶醇血药浓度与疗效间相关性较弱。⑨氟哌啶醇及其代谢产物还原氟哌啶醇既是CYP3A4和CYP2D6的底物，同时又是CYP3A4和CYP2D6抑制剂，长期用药存在自身抑制现象，可造成药物蓄积。⑩有效治疗浓度范围窄等。

（3）样本采集：一般采集静脉血2～3ml，分取血清或血浆测定。若不能立即测定，可暂存于2～8℃；氟哌啶醇稳定性较好，有文献研究表明血中氟哌啶醇在4℃或-20℃可以储存10周。有报道口服氟哌啶醇1周后血药浓度可达到稳态水平，氟哌啶醇普通制剂$t_{1/2}$约为21h，因此，建议使用普通制剂的患者在规律用药1周后，于下一剂给药前（宜在清晨）立即采样（建议控制在30min内），测定谷浓度。当怀疑患者氟哌啶醇中毒时，应立即采血监测。对于使用长效制剂氟哌啶醇癸酸酯时，治疗药物监测样本采集时间暂无推荐意见。

（4）监测时机或适应证：①首次用药达稳态后；②疾病急性期建议每1～2周监测1次；③维持治疗期评价疗效时需每1～3个月监测1次；④剂量调整前及剂量调整达稳态后；⑤合并可能与氟哌啶醇相互作用的药物时；⑥不能有效控制病情或疗效下降时；⑦出现任何怀疑与氟哌啶醇相关的毒副反应时；⑧怀疑吞服大量药物时或进行中毒诊断及治疗时；⑨建议*CYP2D6* PM型患者加强监测；⑩体重异常、老年人、儿童、青少年、肝肾功能不全等特殊人群患者，应加强监测；⑪怀疑依从性差时等。

（5）常用监测方法：主要为HPLC及LC-MS。由于氟哌啶醇的疏水性较好，可以选择C_{18}色谱柱进行分离。有特异性紫外吸收基团，可用HPLC-UV法检测。在HPLC-UV检测法中，有文献使用液液萃取前处理方法，最低定量限可达1ng/ml，特异性好。LC-MS法通量高，在测定多种抗精神病类药物中得到了较好的应用。也有报道采用放射免疫分析方法测定氟哌啶醇，但该方法成本高，不易推广。

（6）药物浓度影响因素

①药物剂型：氟哌啶醇不同药物剂型、不同厂家及不同给药方式，可引起一定程度的药物浓度差异。

②病理生理状态：氟哌啶醇主要由肝脏P450酶系代谢，因此，肝功能损伤时代谢能力下降，可能会导致氟哌啶醇血药浓度升高。此外，肾功能不全时清除能力下降，可致血药浓度增加。

③年龄：有研究表明服用氟哌啶醇的儿童血浆清除率高于成人。在7～16岁的一组接受氟哌啶醇治疗的儿童中，血药浓度-剂量比值随年龄增长而下降。老年患者，由于肝肾功能下降，可致血药浓度水平升高，应加强监测。

④遗传因素：代谢酶基因多态性可引起氟哌啶醇药效学及药动学个体差异，尽量避免*CYP2D6* PM型或UM型患者使用氟哌啶醇或进行剂量调整，同时加强*CYP2D6*药物浓度监测。

⑤饮食：饮茶或咖啡可减低氟哌啶醇的吸收，使血药浓度降低，降低疗效。西柚汁对CYP3A4的活性有抑制作用，合用时可抑制代谢，可致本品的毒性反应风险增加；CYP1A2及UGT参与本品的代谢，烟草对CYP1A2及UGT有诱导作用，吸烟者可以增加氟哌啶醇的血浆清除率，从而降低血药浓度，有报道吸烟可使氟哌啶醇的血药浓度降低22%～71%，但也有报道烟草可降低低剂量氟哌啶醇血药浓度，对高剂量血药浓度影响不显著。酒精可增加本品的中枢抑制作用，饮酒过多时，易产生严重低血压及深度昏迷。

⑥药物相互作用：代谢酶或转运体主要包括CYP2D6（主要）、CYP3A4（主要）、CYP1A2（次要）、醛酮还原酶（AKR）、UGT、P-gp等，理论上，所有对这些代谢酶或转运蛋白产生诱导、抑制或竞争作用的药物（附表1，附表2）均可导致氟哌啶醇药动学变化，引起血药浓度变化，进而引起药效学变化。另因氟哌啶醇血浆蛋白结合率高，理论上，当与其他强蛋白结合药物合用时，可能产生因与其他药物竞争蛋白结合位点导致的药物相互作用。

现有研究表明本品因CYP2D6、CYP3A4而发生的药物相互作用较为显著。例如帕罗西汀、氟西汀、氟伏沙明、氯丙嗪、奎尼丁、泊沙康唑、伏立康唑、奈韦拉平、克拉霉素、红霉素、环丙沙星、利托那韦等可抑制CYP2D6、CYP3A4等肝药酶的活性，可致氟哌啶醇及其代谢产物还原氟哌啶醇浓度均升高，使毒副反应风险增加；与肝药酶诱导剂如卡马西平、苯妥英钠、苯巴比妥、利福平等合用，可以显著降低氟哌啶醇浓度，降低其疗效。同时服用苯海索（安坦）可以显著降低氟哌啶醇的血药浓度。

氟哌啶醇及还原氟哌啶醇既是CYP3A4和CYP2D6的底物，又是CYP3A4和CYP2D6抑制剂，当与经此类酶代谢的药物（如他莫昔芬、卡替洛尔、丙米嗪等）合用时，因直接酶抑制及竞争性抑制作用可致这些药物代谢下降，浓度升高，作用增强。

其他药物和氟哌啶醇合用时，可通过影响多巴胺受体产生药效学相互作用，例如左旋多巴可通过与多巴胺受体结合，抑制氟哌啶醇的多巴胺受体阻断作用，进而降低氟哌啶醇药效，同时，氟哌啶醇可降低左旋多巴的疗效，进而加重帕金森综合征的症状；与甲氧氯普胺（多巴胺受体拮抗药）合用，可致拮抗多巴胺受体作用叠加，增加了锥体外系反应等不良反应的发生率或加重不良反应症状。与可引起 Q-T 间期延长等心脏毒性的药物（如抗心律失常药、大环内酯类抗生素、砷剂、西沙必利、舒托必利等）合用，可增加心脏毒性发生风险，有发生室性心律失常的危险，严重者可致尖端扭转心律失常。

此外，氟哌啶醇与乙醇或其他中枢神经抑制药（如麻醉药物、镇痛药物、催眠药物等）合用，中枢抑制作用增强。与抗高血压药物合用时，可产生严重低血压。与抗胆碱药物合用时，可减少锥体外系反应，但有可能使眼压增高或降低氟哌啶醇血药浓度。氟哌啶醇与锂盐合用时，需注意观察神经毒性与脑损伤。与甲基多巴合用，可产生意识障碍、思维迟缓、定向障碍；与巴比妥类药物在内的抗癫痫药物合用可致癫痫发作形式改变，亦可提高发作阈值；与肾上腺素合用，可因拮抗 α 受体，致肾上腺素 β 受体激动效应显现，导致低血压或心动过速。

⑦其他：长期使用氟哌啶醇，由于代谢的自身抑制作用，可造成药物蓄积，使血药浓度增高，但长期用药患者对药物的耐受性亦可增加，可耐受更高的药物浓度，应注意长期用药后血药浓度结果的解释及分析。

（7）结果解释：应参考有效浓度范围，在充分分析相关影响因素的基础上，结合临床疗效、不良反应、患者个体参数等，对血药浓度结果进行合理解释。①血药浓度＜1ng/ml，浓度偏低，可适当调整给药方案，并监测药物浓度。②血药浓度 1 ～ 10ng/ml 时，若病情控制良好，无须调整给药剂量。③血药浓度＞10ng/ml 时，可能出现中毒反应，应结合临床调整用药，并加强监测。AGNP 推荐的氟哌啶醇实验室警戒浓度为 15ng/ml，也有研究认为＞12ng/ml 时，中毒反应风险显著增加，建议适当调整给药方案，并监测药物浓度，但应注意长期用药及难治性精神分裂患者对药物的耐受性增高，达到疗效时需要更高的暴露量，应注意结合临床及个体参数进行分析。

5. 药物过量　有报道认为成人口服氟哌啶醇每次＞50mg，儿童每次＞20mg 即可引起急性中毒。血药浓度是过量中毒诊断及中毒救治效果评价的重要指标，当血药浓度＞12ng/ml 时，可出现抑郁、攻击性行为、妄想、偏执、情绪异常、激越等，但慢性或难治性精神分裂患者的耐受性增高，浓度较高时也不易发生毒副反应。也有资料显示氟哌啶醇中毒浓度为 50 ～ 100ng/ml，或＞40ng/ml 时提示急性中毒，致死浓度为 500ng/ml。文献中可查到的氟哌啶醇中毒病例的单次剂量为 8mg（儿童）～ 400mg（成人）。死亡案例尸检血药浓度为 600 ～ 1900ng/ml。氟哌啶醇过量中毒后可见语言不清、失眠、严重精神萎靡、视物模糊、口干、便秘、出汗、疲乏无力、高热、心电图异常、呼吸困难、肌肉震颤、肌肉无力或僵直、痉挛性斜颈、角弓反张、昏迷、Q-T 间期延长、室性心动过速（尖端扭转型室性心动过速）、心搏骤停、白细胞减少及粒细胞缺乏等，锥体外系反应较重且常见，可见扭转痉挛、静坐不能、吞咽困难及类帕金森病等，儿童及青少年更易发生急性肌张力障碍。本品无特效拮抗剂，口服过量中毒后一般应采取洗胃、口服活性炭、催吐等清除未吸收药物。以对症及支持治疗为主，血压下降时可用去甲肾上腺素，但不可以用肾上腺素。

6. 基因多态性　理论上，本品代谢酶的基因多态性均可影响氟哌啶醇的药动学，尤其 CYP2D6 具有高度的基因多态性，可影响氟哌啶醇药动学，进而影响其疗效及不良反应，但氟哌啶醇及其代谢产物还原氟哌啶醇既是 CYP2D6 的底物，同时又是 CYP2D6 抑制剂，因此，代谢酶基因多态性对氟哌啶醇及其代谢产物浓度影响更为复杂。也有研究表明，氟哌啶醇的血药浓度与 *CYP2D6* 基因型有关。与携带 *CYP2D6*1* 等位基因的精神分裂症患者比较，携带 *CYP2D6*10* 等位基因患者氟哌啶醇的血药浓度显著增加；与 *CYP2D6* EM 患者比较，*CYP2D6* PM 显著降低氟哌啶醇的代谢，患者氟哌啶醇平均终端消除半衰期延长，口服清除率降低。荷兰皇家药师协会指南推荐基于*CYP2D6*基因多态性影响氟哌啶醇剂量调整的方案，对CYP2D6的弱代谢型减少50%的剂量，或者换用其他替代药物治疗。基于*CYP2D6*基因多态性氟哌啶醇用药建议见表7-10。

另外，氟哌啶醇的不良反应与*MC4R*基因的rs489693位点具有相关性，但暂无基因检测的推荐建议；有研究证实5-HT受体*A-1438G*的G/G基因型对氟哌啶醇的治疗反应性较好，对奥氮平和阿立哌唑治疗反应较差，但氟哌啶醇与5HT2A受体的结合率极低，关于*THR2A*多态性对氟哌啶醇的疗效影响尚需进一步探讨。

表7-10　基于*CYP2D6*基因多态性氟哌啶醇用药建议

基因型	表型	临床意义	建议
*1/*1、*1/*2、*1/*4、*1/*5、*1/*9、*1/*41、*2/*2、*41/*41（至少携带1个功能等位基因或2个活性降低的功能等位基因）	快代谢型（EM）	酶活性正常，正常代谢氟哌啶醇	给予临床常规推荐剂量治疗
*4/*10、*4/*41、*5/*9（携带1个活性降低的功能等位基因和1个无活性的等位基因）	中间代谢型（IM）	酶活降低，氟哌啶醇代谢减慢	给予临床常规推荐剂量治疗，并加强TDM
*3-*8、*11-*16、*19-*21、*38、*40、*42（携带2个无活性的等位基因）	慢代谢型（PM）	酶活性极低，对氟哌啶醇代谢能力弱	建议给予50%的临床常规推荐剂量治疗，并加强TDM；或换用其他抗精神病药物（如匹莫齐特、氟奋乃静、喹硫平、奥氮平、氯氮平、氟哌噻吨等）治疗

注：缺乏在CYP2D6超快代谢者中进行氟哌啶醇研究的临床药物基因组学数据。但根据CYP2D6酶超快代谢的活性，可以考虑换用其他抗精神病药物（如匹莫齐特、氟奋乃静、喹硫平、奥氮平、氯氮平、氟哌噻吨等）治疗

三、奋乃静

奋乃静（perphenazine）又名羟哌氯丙嗪、过非那嗪、丕芬那辛等。分子式为$C_{21}H_{26}ClN_3OS$，分子量403.97，化学名4-［3-（2-氯吩噻嗪-10-基）丙基］-1-哌嗪乙醇。分子结构式见图7-22。

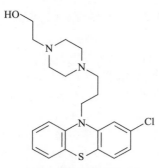

图7-22　奋乃静分子结构式

1. 药理作用　奋乃静为吩噻嗪类的哌嗪衍生物，药理作用与氯丙嗪相似，镇吐作用较强，镇静作用较弱。

2. 临床应用

（1）适应证：①用于精神分裂症或其他精神病性障碍；②用于器质性精神病、老年性精神障碍及儿童攻击性行为障碍；③用于各种原因所致的呕吐或顽固性呃逆。

（2）用法用量：①精神分裂症。口服：初始剂量每次2～4mg，2～3次/日，逐渐增至常用剂量20～60mg/d。维持剂量为10～20mg/d。肌内注射：每次2～4mg，2次/日，或每次5～10mg，每隔6h 1次或根据需要调整。

静脉注射：每次5mg，用氯化钠注射液稀释为0.5mg/ml，注射速度＜1mg/min。②呕吐或焦虑。每次2～4mg，2～3次/日。③12岁以下人群尚缺少用药资料。

（3）药物不良反应

①常见不良反应有锥体外系反应，如震颤、强直、流涎、运动迟缓、静坐不能、急性肌张力障碍等。还可常见口干、视物模糊、乏力、头晕、便秘、出汗等症状。

②严重不良反应，长期大量服药可引起迟发性运动障碍，还可引起血浆中的泌乳素浓度增加，可能有关的症状为溢乳、男子女性化乳房、月经失调、闭经。

③其他不良反应，还可导致有直立性低血压、粒细胞减少症与中毒性肝损害等。其他参见"氯丙嗪"。

3.药动学特征　奋乃静口服易吸收，有首过代谢，生物利用度为40%～80%。t_{max}为1～3h。具有高亲脂性及高蛋白结合率（90%～93%），在体内分布广泛，以脑、肺、肝、脾、肾等器官的浓度较高，表观分布容积约为20L/kg，可通过胎盘屏障，亦可进入乳汁，乳汁/血浆比为0.7～1.1。在肝脏广泛代谢，代谢酶涉及CYP1A2（主要）、CYP2D6（主要）、CYP2C19（次要）、CYP3A4（次要）、UGT等。代谢途径有羟基化、脱氢、N-脱烃基化、甲基化、硫酸及葡萄糖醛酸结合等，主要代谢产物有N-脱烃基奋乃静、7-羟基奋乃静、奋乃静亚砜等，动物研究表明约80%经胆汁排泄，人体内药动学研究表明奋乃静存在肝肠循环，代谢物主要经尿及胆汁排泄，有报道在胆汁中鉴定出奋乃静的29种代谢产物，包括16种Ⅰ相代谢物及13种Ⅱ相代谢物。奋乃静消除$t_{1/2}$为8～12h（＜20h）。长效制剂奋乃静庚酸酯的$t_{1/2}$为4～6d。

4.治疗药物监测

（1）治疗参考浓度范围（有效浓度范围）：AGNP在《神经精神药理学治疗药物监测共识指南（2017年版）》中推荐：①治疗参考浓度为0.6～2.4ng/ml（谷浓度）；②实验室警戒浓度为5ng/ml（谷浓度）；③N-脱烃基奋乃静与奋乃静稳态谷浓度比值为0.6～2.8；④当奋乃静按每日2次用药，即△t为12h时，奋乃静DRC因子为0.05（0.02～0.08），DRC因子的相关CL/F、F、$t_{1/2}$见表1-2，DRC范围计算见第1章。其他资料显示：①奋乃静的有效血药浓度为0.4～30ng/ml，最小中毒浓度为50ng/ml。②奋乃静稳态血浆浓度在0.8～1.2ng/ml时，可以获得较理想的疗效。

（2）推荐级别及监测指征：AGNP在《神经精神药理学治疗药物监测共识指南（2017年版）》中推荐奋乃静治疗药物监测等级为1级。TDM指征：①药动学个体差异大；②不良反应较多，且药物浓度与疗效及毒副作用密切相关；③精神病患者用药依从性差；④存在基因多态性且易发生药物相互作用；⑤特殊人群（如老年人、青少年、肝肾功能障碍、精神病等）用药情况复杂；⑥毒副反应可隐匿性出现，且与症状加重不易区分；⑦疗效指标不明确，易受主观影响；⑧起效慢，用药初期不易通过临床反应评价疗效；⑨有效治疗浓度范围窄等。

（3）样本采集：一般采集静脉血2～3ml，分取血清或血浆测定。奋乃静稳定性较好，有文献研究表明血中奋乃静在4℃或-20℃可以储存10周。建议在规律用药达到稳态（1周）后，于下一剂给药前（宜在清晨）立即采样（建议控制在30min内），测定谷浓度。当怀疑患者奋乃静中毒时，应立即采血监测。

（4）监测时机或适应证：①首次用药达稳态后；②疾病急性期建议每1～2周监测1次；③维持治疗评价疗效时建议每1～3个月监测1次；④剂量调整前及剂量调整达稳态后；⑤达到最佳疗效，需确定个体最佳药物浓度时；⑥合并可能影响奋乃静血药浓度的药物时；⑦不能有效控制病情或疗效下降时；⑧出现任何怀疑与氟哌啶醇相关的毒副反应时；⑨怀疑吞服大量药物时或进行中毒诊断及治疗时；⑩建议 CYP2D6 PM 型患者加强监测；⑪体重异常、老年人、儿童青少年、精神病、肝肾功能不全等特殊人群患者，应加强监测；⑫怀疑依从性差时等。

（5）常用监测方法：主要有 HPLC、LC-MS 等。奋乃静结构中含有两个苯环，具有明显的紫外吸收。有文献建立了 HPLC 配合二极管阵列紫外检测器测定血浆中奋乃静的浓度，定量下限为 10μg/L。此外，有报道采用 GC-MS 方法测定奋乃静的浓度，但需要进行衍生化，前处理烦琐复杂，不易推广。近年来，有报道利用 LC-MS 测定奋乃静的浓度，该方法不需要衍生化，前处理操作简单，最低定量限可达 0.2ng/ml。目前多数实验室采用 HPLC 或LC-MS 进行奋乃静浓度测定。

（6）药物浓度影响因素

①药物剂型：奋乃静包括片剂、注射剂及长效制剂，不同剂型或厂家的药物释放存在差异，可引起一定程度的药物浓度差异。

②病理生理状态：肝肾功能障碍时，代谢及清除能力下降，可致药物浓度升高，毒副作用风险增加。

③年龄：有研究表明不同年龄段患者服用奋乃静后，血药浓度有明显差别，随着年龄增长，血浆浓度−日剂量比增加，老年患者由于肝肾功能降低，对奋乃静代谢及消除能力较弱，可致血药浓度升高，应减少用量。

④饮食：烟草对 CYP1A2 有诱导作用，不论是口服还是静脉注射，吸烟患者对奋乃静代谢及清除率要高于非吸烟患者，与非吸烟患者相比，吸烟患者需要服用较高的剂量达到相同的血药浓度。另外，炭烤类食物、十字花科蔬菜、多环芳香族碳水化合物等对 CYP1A2 有诱导作用，百合科蔬菜（如大蒜、洋葱等）、伞形花科蔬菜（如胡萝卜、西芹、小茴香等）等对 CYP1A2 有抑制作用，西柚汁对 CYP3A4 有抑制作用，这些食物与本品合用，可能对药物浓度存在影响；咖啡因对 CYP1A2 也具有强抑制作用，同时也是 CYP1A2 的底物，因此，含咖啡因食物及饮料可能升高本品血药浓度。与乙醇合用可增强中枢抑制作用，应避免饮酒。

⑤遗传因素：CYP2D6 慢代谢型患者使用奋乃静治疗时，与正常代谢型患者相比，血药浓度水平可能更高。

⑥药物相互作用：参与奋乃静代谢的主要代谢酶为 CYP2D6 及 CYP1A2，其次为CYP2C19 及 CYP3A4，理论上，所有对这些代谢酶产生诱导、抑制或竞争作用的药物（附表 1，附表 2）均可能与奋乃静产生药物相互作用，引起奋乃静药动学及药效学变化。理论上，与其他蛋白结合率高的药物合用时，可能会因为竞争结合而导致药物相互作用。

例如，SSRI 类抗抑郁药帕罗西汀对 CYP2D6（强抑制）、CYP3A4（强抑制）、CYP1A2（轻抑制）及 CYP2C19（轻抑制）均有抑制作用，与奋乃静合用可抑制奋乃静代谢，增加其血药浓度，有报道帕罗西汀可增加单剂量奋乃静峰浓度（C_{max}）$2 \sim 13$ 倍。另外，抑酸药或止泻药合用可降低口服奋乃静的吸收。

奋乃静与中枢神经抑制药（如镇静催眠药、全身麻醉药、镇痛药等）合用时，可彼此增效，增强中枢抑制作用。奋乃静与抗胆碱药及其他具有抗胆碱作用的药物（如三环类抗抑郁药、单胺氧化酶等）合用时，抗胆碱效应彼此加强。与胍乙啶类药物合用时，可抵消胍乙啶的降压效应。与肾上腺素合用，可因拮抗α受体，致肾上腺素β受体激动效应显现，导致低血压或心动过速。本品可抑制左旋多巴的抗震颤麻痹效应。奋乃静与抗凝药物合用，可致后者血药浓度升高，出血风险增加。

5.药物过量　当血药浓度（稳态谷浓度）持续＞2.4ng/ml，甚至＞3ng/ml时，存在中毒可能。与氯丙嗪类似，奋乃静过量中毒后主要引起中枢神经系统及心血管系统症状，临床表现包括：①中枢神经系统反应。较多见，如头晕、头痛、乏力、步态不稳、烦躁不安、静坐不能、失眠、阵发性肌强直、斜颈、痉挛、抽搐、震颤、嗜睡、昏迷、呼吸抑制等。对有惊厥史者，尤其是儿童应特别注意，易产生四肢震颤、下颌抽动、言语不清等。②心血管系统反应。心悸、心律失常、四肢发冷、心电异常、血压下降、直立性低血压、持续性低血压休克、并可导致房室传导阻滞及室性期前收缩、可致心搏骤停。③其他反应。如高热、恶心、呕吐、肠蠕动减少、肌张力增高、腱反射亢进、大汗、流涎、尿潴留、吞咽困难、牙关紧闭等。有报道单次服用本品30mg（儿童）～300mg成人后，出现了上述神经系统中毒反应，但经治疗后均康复。也有文献报道了死亡病例尸检的血药浓度：12.3ng/ml、3μg/ml、3.5μg/ml。

奋乃静无特效解毒剂，药物过量的治疗要点一般包括：①通过催吐、洗胃、利尿或导泻等方式减少药物吸收，促进药物排除。中毒初期可立即刺激咽部，催吐，在6h内反复洗胃，直至胃内回流液澄清为止，药物催吐效果不佳。②注意生命体征监测，依病情给予保肝护肾、补液及东莨菪碱对抗锥体外系反应等对症治疗及支持疗法，注意输液不宜过多，以防心力衰竭和肺水肿。③可采用血液透析或血液灌流治疗。

6.基因多态性　理论上，代谢酶（尤其是CYP2D6）基因多态性可影响奋乃静的药动学，进而影响其疗效及不良反应。药物基因组学研究发现，与携带 *CYP2D6*1* 等位基因型患者比较，携带 *CYP2D6*10/*10* 基因型患者 AUC_{0-6} 显著增高；*CYP2D6* PM平均AUC比EM高约2倍，清除率比EM降低约3倍；奋乃静与CYP2D6强效抑制剂联合使用，会使其AUC显著增加，并导致中枢神经系统毒性风险增加；在老年人群中，*CYP2D6* PM不良事件的发生率更高。FDA说明书中也指出，*CYP2D6* PM型患者使用奋乃静治疗时，与EM型患者相比，血药浓度水平可能更高，不良反应发生率更高。有报道 *CYP2D6* 的基因型与奋乃静的稳态血药浓度之间存在显著相关性，同时 *CYP1A2* 和 *CYP3A4* 的基因多态性对抗精神病药物（如奋乃静）的药动学亦有影响。此外，奋乃静的疗效还可能与 *RGS4* 基因的rs951439位点和rs2842030位点相关。

应根据 *CYP2D6* 基因型调整奋乃静给药剂量，见表7-11。

表7-11　基于 *CYP2D6* 基因多态性奋乃静用药建议

基因型	表型	临床意义	建议
*1/*1，*1/*2，*1/*4，*1/*5，*1/*9，*1/*41，*2/*2，*41/*41（至少携带1个功能等位基因或2个活性降低的功能等位基因）	快代谢型（EM）	酶活性正常，正常代谢奋乃静	给予临床常规推荐剂量治疗
*4/*10，*4/*41，*5/*9（携带1个活性降低的功能等位基因和1个无活性的等位基因）	中间代谢型（IM）	酶活降低，奋乃静代谢减慢	给予临床常规推荐剂量治疗
*3/*4，*4/*4，*5/*5，*5/*6（携带2个无活性的等位基因）	慢代谢型（PM）	酶活性极低，对奋乃静代谢能力弱	建议适当降低初始剂量，注意观察临床疗效，防止严重药物不良反应，并加强TDM

注：尚无在CYP2D6超快代谢者中进行奋乃静研究的临床药物基因组学数据

四、氟奋乃静

氟奋乃静（fluphenazine），又名氟非拉嗪、羟哌氟丙嗪、氟吩嗪、氟丙嗪、氟非纳嗪等，化学式为$C_{22}H_{26}F_3N_3OS$，分子量437.52，化学名为4-{3-[2-(三氟甲基)-10H-吩噻嗪-10-基]丙基}-1-哌嗪乙醇，常用其盐酸盐，癸氟奋乃静（fluphenazine decanoate）为其经酯化而得的长效制剂。氟奋乃静分子结构式见图7-23。

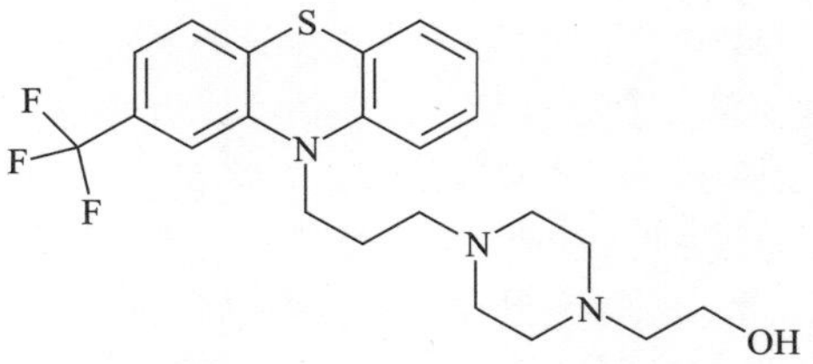

图7-23　氟奋乃静分子结构式

1. **药理作用**　氟奋乃静属哌嗪类吩噻嗪，药理作用类似于氯丙嗪。镇静及止吐作用较弱。

2. **临床应用**

（1）适应证：用于各型精神分裂症，有振奋和激活作用，适用于单纯型、紧张型及慢性精神分裂症，缓解情感淡漠及行为退缩等症状。

（2）用法用量：①口服，从小剂量开始，每次2mg，2～3次/日。逐渐增至10～20mg/d，最高剂量不超过30mg/d。②肌内注射，每次25mg，1～2次/日。③长效制剂氟奋乃静癸酸酯，深部肌内注射，每次12.5～25mg，根据病情或耐受情况2～4周可重复1次。巩固治疗时，根据情况可3～4周注射1次，每次50mg。

（3）药物不良反应

①常见不良反应：锥体外系反应多见，如静坐不能、急性肌张力障碍、类帕金森病、反射亢进、迟发性运动障碍等。还可常见心悸、心律失常、血压变化、失眠、乏力、口干、视物模糊、排尿困难、便秘、过敏反应等。

②严重不良反应：中毒性肝损害或阻塞性黄疸、骨髓抑制、癫痫、致命性心律失常或心搏骤停、严重过敏反应、肺炎等。

③其他不良反应：溢乳、男子女性化乳房、月经失调、闭经、性欲变化、直立性低血压、粒细胞减少症、白细胞减少及恶性综合征等。其他参见"氯丙嗪"。

3. **药动学特征**　氟奋乃静口服吸收不完全，有报道生物利用度约27%，t_{max} 2～4h，肌内注射t_{max}1.5～2h，其长效制剂癸氟奋乃静（配成油剂供注射使用）肌内注射缓慢吸收后，经酯解酶水解释放出氟奋乃静，而后分布至全身，有报道肌内注射后t_{max}为2～3d，2～4d（也有报道42～72h）后可显现治疗效果，至7～10d可达疗效高峰（也有报道48～96h），一次给药可维持疗效2～4周。有报道，4～6周（连续用药3次）后达稳态血药浓度（也有报道3～6个月达稳态），稳态血药浓度个体差异大；每2周1次肌内注射癸氟奋乃静25mg时，平均稳态血药浓度约1.4ng/ml，并获得满意的维持治疗效果。氟奋乃静具有高度亲脂性与高度的蛋白结合率（有报道约90%），并可通过胎盘屏障进入胎血循环，亦可分泌入乳汁。在肝脏代谢，代谢酶主要为CYP1A2和CYP2D6，活性代谢产物为亚砜基、N-羟基衍生物，主要为氟奋乃静亚砜、7-羟基氟奋乃静。消除$t_{1/2}$约14.7h（有报道13～24h），肌内注射$t_{1/2}$约15h，长效制剂氟奋乃静癸酸酯（癸氟奋乃静）$t_{1/2}$为6～10d（有报道为14d）。经尿液及粪便排出。

4. **治疗药物监测**

（1）治疗参考浓度范围（有效浓度范围）：AGNP在《神经精神药理学治疗药物监测共识指南（2017年版）》中推荐。①治疗参考浓度为1～10ng/ml（谷浓度）；②实验室警戒浓度为15ng/ml（谷浓度）；③当按每日2次用药，即△t为12h时，氟奋乃静DRC因子为0.07（0.05～0.09），DRC因子的相关CL/F、F、$t_{1/2}$见表1-2，DRC范围计算见第1章。其他资料显示：①氟奋乃静的有效血浆浓度（稳态谷浓度）为0.2～2ng/ml。②使用氟奋乃静癸酸酯维持治疗精神分裂时，氟奋乃静血浆浓度超过0.8～0.9ng/ml时可以获得满意疗效。

（2）推荐级别及监测指征：AGNP在《神经精神药理学治疗药物监测共识指南（2017年版）》中推荐氟奋乃静治疗药物监测等级为1级。TDM指征：①药动学个体差异大；②可发生严重不良反应，且药物浓度与疗效及不良反应密切相关；③精神病患者用药依从性差；④代谢酶主要为CYP2D6、CYP1A2，存在基因多态性且易发生药物相互作用；⑤老年人、儿童、肝肾功能障碍者等特殊人群用药情况复杂；⑥毒副反应可隐匿性出现，且与症状加重不易区分；⑦疗效指标不明确，易受主观影响；⑧起效慢，用药初期不易通过临床反应评价疗效；⑨有效治疗浓度范围窄等。

（3）样本采集：一般采集静脉血2～3ml，分取血清或血浆测定。若不能立即测定，可暂存于2～8℃，1周内测定；氟奋乃静稳定性较好，有文献研究表明血中氟奋乃静在4℃或−20℃可以储存10周。氟奋乃静普通制剂可在规律用药4～5d后血药浓度达到稳态水平，建议规律用药达稳态后，在下一剂给药前（宜在清晨）立即采样（建议控制在30min内），测定谷浓度。当怀疑患者氟奋乃静中毒时，应立即采血检测。使用长效制剂氟奋乃静癸酸酯时，样本采集时间暂无推荐意见。

（4）监测时机或适应证：①首次用药达稳态后；②疾病急性期建议每1～2周监测1次；③维持治疗评价疗效时建议每1～3个月监测1次；④剂量调整前及剂量调整达稳态后；⑤达到最佳疗效，需确定个体最佳药物浓度时；⑥合并可能影响氟奋乃静血药浓度的药物时；⑦不能有效控制病情或不明原因的疗效下降时；⑧出现任何怀疑与氟奋乃静相关的毒副反应时；⑨怀疑吞服大量药物时或进行中毒诊断及救治疗效评价时；⑩体重异常、老年人、儿童青少年、肝肾功能不全等特殊人群患者，应加强监测；⑪怀疑依从性差时等。

（5）常用监测方法：主要有HPLC、LC-MS及放射免疫法。也有文献报道了其他检测方法，如毛细管电泳-安培检测法，但其定量限为100ng/ml，不适用于临床样本检测。氟奋乃静与奋乃静结构类似，含有两个苯环，具有明显的紫外吸收，可用HPLC-UV进行检测。利用LC-MS测定氟奋乃静，与HPLC-UV比较，LC-MS特异性强，灵敏度高，特别是当引入固相萃取技术，更适用于血中氟奋乃静低浓度及存在杂质干扰时的测定。

（6）影响药物浓度因素

①剂型：包括普通片、注射液及癸氟奋乃静（氟奋乃静癸酸酯）注射液等，不同剂型的药物药动学会有差异，导致血药浓度差异。

②饮食：烟草为CYP1A2的诱导剂，研究已证实吸烟可以显著降低氟奋乃静的血药浓度，显著升高本品清除率，吸烟与不吸烟清除率之比为（1.7～2.3）：1，有研究认为吸烟患者应增加剂量。其次，炭烤类食物、十字花科蔬菜、多环芳香族碳水化合物等对CYP1A2亦有诱导作用，百合科蔬菜、伞形花科蔬菜等对CYP1A2有抑制作用，可能对氟奋乃静药动学产生影响。咖啡因对CYP1A2也具有强抑制作用，同时也是CYP1A2的底物，因此，含咖啡因的食物及饮料可能升高本品血药浓度。

③年龄：小儿及老年人对氟奋乃静的代谢及排泄能力降低，血药浓度可升高。

④病理生理状态：当肝肾功能不全时，对本品的代谢及清除能力下降，可能导致血药浓度增加。

⑤药物相互作用：氟奋乃静主要通过CYP1A2酶和CYP2D6酶代谢，理论上，所有对这些代谢酶产生诱导、抑制或竞争作用的药物（附表1，附表2）均可能与本品产生药物相互作用，引起本品药动学及药效学变化。例如，氟西汀及帕罗西汀可重度抑制CYP2D6酶、轻度抑制CYP1A2酶和CYP3A4酶，故合用时可显著增加氟奋乃静血药浓度，从而加重毒副反应。本品为强血浆蛋白结合药物，理论上，与其他蛋白结合率高的药物合用时，可能由于蛋白结合的竞争作用导致药物相互作用。

氟奋乃静与乙醇或其他具有中枢神经抑制作用的药物（如镇静催眠药、全身麻醉药、镇痛药等）合用，可增强中枢抑制作用。与抗高血压药及具有降低血压作用的药物合用时易致直立性低血压的风险增加。氟奋乃静与可延长Q-T间期的药物（如抗心律失常药、西沙必利等）合用，有发生室性心律失常的危险，严重者可致尖端扭转型心律失常。与抗胆碱药物（如阿托品）及其他具有抗胆碱作用的药物（如三环类抗抑郁药）合用，抗胆碱作用增强，不良反应加重。氟奋乃静与锂盐合用，可引起以锥体外系反应增强为主的神经系统毒副反应及无力、脑损伤等。与苯丙胺、胍乙啶、抗惊厥药和左旋多巴等药物合用，可降低上述药物的药效。本品可增加单胺氧化酶抑制药、普萘洛尔和苯妥英钠的不良反应。与肾上腺素合用可致严重的低血压及心动过速。

5.药物过量　氟奋乃静过量中毒的临床资料非常有限。当血药浓度持续＞15ng/ml甚至更高时，可出现毒副反应，临床表现：①严重的锥体外系反应，如角弓反张、扭转痉挛、粗大震颤、运动不能、吞咽困难等；②痉挛性斜颈、震颤、肢体僵直、血压下降、嗜睡、语言不清等。

本品无特效解毒剂，过量中毒时一般立即停药，吞服大量药物者应及时洗胃，并依病情给予对症治疗及支持疗法。救治要点可参见"氯丙嗪"及"奋乃静"。

6.基因多态性　CYP1A2和CYP2D6基因多态性对氟奋乃静代谢的影响尚需进一步研究。有研究认为氟奋乃静的不良反应可能与CYP1A2基因的rs762551位点具有相关性。暂无基因筛查及剂量调整建议。

五、舒必利

舒必利（sulpiride）又名硫苯酰胺、舒宁、止吐灵、消呕宁、消呕灵、止呕灵等。分子式为$C_{15}H_{23}N_3O_4S$，分子量341.43，化学名N-［（1-乙基-2-吡咯烷基）甲基］-2-甲氧基-5-（氨基磺酰基）苯甲酰胺。舒必利是外消旋体，结构中存在1个手性中心，有2种对映异构体，其药理作用主要由左旋异构体发挥。分子结构式见图7-24。

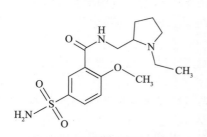

图7-24　舒必利分子结构式

1.药理作用　舒必利属苯甲酰胺类抗精神病药，可以选择性拮抗中枢多巴胺（DA_2）受体，对其他受体亲和力小。具有与氯丙嗪相似的抗精神病效应，对精神分裂症的阴性症状有一定疗效。抗胆碱作用较轻，无明显镇静和抗兴奋躁动作用，还具有强止吐和抑制胃液分泌作用。

2.临床应用

（1）适应证：①对淡漠、退缩、木僵、抑郁、幻觉和妄想症状的效果较好，适用于精神分裂症单纯型、偏执型、紧张型及慢性精神分裂症的孤僻、退缩、淡漠症状、酒精中毒性精神病、老年性精神病；②用于止呕、良性消化性溃疡和溃疡性结肠炎作为中枢神经性止吐药，有很强的止吐作用；③亦可用于脑外伤后眩晕、偏头痛。

（2）用法用量：①治疗精神分裂症。口服：初始剂量为每次100mg，2～3次/日，逐渐增至治疗量600～1200mg/d；维持剂量为200～600mg/d。也可静脉滴注，300mg/d，可增至600mg/d。②止呕。每次50～200mg，2～3次/日。消化性溃疡：100～300mg/d，3～4次/日。③6岁以上的儿童按成人剂量换算，从小剂量开始，缓慢增加剂量。④偏头痛，100～200mg/d，分次口服。

（3）药物不良反应

①常见不良反应：常见失眠、早醒、头痛、烦躁、乏力、食欲缺乏等。可出现口干、视物模糊、心动过速、排尿困难与便秘等抗胆碱能不良反应。

②严重不良反应：剂量＞600mg/d时可出现锥体外系反应，如震颤、强直、静坐不能、急性肌张力障碍等。长期大量服药可引起迟发性运动障碍。可引起血浆中的泌乳素浓度增加，而致溢乳、男子女性化乳房、月经失调、闭经、体重增加等症状。

③其他不良反应：可出现心电图异常和肝功能损害。少数患者可发生兴奋、激动、睡眠障碍或血压升高。其他参见"氯丙嗪"。

3.药动学特征　舒必利口服吸收较慢且不完全，t_{max}为3～6h，生物利用度（F）低（约35%），并受食物及胃酸分泌情况的影响。有报道健康成人口服100mg后血浆C_{max}为（264±89）ng/ml（$n=24$）、（358.9±98.9）ng/ml（$n=18$）、（362.3±118.7）ng/ml（$n=18$）、（415.0±137.8）ng/ml（$n=20$）。血浆蛋白结合率低，约为40%，吸收后能快速分布到组织中，可以进入乳汁，但不易通过血脑屏障，脑脊液浓度约占血浆浓度的13%（4%～29%），可透过胎盘屏障。在体内极少被代谢，无活性代谢产物，也有报道舒必利的主要代谢产物为5-羟基四氢吡咯舒必利。主要以原型经尿排出，部分从粪便排出。$t_{1/2}$为6～9h或8～14h。左舒必利（舒必利左旋对映异构体）的F为27%～34%，t_{max}为3～4h，血浆蛋白结合率约14%，表观分布容积1.0～2.7L/kg，体内极少代谢，静脉给药后70%～90%以原型经肾脏排泄，口服后15%～30%以原型经肾脏排泄，随粪便排泄较多，$t_{1/2}$为6～10h，静脉给药时，轻、中度肾功能损伤者$t_{1/2}$可延长至20～26h。

4.治疗药物监测

（1）治疗参考浓度范围（有效浓度范围）：AGNP在《神经精神药理学治疗药物监测共识指南（2017年版）》中推荐：①治疗参考浓度为200～1000ng/ml（谷浓度）；②实验室警戒浓度为1000ng/ml（谷浓度）。③当舒必利按每日2次用药，即△t为12h时，舒必利DRC因子为0.49（0.39～0.59），上述DRC因子的相关CL/F、F、$t_{1/2}$见表1-3，DRC范围计算见第1章。

其他资料显示：①舒必利治疗浓度范围为40～600ng/ml。②剂量600mg/d（$n=45$），服药4周后血药浓度为0.153～1.36μg/ml，平均浓度（0.5±0.2）μg/ml，服药6周后血药浓度为0.126～1.637μg/ml，平均浓度（0.6±0.3）μg/ml，当＞0.6μg/ml时，毒副反应增加。③剂量400mg/d（$n=26$），维持4周后，增加剂量至800mg/d，服药2周后血药浓度（谷浓度）为0.15～0.91μg/ml，平均浓度（0.33±0.16）μg/ml，服药4周后血药浓度为0.15～1.36μg/ml，平均浓度（0.39±0.26）μg/ml，服药8周后血药浓度为0.30～1.45μg/ml，平均浓度（0.68±0.38）μg/ml，当＞0.4μg/ml时，毒副反应增加。

（2）推荐级别及监测指征：AGNP在《神经精神药理学治疗药物监测共识指南（2017年版）》中推荐舒必利治疗药物监测等级为2级。TDM指征：①药动学个体差异大；②不良反应较多，可发生严重不良反应，且药物浓度与不良反应密切相关；③精神病患者一般用药依从性差；④联合用药时，可能发生药物相互作用；⑤老年人、儿童、肾功能障碍者等特殊人群用药情况复杂；⑥有效治疗浓度范围窄，易发生毒副反应；⑦疗效指标不明确，易受主观影响等。

（3）样本采集：一般采集静脉血2～3ml，分取血清或血浆测定。若不能立即测定，可暂存于2～8℃，建议1周内测定；文献研究表明，在2～8℃下，血浆中的舒必利可以保存4周；在-20℃下，可以保存2年。舒必利口服2～3d血药浓度可达到稳态水平。建议采血时间为规律用药3d后，在下一剂给药前（宜在清晨）立即采样（建议控制在30min内），测定谷浓度。当怀疑患者舒必利中毒时，应立即采血监测。

（4）监测时机或适应证：①首次用药达稳态后；②疾病急性期建议每1～2周监测1次；③维持治疗评价疗效时建议每1～3个月监测1次；④剂量调整前及剂量调整达稳态后；⑤达到最佳疗效，需确定个体最佳药物浓度时；⑥合并可能与舒必利相互作用的药物时；⑦不能有效控制病情或疗效下降时；⑧出现任何怀疑与本品相关的毒副反应时；⑨怀疑吞服大量药物时或进行中毒诊断及救治疗效评价时；⑩体重异常、老年人、儿童、青少年、精神病、肾功能不全等特殊人群患者，应加强监测；⑪怀疑依从性差时等。

（5）常用监测方法：主要有HPLC、GC-MS及LC-MS。舒必利属于苯甲酰胺类抗精神病药物，与其他抗精神病药物相比极性较大。在C_{18}色谱柱上保留较弱，可以调节流动相的比例及pH，增加其在色谱柱上的保留。舒必利有紫外吸收基团，可以选择HPLC-UV进行检测，然而，该方法灵敏度不高，较难满足血药浓度检测要求。有文献报道采用GC-MS检测，尽管可以满足方法的灵敏度，但需要衍生化处理，前处理方法复杂烦琐。LC-MS与HPLC-UV相比，具有更高的灵敏度，因此得到了较好的应用。文献中还报道了化学发光法、紫外分光光度法、薄层色谱法等。此外，舒必利为消旋体，有报道通过手性HPLC法、分子印迹技术、毛细管电泳法等对舒必利的对映异构体进行手性拆分和含量检测。

（6）影响药物浓度因素

①药物剂型：舒必利有口服及注射剂，不同的剂型、厂家及给药方式可引起血药浓度差异。给予相同剂量的舒必利，口服比静脉注射$t_{1/2}$长。

②病理生理状态：有研究表明肾功能不全患者，舒必利$t_{1/2}$延长，导致血药浓度升高，因此，肾功能不全患者服用舒必利需要进行剂量调整。有研究认为舒必利长期用药时，肾功不全患者的剂量应降低至常规剂量的35%～70%或服药间隔延长1.5～3倍。

③采样时间：采血时间过早或过晚，测定结果均可能偏离实际谷浓度。

④年龄：6岁以上儿童按成人剂量换算，应小剂量开始，缓慢增加剂量；老年患者由于肾功能下降，清除减少，可引起药物浓度增加，应从小剂量开始，缓慢增加剂量，并监测药物浓度。也有研究表明舒必利老年人的药动学参数及不良反应发生率与年轻者无显著性差异，但基于老年人对药物的敏感性（易发生Q-T间期延长等不良反应），仍需考虑减量。

⑤立体异构体：舒必利为外消旋体，其立体异构体在药动学、药效学及毒副作用等方面存在差异，临床研究表明舒必利起治疗作用的主要为左旋对映体，其右旋对映体与一些不良反应和毒副作用相关。在一些特殊情况下，应考虑立体异构体的检测。

⑥饮食：食物可影响舒必利的吸收。禁食状态时，胃酸分泌不足，胃液pH升高，舒必利溶出减少，吸收下降，F降低，进食时，胃酸分泌充足，可使F增加约6倍。橘子汁等酸性饮食可降低胃内pH，增加舒必利的吸收，可致F升高。

⑦药物相互作用：由于本品在体内极少代谢，也不影响各种细胞色素P450代谢酶的活性，因此，不易发生药动学相互作用。但由于舒必利的吸收与胃内酸碱环境相关，因此与

具有影响胃酸分泌、中和胃酸作用的药物合用时，可影响舒必利的吸收。例如，合用硫糖铝时，可使舒必利的生物利用度降低40%。抗酸药和止泻药可降低舒必利的吸收率，两者同用时应间隔至少1h。有文献报道中药苏合香可以增加舒必利在血液和脑组织中的浓度。与碳酸氢钠或西咪替丁合用时，舒必利吸收减少，F降低；与稀盐酸等可以提高胃内酸性药物合用，可使舒必利吸收率及F升高。另外，几乎所有抗精神病药和具有中枢抑制作用的药物均与舒必利存在药效学方面的药物相互作用，应充分注意。

5. 药物过量　舒必利过量中毒的临床资料相对较少。舒必利治疗精神疾病时，一般可耐受的最高剂量为：口服1600mg/d（也有报道3200mg/d），肌内注射600mg/d，静脉注射300～600mg/d。文献中报道的舒必利过量中毒案例单次摄入量为1000～12 000mg（$n = 9$），经过治疗后均痊愈。报道的死亡病例单次摄入量超过8000mg（$n = 4$）。死亡病例血药浓度为3.9～39μg/ml。

舒必利中毒后有以下症状：①中枢神经系统症状。主要表现为锥体外系反应，如急性肌张力障碍、静坐不能等，不同程度的意识障碍，如嗜睡、注意力不集中、精神恍惚，甚至昏迷。还可出现瞳孔缩小、对光反应迟钝、视物模糊、头痛、呼吸急促、乏力、激动、烦躁、惊厥、幻觉、抗精神病药恶性综合征等。同时伴有中枢性体温过低。②心血管系统症状。直立性低血压、心动过速、心律失常、Q-T间期延长、ST-T非特异性变化，严重时可有尖端扭转型室性心动过速、频发室性期前收缩、心室颤动、心力衰竭、低血容量性休克。血液系统症状：中性粒细胞减少、过敏性紫癜。其他表现还包括恶心、呕吐、口干、大汗等。

典型病例：16岁女性，单次摄入舒必利12 000mg（既往未接受过舒必利治疗），3h后入院，出现了意识障碍、直立性低血压、窦性心动过速、QTc延长等，入院时及治疗后监测的舒必利血药浓度为8.2～13.2μg/ml，估算了t_{max}约为3h，$t_{1/2}$约为24h，认为有消除延迟。舒必利无特效解毒剂，过量中毒的救治要点包括催吐、洗胃、服用活性炭、导泻、输液等，依病情给予对症治疗及支持疗法。

6. 基因多态性　暂无相关信息。

六、氨磺必利

氨磺必利（amisulpride），别名阿米舒必利、环丙必利、簧比利等。分子式为$C_{17}H_{27}N_3O_4S$。分子量369.48，化学名为4-氨基-N-［（1-乙基-2-吡咯烷基）甲基］-5-（乙基磺酰基）-2-甲氧基苯甲酰胺。氨磺必利分子结构式见图7-25。

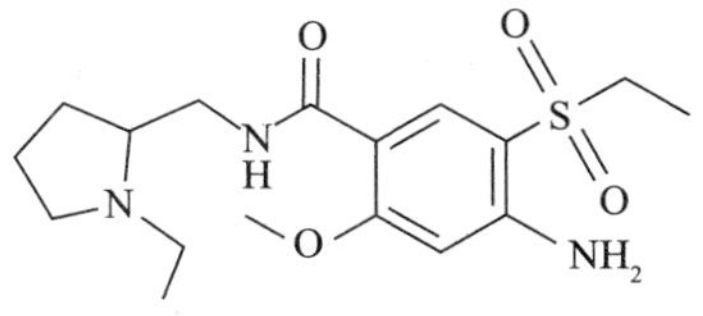

1. 药理作用　氨磺必利为苯胺替代物类精神抑制药，选择性地与边缘系统的D_2、D_3多巴胺能受体结合。氨磺必利不与血清素能受体或其他组胺、胆碱能受体、肾上腺素能受体结合。治疗量的氨磺必利可与GHB受体结合并将其激活，从而达到治疗目的。动物实验中，与纹状体相

图7-25　氨磺必利分子结构

比，高剂量氨磺必利主要阻断边缘系统中部的多巴胺能神经元。此种亲和力可能是氨磺必利精神抑制作用大于其锥体外系作用的原因。低剂量氨磺必利主要阻断突触前D_2/D_3多巴胺能受体，可以解释其对阴性症状的作用。

2. 临床应用

（1）适应证：用于治疗精神分裂症，治疗以阳性症状（例如谵妄、幻觉、妄想、认知障碍）和（或）阴性症状（例如反应迟缓、情感淡漠及社会能力退缩）为主的急性或慢性

精神分裂症，也包括以阴性症状为特征的精神分裂症。

（2）用法用量：口服。①通常情况下，剂量≤400mg/d，1次/日；剂量＞400mg/d，2次/日。②急性期：推荐剂量为400～800mg/d。根据个体情况可增至1200mg/d。后可根据反应情况维持或调整剂量。③阳性及阴性症状混合阶段：治疗初期应主要控制阳性症状，剂量400～800mg/d。然后根据个体情况调整剂量至最小有效剂量。④维持治疗：任何情况下，均应根据患者的情况将维持剂量调整在最小有效剂量。⑤阴性症状占优势阶段：推荐剂量为50～300mg/d。剂量应根据个人情况进行调整。最佳剂量在100mg/d。⑥肾功能不全：肌酐清除率30～60ml/min时，剂量减半；肌酐清除率10～30ml/min时，剂量减至1/3。不推荐用于肌酐清除率＜10ml/min的患者。⑦肝功能不全：不需要调整剂量。

（3）药物不良反应

①常见不良反应：锥体外系反应（如震颤、肌张力亢进、静坐不能等）、急性肌张力障碍（痉挛性斜颈、动眼危象及牙关紧闭等症状）、失眠、焦虑、激动、嗜睡、便秘、呕吐、口干、血清催乳素增高、低血压及体重增加等。

②少见不良反应：癫痫发作、迟发性运动障碍、高血糖、肝脏氨基转移酶增高及过敏反应等。

③其他不良反应：血管性水肿、荨麻疹等。

3. 药动学特征　氨磺必利可经胃肠道吸收，生物利用度为43%～48%，口服后出现两次血药浓度峰值（C_{max}）：第一个C_{max}到达较快，t_{max}约1h；第二个C_{max}的t_{max}为3～4h。服药50mg后，两个C_{max}分别为（39±3）ng/ml和（54±4）ng/ml。分布容积约为5.8L/kg。血浆蛋白结合率很低，约为16%，在与蛋白结合方面无药物相互作用。很少经肝脏代谢，主要形成两种无活性的代谢产物，分别为去乙基氨磺必利和氨磺必利氧化物。氨磺必利90%以上以原型及少量以代谢产物从尿中排泄，少量原型药物及代谢产物经粪便排除，有报道尿及粪便中可检测到氨磺必利的4种代谢产物。口服50mg终末消除半衰期（$t_{1/2\beta}$）为12～20h。也有资料显示：经静脉注射给药，50%药物以原型从尿中排泄。经口服给药，22%～25%药物以原型从尿中排泄。

4. 治疗药物监测

（1）治疗参考浓度范围（有效浓度范围）：AGNP在《神经精神药理学治疗药物监测共识指南（2017年版）》中推荐：①治疗参考浓度（谷浓度）为100～320ng/ml（一部分患者可能需要＞320ng/ml才可获得满意疗效）；②实验室警戒浓度为640ng/ml（谷浓度）；③当氨磺必利按每日1次用药，即△t为24h时，氨磺必利DRC因子为0.67（0.47～0.87），DRC因子的相关CL/F、F、$t_{1/2}$见表1-2，DRC范围计算见第1章。其他资料显示：氨磺必利有效血药浓度为100～400ng/ml，中毒血药浓度为10 000ng/ml。

（2）推荐级别及监测指征：AGNP在《神经精神药理学治疗药物监测共识指南（2017年版）》中推荐氨磺必利治疗药物监测等级为1级。TDM指征：①肾功能不全、年龄等因素造成药动学个体差异大；②药物浓度与疗效及毒副作用密切相关；③精神病患者易出现用药依从性差；④有效治疗浓度范围窄，易发生毒副反应；⑤毒副反应可隐匿性出现，且有时与症状加重不易区分；⑥疗效指标不明确，易受主观影响；⑦用药初期不易通过临床反应评价疗效等。

（3）样本采集：一般采集静脉血2～3ml，分取血清或血浆测定。若不能立即测定，建议暂存于2～8℃，1周内测定；文献研究表明，在2～8℃下，本品的血浆样本可以保存4周；在-20℃下，可以保存2年。口服2～3d血药浓度可达稳态，建议采血时间为规律用药2～4d后，在下一剂给药前立即采样（建议控制在30min内），测定谷浓度，也有资料建议在用药达稳态后，末次服药12～14h后采血测定。当怀疑患者氨磺必利中毒时，应立即采血监测。

（4）监测时机或适应证：①首次用药达稳态后；②疾病急性期建议每1～2周监测1次；③维持治疗评价疗效时建议每4～6周监测1次；④剂量调整前及剂量调整达稳态后；⑤达到最佳疗效，需确定个体最佳药物浓度时；⑥合并可能与氨磺必利相互作用的药物时；⑦不能有效控制病情或疗效下降时；⑧怀疑吞服大量药物时或进行中毒诊断及中毒救治疗效评价时；⑨体重异常、老年人、肝肾功能不全等特殊人群患者，应加强监测；⑩怀疑依从性差时等。

（5）常用监测方法：主要是色谱法，包括HPLC-UV和LC-MS，氨磺必利具有紫外吸收基团，因此可以选择HPLC-UV法，氨磺必利亲脂性好，可以选择C_{18}色谱柱进行分离，有文献报道采用HPLC-UV法测定氨磺必利，最低定量限可达10ng/ml，该方法灵敏度高，重复性好，操作简单，可应用于日常的药物监测工作。此外，有文献报道采用LC-MS测定人血浆中氨磺必利的浓度，最低定量限可达0.2ng/ml。

（6）影响药物浓度因素

①药物剂型：有片剂及注射剂，不同的剂型及给药方式，可引起一定程度的药物浓度差异。

②病理生理状态：氨磺必利经肝脏代谢较少，肝功能不全对其药动学影响较小。由于氨磺必利通过肾脏排泄，肾功能不全时总清除率可降低2.5～3倍，但$t_{1/2}$变化不显著。有资料显示轻度肾功能不全时氨磺必利AUC可增加1倍，中度肾功能不全时AUC可增加10倍。

③性别：有研究表明女性患者血浆中氨磺必利的浓度高于男性患者。

④年龄：不建议在青春期至18岁的青少年使用氨磺必利，儿童禁用本品。老年人由于肾功能降低，氨磺必利血药浓度可高于低年龄组，有报道＞65岁患者体内氨磺必利峰浓度、$t_{1/2}$及AUC可升高10%～30%。

⑤饮食：高糖饮食可明显降低氨磺必利的AUC、t_{max}和C_{max}，高脂饮食不改变这些参数。吸烟对氨磺必利血药浓度没有明显的影响。

药物相互作用：由于氨磺必利较少经过肝脏代谢，因此，与其他肝药酶诱导或抑制药物相互作用较少。在与锂或氯氮平联合用药方面，发现与单药相比，血浆氨磺必利浓度显著升高，而其他联合用药如苯二氮䓬类药物和各种传统的抗精神病药物对氨磺必利血浆浓度没有影响。氨磺必利为P-gp底物，环孢素可抑制P-gp，使氨磺必利外排减少，可致氨磺必利的脑内药物浓度和血中药物浓度均升高。

氨磺必利不能与可能引起尖端扭转型室性心动过速的药物合用，如Ⅰa类抗心律失常药物、Ⅲ类抗心律失常药物、某些精神镇静药物（硫利达嗪、氯丙嗪、氟哌啶醇、氟哌利多、三氟拉嗪、舒必利等）及其他药物（如美沙酮、西沙必利、红霉素、莫西沙星等）。氨磺必利不能与左旋多巴合用。除用于治疗帕金森病外，氨磺必利禁止与左旋多巴以外的多巴胺能激动剂联合应用。另外，氨磺必利与喹硫平合用，疗效增加。

5.药物过量　氨磺必利中毒的临床资料极少。文献报道：1例30岁女性吞服15粒氨磺必利（200mg/粒）后，出现癫痫、昏迷、心动过速等症状，血药浓度为9.63μg/ml；另1例患者为死亡病例，血药浓度高达41.7μg/ml。氨磺必利中毒后临床症状主要包括锥体外系反应、癫痫、昏迷、肌张力障碍、Q-T间期延长等。

氨磺必利没有特异性的解救药物，过量中毒后，应采用支持疗法，给予对症处理。中毒后处理要点：①减少药物吸收。当过量服用氨磺必利后，应立即刺激咽部催吐，或进行洗胃。早期使用活性炭可能有助于减少氨磺必利的吸收。②促进已吸收毒物清除。可给予患者硫酸镁导泻，加速已吸收氨磺必利的排泄。③监测和维持生命体征。依据病情给予对症治疗及支持疗法，缓解中毒患者的症状。治疗期间也应监测氨磺必利血药浓度，当血药浓度＞640ng/ml时，中毒风险增加。

6.基因多态性　氨磺必利的不良反应可能与 *MC4R* 基因的rs489693位点有关。有文献报道 *SNAP25* 基因的rs8636位点、*ANKS1B* 基因的rs7968606位点及多巴胺受体基因（*DRD2*）与氨磺必利的治疗效果有关。

七、氯氮平

氯氮平（clozapine）又名氯扎平。分子式为$C_{18}H_{19}ClN_4$，分子量326.83，化学名8-氯-11-（4-甲基-1-哌嗪基）-5H-二苯并［b，e］［1,4］二氮杂䓬。分子结构式见图7-26。

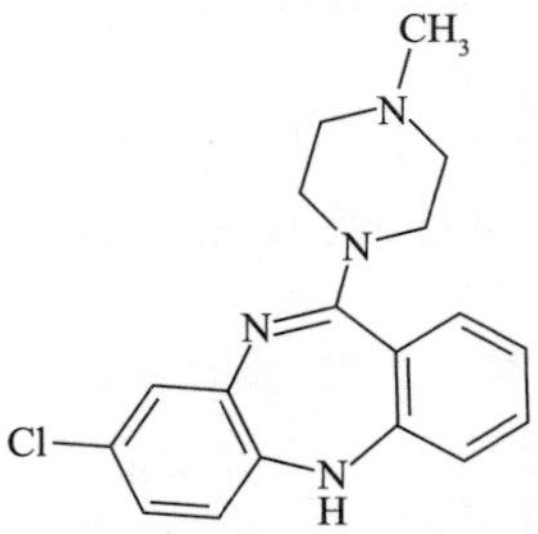

1.药理作用　氯氮平为二苯二氮杂䓬类抗精神病药。对多种受体如多巴胺D_1、多巴胺D_2、多巴胺D_4、5-HT_2、M、α、H等有较高的亲和力。有报道氯氮平对多巴胺D_4受体的亲和力高于5-HT_2、多巴胺D_2和多巴胺D_1受体，与其抗精神病作用强而锥体外系反应少有关。由于氯氮平不与结节漏斗多巴胺系统结合，几乎不影响血清催乳素的含量。因此，氯氮平的抗精神病作用和镇静作用相对较强，很少发生锥体外系反应和催乳素水平升高等不良反应。

图7-26　氯氮平分子结构式

2.临床应用

（1）适应证：对精神分裂症阳性及阴性症状均有效。适用于急性与慢性精神分裂症的各个亚型。可用于传统抗精神病药物治疗无效或疗效不好难治性精神分裂症。

（2）用法用量：口服。①氯氮平片：从小剂量开始，首次剂量每次25mg，1～3次/日，逐渐增至常用治疗量200～450mg/d，最高量可达600mg/d；维持剂量为100～200mg/d。②氯氮平口崩片：初始剂量为每次12.5mg，1～2次/日。其他同普通片。

（3）药物不良反应

①常见不良反应：中枢神经系统反应如镇静、嗜睡、头痛、头晕、震颤、晕厥、噩梦、躁动不安、运动障碍、激动、抽搐、静坐不能、僵硬、混乱、疲倦、失眠等；心血管系统反应如心动过速、Q-T间期延长、血压异常、高血脂等；消化系统反应如便秘、恶心、呕吐、腹泻等；自主神经系统反应如口干、流涎、出汗、视力障碍（青光眼）等；其他反应如体重增加、血糖异常、发热、白细胞/粒细胞减少、皮疹等。

②少见不良反应：易激惹、精神错乱、肌阵挛、严重的持续性头痛、血小板减少、癫痫等。

③严重不良反应：严重低血压、昏迷、心搏骤停、尖端扭转型室性心动过速、心室颤动、心肌梗死、肾衰竭、急性胰腺炎、肝衰竭、肝坏死、癫痫持续状态、神经阻滞药恶性综合征、脑缺血发作、横纹肌溶解症等。

3.药动学特征　氯氮平口服吸收快且完全，食物对其吸收速率和程度无影响，有首关代谢，t_{max}为2.5h（1～6h），吸收后迅速广泛分布到各组织中，生物利用度（F）的个体差异较大，平均在50%～60%（也有报道27%～47%）。可通过血脑屏障，也可进入乳汁。血浆蛋白结合率高，约为97%，表观分布容积4.0～13.8L/kg。

在肝脏发生去甲基及氧化代谢，主要经CYP1A2代谢，次要经CYP2D6、CYP2C19、CYP2C9、CYP3A4、UGT、黄素单氧酶（FMO）等催化，主要代谢产物为N-去甲基、羟化及N-氧化代谢产物，包括N-去甲氯氮平、亚硝基氯氮平、氮氧氯氮平、6-羟基氯氮平、N-去甲基-N-羟基氯氮平、4-羟基氯氮平、2-羟基-8-去氯基氯氮平等，其中N-去甲氯氮平是最主要的代谢产物。有报道CYP1A2主要催化N-去甲基代谢，CYP2D6、CYP2C19、CYP2C9、CYP3A4也参与这一过程，氧化过程主要由CYP3A4及FMO等催化，部分氯氮平也可在UGT的参与下发生葡萄糖醛酸化代谢。氯氮平去甲基及氧化的下一步过程尚不十分明确。去甲氯氮平的抗精神病药理活性尚不明确，但有报道认为去甲氯氮平比氯氮平具有更强的5-HT$_{2C}$受体阻断能力，阻断5-HT$_{2C}$受体可致饱胀感迟钝，进而导致进食增加，也有报道氯氮平引起的抽搐及造血系统毒性可与去甲氯氮平有关。

氯氮平主要以代谢物的形式（约80%）及极少量以原形药物经尿及粪便排除，消除$t_{1/2}$平均约为12h，也有报道12～16h或3.6～14.3h。有报道：健康成人（$n=29$）单次口服12.5mg后氯氮平、去甲氯氮平、氮氧氯氮平t_{max}分别为（3.0±1.3）h、（8.6±3.0）h、（9.3±26.4）h，峰浓度（C_{max}）分别为（34.7±9.3）ng/ml、（11.2±4.1）ng/ml、（9.6±13.9）ng/ml，$t_{1/2}$分别为（17.0±23.6）h、（27.0±12.6）h、（41.3±29.7）h；单次口服100mg后，氯氮平平均t_{max}为2h，C_{max}为138ng/ml，$t_{1/2}$为14h。

4.治疗药物监测

（1）治疗参考浓度范围（有效浓度范围）：AGNP在《神经精神药理学治疗药物监测共识指南（2017年版）》中推荐：①治疗参考浓度为350～600ng/ml（谷浓度）；服用300mg/d时，大多数患者可达到范围，血浓度与剂量之间存在线性相关。②实验室警戒浓度为1000ng/ml（谷浓度）。③当按每日2次用药，即△t为12h时，氯氮平DRC因子为1.01（0.43～1.59），其活性代谢产物N-去甲氯氮平DRC因子为0.87（0.5～1.25），当氯氮平按1次/日用药，即△t为24h时，氯氮平DRC因子为0.50（0.21～0.79），其活性代谢产物N-去甲氯氮平DRC因子为0.31（0.18～0.44），上述DRC因子的相关CL/F、F、$t_{1/2}$见表1-3，DRC范围计算见第1章。

其他资料显示：①国内研究报道的治疗参考浓度包括100～300ng/ml、100～500ng/ml、200～375ng/ml、200～600ng/ml、80～1000ng/ml、70～540ng/ml、350～420ng/ml、300～600ng/ml等；②也有报道最低有效血药浓度为420ng/ml、370ng/ml；③儿童治疗参考浓度为200～400ng/ml；④中毒血药浓度为800～1300ng/ml。

（2）推荐级别及监测指征：AGNP在《神经精神药理学治疗药物监测共识指南（2017年版）》中推荐氯氮平治疗药物监测等级为1级。TDM指征：①受药物生产厂家、剂型、性别、年龄、体重、吸烟及酶活性等多种因素的影响，氯氮平药动学个体差异大，服用相同剂量的氯氮平，其血药浓度差异可达45倍；②不良反应较多，可发生严重不良反应，且药物浓度与疗效及不良反应密切相关；③精神病患者易出现用药依从性差；④代谢酶主要为CYP1A2、CYP2D6、CYP2C19等，存在基因多态性且易发生药物相互作用；⑤老年人、肝肾功能障碍者等特殊人群用药情况复杂；⑥毒副反应可隐匿性出现，且有时与症状加重不易区分；⑦疗效指标不明确，易受主观影响；⑧用药初期不易通过临床反应评价疗效；⑨有效治疗浓度范围窄等。

（3）样本采集：一般采集静脉血2～3ml，分取血清或血浆测定。若不能立即测定，可暂存于 2 ～ 8℃。文献研究表明，在 2 ～ 8℃下，血浆中的氯氮平可以保存 4 周；在 -20℃下，可以保存 2 年。建议在口服临床常用剂量氯氮平达稳态血药浓度（3 ～ 4d）后，在下一剂给药前立即采样（建议控制在 30min 内），测定谷浓度。也有推荐达到稳态血药浓度后，在末次服药后 8 ～ 12h 采血监测。当怀疑氯氮平中毒时，应立即采血检测。

（4）监测时机或适应证：①首次用药达稳态后；②疾病急性期建议每 1 ～ 2 周监测 1 次；③维持治疗评价疗效时建议每 4 ～ 6 周监测 1 次；④剂量调整前及剂量调整达稳态后；⑤达到最佳疗效，需确定个体最佳药物浓度时；⑥合并可能与氯氮平相互作用的药物时；⑦不能有效控制病情或疗效下降时；⑧出现任何怀疑与本品相关的毒副反应时；⑨怀疑吞服大量药物时或进行中毒诊断及救治疗效评价时；⑩体重异常、老年人、青少年、肝肾功能不全等特殊人群患者，应加强监测；⑪怀疑依从性差时等。

（5）常用监测方法：关于氯氮平的检测，文献中报道了多种技术方法。早期的薄层色谱法（TCL）虽然操作简单，但灵敏度不理想（检出限 100ng/ml），常出现假阳性，只适合高浓度的氯氮平分析。GC 与氮磷检测器（NPD）联用法重现性好，但检出限仍为 100ng/ml。GC-MS 结合了 GC 的高分离能力和 MS 的高鉴别能力，灵敏度大大提高（检出限 0.1ng/ml），但前处理需要进行衍生化，较为烦琐。固相萃取-气相色谱-质谱（SPE-GC-MS）、固相微萃取-气相色谱-质谱（SPME-GC-MS）及中空纤维膜-液相微萃取-气相色谱-质谱（HF-LPME-GC-MS）等联用技术具有灵敏度高（定量限 0.1ng/ml）、分离效果好和分析速度快等特点，基于对复杂基质中氯氮平高效分离分析能力，结合液液萃取、在线固相萃取等技术，HPLC 达到了灵敏、快速检测目的，相比 HPLC 法，HPLC-MS 法对氯氮平的检测，兼具了 HPLC 的高分离能力和 MS 的高灵敏度和特异性。HPLC-MS/MS 的灵敏度和选择性远高于 HPLC-MS，且同时可以测定多种精神类药物及其活性代谢产物，得到了较好的应用。

另外，还可以采用免疫法、紫外分光光度法、电荷转移光度法、毛细管电泳法、电化学分析法等测定血中氯氮平的浓度，为氯氮平的检测提供了更多选择，也有文献针对免疫学方法与 LC-MS 测定氯氮平进行比较，发现免疫学方法稳定性更好，假阳性发生率低，但免疫学方法成本较高。实验室可根据自身情况选择合适的检测方法进行测定。

（6）影响药物浓度因素

①药物剂型：氯氮平以口服剂型为主，普通片剂、口腔崩解片及分散片等不同剂型或厂家的药物释放及吸收等存在差异，可引起一定程度药物浓度变异。

②病理生理状态：氯氮平为强蛋白结合药物，当患者处在尿毒症、肝脏疾病、甲状腺功能亢进、烧伤、外伤、妊娠、老年人（> 75 岁）、营养不良、艾滋病等低蛋白状态时，可能造成其游离药物浓度升高，毒副作用发生风险增加。此外，氯氮平主要由肝脏代谢，因此，肝功能损伤可能会导致氯氮平血药浓度升高。此外，氯氮平脂溶性较高，在肥胖患者中，由于脂肪组织中氯氮平沉积增加和肝酶活性改变，氯氮平的生物利用度、分布或消除可能发生改变。

③性别：氯氮平血浆浓度在男性和女性之间有显著性差异。当给予相同剂量的氯氮平时，女性患者的氯氮平浓度高于男性约 30%。这种性别之间的差异可能是因为女性 CYP1A2 活性相比男性较低。

④年龄：随着年龄的增长，氯氮平的清除率降低，导致氯氮平血药浓度增加，毒副反应风险增大。肾清除率及代谢在老年人中明显减低，与青壮年相比，老年人血药浓度约高 2 倍，老年患者药物不良反应风险增加。

⑤饮食：大多数资料支持食物对氯氮平吸收速率及程度无影响。但也有报道饭前服氯

氮平时，t_{max} 提前，C_{max} 升高，F 增加。

吸烟可诱导 CYP1A2 及 UGT，理论上，本品药动学可受吸烟影响。实际上，本品与烟草的药效学及药动学等方面的相互作用较为复杂。首先，CYP1A2 参与氯氮平的代谢，烟草为 CYP1A2 的诱导剂，因此，吸烟可导致氯氮平血药浓度显著降低，有研究表明吸烟者的氯氮平血药浓度可降低 22% ～ 71%，建议吸烟者增加剂量 1.2 ～ 2.5 倍，并加强对吸烟者监测，也应注意突然戒烟可致氯氮平血药浓度反跳性增加，可引起毒副反应。其次服用氯氮平期间吸烟可引起药效学方面的变化，有研究报道烟草可通过与氯氮平的协同作用改善患者阴性症状及认知功能，但可能会使阳性症状恶化，尼古丁可对抗氯氮平由于镇静作用引起的体重增加，也有研究认为难治性患者戒烟可能影响氯氮平疗效，个别患者戒烟可诱发癫痫发作。但烟草也是抗精神病药物引致糖尿病的高风险因素。另外，烟草可降低不自主运动、静坐不能等锥体外系反应。同时，由于 CYP1A2 活性在性别方面的差异，有时吸烟可显著降低男性患者的血药浓度，对女性患者却无显著影响。

十字花科蔬菜（如西蓝花、卷心菜等）及炭烤食物可诱导 CYP1A2 的活性，百合科蔬菜（如大蒜、洋葱等）、伞形花科蔬菜（如胡萝卜、西芹、小茴香等）等对 CYP1A2 有抑制作用，这些食物可能对本品血药浓度有影响；咖啡因对 CYP1A2 也具有强抑制作用，同时也是 CYP1A2 的底物，有报道咖啡因可致本品血药浓度升高约 2 倍，因此，含咖啡因的食物及饮料（如咖啡、茶、可乐及一些"能量"饮料）可使氯氮平血药浓度显著升高。

氯氮平次要经 CYP3A4 代谢，单独受 CYP3A4 的影响不是很大，西柚汁为 CYP3A4 抑制剂，但主要抑制肠道 CYP3A4，对肝脏 CYP3A4 影响不大，因此，氯氮平合用西柚汁药物浓度变化不显著。

此外，与乙醇合用可加强中枢抑制作用，用药期间应避免摄入乙醇。

⑥药物相互作用：理论上，所有对本品代谢酶或转运蛋白产生诱导、抑制或竞争作用的药物（附表 1，附表 2）均可能与本品产生药物相互作用，引起本品药动学及药效学变化。

抗精神病药（如氯丙嗪、氟哌啶醇）、5-HT 重摄取抑制剂类抗抑郁药物（如氟西汀、帕罗西汀、舍曲林、氟伏沙明）、三环类抗抑郁药物（如氯丙米嗪）、咖啡因等既是肝药酶（如 CYP1A2、CYP2D6、CYP2C19、CYP2C9、CYP3A4）的底物，也是它们的抑制剂，与氯氮平合用，可显著增加本品的血药浓度，增加毒副反应发生率，其中，有研究表明氟伏沙明不但可升高氯氮平血药浓度，且可增加氯氮平/N-去甲氯氮平的比例，从而可能降低由 N-去甲氯氮平引起的体重、血糖及血脂增加和抽搐、造血系统毒性；三环类抗抑郁药物与本品合用，可使外周抗胆碱能及中枢不良反应产生叠加交互作用，易致意识障碍、心脏毒副反应、肠梗阻及尿潴留等不良反应，严重时可致死亡。

大环内酯类抗菌药物（如红霉素、克拉霉素）、氟喹诺酮类抗菌药物（如诺氟沙星、依诺沙星、环丙沙星）、心血管类药物（如维拉帕米、普萘洛尔、胺碘酮）、唑类抗真菌药物（如酮康唑）、西咪替丁、氯霉素、磺胺类药物等对肝药酶（如 CYP1A2、CYP2D6、CYP2C19、CYP2C9、CYP3A4 等）有抑制作用，合用可致本品血药浓度增加，毒副反应发生风险升高，应注意防范。其中，有研究还表明：与普萘洛尔合用可致低血压风险升高；与氯霉素及磺胺类药物合用升高本品血药浓度的同时，还可抑制造血系统，引起骨髓抑制相关毒副反应。

有报道利培酮、阿立哌唑、奥氮平等与氯氮平合用，产生协同作用的同时，可竞争性抑制代谢酶（如 CYP3A4、CYP2D6）活性，导致氯氮平血药浓度升高，不良反应增加，但也有研究认为利培酮及奥氮平对氯氮平的血药浓度影响不显著，但不良反应发生增加。

卡马西平、苯巴比妥、苯妥英钠、利福平、皮质激素（如地塞米松、泼尼松）、性激素、曲格列酮、胰岛素等对肝药酶（如CYP1A2、CYP2D6、CYP2C19、CYP3A4等）有诱导作用，合用可致本品代谢增强，血药浓度下降，疗效降低。奥美拉唑为CYP2C19抑制剂，同时为CYP1A2诱导剂，有报道奥美拉唑可致本品血药浓度下降。另外，一些天然化合物（如白藜芦醇、丹叶大黄素、一些黄酮类物质、吴茱萸次碱、丹参醌等）及苯并芘等也是CYP1A2的抑制剂，合用时，可能引起氯氮平药动学特性的变化。

氯氮平属于强蛋白结合药物，与其他蛋白结合率高的药物合用时，可因竞争性蛋白结合导致自身或其他药物的游离血药浓度升高，临床疗效或不良反应增加。例如，本品与华法林合用，可致本品血药浓度升高；与丙戊酸钠合用时，被结合的氯氮平可被丙戊酸置换，可致游离型氯氮平血药浓度升高，且丙戊酸可抑制CYP3A4、CYP2C9及CYP2C19，理论上，两者合用可致毒副反应增加，但丙戊酸同时可增加游离型氯氮平的代谢及清除，因此，丙戊酸对氯氮平的血药浓度影响是复杂而不确定的，有报道丙戊酸合用氯氮平时，部分患者的氯氮平血药浓度升高，而部分患者降低，也证实了这一点。

氯氮平与苯二氮䓬类药物（如氯硝西泮、阿普唑仑）合用时，可致中枢抑制（如镇静）、呼吸抑制、呼吸道分泌增加、流涎、心搏骤停、低血压、休克、谵妄等不良反应的叠加及交互作用，有时可致因吞咽咳嗽反射下降，分泌物入肺，阻塞呼吸道，造成急性肺水肿、呼吸衰竭等，危及生命，两者合用时发生的心搏骤停、低血压休克、谵妄、猝死等不良反应也常有报道，另外，苯二氮䓬类药物亦可增加氯氮平的血药浓度，因此，两者合用应谨慎。

氯氮平与丙戊酸及拉莫三嗪合用可协同发挥治疗作用，改善难治性精神分裂患者的核心症状。氯氮平与其他中枢神经系统抑制药合用可增加中枢抑制作用。与抗高血压药合用有增加直立性低血压的危险。与抗胆碱药合用可增加抗胆碱作用。与地高辛、肝素、苯妥英钠、华法林等合用，可加重骨髓抑制作用。

氯氮平与碳酸锂合用，可改善难治性精神分裂患者的精神症状及社会功能，且两者合用部分不良反应可抵消，有报道锂可对抗氯氮平所致的白细胞减少，但同时两者联用，可增加神经毒性，增加惊厥、共济失调、神经阻滞药恶性综合征、意识模糊、精神错乱与肌张力障碍等发生风险。

综合现有资料，当氯氮平合用对CYP2D6、CYP2C19、CYP2C9、CYP3A4酶有影响的药物时，大多数情况下，氯氮平的药物浓度变化不显著，通常情况下无须调整剂量，但应加强药物浓度监测，合用具有相似药理作用及不良反应的药物时，应警惕毒副反应的叠加及交互作用。

5.药物过量　作为抗精神病的经典老药，氯氮平临床应用时间较长，关于氯氮平的过量中毒的临床资料相对较多。当剂量＜400mg/d时较为安全，当剂量＞800mg/d时可引起明显中毒，致死量＞1.5g。文献报道的中毒后且痊愈的病例摄入氯氮平剂量为25mg（儿童）～17 500mg（成人）（洗胃时发现未吸收药物）。

血药浓度监测是氯氮平过量中毒诊断及救治效果判断的重要依据，一般认为当氯氮平血药浓度＞600ng/ml（通常谷浓度）时，可能发生锥体外系反应、心电图异常、肝功能异常等中毒反应，当氯氮平血药浓度＞1000ng/ml时，中枢神经系统毒副反应（如意识障碍、癫痫发作、谵妄等）发生率显著增高，致死血药浓度为3000ng/ml。但由于氯氮平中毒后的体征、症状、病理生理状态、救治时间及措施等差异，当血药浓度相对较高时也不一定致命，但也有首次服用常用剂量的氯氮平而导致死亡的病例发生。国内文献报道的因氯氮平过量中毒引发的死亡病例中，血药浓度为 $3.4 \sim 18.9\mu g/ml$，国外报道的死亡病例氯氮平血药浓度为 $1.2 \sim 13\mu g/ml$（$n = 9$）。要特别注意，当氯氮平与具有同样药理作用或不良反应的药物合用时，可发生不良反应的叠加及交互作用，进而发生更为严重的毒副反应。

文献报道典型病例：27 岁孕妇（39 周），服用 10 000 ~ 20 000mg 氯氮平后死亡，尸检血药浓度为 7.3（氯氮平）、2.6（去甲氯氮平）、0.5（氯氮平 -N- 氧化物）$\mu g/ml$，肝脏药物浓度为 28.0（氯氮平）、17.1（去甲氯氮平）、31.1（氯氮平 -N- 氧化物）$\mu g/g$，肾脏药物浓度为 10.1（氯氮平）、6.1（去甲氯氮平）、5.9（氯氮平 -N- 氧化物）$\mu g/g$。

氯氮平急性中毒后，人体多个系统可受到损伤，其中神经系统、循环系统及呼吸系统中毒反应表现突出，症状包括：①神经系统反应，如嗜睡、精神异常、定向障碍、谵妄、意识障碍、昏迷、癫痫发作、抽搐、反射消失、呼吸抑制等；②循环系统反应，如心动过速、低血压、心律失常、Q-T 间期延长、低钠血症、低钾血症、低血压休克、急性心力衰竭等；③呼吸系统反应，如呼吸困难或呼吸衰竭、中毒性肺水肿等；④其他反应，如流涎过多、视物模糊、尿潴留、粒细胞缺乏、窒息、肠麻痹、发热、恶心呕吐、多汗、高血糖、酮症酸中毒、横纹肌溶解、中毒性胰腺炎、急性肝损伤等，甚至猝死。

氯氮平无特效解毒剂。中毒后处理要点包括通过及时洗胃、口服活性炭、导泻、补液、利尿等方式，清除未吸收药物，促进已吸收药物排泄。建立和维持呼吸道通畅，并依病情给予对症治疗及支持疗法，如循环支持治疗、促醒治疗、控制抽搐、对抗锥体外系反应、进行血液灌流等。

6. 基因多态性　*CYP2D6*、*CYP2C19* 及 *CYP2C9* 在人群中有显著的基因多态性，存在 UM 型、EM 型、IM 型和 PM 型等不同代谢类型，*CYP1A2*、*CYP3A4* 及 *UGT* 等，虽然未确定不同的代谢类型，但也已证实存在基因多态性，理论上，这些代谢酶的基因多态性均可影响氯氮平药动学，进而影响其疗效及不良反应。有研究认为 *CYP1A2* 和 *CYP2D6* 的基因多态性对氯氮平的代谢有影响，但 *CYP2C19* 基因多态性对氯氮平的代谢无显著影响，其中 *CYP1A2*1C*、*CYP2D6*10* 突变可降低氯氮平代谢，降低去甲氯氮平/氯氮平的比值，而 *CYP2D6*2* 突变可增强氯氮平代谢，升高去甲氯氮平/氯氮平的比值。

FDA 说明书中指出，当患者为 *CYP2D6* 慢代谢型时，需要降低氯氮平的剂量。此外，氯氮平的不良反应还可能与 *ANKK1* 基因的 rsl800497 位点（等级 2B）、*MC4R* 基因的 rs489693 位点（等级 2B）和 *HTR2C* 基因的 rsl414334 位点（等级 2B）有关。总体上，现有数据不足以支持基于 *CYP1A2*、*CYP2D6*、*CYP2C19*、*CYP2C9*、*CYP3A4*、*UGT* 等基因多态性的基因筛查及剂量调整建议。

八、奥氮平

奥氮平（olanzapine），商品名为悉敏、欧兰宁、再普乐等。分子式为 $C_{17}H_{20}N_4S$，分子量 312.43，化学名 2- 甲基 -10-（4- 甲基 -1- 哌嗪基）-4H- 噻吩并 ［2,3-b］［1,5］苯并二氮杂草。分子结构式见图 7-27。

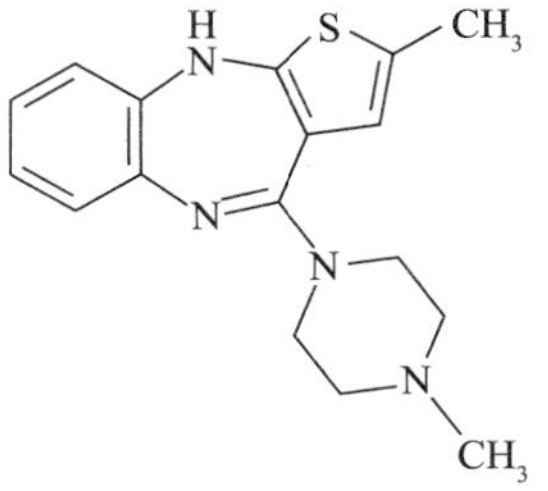

1. 药理作用　奥氮平与多种受体具有亲和力，包括 $5-HT_{2A/C}$、$5-HT_3$、$5-HT_6$、多巴胺 D_{1-5}、α_1、H_1 受体，对 $5-HT_2$ 受体的亲和力比多巴胺 D_2 受体高。奥氮平可拮抗 5-HT、多巴胺和 M 受体，选择性地抑制间脑边缘系统多巴胺能神经功能，而对纹状体的多巴胺能神经功能影响较小。

图 7-27　奥氮平分子结构

2. 临床应用

（1）适应证：①用于治疗精神分裂症；②用于治疗中、重度躁狂发作；③对奥氮平治疗有效的躁狂发作患者，奥氮平可以预防双相情感障碍的复发；④与氟西汀联合用药治疗重度抑郁。

（2）用法用量：口服。①精神分裂症：成人，起始剂量为10mg/d，1次/日。可根据情况调整为5～20mg/d。13～17岁：起始剂量为2.5～5mg/d，目标剂量为10mg/d，最大剂量为20mg/d。②躁狂发作：单独治疗时起始剂量为15mg/d，联合治疗为10mg/d。可根据情况调整剂量。③精神分裂症、躁狂发作和预防双相情感障碍复发：根据个体情况在5～20mg/d的剂量范围内调整。预防双相情感障碍复发推荐起始剂量为10mg/d。④与氟西汀联合治疗重度抑郁症时起始剂量5mg，每晚1次，可调整至5～20mg，每晚1次。⑤老年人、女性、非吸烟者、低血压倾向者、严重肾功能不全、中度肝损伤患者，起始剂量5mg/d，增加剂量需谨慎。

（3）药物不良反应：奥氮平不良反应相对较少。

①常见不良反应：嗜睡和体重增加（很常见，＞10%）、红细胞增多症、食欲增加、血脂升高、头晕、人格障碍、静坐不能、帕金森症状、锥体外系反应（如迟发性运动障碍）、心动过缓、直立性低血压、轻度抗胆碱能反应（如口干）、轻度转氨酶升高、外周性水肿、乏力、一过性轻度血浆催乳素升高（＞10%）等。

②少见不良反应：Q-T间期延长、白细胞减少症、血糖升高或糖尿病、惊厥、震颤、失眠、室性心动过速、皮疹、肝炎、抽搐、横纹肌溶解等。

③严重不良反应：血小板减少症、酮症酸中毒、昏迷、心室颤动、猝死等。

3. 药动学特征　口服吸收良好，约80%可经消化道吸收，首过代谢明显，有报道奥氮平进入循环前约有40%被代谢，t_{max}为5～8h。血浆蛋白结合率约为93%，表观分布容积为10.3～18.4L/kg。可进入乳汁，乳汁/血浆比为0.46（0.2～0.84）。在肝脏通过直接葡糖醛酸化和细胞色素P450酶系统代谢，主要经CYP1A2、UGT1A4，次要经CYP2D6、CYP3A4、黄素单氧酶（FMO）、UGT2B10等代谢，通过结合及氧化生成无活性的10-N-葡糖醛酸奥氮平和4′-N-去甲基奥氮平。约57%奥氮平主要以代谢物的形式从尿中排出，7%奥氮平以原型药物经尿排泄，30%从粪便排出，$t_{1/2}$为30～60h，老年人及肝肾功能不全者$t_{1/2}$延长，女性$t_{1/2}$长于男性。奥氮平棕榈酸酯$t_{1/2}$约30d。

4. 治疗药物监测

（1）治疗参考浓度范围（有效浓度范围）：AGNP在《神经精神药理学治疗药物监测共识指南（2017年版）》中推荐：①治疗参考浓度为20～80ng/ml（谷浓度）；②实验室警戒浓度为100ng/ml（谷浓度）；③N-去甲奥氮平与奥氮平的稳态谷浓度比值为0.1～0.3（非吸烟者）；④当奥氮平按每日2次用药，即△t为12h时，奥氮平DRC因子为1.85（1.19～2.50），DRC因子的CL/F、F、$t_{1/2}$见表1-2，DRC范围计算见第1章。其他资料显示：①奥氮平中毒浓度200ng/ml；②奥氮平有效血药浓度为20～50ng/ml；③奥氮平最低有效浓度为9ng/ml。

（2）推荐级别及监测指征：AGNP在《神经精神药理学治疗药物监测共识指南（2017年版）》中推荐奥氮平治疗药物监测等级为1级。TDM指征：①受药物生产厂家、剂型、性别、年龄、体重、吸烟及酶活性等多种因素的影响，药动学个体差异大，服用相同剂量的奥氮平，其血药浓度差异可达20倍；②药物浓度与疗效及毒副作用密切相关；③精神病患者易出现用药依从性差；④代谢酶包括CYP1A2、CYP2D6、UGT等，存在基因多态性且易发生药物相互作用；⑤老年人、肝肾功能障碍者等特殊人群用药情况复杂；⑥有效治疗浓度范围窄；⑦疗效指标不明确，易受主观影响；⑧用药初期不易通过临床反应评价疗效等。

（3）样本采集：一般采集静脉血2～3ml，分取血清或血浆测定。运输时，建议样本温度维持在2～8℃。若不能立即测定，可暂存于2～8℃；文献研究表明，在2～8℃下，血浆中的奥氮平可以保存2周；在-20℃下，可以保存1年。建议规律用药1周后，在下一剂给药前立即采样（建议控制在30min内），测定谷浓度，也有资料推荐末次服药后12～14h采集血液测定。当怀疑患者奥氮平中毒时，应立即采血监测。

（4）监测时机或适应证：①首次用药达稳态后；②疾病急性期建议每1～2周监测1次；③维持治疗评价疗效时建议每1～3个月监测1次；④剂量调整前及剂量调整达稳态后；⑤达到最佳疗效，需确定个体最佳药物浓度时；⑥合并可能与奥氮平相互作用的药物时；⑦不能有效控制病情或疗效下降时；⑧出现任何怀疑与本品相关的毒副反应时；⑨怀疑吞服大量药物时或进行中毒诊断及救治疗效评价时；⑩体重异常、老年人、青少年、肝肾功能不全等特殊人群患者，应加强监测；⑪怀疑依从性差时等。

（5）常用监测方法：主要是HPLC、LC-MS方法。奥氮平具有特殊的紫外吸收基团，因此可选择HPLC-UV法，奥氮平亲脂性强，可以选择C18色谱柱进行分离，有文献报道采用液液萃取前处理结合HPLC-UV方法测定奥氮平，最低定量限可达1ng/ml。此外，还有文献利用LC-MS建立了测定血浆中奥氮平的方法，该方法灵敏度更高，最低定量限可以达到0.1ng/ml，满足药动学的研究。由于免疫法测定奥氮平成本较高，不易推广，较少有文献报道。其他内容参见"氯氮平"。

（6）影响药物浓度因素

①药物剂型：奥氮平不同剂型（片剂或注射剂）、不同给药方式及生产厂家，可引起一定程度的药物浓度差异。

②病理生理状态：奥氮平在肝脏主要通过葡糖醛酸化和细胞色素P450酶系统代谢，肝功能损伤可能会导致患者血药浓度升高。有研究认为奥氮平在排泄前高度代谢，少量以原型经尿排出，肾功能不全对其药动学产生显著影响的可能性不大，严重肾功能不全患者的药动学特征与肾功正常患者无显著性差异。也有研究认为肾功能不全可影响奥氮平代谢物的消除，可致$t_{1/2}$延长，血药浓度升高。另外，有报道认为三酰甘油升高可致奥氮平血浆浓度降低，血脂水平是影响奥氮平血浆浓度的独立危险因素。

③年龄：现有资料表明，不同年龄患者奥氮平血药浓度存在显著性差异。有研究表明，奥氮平血浆青少年药物浓度-剂量比（C/D）要高于成年患者，可能是由于未成年患者CYP1A2的活性较低。也有报道，与60岁以下精神分裂症患者相比，60岁以上患者的奥氮平血药浓度显著降低。另外，老年患者易发生直立性低血压。

④肥胖：奥氮平属于脂溶性药物，脂肪组织中奥氮平沉积增加，肥胖可致药物分布容积变大，会影响药物在血液中的浓度，其生物利用度、分布或消除可能发生改变。

⑤饮食：奥氮平药物吸收不受进食影响。烟草为CYP1A2、UGT等酶的诱导剂，因此，吸烟可导致奥氮平血药浓度显著降低，非吸烟者与吸烟者相比，奥氮平的清除率下降33%，消除相末端半衰期延长21%。也有研究表明吸烟者的C/D显著低于非吸烟者。建议吸烟者增加给药剂量，并加强对吸烟者监测，也应注意突然戒烟导致的血药浓度反跳性增加，进而引起毒副反应。同时，烟草也是抗精神病药物引致的糖尿病的高风险因素。

十字花科类蔬菜及炭烤类食物也可诱导CYP1A2的活性，百合科蔬菜、伞形花科蔬菜等对CYP1A2有抑制作用，可能对本品血药浓度有影响；咖啡因对CYP1A2也具有强抑制作用，同时也是CYP1A2的底物，因此，含咖啡因的食物及饮料可能使本品血药浓度升高。

此外，与乙醇合用可加强中枢抑制作用，且易发生直立性低血压，用药期间应避免摄入乙醇。

⑥见"基因多态性"相关内容。

⑦性别：CYP1A2参与奥氮平的代谢，女性CYP1A2酶活性较低，血药浓度高于男性，但一般并不需要因此而调整剂量，吸烟可诱导CYP1A2，因此，女性非吸烟患者及男性吸烟者的氧化代谢会更低，一般应考虑调整剂量。

⑧药物相互作用：理论上，所有对本品代谢酶或转运蛋白产生诱导、抑制或竞争作用的药物（附表1，附表2）均可能与本品产生药物相互作用，引起本品药动学及药效学变化。

抗精神病药（如氯丙嗪、氟哌啶醇）、5-HT再摄取抑制剂类抗抑郁药物（如氟西汀、帕罗西汀、氟伏沙明）、咖啡因等既是肝药酶（如CYP1A2、CYP2D6、CYP3A4）的底物，也是它们的抑制剂，与奥氮平合用，可增加本品的血药浓度，增加毒副反应发生率。有报道合用氟伏沙明100mg/d时可使本品清除率降低约40%，AUC增加约70%。建议正在使用氟伏沙明或其他CYP1A2抑制剂的患者，应考虑降低奥氮平的初始剂量。而对开始使用CYP1A2抑制剂的患者，奥氮平的用量也应适当减少。但也有报道认为本品也主要经UGT途径代谢，因此，当主要对CYP2D6、CYP3A4具有抑制作用的药物与本品合用时，实际上，对本品的血药浓度影响并不十分显著，如氟西汀与奥氮平合用，奥氮平清除率平均降低16%，血药浓度仅增加约20%，影响的幅度与个体间的总体变异程度相比很小，实际工作中不需要常规情况下调整剂量，应注意分析。大环内酯类抗菌药物（如红霉素、克拉霉素）、氟喹诺酮类抗菌药物（如诺氟沙星、依诺沙星、环丙沙星）、西咪替丁、利托那韦等对肝药酶（如CYP1A2、CYP2D6、CYP3A4等）有抑制作用，合用可致本品血药浓度增加，毒副反应发生风险升高，应注意防范。

卡马西平、苯巴比妥、苯妥英钠、利福平、奥美拉唑等对肝药酶（如CYP1A2、CYP2D6、CYP3A4等）有诱导作用，合用可致本品代谢增强，血药浓度下降，疗效降低。有报道服用卡马西平后奥氮平的清除率增加44%，终点消除半衰期加快22%。另外，一些天然化合物（如白藜芦醇、丹叶大黄素、一些黄酮类物质、吴茱萸次碱、丹参醌等）及苯并芘等也是CYP1A2的抑制剂，合用时，可能引起奥氮平药动学特性的变化。

有资料显示单次服用抗酸剂（铝、镁）或西咪替丁不影响奥氮平的口服生物利用度。但合用活性炭可使奥氮平口服生物利用度降低50%～60%。

现有资料表明奥氮平对肝药酶系统无显著影响，因此，对其他药物的药动学影响相对较小，单次用药的临床试验中，奥氮平不抑制丙米嗪、去甲丙米嗪、华法林、茶碱和地西泮。通过采用人肝微粒体进行的活体外研究发现，奥氮平几乎不抑制丙戊酸盐的主要代谢途径葡萄糖苷酸化。

奥氮平属于强蛋白结合药物，理论上，与其他蛋白结合率高的药物合用时，可因竞争性蛋白结合导致自身或其他药物的游离血药浓度升高，导致临床疗效或不良反应增加。但有报道丙戊酸盐对奥氮平在体外的代谢几乎没有影响。在体内，每日合用10mg奥氮平2周，不影响丙戊酸盐的稳态血浆浓度。因此，合用奥氮平时一般不需要调整丙戊酸盐的剂量。

有报道本品与丙米嗪、氟西汀、碳酸锂、华法林、地西泮、酒精、氨茶碱合用时，血药浓度无显著变化。

本品既是 P-gp 的底物，也是其抑制剂，合用 P-gp 抑制剂时，可增加疗效，本身也可影响以 P-gp 为底物的其他药物的疗效。

另外，本品可拮抗多巴胺受体激动药的作用；本品与可引起 Q-T 间期延长的药物合用，可增加心脏毒性反应风险。奥氮平与具有中枢抑制作用的药物（如地西泮）或乙醇合用可增强中枢抑制作用，且更易发生直立性低血压。

奥氮平与氯氮平在理化性质等方面有相似之处，其他相关内容可参见"氯氮平"。

5. 药物过量　奥氮平过量中毒病例在逐年增多。文献中报道的过量服用奥氮平后经治疗痊愈的病例中单次摄入剂量为 30mg（幼儿）～ 1 600mg（成人），但也有摄入奥氮平 280mg 致死的病例。

奥氮平过量中毒的临床症状：①中枢神经系统，如激越 / 攻击性、构音障碍、锥体外系症状（如静坐不能、肌张力障碍）及觉醒水平的降低（由镇静、嗜睡直至昏迷）、意识障碍、时间、空间和情境迷失、幻觉、癫痫、惊厥、痉挛等。②循环系统，如高血压或低血压、心动过速、心动过缓、心律失常、Q-T 间期延长、心功能不全等。③其他，如发热、体温过低、瞳孔缩小、瞳孔散大、急性肌肉毒性、代谢性酸中毒、血糖升高甚至糖尿病及酮症酸中毒、胆囊炎、白细胞变化、呼吸抑制、呼吸短促等。有资料显示心动过速精神运动性激越、谵妄、高血压、瞳孔缩小和昏迷是奥氮平最常见的中毒症状。奥氮平重要的中毒症状包括谵妄、惊厥、昏迷、恶性综合征、呼吸抑制、呼吸急促、高血压或低血压、心律失常（过量时发生率 < 2%）和心搏骤停。

有研究认为奥氮平的中毒程度及临床表现与血药浓度相关，血药浓度是判断中毒及中毒救治效果评价的重要依据。奥氮平有效血药浓度范围为 20 ～ 80ng/ml，当血药浓度 > 80ng/ml 时，中毒风险增加，一般认为奥氮平的中毒血药浓度为 200ng/ml，致死血药浓度为 1000ng/ml。文献中报道的奥氮平过量中毒致死的病例血药浓度 237 ～ 4900ng/ml。

文献报道的典型病例：①1 例 14 岁女性摄入 275mg 奥氮平，出现了嗜睡、情绪激动和锥体外系症状，中毒后监测的血清药物浓度最高为 1503ng/ml，48h 内血清药物浓度降至 129ng/ml。②1 例 59 岁患者，服用奥氮平约 600mg 后死亡，血浆浓度高达 4900ng/ml。③1 名 20 岁男性，服用奥氮平 250mg 后，出现昏睡、呼之不应、口齿不清等症状，治疗 1 周后痊愈。

奥氮平过量中毒时的处理要点包括：奥氮平没有特异性解毒药。不建议催吐。可采用常规的药物过量处理方法，如洗胃、服用活性炭。当给予活性炭制剂后，奥氮平的口服生物利用度会降低 50% ～ 60%。同时，应根据临床表现对重要器官功能进行监测和治疗，包括处理低血压，循环衰竭和维持呼吸功能。禁止使用肾上腺素、多巴胺或其他具有 β 受体激动作用的拟交感制剂，因为 β 受体激动剂会加重低血压症状。需要监测心血管功能以观察可能出现的心律失常。应对患者进行密切连续地监测直至恢复正常。其他参见"氯氮平"。

6. 基因多态性　CYP1A2 酶的活性在个体间的表达差异很大，最大可达 200 倍，且易受年龄、吸烟状况等多种非遗传因素的影响。虽然其存在 *CYP1A2*1C*（rs2069514）、*CYP1A2*1F*（rs762551）等基因突变，且对基因的表达水平具有较大的影响。已有大量资料证实 *CYP2D6* 在人群中具有显著的基因多态性，存在 UM 型、EM 型、IM 型和 PM 型等不同代谢类型，理论上，其基因多态性均可影响奥氮平药动学，进而影响其疗效及不良反应。但证明 *CYP1A2*、*CYP2D6* 基因多态性对奥氮平的药动学及药效学有显著影响的研究数据非常有限。

ABCB1 基因也被称为多药耐药基因（*MDR1*），又称P-糖蛋白（P-gp），其底物较广泛，包括氯氮平、奥氮平，P-gP主要分布在消化道和肾脏，可影响药物的吸收和排泄。有研究认为其基因多态性对于氯氮平、奥氮平药效学有影响，主要包括 *3435C/T*（rs1045642）、*2677G/T*（rs2032582）及 *1236C/T*（rs1128503）等基因位点，有报道携带 *2677G/T*、*3435C/T* 的患者使用奥氮平具有较高的血药浓度及更好的疗效。有报道奥氮平的药动学受 *CYP3A5*、*GSTM3* 和 *GRIN2B* 基因多态性的影响。使用奥氮平治疗患者催乳素水平受DRD2和5-HTR2A基因多态性的影响。

此外，*CYP2C9*、*TPMT*、*UGT1A1*、*MDR1* 和 *5-HTR2A* 基因多态性与奥氮平的一些不良反应有关。另有资料显示，奥氮平的不良反应可能与 *ANKK1* 基因的rsl800497位点（等级2B）、*MC4R* 基因的rs489693位点（等级2B）和 *HTR2C* 基因的rsl414334位点（等级2B）相关。总体上，现有数据不足以支持基于基因多态性的基因筛查及剂量调整建议。

九、利培酮

利培酮（risperidone），别名瑞司哌酮。商品名有维思通、思利舒、卓夫、单克、可同、敬平、卓菲、索乐、恒德、醒志、泰维斯等。分子式为$C_{23}H_{27}FN_4O_2$，分子量410.49，化学名3-｛2-［4-（6-氟-1,2-苯并异噁唑-3-基）-1-哌啶基］乙基｝-6,7,8,9-四氢-2-甲基-4H-吡啶并［1,2-α］嘧啶-4-酮。药物浓度监测常涉及其主要活性代谢产物9-羟利培酮（又名帕利哌酮、帕潘立酮），其分子式为$C_{23}H_{27}FN_4O_3$，分子量426.49。利培酮与9-羟利培酮分子结构式见图7-28。

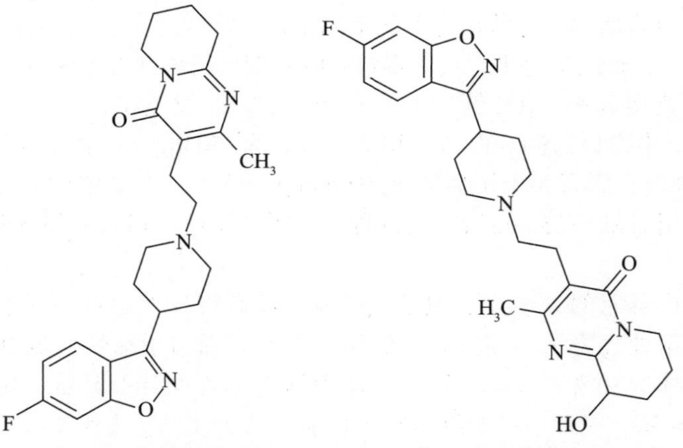

图7-28　利培酮（左）及9-羟利培酮（右）分子结构式

1.药理作用　对5-HT$_2$受体的亲和力高，对多巴胺D$_2$受体的亲和力较低，利培酮的抗精神病效应与上述两种受体拮抗作用有关，其中，对皮层5-HT受体拮抗作用与边缘系统多巴胺受体拮抗作用尤为重要。利培酮也能与α$_1$受体结合，并且以较低的亲和力与H$_1$组胺受体和α$_2$受体结合。利培酮与5-HT$_{1A}$、5-HT$_{1C}$、5-HT$_{1D}$受体也有一定的亲和力，对多巴胺D$_1$受体的亲和力则较低。

2.临床应用

（1）适应证：①用于治疗急性和慢性分裂症以及其他各种精神病性状态的明显阳性症

状和明显的阴性症状。也可减轻与精神分裂症有关的情感症状。②可用于治疗双相情感障碍的躁狂发作。

（2）用法用量

口服：①精神分裂症。成人 1 ～ 2 次 / 日。起始剂量为每次 1mg，2 次 / 日；逐渐增至每次 3mg，2 次 / 日。此后可根据情况进整。最大有效剂量为 4 ～ 8mg/d，2 次 / 日。剂量不应超过 10 ～ 16mg/d。②双相情感障碍的躁狂发作。起始剂量为每次 1 ～ 2mg，1 次 / 日，可根据个体需要调整。一般治疗剂量为 2 ～ 6mg/d。③肾病和肝病患者。肾病及肝病患者的起始剂量及维持剂量均应减半，剂量调整幅度及速度应降低。建议起始剂量为每次 0.5mg，2 次 / 日。可逐渐增至每次 1 ～ 2mg，2 次 / 日。用药应慎重。④老年患者。起始剂量每次 0.5mg 或更少，1 次 / 日，一般治疗量每次 1 ～ 2mg，2 次 / 日，可根据个体情况进行调整。

肌内注射（注射用微球）：①成人，推荐剂量每次 25mg，每 2 周 1 次。可根据情况调整剂量，部分患者可用 37.5mg 或 50mg。②老年人，推荐剂量每次 25mg，每 2 周 1 次。③尚未开展用于 18 岁以下人群的研究。

（3）药物不良反应

①常见不良反应：心血管系统反应如心律失常、心动过速、心房颤动、传导阻滞、血压异常等。神经精神系统反应如失眠、嗜睡、焦虑、激越、抑郁、躁狂、意识障碍、性欲变化、头痛、头晕、口干、帕金森综合征症状（如静坐不能、运动障碍、震颤等）、脑缺血、惊厥、晕厥、视物模糊等。代谢及营养异常如体重变化、血糖异常、高胆固醇血症等。感染症状如肺炎、呼吸道感染、泌尿系感染、眼耳感染等。消化系统症状如便秘、消化不良、恶心、呕吐、腹痛、转氨酶升高等。皮肤及结缔组织反应如皮疹等过敏反应、脱发、荨麻疹、肌肉痉挛、关节痛、肌酸激酶升高等。其他反应如水肿、乏力、跌倒、尿失禁等。

②严重不良反应：迟发性运动障碍、抗精神病药恶性综合征、体温失调、癫痫发作、暴虐、高血压、脑血管不良事件（卒中）、直立性低血压、高泌乳素血症、代谢失常（如糖尿病或糖尿病酮症酸中毒、血脂异常等）、血液系统症状（如白细胞减少症、中性粒细胞减少症、粒细胞缺乏等），以及因烦渴或血管升压素分泌失调引发水中毒。

③其他不良反应：Q-T 间期延长、心动过缓、心电异常、感情迟钝、呼吸困难、胰腺炎、横纹肌溶解、静脉血栓、阴茎异常勃起或勃起困难、射精无力、鼻炎、泌乳、男性乳房发育、月经失调、锥体外系症状等。

3. 药动学特征　口服吸收快且完全，不受进食影响，生物利用度（F）约 60%（有报道为 70%）。t_{max} 为 1 ～ 2h，口服 1mg 时，C_{max} 为 9 ～ 16ng/ml（利培酮与代谢产物 9-羟利培酮之和）。吸收后在体内可迅速分布，分布容积为 1 ～ 2L/kg，有报道稳态时，利培酮的分布容积约为 1.1L/kg，9-羟利培酮约为 0.8L/kg。血浆蛋白结合率约为 90%，9-羟利培酮血浆结合率约为 77%。利培酮及其代谢产物均可通过血脑屏障，亦可进入乳汁，乳汁 / 血浆比约为 0.4。在肝脏经 CYP2D6（主要）、CYP3A4 等代谢，主要代谢途径为四氢吡啶环 7，9 位羟化，主要代谢产物为 9-羟利培酮，后者与利培酮有相似的药理作用，有报道 9-羟利培酮的药理活性为利培酮的 70%。利培酮的另外的代谢途径为 N-脱烃基代谢，如 N-去乙基化。利培酮原型与代谢产物主要随尿排泄，少量随粪便排出。利培酮和 9-羟利培酮经肾小管清除，但清除量小于重吸收量。肾功能正常时经肾脏排泄约 70%，其中 35% ～ 45% 为利培酮及 9-羟利培酮，其余为非活性代谢产物，随粪排泄约 15%；中重度肾功能不全时，利培酮及其活性代谢产物排出减少 60% ～ 80%。利培酮药动学特征符合二室模型，利培酮的 $t_{1/2}$ 为 2 ～ 4h，9-羟利培酮 $t_{1/2}$ 约为 24h（有报道 17 ～ 23h），多数患者 4 ～ 6d 血药浓度达稳态，血药浓度个体差异很大。

注射用利培酮微球：单次肌内注射后，先出现<1%的初始释放，随后进入3周迟滞期，主要释放开始于3周后，持续至4～6周，第7周消退，因此最初3周应补充口服制剂。有报道肌内注射利培酮F约为100%。末次注射后，血浆浓度可维持治疗水平4～6周，末次注射后7～8周消除相结束。表观$t_{1/2}$约26d。每次25mg或50mg，每2周注射1次，谷浓度（C_{min}）和C_{max}中位数分别为9.9～19.2ng/ml和17.9～45.5ng/ml，药动学呈线性。有报道稳定病情的患者口服2、4、6mg/d的利培酮分别与每隔2周肌内注射25、50、75mg的患者的AUC相似。当口服和肌内注射C_{min}接近时，肌内注射C_{max}比口服低约30%。与口服相比，肌内注射血药浓度相对稳定，波动幅度较小。

4.治疗药物监测

（1）治疗参考浓度范围（有效浓度范围）：AGNP在《神经精神药理学治疗药物监测共识指南（2017年版）》中推荐：①治疗参考浓度（谷浓度）为20～60ng/ml（利培酮＋9-羟利培酮），为了避免神经系统不良反应，较高的浓度（>40ng/ml）仅推荐用于疗效不充分或无效时的情况；②实验室警戒浓度（谷浓度）为120ng/ml（利培酮＋9-羟利培酮）；③9-羟利培酮与利培酮稳态谷浓度比值是1.2～4.3（肌内注射长效制剂时），3.3～22.7（口服用药）；④当利培酮按每日2次用药，即△t为12h时，利培酮DRC因子为0.57（0.34～0.80），9-羟利培酮DRC因子为4.82（3.20～6.44），活性成分DRC因子为5.39（3.54～7.24），上述DRC因子的相关CL/F、F、$t_{1/2}$见表1-2，DRC范围计算见第1章。

其他资料显示：①利培酮的治疗血药浓度范围为4～30ng/ml，最小中毒浓度为80ng/ml；②国内1项针对利培酮住院治疗2周后的血药浓度（$n=3670$）研究结果（百分位法P2.5～P97.5）：利培酮2.2～30.0ng/ml，9-羟利培酮4.7～75.9ng/ml，9-羟利培酮/利培酮0.8～8.2。③有效浓度范围为25～150ng/ml（利培酮＋9-羟利培酮），最佳血药浓度为25～80ng/ml（利培酮＋9-羟利培酮）。④有效浓度范围为15～60ng/ml（利培酮＋9-羟利培酮）。

（2）推荐级别及监测指征：AGNP在《神经精神药理学治疗药物监测共识指南（2017年版）》中推荐利培酮治疗药物监测等级为2级。TDM指征：①年龄、肝肾功能、遗传、病理生理状态、药物剂型厂家等因素导致药动学个体差异大；②药物浓度与疗效及毒副作用密切相关；③精神病患者、长期服药可致用药依从性差；④治疗浓度范围窄，易发生毒副反应；⑤毒副反应可隐匿性出现，且与症状加重不易区分；⑥疗效指标不明确，易受主观影响；⑦主要代谢酶为CYP2D6，存在基因多态性且易发生药物相互作用等。

（3）样本采集：一般采集静脉血2～3ml，分取血清或血浆测定。若不能立即测定，可暂存于2～8℃。文献研究表明，在2～8℃下，血浆中的利培酮可保存4周；在-20℃下，可保存2年。建议规律用药达稳态（4～6d）后，在下一剂给药前立即采样（建议控制在30min内），测定谷浓度，也有推荐在用药达稳态后，末次服药后12～14h采血测定。当怀疑患者利培酮中毒时，应立即采血监测。长效注射剂可在用药后4～6周采血监测。

（4）监测时机或适应证：①首次用药达稳态后；②治疗初期建议每1～2周监测1次；③维持治疗评价疗效时建议每4～6周监测1次；④剂量调整前及剂量调整达稳态后；⑤达到最佳疗效，需确定个体最佳药物浓度时；⑥合并可能与利培酮相互作用的药物时；⑦不能有效控制病情或疗效下降时；⑧出现任何怀疑与本品相关的毒副反应时；⑨怀疑吞服大量药物时或进行中毒诊断及救治疗效评价时；⑩体重异常、老年人、青少年、肝肾功能不全等特殊人群患者，应加强监测；⑪怀疑依从性差时等。

（5）常用监测方法：主要是 HPLC 法和 LC-MS 法。利培酮具有明显的紫外吸收基团，因此可选择 HPLC-UV 法进行检测，有文献报道 HPLC-UV 方法采用填料吸附微萃取前处理对利培酮及 9- 羟利培酮进行检测，血浆中利培酮定量限可达 2ng/ml。利培酮亲脂性好，可以选择 C_8 或 C_{18} 色谱柱进行分离。高效液相色谱 - 电化学法（HPLC-ECD）也可用于血中利培酮及 9- 羟利培酮的浓度测定，HPLC-ECD 在高特异性、高灵敏性、操作简便及价格便宜等方面具有一定优势，也可以作为 TDM 的一种选择。此外，还有文献报道利用 LC-MS 方法同时检测利培酮及其活性代谢产物 9- 羟利培酮，方法灵敏度高，最低定量限为 0.2ng/ml，可以很好地应用于药动学研究及治疗药物监测。免疫学方法成本较高，容易产生交叉反应。

（6）影响药物浓度因素

①药物剂型：利培酮有普通片剂、胶囊剂、分散片、口服液、口崩片及注射用微球制剂等各种剂型，不同的给药方式、不同的生产厂家及剂型均可导致药物浓度差异。有报道服用普通片时血药浓度高于服用口崩片时的血药浓度。

②病理生理状态：相关研究显示，老年人及肾功能不全患者活性成分的清除率分别降低 30% 和 60%，中重度肾功能不全时，利培酮及其活性代谢产物排除减少 60% ～ 80%。因此，老年人或肾功能不全患者服用利培酮需要调整剂量。肝功能不全患者与肝功能正常者血药浓度无显著性差异，但血浆游离利培酮浓度可增加约 35%，毒副作用发生风险增加。也有报道在老年人及肝硬化患者中，利培酮单剂量药动学与健康年轻受试者相当。

③年龄：研究认为不同年龄段的利培酮药动学特点有差异，可能与不同年龄时肝肾功能差异有关。有研究明确表明，40 岁以上精神疾病患者的利培酮的总血药浓度较高。这种线性增长（每 10 年超过 30%）可能会导致老年患者不良反应发生率的增加。有研究将服用利培酮 2 周以上患者分成 18 ～ 60 岁组、18 岁以下组和 60 岁以上组，发现 18 ～ 60 岁组体内 9- 羟利培酮水平显著高于 18 岁以下组及 60 岁以上组。有报道老年患者的 9- 羟利培酮清除率降低约 30%，其 $t_{1/2}$ 延长（年轻受试者 $t_{1/2}$ 约 19h，老年患者 $t_{1/2}$ 约 25h）。建议老年人加强监测，酌情减少剂量。另外，老年患者出现直立性低血压的风险增加。

④性别：一般认为利培酮药动学特性不受性别影响，但也有报道女性体内 9- 羟利培酮水平显著高于男性。

⑤饮食：利培酮吸收不受进食的影响，可单独服用或与食物同服。但葡萄柚等食物会抑制 CYP3A4，可能导致利培酮血药浓度升高。本品不经 CYP1A2、CYP2E1 及 UGT 等可被吸烟影响的代谢酶代谢，但研究表明吸烟可加快利培酮的代谢，吸烟者与非吸烟者相比，利培酮和 9- 羟利培酮的消除速率显著增快，$t_{1/2}$ 显著缩短，C_{max} 及稳态谷浓度显著降低。

⑥药物相互作用：利培酮主要经 CYP2D6 酶代谢，次要经 CYP3A4 酶代谢，同时是 P-gp 的底物，对 CYP2D6、CYP3A4 及 P-gp 可产生诱导、抑制或竞争作用的药物（详见附表 2）均可能与本品产生药物相互作用，引起本品药动学及药效学变化。

抗精神病药（如氯丙嗪、氟哌啶醇）、选择性 5-HT 重摄取抑制剂类抗抑郁药物（如氟西汀、帕罗西汀、度洛西汀）等既是 CYP2D6 或 CYP3A4 的底物，也是它们的抑制剂，与本品合用，可增加本品抗精神病活性成分的血药浓度，增加毒副反应发生率。例如，利培酮与 9- 羟利培酮的血浆浓度比例体现 CYP2D6 的活性，氟西汀显著抑制 CYP2D6 的活性，有研究表明氟西汀可使利培酮与 9- 羟利培酮的比例增加，且利培酮和 9- 羟利培酮的浓度增加 75%，严重可致帕金森综合征。有报道认为舍曲林及氟伏沙明对 CYP2D6 抑制作用较弱，低浓度时对本品血药浓度影响不显著，当浓度升高时可能升高本品及其活性代谢产物的浓度，另外，有报道本品与舍曲林合用可使脑中血药浓度与血浆血药浓度比值增加。

三环类抗抑郁药（如阿米替林、氯米帕明、多塞平）、大环内酯类抗菌药物（如红霉素、克拉霉素）、氟喹诺酮类抗菌药物（如诺氟沙星、依诺沙星、环丙沙星）、唑类抗真菌药（如酮康唑、伊曲康唑）、西咪替丁、利托那韦、维拉帕米等对CYP2D6或CYP3A4有抑制作用，合用可致本品血药浓度增加，毒副反应发生风险升高，应注意防范。

卡马西平、苯巴比妥、苯妥英钠、利福平、皮质激素（地塞米松、泼尼松）等对CYP2D6或CYP3A4有诱导作用，合用可致本品代谢增强，抗精神病活性成分的血药浓度下降，疗效降低。三唑仑主要经CYP3A4代谢，与本品合用时，可因竞争性抑制发生药物相互作用，使9-羟利培酮药物浓度显著升高，代谢速度减慢。

利培酮作为P-gp的底物，其药动学受P-gp活性影响较大，维拉帕米、环孢素等为P-gp的抑制剂，与利培酮合用可致其脑中药物浓度显著增加活，右美沙芬为CYP2D6及P-gp的底物，可由于竞争抑制导致本品血药浓度增加。另外，一些β受体阻滞剂可增加本品血药浓度，托吡酯略降低利培酮的生物利用度。胆碱酯酶抑制剂加兰他敏和多奈哌齐对利培酮或其抗精神病活性成分的药动学参数无显著影响。

利培酮及其代谢产物均为高蛋白结合的药物，理论上，与其他强蛋白结合的药物合用时，可因竞争性蛋白结合导致游离药物浓度升高，进而导致毒副反应风险增加。但也有报道利培酮与其他高蛋白结合的药物合用时，没有观察到临床显著的血浆蛋白质置换性结合。

有研究表明利培酮不影响丙戊酸盐、托吡酯、阿立哌唑、地高辛、锂剂等药物药动学特性。利培酮可显著增加氯氮平药物浓度。

另外，利培酮在与其他抑制中枢系统的药物（如苯二氮䓬类、抗组胺药、麻醉药、阿片类等）及乙醇合用时可加强中枢抑制作用，应慎重。

利培酮可拮抗左旋多巴及其他多巴胺激动剂的作用。

合用抗高血压药物（如普萘洛尔）时，可观察到有临床意义的低血压。

与已知具有Q-T间期延长作用的药物合用时，可增加心脏毒副反应风险，这些药物包括抗心律失常药（如奎尼丁、普鲁卡因胺、普罗帕酮、胺碘酮等）、三环类抗抑郁药（如阿米替林）、四环类抗抑郁药（如马普替林）、一些抗组胺药、一些抗精神病药物等。

⑦遗传因素：利培酮的药动学可能受CYP2D6、CYP3A4、P-gp（ABCB1）等基因多态性的影响。有报道*CYP2D6* PM型患者利培酮的$t_{1/2}$可延长至20～30h。

5.药物过量　利培酮过量中毒的报道时有发生。利培酮过量中毒后的临床表现包括：①中枢神经系统症状。嗜睡及昏迷等不同程度的意识障碍、瞳孔缩小、激越等。②锥体外系症状。肌张力障碍、震颤、扭转痉挛等。③心血管系统症状。心动过速、低血压、Q-T间期延长等。④其他症状。乏力、流涎、斜颈、头晕、表情淡漠、僵直、低血钾、呼吸抑制等。

血药浓度是利培酮过量中毒诊断及救治效果评价的重要依据。利培酮的实验室警戒浓度为120ng/ml（利培酮＋9-羟利培酮），也有报道认为利培酮的最低中毒浓度为80ng/ml。文献报道的利培酮过量中毒后痊愈的病例的最大剂量为300mg。文献中死亡病例尸检血药浓度为1.8μg/ml和2.4μg/ml。有报道15例利培酮过量中毒病例（15～180mg）服药后1.5～72h的血药浓度为：利培酮0.8～753.4ng/ml，9-羟利培酮0～562.3ng/ml。其中7例在入院24h后的血药浓度为：利培酮12.0～623.8ng/ml，9-羟利培酮0～327ng/ml。

利培酮过量解救时，应维持气道的通畅，确保足够的氧气和良好的通气，且应考虑洗胃（若患者意识丧失应插管进行）及给予活性炭和轻泻剂，并应立即进行心血管监测，其中包括连续的心电图监测，以发现可能出现的心律失常。利培酮中毒后无特定的解救药。

因此，应采用适当的支持疗法。对低血压及循环衰竭可采用静脉输液，或给予拟交感神经药等适当措施加以纠正。一旦出现严重的锥体外系症状时，则应给予抗胆碱药，在患者恢复前应持续进行密切的医疗监测及监护。

6.基因多态性　CYP2D6基因多态性对利培酮代谢有显著影响，PM型患者体内利培酮及9-羟利培酮的代谢较慢，血药浓度较高，易发生不良反应，UM型、EM型患者体内两者代谢较快，血药浓度较低，需要更大的剂量达到疗效。有报道CYP2D6*10可影响利培酮代谢，利培酮及9-羟利培酮的C/D值与CYP2D6*10基因多态性显著相关。有研究探讨了CYP3A基因多态性对利培酮代谢的影响，但结论不一致。也有研究认为MDR1基因多态性可能影响利培酮的代谢。有资料显示利培酮的疗效与DRD2基因的rsl799978位点（等级2A）有关，不良反应可能与ANKK1基因的rsl800497位点（等级2B）、MC4R基因的rs489693位点（等级2B）和HTR2C基因的rsl414334位点（等级2B）相关。

十、帕利哌酮

帕利哌酮（paliperidone），又名9-羟利培酮、帕潘立酮等，商品名为芮达、艾兰宇等。分子式为$C_{23}H_{27}FN_4O_3$，分子量426.48，化学名（±）3-｛2-［4-（6-氟-1,2-苯并异噁唑-3-基）-1-哌啶基］乙基｝-6,7,8,9-四氢-9-羟基-2-甲基-4H-吡啶并［1,2-a］嘧啶-4-酮。帕利哌酮存在左旋（-）与右旋（+）两种等效手性异构体，分子结构式见图7-29。

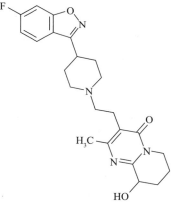

1.药理作用　帕利哌酮是利醅酮的主要活性代谢产物，帕利哌酮两种对映异构体的药理学作用相似。通过对中枢多巴胺D_2受体和5-HT_{2A}受体的拮抗作用发挥抗精神病作用。帕利哌酮也是α_1和α_2肾上腺素能受体及H_1组胺受体的拮抗剂，这可能与其导致困倦或直立性低血压有关。帕利哌酮与胆碱能毒蕈碱受体或β_1和β_2肾上腺受体无亲和力。

2.临床应用

图7-29　帕利哌酮分子结构式

（1）适应证：用于精神分裂症急性期和维持期的治疗。FDA批准单药使用或者联用情感稳定药和（或）抗抑郁药，用于分裂情感障碍的治疗。

（2）用法用量：①口服，推荐剂量为每次6mg，1次/日，早上服用。根据个体情况可增至6mg/d以上（也有患者3mg/d亦有效），推荐每次3mg/d的增量增加，间隔时间通常应大于5d。最大剂量为12mg/d。中重度肾功能损伤时最大剂量为3mg/d。②2～17岁青少年（体重≥29kg）的青少年精神分裂症的治疗，推荐剂量为每次3mg，1次/日，早上服用。根据个体情况可增加剂量，每次3mg/d的增量增加，间隔时间应大于5d。51kg＞体重≥29kg，最大剂量为6mg/d，体重≥51kg，最大剂量为12mg/d。③肌内注射，建议用药前先通过口服剂型确定耐受性。起始治疗首日150mg，1周后再次注射100mg。维持剂量每月75mg，根据个体情况，在25～150mg范围内调整每月剂量。

（3）药物不良反应

①常见不良反应：失眠、焦虑、躁动、激越、头痛、嗜睡、镇静、头晕、口干、帕金森病、静坐不能、震颤、肌张力障碍、心动过速、体重增加、消化不良、恶心、便秘、呕吐、腹痛、腹泻、乏力、Q-T间期延长、肌肉骨骼疼痛、白细胞减少等。

②少见不良反应：困倦、构音障碍、流涎、注意力下降、心脏传导阻滞、性功能障碍、视物模糊、尿失禁、尿潴留、肝功损伤、肠梗阻、鼻炎、鼻出血、食欲变化、水肿、皮疹及其他过敏反应。偶见直立性低血压和晕厥、高血压等症状。

③其他不良反应：可能引起锥体外系反应和迟发性运动障碍、神经阻滞药恶性综合征、血浆中催乳素浓度的增加，出现溢乳、男性乳房增大、月经失调及闭经等症状。严重不良反应可发生脑血管意外（卒中）。

3. 药动学特征　帕利哌酮缓释片口服经胃肠道吸收，绝对生物利用度为28%，单次给药 t_{max} 约为24h。帕利哌酮表观分布容积约为487L，血浆蛋白结合率约74%。少量经肝脏代谢，约60%不经肝脏代谢而排泄，CYP2D6和CYP3A4参与帕利哌酮的代谢，但在帕利哌酮的总体清除中作用有限，血药浓度几乎不受CYP2D6代谢活性的影响。帕利哌酮也是UGT、P-gp（ABCB1）及BCRP（ABCG2）等的底物。现有资料显示帕利哌酮的代谢途径包括脱烷基、羟化、脱氢及苯并异噁唑断裂等。约90%经尿（约80%）和粪便（约11%）排泄，尿中约59%（51%～67%）为原型药，约32%（26%～47%）为代谢产物，包括酸类代谢产物、葡萄糖醛酸代谢产物、单羟基帕利哌酮及酮类代谢产物。终末消除半衰期（ $t_{1/2\beta}$ ）为17～23h（也有报道约为23h）。在推荐剂量范围内，药动学参数与剂量呈线性相关。（＋）-和（－）-帕利哌酮对映体在体内可相互转化，稳态时两者的AUC比例约为1.6∶1。帕利哌酮缓释制剂稳态血药浓度波动指数约为38%，而利培酮速释制剂约为125%。棕榈酸帕利哌酮注射液是长效制剂，肌内注射后缓慢溶解，最终水解以帕利哌酮的形式被吸收。单次注射本品后， t_{max} 约为13d，药物释放最早始于第1天，可持续约126d，表观 $t_{1/2}$ 中位值25～49d。稳态时两种旋光异构体AUC（＋）/（－）比例为1.6～1.8。

4. 治疗药物监测

（1）治疗参考浓度范围（有效浓度范围）：AGNP在《神经精神药理学治疗药物监测共识指南（2017年版）》中推荐：①治疗参考浓度为20～60ng/ml（谷浓度）；②实验室警戒浓度为120ng/ml（谷浓度）；③当帕利哌酮（缓释制剂）按每日1次用药，即△t为24h时，帕利哌酮DRC因子为3.98（2.06～5.90），DRC因子的相关CL/F、F、 $t_{1/2}$ 见附表1-2,DRC范围计算见第1章。

（2）推荐级别及监测指征：AGNP在《神经精神药理学治疗药物监测共识指南（2017年版）》中推荐帕利哌酮治疗药物监测等级为2级。TDM指征：①年龄、肾功能、遗传、病理生理状态、药物剂型厂家等因素导致药动学个体差异大；②药物浓度与疗效及毒副作用密切相关；③精神病患者、长期服药可致用药依从性差；④存在基因多态性且易发生药物相互作用等；⑤疗效指标不明确，易受主观影响；⑥有效治疗浓度范围窄，易发生毒副反应；⑦毒副反应可隐匿性出现，且与症状加重不易区分等。

（3）样本采集：一般采集静脉血2～3ml，分取血清或血浆测定。运输时，建议样本温度维持在2～8℃。若不能立即测定，可暂存于2～8℃。帕利哌酮缓释制剂口服4～5d后血药浓度可达到稳态水平，建议采血时间为规律用药达稳态后，在下一剂给药前立即采样（建议控制在30min内），测定谷浓度。当怀疑患者帕利哌酮中毒时，应立即采血监测。

（4）监测时机或适应证：①首次用药达稳态后；②治疗初期每1～2周监测1次；③维持治疗评价疗效时需每1～3个月监测1次；④剂量调整前及剂量调整达稳态后；⑤达到最佳疗效，需确定个体最佳药物浓度时；⑥合并可能与帕利哌酮相互作用的药物时；⑦不能有效控制病情或疗效下降时；⑧出现毒副反应或怀疑吞服大量药物时或进行中毒诊断及救治疗效评价时；⑨体重异常、老年人、青少年、肾功能不全等特殊人群患者，应加强监测；

⑩怀疑依从性差时等。

（5）常用检测方法：包括HPLC-UV、HPLC-DAD及LC-MS或HPLC-MS/MS，帕利哌酮具有紫外吸收基团，因此可以选择HPLC-UV法，帕利哌酮亲脂性强，可以选择C_{18}或C_8色谱柱进行分离，有报道HPLC-UV结合填料吸附微萃取前处理对帕利哌酮进行检测，血浆中帕利哌酮最低定量限可达3ng/ml。还有报道利用LC-MS同时检测利培酮和帕利哌酮，方法灵敏度高，定量限为0.2ng/ml。帕利哌酮存在手性异构体，可根据需要选择非手性分析或手性分析。HPLC-UV和LC-MS/MS均可用于手性分析，样品净化可选择液－液萃取、固相萃取或蛋白沉淀等方法，有报道采用α_1酸性糖蛋白柱拆分帕利哌酮左旋和右旋对映体。

（6）影响药物浓度因素

①药物剂型：帕利哌酮有缓释片及长效注射剂等不同剂型，帕利哌酮不同剂型或厂家的药物释放存在差异，可引起一定程度药物浓度变异。

②病理生理状态：肝脏疾病或肝功能损伤对帕利哌酮药动学影响不显著，一般无须调整剂量；本品与血浆蛋白高度结合，但病理生理状态导致的血浆蛋白水平变化对本品药动学及药效学影响尚缺乏确切证据。有报道中度肝损伤患者及健康志愿者血浆中游离帕利哌酮的占比分别为35%和28%，即轻中度肝损伤患者对血浆游离帕利哌酮浓度无显著影响，但尚缺乏重度肝损伤患者的相关数据。肾功能不全可致本品清除下降，血药浓度升高，$t_{1/2}$延长。有报道轻、中、重度肾功能不全时，帕利哌酮总清除率分别下降约32%、64%和71%，与健康受试者相比，AUC分别增加约1.5、2.6和4.8倍，$t_{1/2\beta}$分别约为24、40和51h。帕利哌酮用于中、重度肾功能损伤的患者，应根据内生肌酐清除率水平减少剂量。

③性别：有报道女性患者给予帕利哌酮后，血浆中的浓度高于男性。

④年龄：有报道青少年体内帕利哌酮暴露水平与成人相当，但当体重较轻时，体内帕利哌酮暴露水平可增加约23%。给予相同剂量帕利哌酮，老年患者血浆中的浓度明显高于低年龄患者。

⑤遗传因素：帕利哌酮的疗效可能与CYP2D6、ADCK1、ABCB1基因多态性相关。

⑥饮食：食物可影响帕利哌酮的吸收，有报道健康受试者在进食高脂、高能量的食物后，比禁食状态下的C_{max}和AUC分别增加了60%和54%。吸烟不影响本品的代谢。

⑦立体异构体：帕利哌酮存在2种手性异构体，其具有相似药理活性，亦可在体内相互转化，健康志愿者服用单剂量1mg后，左旋异构体的外周室容积平均约为70.6L，右旋异构体约为192L。稳态时左旋异构体的AUC约是右旋异构体的1.6倍，在一些特殊情况下，应考虑帕利哌酮立体异构体的检测。

⑧药物相互作用：帕利哌酮少量经肝脏CYP2D6和CYP3A4代谢，因此，理论上抑制或诱导CYP2D6或CYP3A4酶活性的药物对帕利哌酮代谢能力影响相对有限。帕利哌酮是目前非典型抗精神病药物中较少出现相互作用的药物。但一些强效酶诱导或抑制剂可影响帕利哌酮的代谢。

卡马西平为肝药酶诱导剂，有报道本品与卡马西平合用，代谢加快，血浆浓度可降低约70%。强效CYP2D6抑制剂帕罗西汀可使本品药物浓度升高。另有报道在给予健康受试者进行的相互作用研究中，在给予单剂量3mg帕利哌酮的同时给予20mg/d的帕罗西汀（肝药酶抑制药物），结果提示在CYP2D6强代谢者中，帕利哌酮暴露量平均增高了16%。

帕利哌酮对CYP1A2、CYP2D6、CYP2E1、CYP3A4、CYP3A5等抑制作用不明显，不会对通过CYP450同工酶代谢的其他药物在药动学方面产生具有临床意义的影响。

环孢素可通过抑制P-gp功能升高脑内帕利哌酮浓度，但升高幅度不大，约1.1倍。维拉帕米亦是P-gp抑制剂，合用可致帕利哌酮脑内或血药浓度增加，但作用也有限，并不一定导致本品因脑内或血药浓度大幅增加而引起中毒。

对UGT活性有抑制或诱导作用的药物可能会引起帕利哌酮代谢变化，例如，当合用丙戊酸、卡马西平联用时，可使帕立哌酮的药物分布改变，且呈剂量相关性；有报道丙戊酸是UGT的抑制剂，合用时可致帕立哌酮AUC增加约50%。

此外，帕利哌酮会拮抗左旋多巴和其他多巴胺激动剂的作用。帕利哌酮可能诱发直立性低血压，因此可能会增加某些抗高血压药物的疗效。帕利哌酮可轻度延长Q-T（Q-Tc）间期，应避免与其他能延长Q-T间期的药物合用。帕利哌酮主要作用于中枢神经系统，与其他作用于中枢的药物或乙醇合用时应慎重。

⑨其他：棕榈酸帕利哌酮肌内注射时，可因注射部位不同，吸收不同。有报道峰浓度（C_{max}）与注射部位有关，三角肌注射时C_{max}比臀肌注射高约28%。

5.药物过量　帕利哌酮中毒的临床资料较少，文献报道显示，帕利哌酮过量时剂量范围广泛，为42～756mg，其中，1例37岁女性因精神分裂服用帕利哌酮（12mg/d）1.5年，其过量服用756mg帕利哌酮后未出现严重不良反应，治疗后康复。帕利哌酮中毒后临床症状主要包括锥体外系症状和步态不稳、困倦和镇静、肌张力障碍、心动过速和低血压及Q-T间期延长，其中最常见的是嗜睡、心动过速和肌张力障碍。治疗期间也应监测帕利哌酮血药浓度，当血药浓度＞60ng/ml时，中毒风险增加。文献报道了1例肌内注射525mg帕利培酮棕榈酸酯后，血药浓度达240ng/ml，患者于14d后死亡。

帕利哌酮无特效解救剂，过量中毒后处理要点：①减少药物吸收。当过量服用帕利哌酮后，应立即刺激咽部催吐，早期使用活性炭可能有助于减少帕利哌酮的吸收。②促进已吸收毒物清除。可以给予患者硫酸镁导泻，加速已吸收帕利哌酮的排泄。③监测和维持生命体征，依据病情给予对症治疗及支持疗法，可以使用抗组胺药或苯二氮䓬类药物缓解患者的中毒症状。④应注意帕利哌酮过量后毒性反应的延迟发作情况，建议延长观察时间。

6.基因多态性　理论上，*CYP2D6*基因多态性可能影响帕利哌酮的药动学，但由于本品较少代谢，*CYP2D6*基因多态性对本品的代谢影响有限。也有文献报道，不同代谢类型的患者，帕利哌酮浓度/剂量（C/D）比有明显差异。还有资料显示，帕利哌酮的疗效可能与*ADCK1*、*ABCB1*基因多态性相关。帕利哌酮是P-糖蛋白（*ABCB1*）的底物，有报道*ABCB1*基因多态性可能与帕利哌酮的疗效及安全有关，MDR1基因多态性影响个体脑内药物浓度但不影响其血药浓度。

十一、喹硫平

喹硫平（quetiapine），又名奎硫平，商品名为启维、舒思、代思，思瑞康等。分子式为$C_{21}H_{25}N_3O_2S$，分子量383.51，化学名为11-｛4-［2-（2-羟基乙氧基）乙基］-1-哌嗪基｝二苯并［b，f］［1,4］硫氮杂䓬，临床常用其富马酸盐。药物浓度监测常涉及其主要活性代谢产物N-脱烷基喹硫平，其分子式为$C_{17}H_{17}N_3S$，分子量295.41。喹硫平与N-脱烷基喹硫平分子结构式见图7-30。

1.药理作用　喹硫平是二苯并硫氮杂䓬类非典型抗精神病药物，为多种神经递质受体拮抗剂。在脑中，喹硫平对5-HT$_2$受体具有高度亲和力，且大于对脑中多巴胺D$_1$和多巴胺D$_2$受体的亲和力。喹硫平对组胺H$_1$受体和肾上腺素能α$_1$受体同样有较高亲和力，但对α$_2$受体

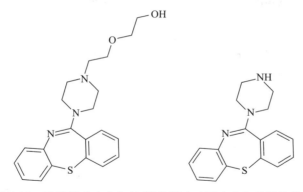

图7-30　喹硫平（左）与N-脱烷基喹硫平（右）分子结构式

亲和力低，对胆碱能毒蕈碱样受体或苯二氮䓬受体基本没有亲和力。

2. 临床应用

（1）适应证：用于治疗精神分裂症和双相情感障碍的躁狂发作。

（2）用法用量：口服。①成人精神分裂症：治疗初期，第1天为50mg/d，第2天为100mg/d，第3天为200mg/d，第4天为300mg/d。以后剂量逐渐增到有效剂量范围，为300～450mg/d。一般可根据患者的临床反应和耐受性调整为150～750mg/d，2次/日。②双相情感障碍的躁狂发作：当用作单一治疗或情绪稳定剂的辅助治疗时，治疗初期时第1天为100mg/d，第2天为200mg/d，第3天为300mg/d，第4天为400mg/d。到第6天剂量调至800mg/d，但增加幅度≤200mg/d。可根据患者的临床反应和耐受性调整为200～800mg/d，常用有效剂量范围为400～800mg/d。③老年患者用药：与其他抗精神病药一样，本品慎用于老年患者，尤其在开始用药时。老年患者的起始剂量为25mg/d，随后以25～50mg/d的幅度增至有效剂量，但有效剂量可能较一般年轻患者低。④儿童、青少年用药：起始剂量每次25mg，2次/日；可根据患者的临床反应和耐受性增加剂量，每次增加25～50mg。最大剂量750mg/d。

（3）药物不良反应

①常见不良反应：鼻塞、咽炎、动脉舒张压或动脉收缩压增加、直立性低血压、心动过速、腹痛、便秘、肠梗阻、食欲增加、消化不良、恶心、呕吐、胰腺炎、体重增加、胆固醇升高、三酰甘油升高、粒细胞缺乏症、白细胞减少症、中性粒细胞减少症、嗜睡、头晕、头痛、失眠、震颤等。

②严重不良反应：Q-T间期延长、晕厥和心脏性猝死、癫痫发作、迟发性运动障碍、神经阻滞剂恶性综合征、重度中性粒细胞减少症等。

③其他不良反应：疲劳和疼痛感、糖尿病酮症酸中毒等。

3. 药动学特征　喹硫平口服吸收快，单剂量服用 t_{max} 为1～1.5h。血浆蛋白结合率约为83%。体内分布广，口服后表观分布容积为513～710L，喹硫平可进入乳汁，乳汁/血浆比约为0.29。在肝脏主要由CYP3A4、CYP3A5及CYP2D6等参与代谢，已知的主要代谢途径有烷基侧链氧化成羧酸、侧链末端醇羟基氧化成羧基、二苯并二氮䓬环羟化、磺化氧化、N-去烷基化、O-去烷基化、Ⅱ相的结合反应等。主要代谢（如硫氧化、氧化、去烷基）经CYP3A4、CYP3A5介导，少量代谢产物如7-羟基喹硫平经CYP2D6代谢，喹硫平的代谢物至少有20多种。有报道达 C_{max} 时，血浆中的硫氧化物约占总量15.1%，氧化物约占14.7%，活性代谢产物7-羟基喹硫平和7-羟基-N-脱烷基喹硫平分别约占5%和2%，其他代谢产物少于5%，稳态并服药后8h二者均约占12%，另有报道稳态时活性代谢产物N-脱烷基喹硫平 C_{max} 为喹硫平的35%。主要（约95%）以代谢产物排出，其中约73%从尿中排出，21%从粪便中排出，少于5%以原型药物经肾排泄。喹硫平及N-脱烷基喹硫平的血浆消除 $t_{1/2}$ 分别为6～11h和11～13h。

4.治疗药物监测

（1）治疗参考浓度范围（有效浓度范围）：AGNP在《神经精神药理学治疗药物监测共识指南（2017年版）》中推荐：①治疗参考浓度（谷浓度）为100～500ng/ml（喹硫平）、100～250ng/ml（N-脱烷基喹硫平）；②实验室警戒（谷浓度）浓度为1000ng/ml（喹硫平）；③代谢产物与母药的比值可以用来鉴别药动学相互作用、代谢基因型及用药依从性等，N-脱烷基喹硫平与喹硫平的比值为0.54～3.10；④当喹硫平速释制剂按2次/日用药，即△t为12h时，喹硫平DRC因子为0.54（0.31～0.78），N-脱烷基喹硫平DRC因子为0.32（0.23～0.41），当喹硫平缓释制剂按每日2次用药，即△t为12h时，喹硫平DRC因子为0.97（0.29～1.66），N-脱烷基喹硫平DRC因子为0.59（0.25～0.92），当喹硫平缓释制剂按每日1次用药，即△t为24h时，喹硫平DRC因子为0.34（0.10～0.58），N-脱烷基喹硫平DRC因子为0.37（0.16～0.58），其中，喹硫平速释及缓释制剂的 t_{max} 分别为1h和6h，缓释制剂的CL/F由谷浓度计算而得。上述DRC因子的相关CL/F、F、$t_{1/2}$ 见表1-2，DRC范围计算见第1章。其他资料显示：①有报道喹硫平有效血药浓度为75～500ng/ml、32～525ng/ml或25～900ng/ml；②中毒浓度为1800ng/ml。

（2）推荐级别及监测指征：AGNP在《神经精神药理学治疗药物监测共识指南（2017年版）》中推荐喹硫平治疗药物监测等级为2级。TDM指征：①药动学个体差异大；②药物浓度与疗效及毒副作用密切相关；③精神疾病易出现用药依从性差；④本品代谢及排泄由CYP3A4、CYP2D6及P-gp（ABCB1）等参与，存在基因多态性且可发生药物相互作用；⑤特殊人群（如老年人、肝肾功能不全、儿童、青少年等）用药情况复杂；⑥有效治疗浓度范围窄，易发生毒副反应；⑦疗效指标不明确，易受主观影响；⑧用药初期不易通过临床反应评价疗效；⑨毒副反应可隐匿性出现，且与症状加重不易区分等。

（3）样本采集：一般采集静脉血2～3ml，分取血清或血浆测定。运输时，建议样本温度维持在2～8℃。若不能立即测定，可暂存于2～8℃；文献研究表明，在2～8℃下，血浆中的喹硫平可以保存4周；在-20℃下，可以保存1年。建议规律用药达稳态（3～5d）后，在下一剂给药前立即采样（建议控制在30min内），测定谷浓度，也有资料推荐用药达稳态后，末次服药12～14h采血。当怀疑中毒时，应立即采血监测。

（4）监测时机或适应证：①首次用药达稳态后；②治疗初期建议每1～2周监测1次；③维持治疗评价疗效时建议每4～6周监测1次；④剂量调整前及剂量调整达稳态后；⑤达到最佳疗效，需确定个体最佳药物浓度时；⑥合并可能与喹硫平相互作用的药物时；⑦不能有效控制病情或疗效下降时；⑧出现毒副反应时；⑨怀疑吞服大量药物时或进行中毒诊断及救治疗效评价时；⑩体重异常、老年人、肝肾功能不全等特殊人群患者，应加强监测；⑪怀疑依从性差时等。

（5）常用监测方法：主要是色谱法。喹硫平具有紫外吸收基团，因此可选择HPLC-UV法，喹硫平亲脂性强，可以选择 C_{18} 色谱柱进行分离，有文献报道HPLC-UV法测定喹硫平及N-脱烷基喹硫平，最低定量限为5ng/ml。此外，有文献报道LC-MS方法测定喹硫平及其4种代谢产物的浓度，该方法前处理采用液液萃取，最低定量限可达到0.5ng/ml。LC-MS灵敏度更高，且可以同时测定多种代谢产物，可采用LC-MS法检测喹硫平的浓度。

（6）影响药物浓度因素

①喹硫平有速释制剂与缓释制剂不同剂型及不同生产厂家，可能会引起一定程度的药物浓度差异。

②病理生理状态：喹硫平在肝脏广泛代谢，肝功能损伤时可致清除率下降、血药浓度升高，服用喹硫平应加强监测并调整剂量。肾功不全时，可致本品清除率下降。有报道口服喹硫平后的清除率在肾脏和肝脏损伤患者中下降约25%。另外，本品可增加有痴呆症状患者的心脑血管风险及死亡风险。

③性别：女性患者血浆药物浓度-剂量比高于男性，可能是由于男性代谢能力高于女性导致的。

④年龄：有报道10～17岁人群，稳态时喹硫平血浆浓度与成人无显著性差异，但N-脱烷基喹硫平的AUC及C_{max}高于成人。儿童、青少年服用喹硫平一般不需要调整剂量。但儿童、青少年用药时某些不良反应（如食欲增加、血清催乳素升高、呕吐、晕厥等）的发生率高于成人，应注意监测。老年人由于肝肾功能下降，代谢及排泄能力下降，喹硫平的清除率比18～65岁人群低30%～50%，血药浓度显著高于成人，需要调整剂量。有报道老年人、中青年和青少年的血药浓度/剂量比（C/D）存在显著性差异。另外，老年人易发生直立性低血压，也有报道＞65岁患者应用喹硫平可增加死亡风险。

⑤饮食：进食对喹硫平的生物利用度无明显影响。也有报道喹硫平与高脂餐一同给予，可致AUC与C_{max}均值分别增加约15%和25%。葡萄柚等食物可以抑制CYP3A4酶的活性，从而降低喹硫平的代谢，导致血浆中喹硫平浓度增加。其他影响CYP3A4活性的食物与喹硫平合用需谨慎。本品可增强乙醇对认知和运动的损害作用，应避免与含乙醇的饮食合用。吸烟对喹硫平的代谢几乎没有影响。

⑥遗传因素：喹硫平主要经肝药酶CYP3A家族进行代谢，*CYP3A5*3* 及 *CYP3A4*22* 基因多态性对喹硫平血浆水平及其药动学影响显著。

⑦采样时间：采血时间过早或过晚，测定结果均可能偏离实际谷浓度。有报道晚上服用喹硫平缓释制剂的患者，于早上采血，浓度比常规谷浓度高约2倍。

⑧药物相互作用：喹硫平在肝脏内主要经CYP3A4，次要经CYP2D6、CYP3A5代谢，P-gp参与其分布或排泄，所有对这些代谢酶或转运蛋白产生诱导、抑制或竞争作用的药物（附表1，附表2）均可能与本品产生药物相互作用。

例如，苯巴比妥、苯妥英钠、卡马西平、硫利达嗪等是CYP3A4的强诱导剂，与喹硫平合用时，可以导致喹硫平代谢增强，血药浓度明显降低。有报道喹硫平（300mg，2次/日）与卡马西平（600mg/d）合用2周后，清除率增加约7.5倍，喹硫平C_{max}降低约80%(由1042ng/ml降至205ng/ml)；与苯妥英钠合用，可致喹硫平血药浓度降低约80%，清除率增加约5倍；硫利达嗪可降低喹硫平AUC约40%，清除率增加约60%。如果停用苯妥英钠或卡马西平或其他肝酶诱导剂并换用另外一种非诱导剂（如丙戊酸钠）则喹硫平的剂量需要减少。

喹硫平与CYP3A4的强抑制剂（如唑类抗真菌药、大环内酯类抗生素或蛋白酶抑制剂）合用，可能会导致喹硫平代谢能力减弱，血药浓度升高。有报道酮康唑可增加喹硫平血药浓度3～4倍；与氟伏沙明合用时，可致喹硫平C/D值增加约159%。氟西汀、氟哌啶醇等可强效抑制CYP2D6，但由于喹硫平次要经CYP2D6代谢，对喹硫平的代谢影响有限，在大多数病例中并未引起喹硫平具有临床意义的血药浓度变化，有报道氟西汀可增加喹硫平的AUC约12%，C_{max}增加约26%，降低喹硫平CL/F约11%。丙米嗪、西咪替丁同时可抑制CYP3A4和CYP2D6，但由于对两者的抑制作用有限，在大多数病例中亦未引起喹硫平血药浓度显著变化，有报道西咪替丁可增加喹硫平的 AUC 约 10%。

喹硫平血浆蛋白结合率较高，理论上，与其他强蛋白结合药物合用时，可因竞争性结合发生药物相互作用，但有研究显示，喹硫平并不与华法林或地西泮竞争性地结合人血白白蛋白。尚未报道喹硫平结合的特定血浆蛋白。

另外，本品与可延长 Q-T 间期药物合用时，Q-T 间期延长作用可叠加；本品可对抗左旋多巴及多巴胺受体激动药的作用；与其他作用于中枢神经系统药物合用，可致药效叠加。

5.药物过量　喹硫平过量中毒的临床资料相对较多，国外关于该药物滥用、误服、自杀等原因的病例较多，且逐年显著增加。国内目前关于本品中毒的相关报道较少，且报道多以个案为主。喹硫平过量中毒后的临床症状：①主要为中枢神经系统反应，如嗜睡、谵妄、兴奋、躁动、激动、语言障碍、对光反射迟钝、意识模糊、昏迷、呼吸抑制、癫痫持续状态、抗精神药物恶性综合征等。少见迟发性运动障碍及急性运动失调（如肌阵挛、肌张力增高、帕金森症状等）。有报道喹硫平过量中毒后中枢神经系统抑制的病例中嗜睡约占 76%，昏迷约占 10%。文献报道在 1.4 ～ 30g 剂量范围内可见到患者出现迟发性全身癫痫样发作。②心血管系统反应，如心动过速、低血压、Q-T 间期延长、室性心动过速、房室传导阻滞、心肌酶升高、心功能下降等。有报道喹硫平中毒患者（$n = 945$）中约 56% 出现了心动过速。低血压也是喹硫平中毒后常见心血管系统毒性反应，有报道其发生率约 18%。③其他反应，可见横纹肌溶解、尿潴留、低血钾、脑出血、惊厥、抽搐、高催乳素血症等。

血药浓度对喹硫平过量中毒辅助诊断及中毒后救治效果评价有重要价值。当血药浓度＞500ng/ml 时，中毒风险增加，有资料显示喹硫平的中毒浓度为 1800ng/ml，致死浓度为 7000ng/ml。文献报道的死亡病例尸检血药浓度为 0.14 ～ 37.0μg/ml。

喹硫平过量中毒无特效解毒剂。喹硫平中毒后治疗上主要以对症支持治疗及毒物摄入后迅速地洗胃及服用活性炭等为主。

治疗要点：①减少药物吸收。当过量服用喹硫平后，应立即刺激咽部催吐，早期使用活性炭可能有助于减少喹硫平的吸收。②促进已吸收毒物清除。可以给予患者泻药，加速已吸收喹硫平的排泄。③监测和维持生命体征，依据病情给予对症治疗及支持疗法。建议采取积极的监护措施，包括开辟良好的气道，保证足够的氧供和呼吸，同时监测和维持心血管系统功能。应采取严密的医疗监护和监测，直到患者恢复。摄入剂量＜3g 且无意识障碍及合并其他药物中毒者一般无须 ICU 治疗，一般住院时间较短。＞3g 者若出现谵妄、抽搐、低血压等危及生命并发症时需 ICU 抢救治疗，住院时间延长。对于迟发性运动障碍、急性运动失调等，可给予苯二氮䓬类镇静催眠药及抗组胺药。及时停用抗精神类药物，恰当及时输液及防治并发症是治疗关键。去甲肾上腺素是首选的血管活性药物，可用于救治喹硫平过量中毒导致的低血压。脂肪乳剂药物中毒中应用越来越广泛。对于喹硫平过量中毒及合并亲脂类药物中毒（如西酞普兰）等采用脂肪乳剂静脉注射均可明显改善患者临床症状。目前文献报道治疗喹硫平中毒的血液净化的方式有多种，以血液灌流联合血液透析或滤过为主。血液灌流对于高蛋白结合率、高脂溶性及中大分子量的物质清除作用较大，因此，用于喹硫平效果较好，而单纯血液透析或血液滤过在清除喹硫平时效果欠佳，但其在维持内环境稳定及液体管理方面作用更具有优势，两者结合有利于危重患者的救治。对于无法维持有效循环的危重患者，常需要联合体外膜肺治疗等更高级别治疗方式。

6.基因多态性　喹硫平药动学与基因多态性报道资料较多，喹硫平主要由肝药酶 CYP3A 家族进行代谢，理论上来讲，参与代谢的肝药酶基因多态性会影响喹硫平的药动学。有文献表明，*CYP3A5*3* 基因多态性对喹硫平血浆水平及其药动学影响显著。还有文献表明，作为 *CYP3A4*22* 等位基因的携带者，在同等剂量下喹硫平的血清浓度会增加。喹硫平是 P- 糖蛋白的底物，然而，文献中报道 *ABCB1* 基因多态性对喹硫平血浆水平无显著影响。此外，其他资料显示喹硫平的不良反应可能与 *MC4R* 基因的 rs489693 位点相关。

十二、阿立哌唑

阿立哌唑（aripiprazole），商品名为安律凡、博思清、奥派、索清、郝尔宁等。分子式为 $C_{23}H_{27}Cl_2N_3O_2$，分子量 448.39，化学名 7-｛4-［4-（2,3-二氯苯基）-1-哌嗪基｝丁氧基］-3,4- 二氢喹啉酮。药物浓度监测常涉及其主要活性代谢产物脱氢阿立哌唑，其分子式为 $C_{23}H_{25}Cl_2N_3O_2$，分子量 446.38。阿立哌唑与脱氢阿立哌唑分子结构式见图 7-31。

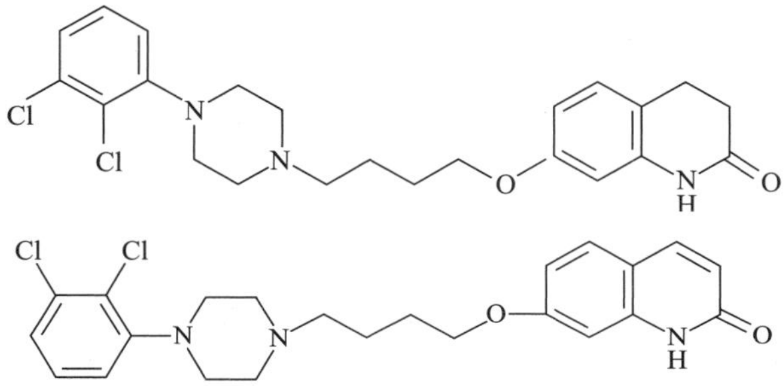

图 7-31　阿立哌唑（上）与脱氢阿立哌唑（下）分子结构式

1. 药理作用　阿立哌唑是苯丁哌唑嗪类化合物，与多巴胺 D_2、多巴胺 D_3、5-HT$_{1A}$、5-HT$_{2A}$ 受体具有高亲和力，与多巴胺 D_4、5-HT$_{2c}$、5-HT$_7$、$α_1$、H_1 受体及 5-HT 重吸收位点具有中度亲和力。阿立哌唑的抗精神分裂作用机制尚不清楚，认为是通过对多巴胺 D_2 和 5-HT$_{1A}$ 受体的部分激动作用及对 5-HT$_{2A}$ 受体的拮抗作用介导产生的。

2. 临床应用

（1）适应证：①用于治疗精神分裂症。②FDA 批准的其他适应证。双相Ⅰ型情感障碍的躁狂发作或混合发作急性期或维持期的治疗；抽动障碍症患者的激惹。

（2）用法用量

①口服。a. 成人：起始剂量为 10mg/d 或 15mg/d，1 次 / 日，用药 2 周后，可根据个体的疗效和耐受情况逐渐增加剂量，但加药速度不宜过快。有效剂量为 10 ～ 30mg/d。b. 辅助用药：联合锂剂或丙戊酸钠，用于治疗双相Ⅰ型情感障碍的躁狂发作或混合发作，起始剂量为 10 ～ 15mg/d，1 次 / 日，可增至 30mg/d。c. 单药治疗双相Ⅰ型情感障碍的急性躁狂发作或躁狂抑郁混合发作，起始剂量为 15mg/d，1 次 / 日，可增至 30mg/d。d. 边缘性人格障碍（超说明书用药），单药时 15mg/d，可联合用药，10 ～ 15mg/d。e. 辅助治疗严重抑郁症，起始剂量为 2 ～ 5mg/d，1 次 / 日，可在 2 ～ 15mg/d 调整剂量。f. 青少年孤独症相关的易激惹症状（超说明书用药）：6 ～ 17 岁儿童青少年：起始剂量 2mg/d，逐渐增至 5mg/d，间隔至少 1 周增加 5mg/d，至 10 ～ 15mg/d。g. 10 ～ 17 岁儿童青少年双相障碍Ⅰ型躁狂或混合状态（超说明书用药）：2mg/d 维持 2d，2d 内加至 5mg/d，继续增至 10mg/d，根据病情可每天增加 5mg。h. 6 ～ 18 岁儿童青少年抽动秽语综合征（超说明书用药）：体重＜ 50kg 的用药量 2mg/d 维持 2d，增加至 5mg/d，最大剂量增至 10mg/d，间隔至少 1 周；体重＞ 50kg 的用药量 2mg/d 维持 2d，增加至 5mg/d 维持 5d，第 8 天剂量增至 10mg/d，最大剂量 20mg/d，间隔至

少1周。i.13～17岁儿童青少年精神分裂症（超说明书用药）：起始剂量2mg/d，2d后增至5mg/d，第五天增加至10mg/d，维持剂量10mg/d，最大剂量30mg/d。

②肌内注射（缓释注射剂）。用于治疗精神分裂症及单药维持治疗双相Ⅰ型情感障碍，首先明确耐受性（约2周），且用药后前2～3周需补充口服制剂。一般起始剂量及维持剂量为每次400mg，每月1次，不同厂家（阿立哌唑一水合物、月桂酰阿立哌唑）及不同规格（300～724mg）的用药剂量频率有所差异，可以有每4周、每个月、每6周、每2个月注射1次等不同给药频率。

（3）药物不良反应

①常见不良反应：神经精神症状，如头晕、头痛、静坐不能、镇静、嗜睡、记忆障碍、锥体外系反应（呈剂量依赖性，如静坐不能、震颤、四肢强直等）、运动障碍、躁动、失眠、焦虑、坐立不安、攻击性、性欲变化、谵妄、紧张、抽动等；消化系统症状，如便秘、消化不良、恶心、呕吐、腹痛、口干、厌食、肝功能损伤、黄疸等；心血管系统症状，如血压异常、心动过速、心动过缓等；其他症状，如乏力、疼痛、体重变化、视物模糊、咽痛、咳嗽、肌肉痉挛、呼吸困难、结膜炎、流感综合征、发热等。

②少见不良反应：流涎、胰腺炎、胸痛、激越、言语障碍、横纹肌溶解、阴茎异常勃起、体温调节受损、Q-T间期延长、催乳素水平升高、癫痫、消化道出血、白细胞减少、血糖异常、血脂升高、关节痛、感觉异常、情绪异常、情感淡漠、皮肤反应（皮疹、瘙痒、脱发、痤疮等）、眼干、耳鸣、尿潴留、排尿异常、男性乳房发育、女性泌乳等。

③严重不良反应：血液及淋巴系统反应，如血小板减少、嗜酸性粒细胞增多症等；心血管系统反应，如心搏骤停、房室传导阻滞、心力衰竭、心肌梗死等；免疫系统反应如血管性水肿、喉痉挛等超敏反应；其他反应，如低钾血症、低钠血症、低血糖、帕金森病、惊厥、迟发性运动障碍、神经阻滞药恶性综合征、自杀意念、癫痫持续状态、大疱疹、剥脱性皮炎、肾衰竭等。

3. 药动学特征　口服吸收良好，t_{max}为3～5h，口服片剂的绝对生物利用度约为87%。在体内分布广泛，静脉注射后的稳态分布容积为4.9L/kg，可通过血脑屏障。在治疗浓度下，阿立哌唑及脱氢阿立哌唑的血浆蛋白结合率超过99%。主要在肝脏经CYP3A4和CYP2D6进行氧化代谢，代谢途径主要包括脱氢、羟基化、末端脱烃作用，CYP3A4和CYP2D6主要催化脱氢、羟化作用，末端脱烃是由CYP3A4参与催化，主要代谢产物为脱氢阿立哌唑，约占阿立哌唑药时曲线下面积（AUC）的40%，有报道脱氢阿立哌唑浓度约为母药的45%。阿立哌唑与脱氢阿立哌唑共同构成抗精神病的有效成分。主要经粪便（代谢产物约55%、原型药物约18%）、次要经尿液（代谢产物约25%、原型药物约1%）排出。阿立哌唑和脱氢阿立哌唑的$t_{1/2}$分别为75h（有报道60～80h）和94h。长效制剂的药物释放和吸收速度与理化性质、药物粒径、稳定剂和混悬介质等因素有关，如阿立哌唑一水合物干混悬剂给药后5～7d后达到C_{max}，而月桂酰阿立哌唑混悬剂5～7d才出现在体循环中，需要6～7周才可达到C_{max}。有报道阿立哌唑长效注射剂的表观半衰期为30～47d。

4. 治疗药物监测

（1）治疗参考浓度范围（有效浓度范围）：AGNP在《神经精神药理学治疗药物监测共识指南（2017年版）》中推荐：①100～350ng/ml（阿立哌唑）（谷浓度）；②150～500ng/ml（阿立哌唑＋脱氢阿立哌唑）（谷浓度）；③实验室警戒浓度为1000ng/ml（谷浓度）。④脱氢阿立哌唑与阿立哌唑的比值为0.3～0.5（口服制剂与长效制剂相似）。⑤当阿立哌唑按1次/日用药，即△t为24h时，阿立哌唑DRC因子为11.72（8.15～15.29），脱氢阿立哌唑

DRC因子为4.82（3.04～6.60），活性部分DRC因子为16.54（11.19～21.89），上述DRC因子的相关CL/F、F、$t_{1/2}$见表1-2，DRC范围计算见第1章。其他资料显示，阿立哌唑有效血药浓度范围为100～450ng/ml或160～450ng/ml。

（2）推荐级别及监测指征：AGNP在《神经精神药理学治疗药物监测共识指南（2017年版）》中推荐其治疗药物监测等级为2级。TDM指征：①受药物生产厂家、剂型、性别、年龄、体重、吸烟及酶活性等多种因素的影响，阿立哌唑药动学个体差异大。②可发生严重不良反应，约7%患者因严重不良反应终止治疗，尤其是老年痴呆相关精神病患者，死亡事件的风险高。且药物浓度与疗效及毒副作用密切相关。③精神病患者易出现用药依从性差。④代谢酶主要为CYP3A4、CYP2D6，存在基因多态性且易发生药物相互作用。⑤老年人、肝肾功能障碍者、低蛋白等特殊人群用药情况复杂。⑥毒副反应可隐匿性出现，且有时与症状加重不易区分。⑦疗效指标不明确，易受主观影响。⑧用药初期不易通过临床反应评价疗效。⑨有效治疗浓度范围窄，易发生毒副反应等。

（3）样本采集：一般采集静脉血2～3ml，分取血清或血浆测定。若不能立即测定，可暂存于2～8℃；有报道，在2～8℃下，血浆中的阿立哌唑可以保存4周；在-20℃下，可以保存1年。阿立哌唑及其代谢产物在2周可达到稳态血药浓度，建议规律用药2周后，在下一剂给药前立即采样（建议控制在30min内），测定谷浓度；也有资料推荐可在用药达稳态后，末次用药12～14h采集血样测定。当使用阿立哌唑长效剂型时，注意估算达稳态的时间，根据情况确定采血时间。当怀疑患者阿立哌唑中毒时，应立即采血监测。

（4）监测时机或适应证：①首次用药达稳态后；②治疗初期每1～2周监测1次；③维持治疗评价疗效时建议每4～6周监测1次；④剂量调整前及剂量调整达稳态后；⑤达到最佳疗效，需确定个体最佳药物浓度时；⑥合并可能与阿立哌唑相互作用的药物时；⑦不能有效控制病情或疗效下降时；⑧出现毒副反应时；⑨怀疑吞服大量药物时或进行中毒诊断及救治疗效评价时；⑩体重异常、老年人、儿童青少年、肝肾功能不全等特殊人群患者，应加强监测；⑪怀疑依从性差时等。

（5）常用监测方法：主要是色谱法，包括HPLC-UV和LC-MS，阿立哌唑具有紫外吸收基团，可以选择HPLC-UV法，阿立哌唑亲脂性强，可采用C_{18}色谱柱进行分离，有报道采用HPLC-UV法同时检测阿立哌唑及脱氢阿立哌唑，特异性好，灵敏度高，最低定量限可达0.5ng/ml，有报道采用LC-MS/MS同时测定阿立哌唑及脱氢阿立哌唑，具有更高的灵敏度，阿立哌唑的定量限为0.1ng/ml，脱氢阿立哌唑定量限为0.01ng/ml。

（6）影响药物浓度因素

①药物剂型：阿立哌唑有普通片剂、胶囊剂、口崩片及长效注射剂等不同剂型，药物释放及吸收可受不同厂家、剂型、理化性质等因素影响而存在差异，进而引起药动学变异。

②病理生理状态：阿立哌唑主要在肝脏代谢，但有研究表明，肝肾功能损伤的患者与正常患者相比，阿立哌唑的药动学没有显著差异，有报道，与健康受试者相比，轻、中及重度肝功能损伤者阿立哌唑的AUC增加了10%～30%；在严重肾功能不全患者中，阿立哌唑及脱氢阿立哌唑的C_{max}分别增加了约36%和53%，但前者AUC降低了约15%，后者AUC增加了约7%，因此，一般认为肝肾功能损伤患者不需要调整阿立哌唑的剂量。

本品与血浆白蛋白具有高度亲和力，理论上，当患者处在尿毒症、肝脏疾病、甲状腺功能亢进、烧伤、外伤、妊娠、老年人（＞75岁）、营养不良、艾滋病等低蛋白（白蛋白）状态时，可能造成其游离药物浓度升高，毒副作用发生风险增加，应注意剂量调整和监测。本品与α_1酸性糖蛋白的结合及其浓度对本品游离血药浓度的影响尚需进一步探究。

③年龄：在单剂量（15mg）药动学研究中，老年人（≥65岁）受试者比较低年龄受试者（18～64岁）的阿立哌唑清除率低约20%。但在精神分裂症患者的药动学研究中未发现年龄差异。同样，老年患者多剂量给药后的药动学与青年健康受试者的相似，因此不建议对老年患者调整剂量；基于个体发育及肝代谢酶差异，理论上，儿童及青少年药动学可存在差异，有报道未成年精神分裂症患者应用本品引起锥体外系不良反应高于成人；同时，本品多次给药后有明显蓄积，因此，老年人、儿童青少年应用本品时应加强血药浓度监测应。

④饮食：阿立哌唑吸收不受进食影响，可单独服用或与食物一起服用，有报道当本品与高脂饮食合用时，对其C_{max}、AUC无显著影响，但可致阿立哌唑及脱氢阿立哌唑的t_{max}延长，可分别延长至3h和12h。影响CYP3A4和CYP2D6A代谢酶的食物可能会导致阿立哌唑代谢动力学的改变，如葡萄柚（西柚）可能会导致阿立哌唑血药浓度升高。

⑤遗传因素：亚洲人群特有的*CYP2D6*10*等位基因可以影响阿立哌唑的药动学特征。此外，*CYP2D6*41*等位基因可以显著影响阿立哌唑的代谢特征。

⑥性别：有报道女性体内阿立哌唑清除率更低，血药浓度高于男性，与男性相比，女性的阿立哌唑及脱氢阿立哌唑的C_{max}及AUC高30%～40%，但一般不推荐因性别差异进行剂量调整。

⑦药物相互作用：CYP3A4、CYP2D6及P-gp（ABCB1）可参与阿立哌唑的分布、代谢或排泄过程，当合用这些酶活性的抑制剂、诱导剂或因相同底物发生竞争性抑制药物（附表1，附表2）时，均可能会影响本品的代谢，从而导致药动学发生变化。

例如，卡马西平、苯巴比妥、苯妥英钠、利福平等为CYP3A4的诱导剂，合用时可引起阿立哌唑的清除率升高和血药浓度降低，有报道与卡马西平合用可使血药浓度降低约88%。酮康唑、伊曲康唑、奎尼丁、氟西汀、帕罗西汀、红霉素等可抑制CYP3A4或CYP2D6的活性，与阿立哌唑合用时，可抑制阿立哌唑的代谢，从而增加血药浓度。推荐阿立哌唑合用酮康唑、氟西汀、奎尼丁等CYP3A4或CYP2D6的强抑制剂时，剂量应减少至常规剂量的约50%，停用CYP3A4抑制剂时剂量应增加。与CYP3A4的强效诱导药（如卡马西平）合用时，应增加阿立哌唑50%～100%剂量，当停用CYP3A4的诱导药时，剂量应调整回原剂量。也有推荐合并使用CYP2D6抑制剂、CYP3A4抑制剂或CYP3A4诱导剂超过14d的患者可以使用阿立哌唑长效注射剂。

阿立哌唑不是CYP1A2、CYP2B6、CYP2C8、CYP2C9、CYP2C19、CYP2E1等酶的底物，因此，一般与这些酶的抑制剂及诱导剂不发生相互作用，如吸烟。

阿立哌唑血浆蛋白结合率高，理论上，可与其他血浆蛋白结合药物竞争性结合血浆蛋白，进而发生药物相互作用，但有报道本品与华法林合用时并未观察到显著相互作用。

另外，有报道阿立哌唑与法莫替丁合用时，阿立哌唑及脱氢阿立哌唑C_{max}分别降低37%和21%，AUC分别减少13%和15%；与丙戊酸合用，阿立哌唑C_{max}及AUC降低约25%；与锂盐合用，阿立哌唑及脱氢阿立哌唑C_{max}及AUC增加<20%。因此，本品与法莫替丁、华法林、锂盐、丙戊酸、奥美拉唑等药物合用时，药物相互作用不显著，一般不需要调整剂量。

此外，阿立哌唑主要作用于中枢神经系统，与其他作用于中枢神经系统的药物或乙醇合用时应十分谨慎。阿立哌唑可拮抗α_1受体，因此可能诱发低血压，亦可增强某些抗高血压药物的治疗。

5.药物过量　阿立哌唑中毒的临床资料相对较少，有文献报道单次服用阿立哌唑

90mg，即可出现明显的中毒症状。儿童患者的中毒剂量会更低，有报道一名2岁儿童服用阿立哌唑40mg后出现呕吐和持续30h的嗜睡。阿立哌唑过量后临床症状主要表现为镇静、窦性心动过速、恶心、呕吐、头痛、视觉障碍、嗜睡、昏迷等。目前没有治疗阿立哌唑过量的特异性解救药，一旦发生过量时，应检查心电图，如果出现QTc延长，应进行严密心脏监测。同时，应采用支持疗法，保持气道通畅和吸氧，并给予对症处理。治疗期间也应监测阿立哌唑血药浓度，当血药浓度＞350ng/ml时，其至＞1000ng/ml时中毒风险增加，因此在治疗过程中，要密切观察患者的血药浓度，直至患者康复。

阿立哌唑无特效解救剂，过量中毒后处理要点包括：①减少药物吸收。当过量服用阿立哌唑后，应立即刺激咽部催吐，早期使用活性炭可能有助于减少阿立哌唑的吸收。单剂量口服15mg阿立哌唑后1h，服用50g活性炭可使阿立哌唑的平均AUC和C_{max}降低50%。血液透析：尽管没有血液透析处理阿立哌唑过量的任何信息，但因阿立哌唑的血浆蛋白结合率高，所以血液透析可能对过量处理没有明显效果。②促进已吸收毒物清除。可以给予患者泻药，加速已吸收阿立哌唑的排泄。③监测和维持生命体征，依据病情给予对症治疗及支持疗法，使用抗组胺药可有效缓解患者的中毒症状。

6.基因多态性　理论上，*CYP3A4*及*CYP2D6*基因多态性可能影响阿立哌唑的药动学，进而影响其疗效及毒性。*CYP2D6*在人群中有高度基因多态性，存在UM型、EM型、IM型和PM型等不同代谢类型。有文献报道，亚洲人群特有的*CYP2D6*10*等位基因可以影响阿立哌唑的药动学。此外，还发现*CYP2D6*41*等位基因显著影响阿立哌唑的代谢特征。药物基因组学研究发现，*CYP2D6* PM阿立哌唑血药浓度升高80%，而其活性代谢产物降低30%，总体活性成分升高约60%，应减少50%的临床常规剂量。若在*CYP2D6* PM中阿立哌唑与CYP3A4酶的强抑制剂（如酮康唑等）联合使用，应将剂量减少到常规推荐剂量的25%。

荷兰皇家药师协会指南推荐，对CYP2D6慢代谢型患者，将阿立哌唑的最大剂量降至10mg/d（最大推荐剂量的67%），对于中等代谢型和快代谢型患者无剂量推荐建议。也有资料推荐CYP2D6慢代谢型患者使用阿立哌唑长效制剂。阿立哌唑的抗精神分裂作用可能与多巴胺D_2受体的部分激动有关，有文献报道阿立哌唑的临床疗效与多巴胺D_2受体（DRD_2）基因*Taq1A*多态性有关。还有资料显示，阿立哌唑的不良反应与*MC4R*基因的rs489693位点相关。于*CYP2D6*基因多态性阿立哌唑用药建议见表7-12。

表7-12　基于*CYP2D6*基因多态性阿立哌唑用药建议

基因型	表型	临床意义	建议
*1/*1，*1/*2，*1/*4，*1/*5，*1/*9，*1/*41，*2/*2，*41/*41（至少携带1个功能等位基因或2个活性降低的功能等位基因）	快代谢型（EM）	酶活性正常，正常代谢阿立哌唑	给予临床常规推荐剂量治疗
*3-*8，*11-*16，*19-*21，*38 *40、*42（携带2个无活性的等位基因）	慢代谢型（PM）	酶活性极低，对阿立哌唑代谢能力弱	给予75%临床常规推荐剂量，且最高剂量不超过10mg/d，并加强TDM，防止严重药物不良反应

注：①慢代谢型中推荐给药剂量为67%临床常规剂量，考虑到实际用药时的可操作性，建议给予75%的临床常规剂量。②尚无在CYP2D6超快代谢型和中间代谢型中研究阿立哌唑的临床药物基因组学的数据

十三、齐拉西酮

齐拉西酮（ziprasidone），又名齐哌西酮、齐哌思酮，商品名思贝格、卓乐定、力复君安等。分子式为$C_{21}H_{21}N_4OClS$，分子量412.94，化学名5-｛2-［4-（1,2-苯并异噻唑-3-基）-1-哌嗪基］乙基｝-6-氯-1,3-二氢-2H-吲哚-2-酮，常用其盐酸盐，齐拉西酮分子结构式见图7-32。

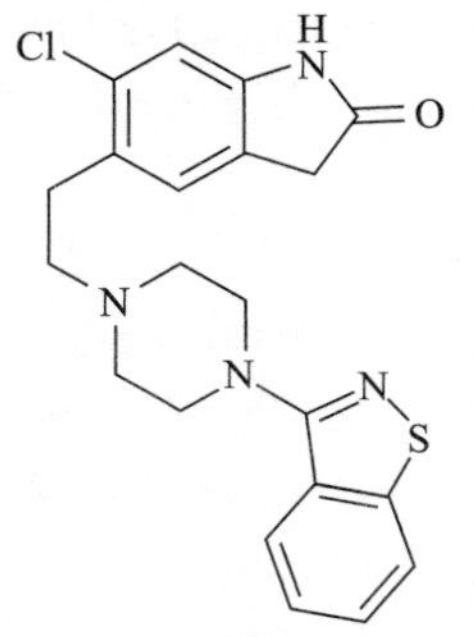

图7-32　齐拉西酮分子结构

1.药理作用　齐拉西酮是苯并异噻唑基取代的哌嗪类非典型抗精神病药，其结构与吩噻嗪类或丁酰苯类抗精神病药物不同。齐拉西酮对多巴胺D_2、多巴胺D_3、5-HT_{2A}、5-HT_{2C}、5-HT_{1A}、5-HT_{1D}、α_1受体具有较高的亲和力，对组胺H_1受体具有中等亲和力，对包括M胆碱能受体在内的其他受试受体/结合位点未见亲和力。本品对多巴胺D_2、5-HT_{2A}、5-HT_{1D}受体具有拮抗作用，对5-HT_{1A}受体具有激动作用。齐拉西酮能抑制突触对5-HT和去甲肾上腺素的再摄取。齐拉西酮抗精神分裂症作用可能是通过对多巴胺D_2和5-HT_2受体的拮抗作用来发挥的，对其他相似亲和力受体的拮抗作用可能是导致其他治疗作用和副作用的原因。

2.临床应用

（1）适应证：适用于治疗精神分裂症（口服制剂）及其急性激越症状（注射剂）。FDA批准的其他适应证：双相障碍Ⅰ型躁狂或混合发作的急性期或维持期治疗。

（2）用法用量：①一般情况。口服，成人初始剂量每次20mg，2次/日。可逐渐增至80mg/次，2次/日。剂量调整间隔应≥2d。维持治疗：精神分裂症患者持续使用齐拉西酮的有效剂量为一次20～80mg，2次/日。在维持治疗期间，多数采用最低有效剂量。②急性激越症状。肌内注射给药，推荐剂量为10～20mg/d，根据需要最高剂量可达40mg。每次10mg，可每隔2h注射1次；每次20mg，可每隔4h注射1次，最高剂量可达40mg/d。连续注射一般不超过3d，如需长期治疗，应尽快改为口服。目前尚无口服同时使用肌内注射剂的安全性经验。③特殊人群用药。不同年龄、性别、种族人群，以及肾功能或肝功能损伤患者一般均无须调整剂量。老年人应从小剂量起始，缓慢调整剂量，并密切监测。轻中度肝功能不全患者应降低剂量，严重肝功能不全患者尚缺乏用药经验，应慎用。

（3）药物不良反应

①常见不良反应：失眠或困倦、无力、头痛、嗜睡、厌食、恶心、呕吐、便秘或腹泻、口干或流涎、流感样症状或呼吸困难、心动过速、血压升高或直立性低血压、头晕、皮疹等。

②罕见不良反应：性功能障碍、胆汁淤积性黄疸、肝炎、抽搐、白细胞或血小板减少或增多、低血钾、低血糖、甲状腺功能减退、脑血管意外等。

③其他不良反应：可能出现锥体外系反应、迟发性运动障碍、催乳素水平升高、体重增加、尿潴留、癫痫发作、急性肌张力障碍、Q-T间期延长等。

3.药动学特征　口服吸收良好。食物可以使本品吸收增加2倍，餐时服用齐拉西酮20mg，绝对生物利用度约为60%。口服本品的血药浓度t_{max}为6～8h（有报道3.8～4.7h），肌内注射的血药浓度t_{max}约为1h。口服给药时，本品C_{max}和AUC的上升与剂量成正比，稳态后2次/日给予齐拉西酮20mg、40mg和60mg时的C_{max}分别是259μg/L、658μg/L和

1028μg/L。分布广泛，表观分布容积约为1.5L/kg（有报道为2.3L/kg），血浆蛋白结合率＞99%。主要在肝脏经CYP3A4和醛氧化酶代谢，有报道共发现12条代谢途径，其中2/3由醛氧化酶参与，1/3由CYP3A4参与。主要代谢产物为苯并异噁唑（BITP）亚砜、BITP-砜、齐拉西酮亚砜和S-甲基-二氢齐拉西酮。主要以代谢产物经粪便（66%）或尿（20%）排出，仅少量原型药经尿液（＜1%）和粪便（＜4%）排泄。齐拉西酮口服$t_{1/2}$约为7h（有报道4.8～10h），肌内注射后平均$t_{1/2}$为2～5h。

4.治疗药物监测

（1）治疗参考浓度范围（有效浓度范围）：AGNP在《神经精神药理学治疗药物监测共识指南（2017年版）》中推荐：①治疗参考浓度为50～200ng/ml（谷浓度）；②实验室警戒浓度为400ng/ml（谷浓度）。③当齐拉西酮按2次/日用药，即△t为12h时，齐拉西酮DRC因子为1.58（1.14～2.03），上述DRC因子的CL/F、F、$t_{1/2}$见表1-2，其中F为进食影响，DRC范围计算见第1章。其他资料显示：齐拉西酮的有效血药浓度范围为20～120ng/ml或50～120ng/ml。

（2）推荐级别及监测指征：AGNP在《神经精神药理学治疗药物监测共识指南（2017年版）》中推荐齐拉西酮治疗药物监测等级为2级。TDM指征：①药动学个体差异大；②药物浓度与疗效及毒副作用密切相关；③精神病患者易出现用药依从性差；④CYP3A4参与其代谢，易发生药物相互作用；⑤老年人、肝肾功能障碍、低蛋白等特殊人群用药情况复杂；⑥有效治疗浓度范围窄，易发生毒副反应；⑦用药初期不易通过临床反应评价疗效等。

（3）样本采集：一般采集静脉血2～3ml，分取血清或血浆测定。齐拉西酮稳定性较好，有文献研究表明血中齐拉西酮在4℃或-20℃可以储存10周。建议规律用药达稳态血药浓度（2～3d）后，在下一剂给药前立即采样（建议控制在30min内），测定谷浓度；也有资料推荐用药达稳态血药浓度后，于末次用药12～14h采血检测。当怀疑患者齐拉西酮中毒时，应立即采血监测。

（4）监测时机或适应证：①首次用药达稳态后；②治疗初期建议每1～2周监测1次；③维持治疗评价疗效时建议每4～6周监测1次；④剂量调整前及剂量调整达稳态后；⑤达到最佳疗效，需确定个体最佳药物浓度时；⑥合并可能与齐拉西酮相互作用的药物时；⑦不能有效控制病情或疗效下降时；⑧出现毒副反应时；⑨怀疑吞服大量药物时或进行中毒诊断及救治疗效评价时；⑩体重异常、老年人、肝肾功能不全、低蛋白等特殊人群患者，应加强监测；⑪怀疑依从性差时等。

（5）常用监测方法：主要是色谱法，包括HPLC-UV和LC-MS，齐拉西酮具有紫外吸收基团，因此可以选择HPLC-UV法，齐拉西酮亲脂性强，可以选择C_{18}色谱柱进行分离，有文献报道采用HPLC-UV测定齐拉西酮，最低定量限为10ng/ml，这种方法成本较低，且稳定性好。也有文献采用LC-MS测定齐拉西酮的浓度，检出限可达0.1ng/ml。

（6）药物浓度影响因素

①药物剂型：齐拉西酮有片剂、注射剂等不同剂型，齐拉西酮不同剂型及不同给药方式，可引起一定程度药物浓度变异。

②病理生理状态：齐拉西酮主要经肝脏CYP3A4代谢，严重肝损伤患者服用齐拉西酮应调整剂量。齐拉西酮经肾分泌的原型药物低于1%，因此，单独的肾损伤对齐拉西酮的药动学无明显影响，肾功能损伤者不需要调整用药剂量。碱性药物通常与清蛋白或α_1酸性糖蛋白结合，不同的病理生理状态对两者水平有不同影响。本品的血浆蛋白结合率超过

99%，但病理生理状态对本品蛋白结合及游离药物浓度的影响尚缺乏确切证据。

③性别：性别对齐拉西酮的药动学无影响，不需要调整剂量。

④年龄：老年患者（年龄＞65岁）对齐拉西酮药动学与成年组相比无明显差异，因此老年患者不需要调整剂量。

⑤饮食：食物可增加齐拉西酮的吸收，应与餐同服，否则药物吸收受到影响，预期血药浓度会偏低。齐拉西酮不经CYP1A2代谢，因此，吸烟对齐拉西酮的药动学无影响。齐拉西酮主要经肝脏CYP3A4代谢，抑制CYP3A4酶活性的食物如葡萄柚（西柚）等，可以导致齐拉西酮代谢减慢，血药浓度偏高。

⑥药物相互作用：齐拉西酮经CYP3A4和醛氧化酶进行代谢，因此，所有对这些代谢酶产生诱导、抑制或竞争作用的药物（附表1，附表2）均可能使齐拉西酮代谢发生改变，从而影响齐拉西酮的血药浓度。例如，卡马西平、苯妥英钠、利福平等为CYP3A4诱导剂，可显著降低本品血药浓度，有报道按每次20mg，2次/日，连续服用21d卡马西平，患者齐拉西酮的AUC降低约35%。卡马西平剂量越高，齐拉西酮的AUC降得越多。酮康唑、伏立康唑、克拉霉素、环丙沙星等为强效CYP3A4的抑制剂，可显著增加本品血药浓度，有报道患者每天服用2次400mg酮康唑，连续服用5d，齐拉西酮的AUC和C_{max}增加35%～40%。其他CYP3A4抑制剂有相似的作用。也有报道本品与锂盐、口服避孕药、西咪替丁、氢氧化铝、氢氧化镁等药物可发生具有临床意义的药物相互作用。

此外，齐拉西酮可以引起剂量依赖性的Q-T间期延长、尖端扭转型室性心动过速，不应与其他可延长Q-T间期的药物合用。齐拉西酮主要为中枢神经系统药物，与其他中枢活性药物合用应十分谨慎。齐拉西酮可能存在拮抗左旋多巴胺和多巴胺受体激动药的作用。可增强其他作用于中枢药物的作用。齐拉西酮能诱发低血压，能增强抗高血压药物的疗效。

5.药物过量　齐拉西酮中毒的临床资料极少，齐拉西酮相对安全，目前还没有齐拉西酮过量致死病例的报道。齐拉西酮过量后临床症状主要表现为嗜睡、恶心、便秘、头晕、消化不良、心动过速、QTc延长（偶发）等，其中，最常见的中毒症状是嗜睡和心动过速。文献报道的典型病例：①1例17个月女婴，服用400mg齐拉西酮，表现心动过速、嗜睡。②1例19岁女性，服用12 800mg齐拉西酮，表现镇静、锥体外系症状、右束支传导阻滞等。

齐拉西酮没有特异性的解救药物，过量中毒后，应采用支持疗法，给予对症处理。治疗期间也应监测齐拉西酮血药浓度，当血药浓度＞200ng/ml时，甚至400ng/ml或更高时，中毒风险增加，因此在治疗过程中，要密切观察患者的血药浓度，直至患者康复。文献报道1例（15个月幼儿）过量摄入齐拉西酮400mg后出现高热、呼吸抑制及肌无力等症状，8h后血药浓度为330ng/ml。

齐拉西酮中毒后处理：①减少药物吸收，当过量服用齐拉西酮后，应立即刺激咽部催吐，早期使用活性炭可能有助于防止齐拉西酮的吸收；②促进已吸收毒物清除，可以给予患者硫酸镁导泻，加速已吸收齐拉西酮的排泄；③监测和维持生命体征，依据病情给予对症治疗及支持疗法，如吸氧、补液、纳洛酮促醒、促大脑代谢等。

6.基因多态性　理论上，*CYP3A4*基因多态性可能影响齐拉西酮的药动学，进而影响其疗效及毒性。目前，关于齐拉西酮代谢相关的基因多态性的研究极少，还没有明确的证据证明*CYP3A4*基因多态性会影响齐拉西酮的药效及不良反应。有报道，*ADRA2A* rs1800544 GG基因型和*MTHFR* rs1801131 C等位基因的携带与该人群在其他抗精神病药物转换为齐拉西酮后身体质量指数下降有关。其他资料显示，齐拉西酮的不良反应可能与*MC4R*基因的rs489693位点有关。暂无基因检测的推荐建议。

十四、布南色林

布南色林（blonanserin），又名布兰色林、布南瑟林等，商品名洛珊等。分子式为 $C_{23}H_{30}FN_3$，分子量 367.50，化学名 2-（4-乙基-1-哌嗪基）-4-（4-氟苯基）-5,6,7,8,9,10-六氢环辛［b］吡啶。布南色林分子结构式如图 7-33。

1. 药理作用　布南色林为新型非典型抗精神病药物。为高选择性的多巴胺 D_2、多巴胺 D_3 及 5-HT_{2A} 受体拮抗药。布南色林对多巴胺 D_2 受体的亲和力是氟哌啶醇的 20 倍，是利培酮的 94 倍；与大部分其他非典型抗精神病药物（包括利培酮）相反，布南色林对于多巴胺 D_2 受体的亲和力比对于 5-HT_{2A} 的高 6 倍。布南色林在体外对多巴胺 D_1、5-HT_{2C}、α_1、组胺 H_1、胆碱 M_1 等受体有较弱的亲和力，这些可能是布南色林导致不良反应的原因。布南色林的代谢产物 N-去乙基化布南色林与布南色林具有相似的药理作用。

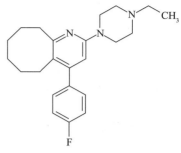

图 7-33　布南色林分子结构

2. 临床应用

（1）适应证：适用于治疗精神分裂症，对于阳性与阴性症状均有效。

（2）用法用量：成人初始剂量为每次 4mg，2 次/日，餐后口服。根据情况可适当增减剂量，维持剂量为 8～16mg/d，每日剂量不应超过 24mg。

（3）不良反应

①常见不良反应：常见不良反应有震颤、运动迟缓、唾液分泌过多等帕金森综合征、静坐不能、失眠、催乳素升高、运动障碍、嗜睡、焦虑、烦躁、易激惹等。

②严重不良反应：恶性综合征、迟发性运动障碍、麻痹性肠梗阻、抗利尿激素分泌失调综合征、横纹肌溶解、糖尿病酮症酸中毒、糖尿病昏迷等。

③其他不良反应：肝功能异常、粒细胞减少、白细胞减少等。布南色林不良反应相对较少，总体上本品的锥体外系症状发生率高，但对体质量等影响较小。

3. 药动学特征　布南色林口服吸收迅速，血浆浓度 t_{max} 约 2h（0.5～3h）内；多次服药 5d 内即可达到稳态血药浓度。血浆蛋白结合率可达 99.7%。布南色林易透过血脑屏障，具有较高脑/血浆浓度比。在体内广泛代谢，主要通过肝细胞色素 P450 酶 CYP3A4 代谢，代谢途径包括哌嗪环的 N-去乙基化和 N-氧化、环辛烷环的羟基化和氧化及之后的葡萄糖苷酸结合反应，主要代谢产物为 N-脱乙基布南色林、7-羟基布南色林和 8-羟基布南色林等，其中的 N-脱乙基布南色林与布南色林药理作用类似（活性是前药的几分之一），对多巴胺 D_2、多巴胺 D_3、5-HT_{2A} 受体有较高的亲和力，而对多巴胺 D_1、α_1、H_1、M_1 等受体亲和力较弱。主要以代谢产物的形式通过尿（59%）和粪便（30%）排出体外，仅有＜5% 原形药物经粪便排出。有报道布南色林的平均清除速率常数为 0.15L/h，平均停留时间为 9.63h。有资料显示 4mg 单剂给药 $t_{1/2}$ 为（10.7±9.4）h，每次 2mg，2 次/日重复给药 10d 的本品 $t_{1/2}$ 为（67.9±27.6）h。也有报道单剂量服用 4、8、12mg 布南色林的 $t_{1/2}$ 分别为（12.05±3.49）h、（14.76±3.78）h、（13.15±4.13）h，多剂量服用 4mg（2 次/日）、8mg（1 次/日）7d 布南色林的 $t_{1/2}$ 分别为（12.98±3.35）h 和（15.90±5.12）h，N-脱乙基布南色林的 $t_{1/2}$ 分别为（18.68±4.90）h 和（19.70±5.90）h。

4. 治疗药物监测

（1）治疗参考浓度范围（有效浓度范围）：目前尚无指南推荐治疗参考浓度范围。

（2）推荐级别及监测指征：布南色林尚无治疗药物监测的推荐级别。其TDM指征包括：①药动学个体差异大；②药物浓度与疗效及毒副作用密切相关，有报道布南色林不良事件发生率随着日剂量增加而递增；③精神病患者用药易出现用药依从性差；④主要由CYP3A4参与代谢，易发生药物相互作用等。

（3）样本采集：一般采集静脉血2～3ml，分取血清或血浆测定。文献研究表明，在室温下，血浆中的布南色林可以保存1d，在-20℃下，可以保存1个月。建议规律用药达血药浓度稳态（有报道为5d）后，在下一剂给药前立即采样（建议控制在30min内），测定谷浓度。当怀疑患者布南色林中毒时，应立即采血监测。

（4）监测时机或适应证：①首次用药达稳态后；②治疗初期建议1～2周监测1次；③维持治疗评价疗效时需建议1～3个月监测1次；④剂量调整前及剂量调整达稳态后；⑤达到最佳疗效，需确定个体最佳药物浓度时；⑥合并可能与布南色林相互作用的药物时；⑦出现毒副反应或药物中毒等。

（5）常用监测方法：文献中关于布南色林的检测方法较少，主要为LC-MS法，布南色林可以选择C_{18}色谱柱进行分离。有报道利用LC-MS测定血浆中布南色林及其代谢产物布南色林C，布南色林的最低定量限可达0.012ng/ml。

（6）影响药物浓度因素

①病理生理状态：布南色林与血浆蛋白高度结合，但病理生理状态对本品蛋白结合及游离药物浓度的影响尚缺乏确切证据。布南色林主要经肝脏代谢，患有肝脏疾病患者应谨慎使用，肝损伤可能会导致血药浓度升高。当用布南色林治疗老年患者时，也建议谨慎使用。

②饮食：布南色林吸收易受食物影响。与餐后服药相比较，空腹服药的吸收率较低，药效会下降。从空腹服药转为餐后服药，可能会导致血药浓度大幅上升。有报道，与空腹给药相比，与餐同服本品时，C_{max}与AUC增加约2.7倍，t_{max}及体内平均滞留时间显著延长。餐后发生不良事件比例是同等剂量下空腹的约1.6倍。与葡萄柚汁等可抑制CYP3A4活性的食物合用，可能出现本品的血药浓度升高（C_{max}及AUC均可增加约1.8倍），作用增强的情况，应注意监测。

③性别：有报道女性健康受试者不良事件发生率是健康男性受试者的1.8倍。

④药物相互作用：布南色林主要经肝脏CYP3A4进行代谢，因此，布南色林代谢容易受到肝药酶抑制或诱导药物（附表2）的影响，可能导致血药浓度上升或下降。如CYP3A4强抑制剂唑类抗真菌药（伊曲康唑、伏立康唑、咪康唑、氟康唑、磷氟康唑）或人类免疫缺陷病毒蛋白酶抑制剂（利托那韦、茚地那韦、洛匹那韦、奈非那韦、沙奎那韦、达芦那韦、阿扎那韦、替拉瑞韦）等，会导致布南色林血药浓度升高。有报道布南色林与酮康唑合用，可致C_{max}增加约13倍，AUC增加约16倍；与红霉素合用C_{max}增加约2.4倍，AUC增加约2.5倍。

布南色林与具有CYP3A4诱导作用的药物（如苯妥英钠、卡马西平、巴比酸衍生物、利福平等）合用可能导致口服清除率升高，血药浓度下降，药效降低。对于有肝脏疾病及老年患者根据血药浓度升高的情况慎重用药。

本品血浆蛋白结合率高，应注意本品可能与其他血浆蛋白结合药物竞争性结合血浆蛋白，进而发生药物相互作用。

此外，布南色林与肾上腺素合用，可导致严重的低血压。与中枢神经系统镇静药（如巴比妥类药物）合用，可致中枢抑制作用增强。

5.药物过量　布南色林中毒的临床资料极少,有报道1例23岁女性,一次性摄入12片8mg布南色林,患者出现烦躁不安、静坐不能等症状。布南色林中毒后临床症状主要包括静坐不能、昏迷、嗜睡、运动障碍、烦躁等。布南色林过量后,没有特异性的解救药物。目前,布南色林中毒患者报道资料极少。

中毒后处理:①减少药物吸收。当过量服用布南色林后,应立即刺激咽部催吐,或进行洗胃。早期使用活性炭可能有助于减少布南色林的吸收。②促进已吸收毒物清除,可以给予患者导泻,加速已吸收布南色林的排泄。③监测和维持生命体征,依据病情给予对症治疗及支持疗法,缓解中毒患者的症状。

6.基因多态性　暂无相关信息。

十五、鲁拉西酮

鲁拉西酮(lurasidone),又名罗拉西酮、罗西酮等,商品名罗舒达。分子式为$C_{28}H_{36}N_4O_2S$,分子量492.67,化学名(3aR,4S,7R,7aS)-2-{(1R,2R)-2-[4-(1,2-苯并异噻唑-3-基)哌嗪-1-甲基]环己基甲基}六氢-1H-4,7-甲基异吲哚-1,3-二酮,常用其盐酸盐,分子结构式见图7-34。

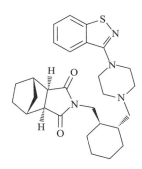

图7-34　鲁拉西酮分子结构式

1.药理作用　鲁拉西酮为苯并异噻唑衍生物,与多巴胺D_2、$5-HT_{2A}$受体有较高亲和力,是这两种受体的完全拮抗药,对$5-HT_7$受体有高度亲和力,对$5-HT_7$受体拮抗作用是第二代抗精神病药中最强的。对$5-HT_{1A}$受体有部分激动作用,与多巴胺D_3、a_{2C}受体有中度亲和力,可能与其改善阴性症状、认知功能和焦虑抑郁等情绪症状有关;本品与α_1、$5-HT_{2c}$受体亲和力较弱,与组胺H_1和胆碱M_1受体几乎无亲和力,因此对心血管系统及代谢影响较小。

2.临床应用

(1)适应证:适用于治疗精神分裂症、双相障碍重度抑郁发作。

(2)用法用量:推荐初始剂量为每次40mg,1次/日,初始剂量不需要进行滴定。根据症状可增加到每次80mg,1次/日。本品应与食物同服。

(3)药物不良反应

①常见不良反应:嗜睡、镇静、静坐不能、恶心、帕金森病(包括震颤、流涎、运动功能减退、肌肉强直等)、情绪激动、躁动、失眠、兴奋、焦虑、轻度血液催乳素增加等。

②严重不良反应:认知和运动功能障碍、吞咽困难、恶性综合征、罕见横纹肌溶解、猝死、肾衰竭等。

③其他不良反应:脑血管不良反应、迟发性运动障碍、血糖异常、白细胞减少、直立性低血压等。鲁拉西酮耐受性良好,与其他非典型抗精神病药相比,不良反应发生率较低。

3.药动学特征　口服吸收迅速,血浆t_{max}为1～3h,生物利用度为9%～19%。与食物同时服用,吸收可增加2～3倍。蛋白结合率99.8%,表观分布容积为6173L。主要经肝脏细胞色素CYP3A4代谢,代谢途径主要为氧化-N-去烷基化、降茨烷环或环己烷环的羟基化、异噻唑基环的S-氧化、异噻唑环裂解、S-甲基化等,代谢主要可产生3种活性代谢产物、2种无活性代谢产物。

主要通过代谢清除，主要以代谢产物经粪便（约80%）和尿（约9%）排泄，只有不足0.1%的药物以原型从尿液中清除。平均$t_{1/2}$为18～40h。

4.治疗药物监测

（1）治疗参考浓度范围（有效浓度范围）：在《神经精神药理学治疗药物监测共识指南（2017年版）》中推荐：①治疗参考浓度为15～40ng/ml（谷浓度）；②实验室警戒浓度为120ng/ml（谷浓度）；③当鲁拉西酮按每日1次用药，即△t为24h时，鲁拉西酮DRC因子为0.11（0.09～0.13），上述DRC因子的相关CL/F、F、$t_{1/2}$见表1-2，DRC范围计算见第1章。

（2）推荐级别及监测指征：AGNP在《神经精神药理学治疗药物监测共识指南（2017年版）》中推荐其治疗药物监测等级为3级。TDM指征：①药动学个体差异大；②药物浓度与疗效及毒副作用密切相关；③精神病患者用药依从性差；④主要经CYP3A4代谢，易发生药物相互作用；⑤老年人、肝肾功能障碍、低蛋白等特殊人群用药情况复杂；⑥有效治疗浓度范围窄，易发生毒副反应；⑦疗效指标不明确等。

（3）样本采集：一般采集静脉血2～3ml，分取血清或血浆测定。若不能立即测定，可暂存于2～8℃，建议1周内测定。建议规律用药达稳态（6d）后，在下一剂给药前立即采样（建议控制在30min内），测定谷浓度。当怀疑患者鲁拉西酮中毒时，应立即采血监测。

（4）监测时机或适应证：①首次用药达稳态后；②治疗初期建议1～2周监测1次；③维持治疗评价疗效时建议1～3个月监测1次；④剂量调整前及剂量调整达稳态后；⑤达到最佳疗效，需确定个体最佳药物浓度时；⑥合并可能与鲁拉西酮相互作用的药物时；⑦不能有效控制病情或疗效下降时；⑧出现毒副反应时；⑨怀疑吞服大量药物时或进行中毒诊断及救治疗效评价时；⑩老年人、肝肾功能不全、低蛋白等特殊人群患者，应加强监测；⑪怀疑依从性差时等。

（5）常用监测方法：主要有HPLC、LC-MS及GC-MS方法。鲁拉西酮具有特异性的紫外吸收基团，可以选择HPLC-UV进行检测，但该方法灵敏度不高。GC-MS虽然灵敏度高，但需要衍生化，方法前处理过程复杂。LC-MS法灵敏度高，特异性强，且同时可以检测多种精神类药物，可采用LC-MS法检测鲁拉西酮的浓度。

（6）影响药物浓度因素

①药物剂型：鲁拉西酮包括片剂及注射剂，不同剂型及不同给药方式，可能导致患者血浆药物浓度差异。

②病理生理状态：本品与血浆蛋白高度结合，但病理生理状态导致的血浆蛋白水平变化的对本品药动学及药效学影响尚缺乏确切证据。肝肾功损伤时可致本品代谢消除减慢，血药浓度升高。有报道，轻、中、重度肾功能不全时，鲁拉西酮的C_{max}分别可增加约40%、92%及54%，AUC分别增加约53%、91%及103%；轻、中、重度肝功能损伤时，C_{max}分别可增加约26%、20%及25%，AUC分别增加49%～53%、66%～75%及300%。因此，肝肾损伤患者建议加强药物浓度监测，并酌情调整剂量。

③年龄：有研究表明鲁拉西酮及其活性代谢产物暴露水平与剂量比值，在儿童人群和成人中，没有明显差异。有报道老年人t_{max}可延长约1.7倍，C_{max}降低约31%，但AUC无显著变化。

④饮食：食物可促进本品吸收。有报道，与空腹相比，进食350kcal以上的食物可使本品C_{max}升高约3倍，AUC增加约2倍，但t_{max}无显著变化。葡萄柚（西柚）可能通过抑制

CYP3A4从而增加鲁拉西酮的浓度。鲁拉西酮不经CYP1A2代谢，因此吸烟不影响鲁拉西酮的代谢特征。

⑤遗传因素：鲁拉西酮的治疗效果可能与*HTR1A*基因多态性有关。

⑥药物相互作用：所有对CYP3A4产生诱导、抑制或竞争作用的药物（附表1，附表2）均可能会改变鲁拉西酮的代谢，从而影响其疗效或不良反应的发生。如鲁拉西酮不应与CYP3A4强效抑制剂（酮康唑、克拉霉素、利托那韦、伏立康唑、米贝拉地尔等）和强效诱导剂（利福平、阿伐麦布、圣约翰草、苯妥英钠、卡马西平）合用。另外，有资料显示鲁拉西酮也是CYP2C19、CYP3A4、CYP2C8、CYP2C9、CYP2B6等代谢酶的中度抑制剂，与经过这些酶代谢的药物合用时，可能引起合用药物的代谢减慢，药物浓度升高。本品血浆蛋白结合率高，应注意本品可能与其他血浆蛋白结合药物竞争性结合血浆蛋白，进而发生药物相互作用。

此外，根据药代学研究，鲁拉西酮与锂盐、丙戊酸盐、P-gp或CYP3A4底物合用时，无须调整剂量。

5.药物过量　关于鲁拉西酮中毒临床资料极少，文献中有报道一名31岁男性，一次性摄入17片规格为80mg鲁拉西酮片剂（1360mg），该患者立即送往医院观察，发现轻微高血压及一过性的促甲状腺激素升高，经治疗后患者出院，未发现后遗症。鲁拉西酮中毒后没有特异性的解救药物，中毒后应立即给予洗胃，并使用活性炭和轻泻剂。同时，应采取适当的支持措施，如监测心电图等，并应持续密切观察患者状况，直至患者康复。治疗期间也应监测鲁拉西酮血药浓度，当血药浓度＞40ng/ml时，甚至＞120ng/ml时，中毒风险增加，因此在治疗过程中，要密切观察患者的血药浓度，直至患者康复。

中毒后处理：①减少药物吸收，当过量服用鲁拉西酮后，应立即刺激咽部催吐，或进行洗胃。早期使用活性炭可能有助于减少鲁拉西酮的吸收。②促进已吸收毒物清除，可以给予患者导泻，加速已吸收鲁拉西酮的排泄。③监测和维持生命体征，依据病情给予对症治疗及支持疗法，缓解中毒患者的症状。

6.基因多态性　关于鲁拉西酮治疗效果与基因多态性相关资料较少，鲁拉西酮与5-HT受体1A（HTR1A）具有高亲和力，有报道鲁拉西酮的疗效可能与*HTR1A*基因多态性有关。

第五节　常用抗癫痫药与情感稳定剂治疗药物监测

一、卡马西平

卡马西平（carbamazepine）又名酰胺咪嗪、卡巴咪嗪、卡巴米嗪、叉颠宁等，商品名得理多、双益、宁新宝、信谊就等。分子式为$C_{15}H_{12}N_2O$，分子量236.27，化学名为5H-二苯并［b，f］氮杂䓬-5-甲酰胺。卡马西平分子结构式见图7-35。

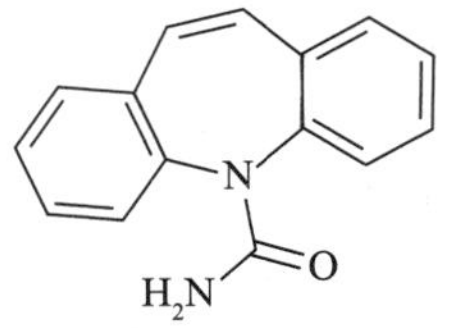

1.药理作用　能够阻滞电压依赖性Na^+通道，抑制神经元高频放电的发生和扩散，以及阻断神经递质释放，调节神经兴奋性；增强GABA作用，调节Ca^{2+}通道；增强中枢的NA能神经的活性；促进抗利尿激素（ADH）的分泌；可轻度延长房室传导，降低4相自动除极电位，延长浦氏

图7-35　卡马西平分子结构式

纤维的动作电位时间等，从而发挥抗惊厥、抗癫痫、抗神经痛、抗躁狂-抑郁症、抗精神病、抗中枢性尿崩症及抗心律失常等药理作用。

2. 临床应用

（1）适应证：①癫痫。卡马西平为广谱抗癫痫药物，对多种癫痫有效。主要用于部分性发作（首选）、全身强直阵挛性发作、混合型发作等。对失神发作、肌阵挛发作无效。②神经痛。三叉神经痛（首选）、舌咽神经痛、糖尿病周围性神经痛、疱疹后神经痛等。③其他。预防或治疗躁狂-抑郁症、精神分裂症、中枢性部分尿崩症、室性或室上性期前收缩、不宁腿综合征（Ekborn）、偏侧面肌痉挛、乙醇成瘾的戒断综合征等。

（2）用法用量：①癫痫。成人，初始用量每次 $100 \sim 200mg$，$1 \sim 2$ 次/日，缓慢增至获得最佳疗效（增加 $100mg/d$），维持量应结合临床调整至最低有效量，最大剂量不超过 $1600mg/d$；儿童，初始剂量从每日 $5mg$，逐渐增加至目标剂量，常用量为每日 $10 \sim 35mg/kg$，$2 \sim 3$ 次/日。②神经痛。初始剂量为 $200 \sim 400mg/d$，2 次/日；2d后隔日增加 $100 \sim 200mg$，逐渐增至疼痛缓解，维持剂量 $400 \sim 800mg/d$，分次服用，最高剂量不超过 $1200mg/d$。儿童常用量 $10 \sim 20mg/kg$，$2 \sim 3$ 次/日。③其他。躁狂-抑郁症或精神病：初始剂量 $200 \sim 400mg/d$，$3 \sim 4$ 次/日。每周逐渐增加剂量，成人剂量一般 $\leq 1200mg/d$，少数可增至 $1600mg/d$；尿崩症：单用时，$300 \sim 600mg/d$，如与其他抗利尿药合用，$200 \sim 400mg/d$，3 次/日。

（3）药物不良反应

①神经系统反应常见，其发生率随血药浓度升高而增加，可表现为嗜睡、视物模糊、眼球震颤、共济失调等。

②变态反应不常见，可表现为荨麻疹、瘙痒或皮疹等。罕见 Stevens-Johnson 综合征或中毒性表皮坏死松解症等。

③可刺激抗利尿激素分泌，引起水潴留、严重的腹泻、低钠血症等。

④胃肠道不良反应不常见且轻微，包括食欲缺乏、恶心、呕吐等。

⑤其他不良反应如心律失常、房室传导阻滞、心动过缓等心血管系统反应罕见；罕见再生障碍性贫血、粒细胞减少、全血细胞减少、骨髓抑制等血液系统反应。

3. 药动学特征　口服吸收慢而不规则，个体差异显著。生物利用度为 $75\% \sim 85\%$，t_{max} 为 $4 \sim 8h$，大剂量时 t_{max} 可达 24h。儿童或新生儿吸收快，t_{max} 可缩短。血浆蛋白结合率为 $70\% \sim 80\%$，其活性代谢产物 10,11-环氧化卡马西平血浆蛋白结合率为 $48\% \sim 53\%$。体内分布广，本品能迅速分布到脑组织、脑脊液、红细胞、唾液及乳汁中，有相当于血浆浓度的 $25\% \sim 60\%$ 的卡马西平可通过胎盘屏障，乳汁/血浆比为 $0.6 \sim 0.7$。表观分布容积为 $0.8 \sim 2.2L/kg$。主要在肝脏代谢，在 CYP3A4 作用下主要的代谢产物为卡马西平-10,11-环氧化物，其药理活性与原型药相似，其他代谢酶及外排转运体包括 CYP1A2、CYP2C8、UGT2B7、P-gp（ABCB1）、BCRP（ABCG2）、环氧化物酶等，参与生成单羟化物及葡萄糖醛酸化物等。单次给药时 $t_{1/2}$ 为 $25 \sim 65h$（平均36h），多剂量给药时 $t_{1/2}$ 为 $12 \sim 17h$，与其他肝药酶诱导剂（如苯妥英钠、苯巴比妥）合用时 $t_{1/2}$ 为 $9 \sim 10h$。儿童 $t_{1/2}$ 明显缩短，多次给药后，可诱发自身代谢，数周后代谢趋于稳定，$t_{1/2}$ 可缩短为平均15h，甚至8h，与服药持续时间有关。长期用药自身诱导效应还可造成清除率（CL）增加，血药浓度降低。10,11-环氧卡马西平 $t_{1/2}$ 为 $5 \sim 24h$。单剂量给药400mg后，约72%从尿排出，约28%从粪便排泄。连续用药通常可在 $1 \sim 2$ 周达稳态血浆浓度，但可受到自身诱导或其他代谢酶的诱导，还可受剂量、治疗前情况及治疗周期的影响。

4.治疗药物监测

（1）治疗参考浓度范围（有效浓度范围）：AGNP在《神经精神药理学治疗药物监测共识指南（2017年版）》中推荐：①治疗参考浓度（谷浓度）为治疗癫痫4～12μg/ml，作为情绪稳定药物为4～10μg/ml；②实验室警戒浓度为20μg/ml（谷浓度）；③卡马西平-10,11-环氧化物与卡马西平的稳态谷浓度比值为0.07～0.25；④当卡马西平按每日2次服药，即△t为12h时，DRC因子为4.99（3.52～6.47），DRC因子的相关CL/F、F、$t_{1/2}$见表1-2，DRC范围计算见第1章。其他资料显示：卡马西平的有效血药浓度范围为7～12μg/ml或4～8μg/ml，最小中毒浓度为9μg/ml或12μg/ml。

（2）推荐级别及监测指征：AGNP在《神经精神药理学治疗药物监测共识指南（2017年版）》中推荐卡马西平的监测等级为1级，TDM已是卡马西平标准化用药的重要组成部分。TDM指征：①药动学个体差异大；②药物浓度与疗效及毒副作用密切相关；③需要长期用药，用药依从性差；④对肝药酶CYP3A4有诱导作用，多剂量用药后由于自身诱导作用，随用药时间延长，可致CL增加，$t_{1/2}$缩短，进而引起不同程度的药物浓度及药效变化；⑤特殊人群（如老年、儿童、青少年、精神病等）用药情况复杂；⑥有效治疗浓度范围窄，毒副反应与症状加重不易区分；⑦疗效指标不明确；⑧易发生药物相互作用等。

（3）样本采集：一般采集静脉血2～3ml，分取血清或血浆测定，建议运输时使样本处于2～8℃。若不能立即测定，可暂存于4℃，建议1周内测定；采血时间一般为规律用药达稳态（6d）时，在下一剂给药前（宜在清晨）立即采样（可控制在30min内）或在最长服药间隔后采样，测定谷浓度。脑脊液或唾液是监测脑中卡马西平药物浓度或游离药物浓度的一个选择，有时可以考虑采集脑脊液或唾液。

（4）监测时机或适应证：①首次用药达稳态后。②治疗初期每1～2周监测1次。③维持治疗评价疗效时需每1～3个月监测1次。④剂量调整前及剂量调整达稳态后。⑤达到最佳疗效，需确定个体最佳药物浓度时。⑥合并可能与卡马西平相互作用的药物时。⑦不能有效控制病情或疗效下降时。⑧出现毒副反应时。⑨怀疑吞服大量药物时。⑩不确定是否坚持用药时。⑪妊娠前监测血药浓度基线值；妊娠期加强监测，建议至少每个月监测1次，分娩后1～2周监测1次，并根据血药浓度及临床情况进行治疗方案调整；哺乳期评价药物泌乳风险（尽管本品可从母乳中分泌，但服用本品的女性实施母乳喂养仍然总体安全）的同时，加强监测，根据TDM情况进行剂量调整。⑫另外，体重异常、老年人、儿童、青少年、精神病、肝肾功能不全等特殊人群患者，建议加强监测。

（5）常用检测方法：主要有色谱法与免疫法。

基于卡马西平分子结构中的酰胺环，其具有紫外吸收及亲脂性的特征，在实际TDM工作中可选择反相色谱柱（C_{18}柱）分离，配合紫外检测器或二极管阵列检测器进行检测，其特异性好，灵敏度高，且无须专用试剂及耗材。随着检测技术的进步，LC-MS得到了应用，可采用LC-MS法检测，实现卡马西平更加灵敏、快速地检测。

免疫法需要配备专用试剂及耗材，测定成本高，但其自动化程度高，操作简便。由于其特异性差，测定结果可能较HPLC法或HPLC-MS偏高，常用的免疫法有均相酶放大免疫法（EMIT）、荧光偏振免疫法（FPIA）及化学发光微粒子免疫分析法（CMIA）等。EMIT法的仪器为西门子Viva E全自动生化分析仪，FPIA法常用的仪器为美国ABBOTT公司的TDx、TDxFlx、AXSYM等，CMIA法常用的仪器为美国ABBOTT公司的ARCHITECT i1000SR及i2000SR全自动免疫分析仪。免疫法测定卡马西平浓度的线性范围通常为2～20μg/ml（EMIT）、2～24μg/ml（CMIA）。

色谱法与免疫法，各有优劣，可根据实际条件进行选择。由于卡马西平与其代谢产物10,11-环氧化物的化学结构相似性，导致免疫法测定时普遍存在交叉反应干扰，因此，免疫法测定结果较色谱法偏高。色谱法测定卡马西平及其代谢产物可作为一种理想的选择，但在许多临床实验室，免疫法仍是卡马西平TDM广泛使用的常规方法。因此，对于卡马西平浓度的检测应注意各种方法之间的数据差异。

（6）药物浓度影响因素

①药物剂型：卡马西平以口服剂型为主，片剂、胶囊及缓释制剂等不同剂型或厂家的药物释放存在差异，可引起一定程度药物浓度变异。

②病理生理状态：与苯妥英钠及丙戊酸相比，本品蛋白结合特性可变性较小，游离药物浓度与药理作用之间的关系与总药物浓度与药理作用之间的关系相似，不必常规监测卡马西平游离药物浓度。但本品属于与蛋白结合较强的药物，白蛋白是血浆中卡马西平的主要结合蛋白，当患者处在尿毒症、肝脏疾病、甲状腺功能亢进、烧伤、外伤、妊娠、老年人（＞75岁）、营养不良、艾滋病等低蛋白（白蛋白）状态时，可能造成卡马西平游离药物浓度升高，毒副作用发生风险增加，应注意分析，必要时应调整剂量或监测游离药物浓度。

本品在肝脏代谢，大部分经肾脏排泄，当肝肾功能不全时，可致本品代谢及清除能力下降，应加强监测，必要时进行剂量调整。

妊娠期体重、血液流变学（如循环血量增加）、血浆组分（如低蛋白）、代谢酶活性（一般升高）、激素等改变，可致妊娠期药动学特性发生变化，进而影响药物疗效。有报道本品妊娠期清除率增加，血药浓度可逐渐下降，虽然总药物浓度与游离药物浓度的变化是否一致，尚无统一结论，但大多报道认为妊娠期抗癫痫药物疗效下降。同时，卡马西平有中度致畸风险，且存在剂量依赖性。因此，妊娠期服用卡马西平应充分考虑风险获益，妊娠前、妊娠期及分娩后应加强监测及治疗方案调整（见前述"监测指征"）。

另外，有心脏损伤、心电图异常、冠心病、糖尿病、青光眼、发生过其他药物血液系统不良反应、乙醇中毒、内分泌异常等情况时，应用本品应谨慎。

③性别：研究发现女性CYP3A4水平比男性高约2倍，卡马西平主要通过CYP3A4代谢，因此，对卡马西平的代谢及清除女性高于男性，另外，女性体脂含量高，脂性药物卡马西平在女性体内分布较高。

④年龄：新生儿特别是早产儿代谢能力低，但在初生几周或几个月之内代谢能力超过成人水平，儿童对卡马西平的清除能力高于成人；老年患者由于低蛋白或肝肾功能下降，体内卡马西平的游离型药物或总药物浓度增高；另外，老年人对本品较为敏感，易致精神错乱、焦虑、心动过缓、房室传导阻滞等。

⑤样本种类：一般检测样本为血液，由于脑脊液或唾液卡马西平及其环氧化物的浓度，与血液中的浓度线性相关，有时会选择脑脊液或唾液进行检测，但其中蛋白含量很少，基本为游离型药物。

⑥采样时间：一般在规律用药达稳态时，于下一剂给药前立即采样，采集时间过早或过晚，测定结果均可能偏离实际谷浓度。

⑦检测方法：卡马西平的10,11-环氧化物代谢产物占总卡马西平的15%～20%，且当药物过量、肾衰竭、合并使用丙戊酸或拉莫三嗪时，代谢产物会显著升高。但由于化学结构的相似性，导致免疫法测定时普遍存在的交叉反应干扰，造成免疫法测定结果较色谱法偏高，因此，由于这种检测干扰的存在，在解释卡马西平浓度时应谨慎。

⑧饮食：食物不影响卡马西平的吸收。卡马西平主要经CYP3A4代谢，次要经CYP1A2等酶代谢。葡萄柚（西柚）可抑制CYP3A4，与本品合用可引起代谢下降，血药浓度增加。吸烟可诱导CYP1A2、UGT等代谢酶，理论上，吸烟可轻度影响卡马西平代谢，致其血药浓度轻度下降。有研究结果表明，与男性非吸烟者相比，男性吸烟者卡马西平血药浓度可下降约20%，而女性（女性体内CYP1A2活性一般低于男性）吸烟者与女性非吸烟者体内本品血药浓度无显著性差异。也有研究进一步证实吸烟对清除率无显著影响。吸烟对卡马西平代谢清除无显著影响的机制可能是卡马西平本身为CYP1A2的诱导剂，对吸烟的进一步诱导不再敏感。因此，吸烟患者一般不需要调整给药剂量。其次，炭烤类食物、十字花科蔬菜、多环芳香族碳水化合物等对CYP1A2亦有诱导作用，百合科蔬菜（如大蒜、洋葱等）、伞形花科蔬菜（如胡萝卜、西芹、小茴香等）、含咖啡因的饮食等对CYP1A2抑制作用，这些食物与本品合用可能影响代谢，但一般不需要调整给药剂量。另外，卡马西平可降低人体对乙醇的耐受性，用药期间应避免饮酒。

⑨遗传因素：来源于代谢酶或转运体的基因多态性可引起卡马西平药效学及药动学个体差异。例如，CYP3A4作为卡马西平主要代谢酶，其活性在个体存在巨大差异，可能高达20倍；特定基因型（*HLA-B*15：02*和*HLA-A*31：01*）携带者发生Stevens-Johnson综合征（SJS）/中毒性表皮坏死松解症（TEN）的风险更高。

⑩药物相互作用：参与卡马西平代谢的主要代谢酶为CYP3A4，是肝脏中最丰富的一种代谢酶，它也参与多种其他药物的代谢。卡马西平的其他代谢酶或外排转运体还包括CYP1A2、CYP2C8、UGT2B7、P-gp（ABCB1）、BCRP（ABCG2）及环氧化物水解酶等，所有对这些代谢酶或外排转运体产生诱导、抑制或竞争作用的药物（附表1，附表2）均可与卡马西平产生药物相互作用。

苯巴比妥、苯妥英钠、扑米酮、利福平、含贯叶连翘（又称圣约翰草、贯叶金丝桃）制剂、拉莫三嗪等药物可诱导卡马西平的代谢而降低其浓度水平。有报道顺铂、多柔比星、茶碱、氨茶碱等药物可降低卡马西平的血药浓度。

一些抗癫痫药物（如丙戊酸、司替戊醇、萘咪酮、登齐醇、氨己烯酸等）、一些镇痛剂（如右丙氧芬）、一些抗炎药（如布洛芬）、唑类抗真菌药（如伏立康唑、伊曲康唑、酮康唑、氟康唑等）、部分大环内酯类抗生素（如红霉素、克拉霉素等）、部分抗抑郁药（如氟伏沙明、氟西汀等）、抗组胺药（如氯雷他定、特非那定等）、部分抗精神病药物（如奥氮平）、喹诺酮类抗菌药物（如环丙沙星、诺氟沙星、依诺沙星等）、心血管药物（如地尔硫䓬、维拉帕米等）、西咪替丁、奥美拉唑、异烟肼、噻氯匹定、利托那韦（大剂量诱导）、达芦那韦、达那唑等通过抑制卡马西平代谢过程增高卡马西平和（或）代谢产物的浓度水平。

一些天然化合物（如白藜芦醇、吴茱萸碱、吴茱萸次碱、丹参醌、一些黄酮类物质等）、有毒物质（如苯并芘、有机磷农药等）也是CYP1A2的抑制剂，合用时，可能引起卡马西平药动学特性的变化。

氟哌啶醇、洛沙平、噻吨类、马普替林或三环类抗抑郁药可使卡马西平及其活性代谢产物血药浓度升高，增加不良反应风险，同时，这些药物可降低惊厥阈值，从而可降低卡马西平的抗癫痫的疗效。

卡马西平对CYP1A2、CYP3A4、CYP2B6、CYP2C9、P-gp（ABCB1）及UGT具有诱导作用（附表2），可以影响诸多同为此酶底物的其他药物的代谢及排泄，合用时可造成这些药物浓度及疗效的降低。

例如，他克莫司、西罗莫司、曲马多、伊马替尼、达沙替尼、厄洛替尼、拉帕替尼、尼罗替尼、舒尼替尼、洛匹那韦、地拉韦啶、依曲韦林、马拉韦罗、伊立替康、伊沙匹隆、多西环素、托伐普坦等为CYP3A4的底物，与卡马西平合用这些药物或其代谢产物血药浓度降低；本品与香豆素类抗凝药物合用，抗凝药的$t_{1/2}$缩短，血药浓度降低，抗凝作用减弱；卡马西平与氯氮平合用，氯氮平代谢可被诱导，而两药骨髓抑制和神经毒性作用叠加；卡马西平可使对乙酰氨基酚代谢加速，疗效降低，同时肝毒性增加；卡马西平可使含雌激素药物、环孢素、左甲状腺素、奎尼丁等药物代谢加快，血药浓度降低，疗效降低。

此外，本品与碳酸酐酶抑制剂合用，可致骨质疏松风险增加；与氯磺丙脲、氯贝丁酯、去氨加压素、赖氨加压素、垂体后叶素、加压素等合用，可使抗利尿作用增强；卡马西平与锂盐、甲氧氯普胺、氟哌啶醇、硫利达嗪等合用可增加神经毒性，同时，锂盐可降低卡马西平的抗利尿作用；卡马西平主要通过肝脏代谢，与其他肝毒性药物（如对乙酰氨基酚）合用时可增加肝毒性发生风险；卡马西平与单胺氧化酶抑制剂合用时，可引起高热和（或）高血压危象，严重惊厥甚至死亡；卡马西平与腺苷合用，对心脏传导作用相加，可致心脏传导阻滞风险增加；左乙拉西坦可增加卡马西平诱导的毒性反应；卡马西平可增加异烟肼诱导的肝毒性的风险。

（7）结果解释：在分析相关影响因素的基础上，分析造成浓度偏高或偏低的因素，对结果进行合理解释，并做出合理调整。①血药浓度<4μg/ml，浓度偏低，癫痫发作风险增加；若病情控制良好，维持原方案，注意病情变化；若病情控制不佳，分析可能造成浓度偏低的因素，并结合临床及个体参数，调整给药方案，同时注意观察，并监测药物浓度。②血药浓度4～12μg/ml，若病情控制良好，无须调整给药剂量；若病情控制不佳，应结合临床及个体参数，调整给药方案，同时注意观察，并监测药物浓度。③血药浓度12～20μg/ml，浓度偏高，可能引起中毒，建议结合临床及个体参数，适当调整给药方案，同时注意观察，并监测药物浓度。④血药浓度>20μg/ml（实验室警戒值），浓度过高，可出现明显中毒反应，应采取住院观察或临床处理等措施。⑤血药浓度>25μg/ml，浓度过高，可出现深昏迷，呼吸抑制和（或）癫痫样发作，应住院治疗，及时采取措施。

5.药物过量   关于卡马西平过量中毒的临床资料相对较多，常发生严重并发症，如昏迷、癫痫发作、呼吸衰竭、心脏传导异常和死亡等，剂量>1.6g/d可能引起中毒，一般剂量>24g和（或）过量中毒后出现癫痫发作、呼吸衰竭时常可致命。有报道1名23个月婴儿服用148mg/kg后死亡。

卡马西平药物浓度监测是中毒诊断、预后及治疗效果判断的重要依据，当卡马西平血药浓度（稳态谷浓度）持续>12μg/ml（有报道>9μg/ml）时，或多药合用卡马西平血药浓度>8μg/ml时，存在中毒可能；当高于20μg/ml甚至25μg/ml时，可出现明显中毒反应，甚至死亡，文献中死亡病例的血药浓度常>50μg/ml。另外，研究证明卡马西平$t_{1/2}$延长或卡马西平-10,11-环氧化物与卡马西平的稳态谷浓度比值升高时亦存在中毒可能。也有研究认为：卡马西平血药浓度8.5～10μg/ml时，中枢神经系统反应通常与血药浓度升高呈正相关。有报道当血药浓度<11μg/ml时，有潜在中毒可能，当血药浓度11～15μg/ml时，可出现嗜睡、共济失调等；当血药浓度15～25μg/ml时，可出现幻觉、好斗、舞蹈样动作等；当血药浓度>25μg/ml时，可出现昏迷、癫痫发作甚至死亡等。

卡马西平过量中毒出现的症状包括：①中枢神经系统反应，如中枢抑制、嗜睡、运动减少、反射亢进（初期）或减弱（后期）、幻觉、激越、瞳孔扩大、视物模糊、构音障碍、震颤、共济失调、运动障碍、抽搐（儿童多见）、惊厥、肌阵挛、体温过低、呼吸抑制、昏迷等。另外，卡马西平化学结构与三环类抗抑郁药物相似，存在激发潜在精神病、老年患者精神错乱等风险。②心血管系统反应，如血压降低或升高、心动过速、传导阻滞、心搏骤停（有时引起晕厥）、心律失常等。③消化系统反应，如恶心、呕吐、肠蠕动降低、胃排空延迟等。④其他反应，如尿潴留、无尿或少尿、液体潴留、水中毒、肺水肿、高血糖、代谢性酸中毒、低钠血症等。卡马西平过量中毒可存在延迟吸收，过量后2～3d中可能会出现血药浓度降低后再升高、症状反复或加重，应注意监测。

卡马西平中毒无特效解毒药物，治疗要点包括：①通过洗胃、利尿、导泻、大剂量应用活性炭等方法减少药物吸收、增加药物排泄；②对症支持治疗，如保持呼吸道通畅、吸氧、保持生命体征稳定、对症治疗并发症等；③严重中毒或肾衰竭时可进行血液灌流或透析等治疗，有报道强迫利尿或腹膜透析效果不理想；④有报道认为卡马西平过量中毒时，静脉内脂质乳剂治疗更安全、更快、更容易应用，并且可能是卡马西平中毒体外治疗方法的有力替代方法。

6. 基因多态性　临床应用卡马西平时超过10%的患者会发生皮肤型药物不良反应，包括轻度的斑丘疹、多形性红斑、药物超敏综合征、Stevens-Johnson综合征（皮肤损害面积＜10%）、中毒性表皮坏死松解症（TEN，皮肤损害面积＞30%）和急性泛发性发疹性脓疱病等。

有研究证明卡马西平或奥卡西平诱导的Stevens-Johnson综合征、中毒性表皮坏死松解症等严重不良反应与*HLA-B*15：02*基因型密切相关；*HLA-A*31：01*基因型与卡马西平治疗患者发生SJS/TEN、DRESS和（或）MPE发生风险高度相关。*HLA-A*31：01*等位基因可能是出现SJS、TEN、伴嗜酸粒细胞增多和系统症状的药疹（DRESS，又称为药物超敏综合征）、斑丘疹（MPE）等皮肤药物不良反应的一种风险因素，除卡马西平外，奥卡西平及其他芳香族抗癫痫药（艾司利卡巴地平、拉莫三嗪、苯妥英钠、磷酰胆碱和苯巴比妥）诱发SJS/TEN、DRESS和（或）MPE等不良反应与*HLA-A*31：01*等位基因有关的数据非常有限，目前尚未有支持对应用奥卡西平的患者进行*HLA-A*31：01*等位基因检查的建议。

药物基因组学研究发现，亚洲人群携带*HLA-B*15：02*等位基因的比例最高，而在欧美、非洲人群中该基因较为罕见；泰国、马来西亚人群中携带*HLA-B*15：02*等位基因的患者服用卡马西平发生皮肤不良反应的风险显著增加；亚洲携带*HLA-B*15：02*等位基因人群发生SJS/TEN的危险度显著高于非携带人群；中国汉族人群卡马西平引起的严重皮肤不良反应SJS/TEN与人类白细胞抗原*HLA-B*15：02*等位基因存在强关联。同样有证据表明，携带*HLA-A*31：01*等位基因的人群发生超敏综合征、斑丘疹的风险显著增加。在比较欧洲人群中卡马西平引起超敏综合征患者和健康对照人群的基因型时，发现卡马西平引起的超敏综合征与携带*HLA-A*31：01*等位基因之间存在强关联。研究显示*HLA-A*31：01*等位基因既不是发生卡马西平过敏的必要条件，也不足以引起这种过敏反应，但可显著增加过敏风险。*HLA-A*31：01*等位基因在欧洲人群中有2%～5%，中国汉族人群中约有2%。

推荐在使用卡马西平及奥卡西平之前进行HLA-B和HLA-A基因筛查（尤其是亚洲人群、华裔、汉族等人群），以降低卡马西平诱导的SJS、TEN等严重不良反应发生率。也有报道*HLA-B*15：08*、*HLA-B*15：11*、*HLA-B*15：21*等，由于其等位基因编码的HLA蛋白与*HLA-B*15：02*具有相似的结构，与卡马西平诱导的SJS/TEN具有相关性，但因数据有限目前尚未推荐建议。基于*HLA-B*和*HLA-A*基因多态性的卡马西平用药建议见表7-13。

表7-13　基于 *HLA-B* 和 *HLA-A* 基因多态性的卡马西平用药建议

基因型	临床意义	治疗建议	其他芳香类抗癫痫药物
HLA-B*15：02 阴性和 *HLA-A*31：01* 阴性	卡马西平诱发 SJS/TEN、DRESS 和 MPE 的风险为正常水平	可使用标准剂量卡马西平	—
HLA-B*15：02 阴性和 *HLA-A*31：01* 阳性	卡马西平诱发 SJS/TEN、DRESS 和 MPE 的风险增加	建议避免使用卡马西平，可考虑应用其他用替代药物；若无替代药物且必须使用卡马西平，应加强监测，第1次出现皮肤不良反应时应停药；如果患者之前连续使用卡马西平超过3个月，且没有出现皮肤不良反应，则应谨慎考虑使用卡马西平	其他芳香族抗惊厥药诱发 SJS/TEN、DRESS 和（或）MPE 与 *HLA-A*31：01* 等位基因相关性证据有限，不推荐选择其他芳香族抗癫痫药作为替代药物；对卡马西平耐受并不表明对其他芳香族抗癫痫药亦耐受
HLA-B*15：02 阳性和 *HLA-A*31：01* 任何基因型（包括未知基因型）	卡马西平诱发 SJS/TEN 的风险增加	建议避免使用卡马西平，可考虑应用其他用替代药物；如果患者之前连续使用卡马西平超过3个月，且没有出现皮肤不良反应，则谨慎考虑继续使用卡马西平	虽然其他芳香族抗惊厥药诱发 SJS/TEN 与 *HLA-B*15：02* 基因型相关性的证据较弱；但若选择替代时仍应谨慎；对卡马西平耐受并不表明对其他芳香族抗癫痫药亦耐受

　　如果只测试了 *HLA-B*15：02*，则假设 *HLA-A*31：01* 为阴性，反之亦然。如果进行 *HLA-B*15：02* 等位基因的检测，建议采用高分辨率的 *HLA-B*15：02* 基因分型，如果检出1个或2个 *HLA-B*15：02* 等位基因，则为阳性，如果未检出 *HLA-B*15：02* 等位基因，则为阴性；同理，如果进行 *HLA-A*31：01* 等位基因检测亦然。

　　HLA-B*15：02 基因型与卡马西平、奥卡西平诱发 SJS/TEN 的关联性较强，100%的阴性预测值，目前建议作为卡马西平和奥卡西平的使用及用药调整的重要依据。但 *HLA-B*15：02* 与其他芳香族抗癫痫药相关的 SJS/TEN 的关联性较弱，且其阴性预测值低于100%，因此 *HLA-B*15：02* 阴性时（尤其东南亚人群），使用这些药物代替卡马西平或奥卡西平将不会预防抗惊厥药相关的 SJS/TEN。

　　常规给药时，卡马西平或奥卡西平诱导的 SJS/TEN 通常在治疗的前4～28d发生；应用卡马西平或奥卡西平的患者，如果连续应用超过3个月，未发生严重皮肤反应，则以后发生 SJS/TEN 等严重皮肤反应的风险极小（但不是0），因此，相关基因的检测对未服用过卡马西平或奥卡西平的患者比较有意义。

　　另外，卡马西平主要代谢酶 *CYP3A4* 的基因多态性与血药浓度相关，药物转运体（如P-gp）基因多态性可影响卡马西平在中枢血药浓度，造成卡马西平靶浓度降低或耐药，但数据有限，暂无推荐建议。其他影响卡马西平代谢酶或转运蛋白还有 CYP1A2、CYP2C8、UGT2B7、BCRP（ABCG2）等，其基因多态性情况在卡马西平 TDM 中也应该引起注意。

二、丙戊酸

丙戊酸（valproic acid），商品名有德巴金、典泰、比清、喜复至、克达、汉非等。分子式为 $C_8H_{16}O_2$，分子量为144.21，化学名为2,2-二正丙基乙酸、二丙基乙酸、2-丙基戊酸、2-正丙基正戊酸等，临床常用其钠盐或镁盐，分子结构式见图7-36。

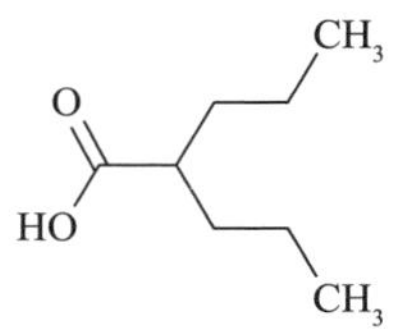

1. 药理作用　丙戊酸的抗癫痫作用机制尚不明确。目前认为其可能的作用机制是通过影响GABA的合成或其代谢来增强GABA的抑制作用，降低神经元的兴奋性从而发挥抗癫痫作用；此外，丙戊酸可能对神经细胞膜上的 Na^+ 通道具有抑制作用，从而起到稳定细胞膜的作用。

图7-36　丙戊酸分子结构式

2. 临床应用

（1）适应证：①癫痫，既可作为单药治疗，也可作为添加治疗。全面性发作的首选药物。适用于几乎所有类型的癫痫，尤其适用于失神发作、肌阵挛发作、强直阵挛发作、失张力发作、部分性癫痫（伴有或不伴有全面性发作）及特殊类型综合征（West综合征、Lennox-Gastaut综合征）等。②躁狂症，丙戊酸缓释制剂及丙戊酸镁片可用于治疗与双相情感障碍相关的躁狂发作。

（2）用法用量

①丙戊酸钠片/糖浆：成人起始剂量为5～10mg/（kg·d），1周后递增。常用剂量为15mg/（kg·d）或600～1200mg/d，2～3次/日。最大日剂量不超过30mg/kg或1800～2400mg。小儿常用量：按体重计与成人相同，或15mg/（kg·d）[也可20～30mg/（kg·d），2～3次/日]，按需每隔1周增加5～10 mg/kg。

②丙戊酸钠口服溶液：成人，起始剂量为600mg/d，每隔3d可增加200mg，常用剂量为1000～2000mg/d（20～30mg/kg），按需要剂量可增至2500mg/d。20kg以上儿童，起始剂量为400mg/d，间隔加药，常用剂量为20～30mg/（kg·d）。按需要剂量可增至35mg/（kg·d）。20kg以下的儿童常用剂量为20mg/（kg·d），严重病例可在监测血药浓度下加量。剂量＞40mg/（kg·d），须监测临床生化指标及血液学指标。

③丙戊酸钠缓释片：抗癫痫，不适用于6岁以下的儿童。成人、17kg以上儿童起始剂量为10～15mg/（kg·d），1～2次/日，每2～3天递增剂量。常用剂量为20～30mg/（kg·d），可在严密监测下增加剂量。儿童常用剂量30mg/（kg·d）。老年患者应根据发作状态的控制情况来确定给药剂量。躁狂症，起始剂量500mg/d，2次/日，可快速增加剂量，第3天可达1000mg/d，第1周可达1500mg/d，此后，根据病情和血药浓度调整剂量，维持的剂量1000～2000mg/d，最大剂量＜3000mg/d。老年患者酌情减量，18岁以下人群尚未确定。

④注射用丙戊酸钠：用于临时替代口服剂型时，按照之前接受的治疗剂量，末次口服4～6h后静脉给药。或持续静脉滴注24h；或4次/日静脉滴注，约1小时/次。需要快速达到有效血药浓度并维持时，以15mg/kg剂量缓慢静脉推注，持续至少5min；然后1mg/（kg·h）静脉滴注，使血药浓度达到75mg/L，并根据临床情况调整静滴速度。一旦停止静脉滴注，需要立刻口服给药。

⑤丙戊酸镁片：抗癫痫，每次200mg，2～3次/日，逐渐增至每次300～400mg，2～3次/日。抗躁狂，每次200mg，2～3次/日，逐渐增至每次300～400mg，2～3次/日；

最高剂量＜1.6g/d；6岁以上儿童20～30mg/（kg·d），3～4次/日。丙戊酸镁缓释片：每次250mg，2次/日，根据病情、血药浓度逐渐加量，最高剂量＜1.6g/d。

（3）药物不良反应

①常见不良反应：皮疹、头晕、头痛、嗜睡、抽搐、记忆障碍、意识错乱、幻觉、眼球震颤、锥体外系障碍、恶心、呕吐、耳聋、牙龈增生、腹痛、腹泻、贫血、血小板减少、体重增加、肝损伤、痛经、一过性脱发、指甲和甲床疾病、低钠血症等；儿童中还常见有攻击行为、情绪激动及注意力障碍等。

②严重不良反应：骨髓抑制、致命性肝毒性、肝性脑病、胰腺炎（致死性或出血性）、肾衰竭、中毒性表皮坏死松解症、Stevens-Johnson综合征、多形性红斑、系统性红斑狼疮、致畸性、横纹肌溶解及肿瘤等。

③此外，还可能有凝血异常、昏迷、惊厥加重、骨密度下降、高氨血症、闭经、男性不育等；儿童中还可能出现行为异常、精神运动亢进及学习障碍等。

3.药动学特征　丙戊酸口服吸收迅速而完全，各种口服剂型生物利用度接近100%。普通片剂与胶囊的t_{max}为1～4h，肠溶片t_{max}为3～4h；缓释片t_{max}较长，C_{max}较低；静脉注射后可数分钟达到稳定的血浆浓度，之后通过静脉滴注维持。血浆蛋白结合率与血药浓度有关，血药浓度为50μg/ml时，血浆蛋白结合率为90%～95%，血药浓度为100μg/ml时，血浆蛋白结合率为80%～85%，丙戊酸蛋白结合具有饱和性，蛋白结合率随血药浓度增加而减少，故药动学偏离线性。主要分布在血液中，表观分布容积为0.1～0.4L/kg，可通过胎盘屏障和血脑屏障，可经乳腺分泌进入乳汁，浓度为母体血药浓度的1%～10%。几乎在肝脏全部代谢，其代谢极为复杂，至少存在3种代谢途径：葡萄糖醛酸结合（40%～50%）、线粒体β-氧化（30%～40%）及CYP450介导的ω-氧化（约10%）等；代谢产物多而复杂，部分具有抗癫痫活性，其中以2-en、4-en不饱和代谢物活性最强，为丙戊酸药理作用的60%和90%，但这些代谢物在中枢神经系统中分布极少，其中4-en-丙戊酸可能是引起肝毒性的重要代谢物。有报道ABCC2、MCTs（一元羧酸转运体）及OATs（有机阴离子转运体）可能参与丙戊酸体内转运。代谢产物基本经尿液排泄，少量随粪便排出及肺部呼出。丙戊酸的$t_{1/2}$为11～17h，儿童可能更短，有报道2个月以上儿童$t_{1/2}$为7～13h，新生儿$t_{1/2}$较长，$t_{1/2}$为30～40h（有报道10d以内新生儿$t_{1/2}$为10～67h），老年患者及肝功能损伤患者$t_{1/2}$延长。血液透析可清除部分丙戊酸盐，但仅影响游离药物的血药浓度（约占血药浓度的10%）。

4.治疗药物监测

（1）治疗参考浓度范围（有效浓度范围）：AGNP在《神经精神药理学治疗药物监测共识指南（2017年版）》中推荐：①治疗参考浓度（谷浓度）为50～100μg/ml（治疗癫痫和作为情感稳定剂）；②实验室警戒浓度（谷浓度）为120μg/ml（急性躁狂患者也可耐受120μg/ml）；③当丙戊酸按每日2次服药，即△t为12h时，丙戊酸DRC因子为98.5（62.2～134.8），当按每日1次服药，即△t为24h时，丙戊酸DRC因子为54.4（34.4～74.4），上述DRC因子的相关CL/F、F、$t_{1/2}$见表1-2，DRC范围计算见第1章。

其他资料显示：①丙戊酸的抗癫痫的有效血药浓度范围为30～100μg/ml；②治疗躁狂的有效血药浓度为50～125μg/ml；③丙戊酸治疗血药浓度为50～120μg/ml，中毒血药浓度为150μg/ml。

（2）推荐级别及监测指征：AGNP在《神经精神药理学治疗药物监测共识指南（2017年版）》中推荐其治疗药物监测等级为1级，TDM是丙戊酸标准化用药的重要组成部分。

TDM指征：①药动学个体差异大，部分患者在较小剂量时的血药浓度也会超过有效血药浓度范围；②药物浓度与疗效及毒副作用密切相关；③特殊人群（如老年人、儿童、肝肾疾病、低蛋白血症、孕产妇、艾滋病等）用药情况复杂；④用药依从性差；⑤有效治疗浓度范围窄，毒副反应与症状加重不易区分；⑥疗效指标不明确；⑦药物相互作用；⑧少数患者会发生胰腺炎、肝衰竭、高氨血症脑病等严重不良反应，甚至可致死亡。

（3）样本采集：一般采集静脉血2～3ml，分取血清或血浆测定，运输时，最好保存于2～8℃。若不能立即测定，可暂存于2～8℃，建议1周内测定；有报道本品的血清或血浆样本可于-20℃储存1年。采血时间一般为规律用药达稳态（1周）时，在下一剂给药前立即采样（可控制在30min内），测定谷浓度；如怀疑中毒，则可立即采样。脑脊液中丙戊酸盐浓度为血浆总药物浓度的10%～20%，与血浆中游离浓度接近，脑脊液是监测脑中丙戊酸药物浓度或游离药物浓度的一个选择，条件允许时可以考虑采集脑脊液进行TDM。唾液用于丙戊酸的TDM尚存在争议，因为丙戊酸为pH4.9的弱酸，其渗透到唾液中的能力很差，且不稳定。

（4）监测时机或适应证：①首次用药达稳态后；②剂量调整前及剂量调整达稳态后；③治疗初期的前6个月内定期监测，尤其对于特殊患者（如肝功能损伤、育龄妇女、儿童等）；④维持治疗评价疗效时，建议每3～6个月监测1次；⑤达到最佳疗效，需确定个体最佳药物浓度时；⑥特殊人群用药时（如老年人、儿童、肝肾疾病、低蛋白血症等）；⑦合并可能与丙戊酸相互作用的药物时；⑧出现毒副反应时；⑨不能有效控制病情或疗效下降时；⑩怀疑吞服大量药物时；⑪如必须使用丙戊酸，妊娠前监测血药浓度基线值；妊娠期加强监测，建议至少每个月监测1次，分娩后1～2周监测1次，并根据血药浓度及临床情况进行治疗方案调整；哺乳期评价药物泌乳风险（尽管本品可从母乳中分泌，但服用本品的女性实施母乳喂养仍然总体安全）的同时，加强监测，根据TDM情况进行剂量调整。

（5）常用检测方法：主要有色谱法与免疫法。色谱法常用的为HPLC、LC-MS、GC、GC-MS等；免疫法常用的为FPIA、CMIA。

丙戊酸是一种C_8支化羧酸，分子量低，可采用GC法测定。应用HPLC法时，因丙戊酸无紫外吸收特征，故若采用紫外检测器检测时，需对丙戊酸进行衍生化处理，引入具有紫外特征的基团，势必会延长样品检测时间，同时增加了操作的复杂性与系统误差，但HPLC仍然具有灵敏度高、特异性好等优点。如条件允许，LC-MS或GC-MS可提供更为简便的测定方法。近年来，较为简便的HPLC检测方法也在逐步发展中，如二维液相色谱法等。

免疫法如EMIT、FPIA和CMIA等，被广泛应用于血清及血浆中丙戊酸浓度的检测中。免疫法有较成熟的自动化商业化的方法及仪器供应，具有样品制备简便、周转时间短等优点，但免疫法的特异性不及色谱法，对丙戊酸及代谢物无法分离，故结果往往较色谱法偏高。免疫法通常可以对含量在150μg/ml以下的人血清或血浆丙戊酸进行准确定量，检测限<1μg/ml。

（6）药物浓度影响因素

①药物剂型：丙戊酸以口服剂型为主，其片剂、口服液、糖浆、缓释制剂、注射剂等不同剂型或厂家的药物释放存在差异，可引起一定程度的药物浓度变异。

②饮食：食物可延缓本品的吸收；乙醇可加重丙戊酸的中枢抑制作用，服药期间应避免饮酒。

③病理生理状态：丙戊酸属于强蛋白结合药物，蛋白结合率随血药浓度增加而减少，

且高浓度时具有饱和性。随着血药浓度增加，游离型药物增加，进入脑组织的药量增加，脑脊液中丙戊酸的浓度与血浆中游离型药物浓度接近。血药浓度为50μg/ml时，游离型药物约10%，血药浓度为130μg/ml时，游离型药物增加至约19%。清蛋白（白蛋白）、α_1酸性糖蛋白及脂蛋白是血清/血浆中主要的药物结合蛋白，丙戊酸主要与清蛋白结合。当患者处在尿毒症、肝脏疾病、甲状腺功能亢进、烧伤、外伤、妊娠、老年人（＞75岁）、营养不良、艾滋病等低蛋白（清蛋白）状态时，可造成丙戊酸游离药物浓度升高，毒副反应风险增加，应注意监测及治疗方案调整。有研究表明肝病时，游离型丙戊酸浓度可增加2～2.6倍；尿毒症时，游离丙戊酸比例高达30%。

肝功能损伤可致丙戊酸清除率下降（有报道肝硬化患者的游离型丙戊酸清除率可下降约50%），$t_{1/2}$延长，肾功能不全（肌酐清除率＜10ml/min）可使游离型丙戊酸清除率下降（约27%）。

妊娠期体重、血液流变学（如循环血量增加）、血浆组分（如低蛋白）、代谢酶活性（一般升高）、激素等改变，可致妊娠期药动学特性发生变化，进而影响药物疗效。有报道本品妊娠期清除率增加，血药浓度可逐渐下降，常可致癫痫发作。同时，本品有较高的致畸风险，且存在剂量依赖性。因此，《中国围妊娠期女性癫痫患者管理指南（2021年版）》建议在备孕时期，优先选择新型抗癫痫药物，尽可能避免使用丙戊酸，尽量保持单药治疗的最低有效剂量（A级推荐）。对于已经在使用丙戊酸的女性患者，建议重新评估，尽量改用其他抗癫痫药物替代后再考虑妊娠（C级推荐）。计划外妊娠且正在使用丙戊酸的女性，若发作控制良好，不推荐在妊娠期临时替换丙戊酸，调整到较低剂量即可；若发作控制不佳，可尝试用起效较快的新型抗癫痫药物进行替换，或添加新型抗癫痫药物，并维持较低的丙戊酸剂量（D级推荐）。总之，妊娠期服用本品应充分考虑风险获益，妊娠前、妊娠期及分娩后应注意加强监测及治疗方案调整（见前述"监测时机与适应证"）。

④年龄：与年龄较大儿童或成人相比，新生儿及2个月以内婴儿，对丙戊酸的消除能力较弱，$t_{1/2}$较长。儿童（3个月～10岁）不同年龄代谢过程复杂，消除速率大，$t_{1/2}$可能较成人更短，血药浓度降低；而老年人因肝肾功能等的异常会导致消除能力下降，$t_{1/2}$延长，体内丙戊酸的游离型药物或总药物浓度增高。不同年龄$t_{1/2}$见"药动学特征"部分内容。

⑤采样时间：丙戊酸$t_{1/2}$较短，故应严格控制采血时间，一般在规律用药达稳态时，于下一剂给药前立即采样，采集时间过早或过晚，测定结果均可能偏离实际谷浓度。

⑥检测方法：丙戊酸可采用色谱法或免疫法进行测定，因为免疫法易受代谢物交叉反应的干扰，故测定结果较色谱法偏高，解释丙戊酸浓度时应予以考虑。

⑦遗传因素：*UGT1A3*、*UGT2B7*、*UGT1A6*、*CYP2C9*、*CYP2C19*、*CYP2B6*、*CYP2A6*、*ABCC2*等的基因多态性都可能影响丙戊酸浓度。

⑧药物相互作用：丙戊酸在肝脏几乎完全代谢，且代谢途径多、产物多，参与其代谢酶复杂多样，包括UGT1A3、UGT1A6、UGT2B7、CYP2A6、CYP2B6、CYP2C9、CYP2C19、β-氧化酶等，所有对这些代谢酶产生诱导、抑制或竞争作用的药物（附表1，附表2）均可能与本品产生药物相互作用，因此其代谢容易被其他药物诱导或抑制，与许多药物可发生相互作用。

苯巴比妥、苯妥英钠、卡马西平、扑米酮、利福平等对丙戊酸的代谢具有诱导作用，可使丙戊酸的血药浓度降低至少20%；而非尔氨酯、司替戊醇、西咪替丁、红霉素、异烟肼、舍曲林等抑制丙戊酸的代谢，提高其血药浓度，有报道非尔氨酯可使丙戊酸清除率降低20%～50%，可致丙戊酸浓度升高，其原因为非尔氨酯使丙戊酸钠的β-氧化受到抑制；

拉莫三嗪、奥卡西平、卡马西平、胍法辛与丙戊酸具有共同代谢途径——肝脏的葡萄糖醛酸化，合用可发生竞争性抑制，使丙戊酸消除减慢，血药浓度升高。

丙戊酸盐对CYP450代谢系统所涉及的酶不产生诱导作用，不会因此使自身和其他药物的降解速度加快。

另因丙戊酸血浆蛋白结合率高，当与其他强蛋白结合药物（如华法林、甲苯磺丁脲、地西泮、阿米替林、阿司匹林等）合用时，易产生因与其他药物竞争蛋白结合位点导致的药物相互作用。例如，阿米替林、阿司匹林等水杨酸类药物可置换出与血浆蛋白结合的丙戊酸，使游离丙戊酸的血药浓度显著增加，$t_{1/2}$ 延长，游离丙戊酸清除率降低。

氨曲南、亚胺培南、美罗培南等可使丙戊酸消除增加，血药浓度减低，可增加癫痫患者痉挛性发作风险，合用期间应注意丙戊酸的药物浓度监测；与圣约翰草合用，存在降低丙戊酸血药浓度及抗惊厥疗效的风险，禁止联合使用；美尔奎宁可致丙戊酸代谢增加及自身的诱导发作作用，增加癫痫发作风险；考来烯胺可能引起丙戊酸血浆浓度降低；雌激素可诱导丙戊酸的葡萄糖醛化代谢，可能会增加丙戊酸的清除，导致丙戊酸浓度降低。

另外，与托吡酯或乙酰唑胺合用存在出现高氨血症或脑病的风险；丙戊酸可增加苯二氮䓬类药物、巴比妥类药物、单胺氧化酶抑制剂和抗抑郁药的中枢抑制作用，联合使用需对患者进行密切监测，必要时对药物进行剂量调整；丙戊酸可能会导致尼莫地平、齐多夫定、拉莫三嗪、苯巴比妥、扑米酮、丙泊酚等药物的血药浓度升高，可能会导致其疗效或毒性的增加；丙戊酸可引起苯妥英钠（总浓度降低，游离药物浓度升高）及卡马西平的毒性反应；丙戊酸可降低非尔氨酯或奥氮平的药物浓度；与劳拉西泮同时服用可使劳拉西泮的血药浓度最高减低40%；与抗凝血药和抗血小板聚集药同时服用，可能会导致出血倾向增加，联合用药期间应对凝血情况进行常规监测。

（7）结果解释：本品的稳态血谷浓度推荐范围为50～100μg/ml，实验室警戒值为120μg/ml。结果解释时，应参考有效浓度范围，在充分分析相关影响因素的基础上，结合临床疗效、不良反应、患者个体参数等对结果进行合理解释。如果确认有必要维持更高的血药浓度（谷浓度＞100μg/ml），必须进行临床获益与风险的权衡。如果稳态血谷浓度一直高于150μg/ml，建议调整用药方案降低药物浓度。①血药浓度稳态血谷浓度＜50μg/ml时，若病情控制良好且无不良反应发生，可维持原方案，监测患者病情变化；若病情控制不佳或出现不良反应，应结合临床及个体参数，调整给药方案，观察疗效及不良反应，并监测药物浓度。②血药浓度50～100μg/ml时，血药浓度在参考范围内，若病情控制良好且无不良反应发生，无须调整给药剂量；若病情控制不佳或出现不良反应，应结合临床及个体参数，及时调整给药方案，并监测疗效、不良反应与药物浓度。③血药浓度＞100μg/ml时，浓度偏高，药物毒副反应风险增加。如病情控制良好，可酌情考虑减少给药剂量，并监测疗效与浓度；若病情控制不佳，建议结合临床及个体参数，适当调整给药方案，同时密切监测不良反应及药物浓度。④血药浓度持续＞120μg/ml（实验室警戒值），甚至＞150μg/ml时，可出现中毒反应，建议调整用药方案，进行临床处理等。⑤血药浓度＞200μg/ml时，浓度过高，可出现不同程度的中枢神经系统抑制，如嗜睡、昏迷，严重者可出现脑水肿，应针对具体情况采取住院监测治疗、及时救治等措施。

5.药物过量 有关丙戊酸过量中毒的临床资料相对较多，丙戊酸过量一般预后良好，但亦可致死亡。一般认为单次剂量＞400mg/kg可致严重中毒，本品中毒血药浓度为150μg/ml（谷浓度），当血药浓度持续＞200μg/ml时，致死风险增加，也有资料显示本品的致死血药浓度为720μg/ml。当急性大剂量服用丙戊酸时，最常见的中毒表现为中枢神经系统功能障碍，临床表现从轻微的意识模糊和嗜睡到严重的昏迷和死亡，谷浓度＞200μg/ml时可能导致严重的脑水肿。其他临床表现包括肺换气不足、低血压、心动过速、体温过高、呕吐、腹泻、震颤和肌阵挛；服药过量还会导致骨髓抑制；代谢方面还可能出现高钠/镁血症等电解质紊乱、代谢性酸中毒、高氨血症；胰腺炎、肝毒性和急性肾损伤是罕见但严重的不良反应。

国外文献中的典型病例：①1例38岁女性摄入20片丙戊酸钠缓释片后出现精神异常，血药浓度278μg/ml。经美罗培南、左卡尼汀等治疗后，血药浓度下降至62μg/ml。②1例16岁女孩自杀服用丙戊酸后昏迷，血清浓度为1320μg/ml。经血液透析后恢复意识并康复。③1例健康男婴（16个月）摄入约4g丙戊酸后深度昏迷，血清和尿浓度分别为1316.2μg/ml和3289.5μg/ml，并发现尿中β-氧化代谢物浓度低，而ω-氧化代谢物的浓度高，尿中可检出4-en-代谢物（潜在的肝毒素）。经洗胃和口服左旋肉碱等支持治疗后，β-氧化代谢物增加，ω-氧化代谢物和4-en-代谢物减少，患者康复出院。④1例25岁白种人女性，摄入过量丙戊酸后出现昏迷、低血压和乳酸酸中毒，血药浓度＞1200μg/ml，经4h的高通量血液透析后，血流动力学状态和精神功能随着丙戊酸浓度的急剧降低而得到改善。⑤1例40岁女性过量服用丙戊酸钠后，心肺功能衰竭、骨髓抑制和神经系统抑郁症，随后死亡。其血清丙戊酸钠浓度为2727μg/ml。⑥1例18岁男性，摄入45g丙戊酸钠后出现困倦和烦躁、高钠血症、低钙血症、代谢性酸中毒、血清转氨酶升高等，血清氨623μg/dl、丙戊酸575μg/ml，治疗后康复。⑦1例43岁女性服用过量丙戊酸盐缓释制剂后昏迷、严重低血压、代谢性酸中毒、血小板减少等，入院时血清丙戊酸浓度为1380μg/ml，经高通量血液透析6h后，血清浓度从940μg/ml下降至164μg/ml。⑧2例女性癫痫患者（19岁和27岁）摄入过量丙戊酸钠后昏迷（6d和7d）、贫血、白细胞减少和血小板减少、转氨酶升高、急性胰腺炎（其中1例），在血清浓度下降至治疗范围后，仍表现为深度昏迷。2例患者的丙戊酸钠血清浓度为482μg/ml和＞1440μg/ml，2周后康复出院。⑨6例严重急性丙戊酸过量中毒患者的临床表现主要为中枢神经抑制（如深度昏迷），其次为呼吸衰竭、多器官衰竭、高氨血症、脑水肿和出血性胰腺炎等。血药浓度520～1700μg/ml，均值为1127μg/ml。血氨平均为550μg/dl。

丙戊酸过量无特异性解救药，临床治疗要点：①如口服药物10～12h，可考虑洗胃；如在2h内可给予活性炭，单剂量还是多剂量给予仍存争议。②有中枢神经系统抑制表现者可给予纳洛酮。③对症支持治疗。保证呼吸道通畅、生命体征平稳，对症治疗各种并发症。④丙戊酸与蛋白质高度结合，认为不适合通过体外方法（如血液透析、血液灌流等）去除。但随着血药浓度升高，特别是远高于治疗浓度时，丙戊酸蛋白结合趋于饱和，可致游离型药物浓度增加，因此，过量中毒时理论上可以通过体外方法去除。这种治疗方法推荐用于严重丙戊酸过量中毒，如丙戊酸血药浓度＞1300μg/ml，存在脑水肿或休克；丙戊酸血药浓度＞900μg/ml，存在昏迷或需要机械通气的呼吸抑制、急性高氨血症或pH≤7.10。当临床症状明显改善，血药浓度降至参考治疗浓度范围内（50～100μg/ml）时，应停止此治疗。有研究认为间歇性血液透析是丙戊酸过量中毒的首选体外疗法，无法进行血液透析时，间歇性血液灌流或连续肾脏替代治疗是可接受的替代方案。也有研究认为缓慢持续的每日透析也防止过量药物从其蛋白质结合中释放时可能发生的反弹现象。混合体外疗法有待进一步评估。⑤对于存在高氨血症者，考虑使用左旋肉碱（左卡尼汀）是合理的，可用于高血氨脑病（包括急性发作的意识障碍、局灶性神经系统症状和癫痫发作频率增加等）患者或预防急性丙戊酸过量后的肝功能障碍。⑥碳青霉烯类抗生素可通过与丙戊酸发生相互作用，增加丙戊酸清除，因此，有多项研究证明，丙戊酸过量中毒时，可通过美罗培南治疗，降低体内丙戊酸水平，达到解毒的效果。⑦有报道，当服用过量丙戊酸缓释制剂时，在服用1.5～2h

后，血中丙戊酸浓度很低，甚至直至摄入 10 ～ 12h 或可监测到血药浓度急剧升高，因此，初始血药浓度可能具有误导性，应警惕丙戊酸缓释制剂过量中毒患者的迟发性毒性反应。

6. 基因多态性　丙戊酸 40% ～ 50% 通过结合反应被 UGT 代谢，如经 UGT1A6、UGT1A9 和 UGT2B7 代谢为无活性的产物；30% ～ 40% 通过线粒体 β- 氧化；约 10% 通过 CYP450 酶代谢，如 CYP2C9、CYP2C19、CYP2A6 和 CYP2B6。*UGT* 和 *CYP450* 酶基因多态性对丙戊酸血药浓度影响的报道较多，但大多数均为单基因单位点，且样本量较小，尚不能很好地解释基于 *UGT* 和 *CYP450* 酶基因多态性导致的丙戊酸血药浓度的个体差异。

FDA 在药品说明书中指出，尿素循环障碍（urea cycle disorders，UCD）患者使用丙戊酸容易导致致命性高氨血症脑病等严重不良反应，应禁止使用丙戊酸。尿素循环障碍是一种罕见的遗传病，与氨基甲酰转移酶 -1（carbamoyl-phosphate synthetase-1，CPS1）和鸟氨酸氨基甲酰转移酶（ornithine transcarbamylase，OTC）缺陷有关。*CPS1* 基因的 4217c ＞ a（rs1047891）多态性是导致高氨血症的独立危险因素。

在由线粒体 DNA 聚合酶 γ（POLG）基因突变引起的遗传性神经代谢综合征（如Alpers-Huttenlocher 综合征）患者中，丙戊酸诱发急性肝衰竭和造成死亡的风险增加。FDA 说明书中还提到禁止在已知有 *POLG* 突变所致线粒体疾病的患者和临床上怀疑有线粒体疾病的 2 岁以下儿童中使用丙戊酸。有报道 *POLG* 基因突变患者应用丙戊酸后可能诱导或加重肝脏毒性，且已知有超过 45 个不同的 *POLG* 位点突变，产生了众多的复合基因型，复杂的杂合子 *POLG* 表型比单独的纯合子突变的死亡率更高。导致丙戊酸毒副反应相关的 *POLG* 突变，主要为 c.1399G ＞ A（p.A467T）和 c.2243G ＞ C（p.W748S）两个点突变。A467T 和 W748S 突变使得 POLG 酶的活性降低，导致肝细胞线粒体 DNA 含量、能量合成缺陷，使用丙戊酸治疗后易诱发急性肝衰竭甚至死亡。因此建议检测 *POLG* 基因型。

在 UCD 患者（*CPS1* 或 *OTC* 缺陷）和 *POLG* 突变的患者中，不建议使用丙戊酸进行治疗（表 7-14）。

表 7-14　基于 *CPS1*、*OTC*、*POLG* 基因多态性的丙戊酸用药建议

基因	突变	用药建议
CPS1	缺陷	不建议使用丙戊酸治疗
OTC	缺陷	不建议使用丙戊酸治疗
POLG	A467T、W748S	不建议使用丙戊酸治疗

另外，外排转运蛋白（多耐药蛋白）*ABCC2* 的基因多态性影响血清中丙戊酸的浓度，可能与丙戊酸不良反应的风险增加相关；*ANKK1* 的基因多态性可能与丙戊酸导致的体重增加有关；谷氨酰转移酶 GST 和超氧化物歧化酶 *SOD2*、*CYP2C9* 的基因多态性可能与血清氨基转移酶的升高有关；电压门控钠通道的 α 亚基 *SCN1A* 和 *SCN2A* 基因突变的患者可能对丙戊酸的耐药性增加；其他可能影响丙戊酸浓度的代谢酶还有 UGT2B7、UGT1A6、CYP2C9、CYP2C19、CYP2A6 等，在丙戊酸 TDM 中也应该引起注意。

三、苯妥英钠

苯妥英钠（phenytoin sodium）又名二苯乙内酰脲钠、大仑丁、地伦丁等。分子式为 $C_{15}H_{11}N_2NaO_2$，分子量 274.25，化学名为 5,5- 二苯基乙内酰脲钠盐，苯妥英钠的分子结构式

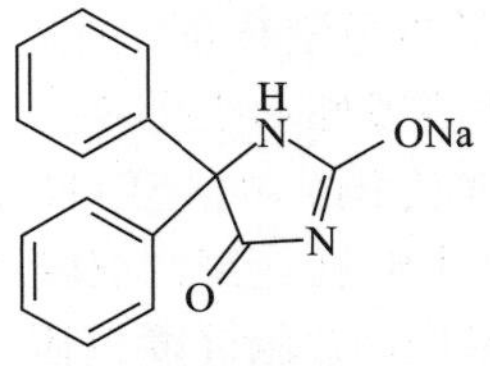

图7-37　苯妥英钠分子结构式

见图7-37。

1.药理作用　苯妥英钠对超强电休克、惊厥的强直相有选择性对抗作用，而对阵挛相无效或反而加剧，故其对癫痫大发作有良效，而对失神性发作无效。其抗癫痫作用机制尚未阐明，一般认为，苯妥英钠可增加细胞钠离子外流，减少钠离子内流，而使神经细胞膜稳定，提高兴奋阈，减少病灶高频放电的扩散。此外，苯妥英钠可缩短动作电位间期及有效不应期，抑制钙离子内流，降低心肌自律性，抑制交感中枢，对心房、心室的异位节律点有抑制作用，提高心房颤动与心室颤动阈值；其稳定细胞膜作用及降低突触传递作用，而具有抗神经痛及骨骼肌松弛作用；可抑制皮肤成纤维细胞合成或分泌胶原酶；还可加速维生素D代谢；可引起淋巴结肿大；有抗叶酸作用；对造血系统有抑制作用；对肝药酶有诱导作用。

2.临床应用

（1）适应证：①治疗全身强直阵挛性发作、复杂部分性发作（精神运动性发作、颞叶癫痫）、单纯部分性发作（局限性发作）和癫痫持续状态。②治疗三叉神经痛、隐性营养不良性大疱性表皮松解症、发作性舞蹈手足徐动症、发作性控制障碍（包括发怒、焦虑和失眠的兴奋过度等的行为障碍疾病）、肌强直症及三环类抗抑郁药过量时心脏传导障碍等。③治疗洋地黄中毒所致的室性及室上性心律失常，对其他各种原因引起的心律失常疗效较差。

（2）用法用量

①抗癫痫：成人，口服，起始剂量为每次100mg，2次/日，1～3周增至250～300mg/d，3次/日，或5mg/（kg·d）；极量为每次300mg，500mg/d；用药应个体化；当控制发作和血药浓度达稳态后，可改用长效（控释）制剂，1次顿服。如发作频繁，可按12～15mg/kg，分2～3次服用，每6h 1次，第2天开始给予100mg（或按体重1.5～2mg/kg），3次/日，调整至恰当剂量为止。静脉注射，用于癫痫持续状态，150～250mg，＜50mg/min，按需要30min后可重复注射100～150mg，总量＜500mg，老年及肝功能不全患者，注射量应减少，注射速度50mg/（2～3）min。儿童：口服，起始剂量为5mg/（kg·d），2～3次/日，按需调整，不超过250mg/d；维持量为4～8mg/（kg·d）或按体表面积250mg/（m²·d），2～3次/日，应进行TDM。肌内注射，一次3～5mg/kg。癫痫持续状态时，一次5～10mg/kg。

②抗心律失常：成人口服，常用量为100～300mg/d，1～3次/日；或第1天10～15mg/kg，第2～4天7.5～10mg/kg，维持量2～6mg/kg。儿童口服，起始剂量为5mg/（kg·d），2～3次/日，根据病情调整，不超过300mg/d；维持量4～8mg/（kg·d），或按体表面积250mg/（m²·d），2～3次/日。

③作为胶原酶合成抑制剂：成人口服，起始剂量为2～3mg/（kg·d），2次/日，2～3周，增至耐受用量，血药浓度至少达8μg/ml。一般100～300mg/d。

（3）药物不良反应：①常见的不良反应。牙龈增生（儿童发生率高）、眩晕、头痛、巨幼红细胞贫血、皮疹伴高热等。长期服用后或血药浓度达30μg/ml时可能引起恶心、呕吐甚至胃炎，饭后服用可减轻。②严重的不良反应。再生障碍性贫血、巨幼红细胞贫血、剥脱性皮炎、多形糜烂性红斑、系统性红斑狼疮、致死性肝坏死、淋巴系统霍奇金病、造骨病或骨质异常等；有致癌、孕妇服用偶致畸胎的报道。③其他不良反应。包括头晕、失眠、眼球震颤、共济失调、语言不清、一过性神经质、舞蹈症、肌张力不全、震颤、意识模糊、粒细胞和血小板减少、血糖升高等。

3. 药动学特征　口服吸收缓慢而不规则，85%～90%由小肠吸收，口服后4～12h达C_{max}。吸收率个体差异大，食物影响吸收。肌内注射吸收不完全且不规则，其C_{max}仅约为口服的1/3。口服片剂的生物利用度约95%（有报道为79%），可因个体差异、给药剂量、给药途径、剂型等因素导致生物利用度不同，新生儿吸收甚差。广泛分布于全身，细胞内液浓度可高于细胞外液。表观分布容积为0.6L/kg（0.5～0.8L/kg），易透过血脑屏障，脑组织内浓度略高于血药浓度，可通过胎盘，亦可进入乳汁，乳汁/血浆比0.18～0.45。血浆蛋白结合率为88%～92%，主要与白蛋白结合；在低白蛋白血症和肾功能不全、肝功能不全等疾病中，其结合程度降低。主要在肝脏经CYP2C9和CYP2C19代谢为无药理活性的产物，其中主要为羟基苯妥英钠（占50%～70%），此代谢存在遗传多态性和人种差异。存在肠肝循环，主要经肾以代谢产物或葡萄糖醛酸结合物的形式排出体外，极少部分（<2%）以原型排泄，碱性尿排泄较快。苯妥英钠的平均$t_{1/2}$为20～60h，其$t_{1/2}$与血药浓度有关。长期服药患者，$t_{1/2}$为15～95h，甚至更长。有报道每日口服300mg时，7～10d可达稳态浓度。有资料显示，苯妥英钠$t_{1/2}$为7～42h（口服）和10～15h（静脉）。苯妥英钠的肝代谢具有饱和性，应用一定剂量药物后肝脏的羟化能力达饱和，此后代谢率随着剂量的增加而降低，$t_{1/2}$延长，而血药浓度可呈非线性急剧增加，呈零级消除动力学特征，有中毒危险，需要监测血药浓度。

4. 治疗药物监测

（1）治疗参考浓度范围（有效浓度范围）：AGNP在《神经精神药理学治疗药物监测共识指南（2017年版）》中推荐：①苯妥英钠的抗癫痫治疗参考浓度为10～20μg/ml（谷浓度）；②实验室警戒浓度为25μg/ml（谷浓度）。其他资料显示：①成人苯妥英钠的抗癫痫有效浓度为10～20μg/ml（唾液浓度为1.0～2.2μg/ml），小儿为5～20μg/ml。②游离苯妥英钠血药浓度与本品毒副反应有更好的相关性，有报道白蛋白水平低的患者中，游离苯妥英钠治疗为0.8～2.1μg/ml。注意本品血药浓度监测及参考范围是以苯妥英钠来计算，并且当以苯妥英钠参与计算及分析时，应注意质量转换。

（2）推荐级别及监测指征：AGNP在《神经精神药理学治疗药物监测指南（2017年版）》中推荐其治疗药物监测等级为1级，TDM是苯妥英钠标准化用药的重要组成部分。TDM指征：①药动学个体差异大；②药物浓度与疗效及毒副作用密切相关；③代谢具有饱和性，可出现血药浓度非线性急剧增加，中毒风险高；④长期用药时，用药依从性差；⑤为肝药酶诱导剂，可引起不同程度的药物浓度及药效变化；⑥特殊人群（如老年人、儿童、低白蛋白血症、肝肾功能不全、妊娠、艾滋病等）用药情况更为复杂；⑦有效治疗浓度范围窄，毒副反应大，且与症状加重不易区分；⑧疗效指标不明确；⑨苯妥英钠的主要代谢酶为CYP2C19、CYP2C9及UGT2B15等，存在基因多态性，可致代谢差异；⑩由于竞争性血浆蛋白结合、肝药酶诱导/抑制等原因易发生药物相互作用等。

（3）样本采集：一般采集静脉血2～3ml，分取血清或血浆测定。运输时，建议样本温度维持在2～8℃。若不能立即测定，可暂存于2～8℃，建议1周内测定。文献研究显示本品的血浆/血清样本于2～8℃可储存1个月，冷冻（-20℃）可储存3个月；建议采血时间为规律用药达稳态（2周）后，在下一剂给药前（宜在清晨）立即采样（建议控制在30min内），测定谷浓度（C_{min}），也有推荐监测给药后4～12h的血药浓度。当代谢达饱和时呈零级消除动力学特征，$t_{1/2}$随血药浓度而变，达稳态的时间延长。怀疑中毒时，应随时采血监测。脑脊液或唾液中的药物浓度类似于血浆中的非蛋白结合浓度，如条件允许，可以考虑采集脑脊液或唾液进行监测。

（4）监测时机或适应证：①首次用药达稳态后。②剂量调整前及剂量调整达稳态后。③维持治疗评价疗效时建议每1～3个月监测1次。④达到最佳疗效，需确定个体最佳药物浓度时。⑤合并可能与苯妥英钠相互作用的药物时。⑥不能有效控制病情或疗效下降时。⑦出现毒副反应时。⑧怀疑吞服大量药物时或进行药物中毒诊断及治疗时。⑨不确定是否坚持用药时。⑩特殊人群（如老年人、儿童、孕产妇、低白蛋白血症、肝肾功能不全等）应加强监测。⑪妊娠前监测血药浓度基线值；妊娠期加强监测，建议至少每个月监测1次，分娩后1～2周监测1次，并根据血药浓度及临床情况调整用药方案；哺乳期评价药物泌乳风险的同时，加强监测，根据TDM情况进行剂量调整。⑫建议 *CYP2C9* IM 型、PM 型患者加强监测。

（5）常用检测方法：主要有色谱法与免疫法。色谱法常用的为 HPLC 和 LC-MS，免疫法常用的为 FPIA、CMIA、EMIT、MEIA 等。苯妥英钠分子结构中的内酰脲基团具有紫外吸收特征，在实际 TDM 工作中可选择反相色谱柱（C_{18}柱）分离，配合紫外检测器或二极管阵列检测器进行检测，其特异性好，灵敏度高，能很好地排除苯妥英钠代谢产物的影响，且不需专用试剂及耗材，如条件允许，采用 LC-MS 法检测苯妥英钠更加灵敏、快速。免疫法需要配备专用试剂及耗材，测定成本高，但其自动化程度高，操作简便。由于其特异性差，测定结果可能较 HPLC 法或 LC-MS 法偏高。EMIT 法可在 2.5～40μg/ml 范围内对人血清或血浆中苯妥英钠浓度进行准确定量，对于浓度高于 40μg/ml 的样本，可使用蒸馏水或去离子水稀释后测定。

（6）药物浓度影响因素

①药物剂型：苯妥英钠以口服剂型为主，片剂、胶囊及缓释制剂等不同剂型或厂家的药物释放存在差异，可引起一定程度药物浓度变异。

②病理生理状态：清蛋白（白蛋白）、α_1 酸性糖蛋白及脂蛋白是血清/血浆中主要的药物结合蛋白。苯妥英钠属于强蛋白结合药物，主要与清蛋白结合。当患者处在尿毒症、肝脏疾病、甲状腺功能亢进、烧伤、外伤、妊娠、老年人（＞75岁）、营养不良、艾滋病等低蛋白（清蛋白）状态时，可造成苯妥英钠游离药物浓度升高，毒副作用发生风险增加，应调整剂量降低总血药浓度或监测游离药物浓度。

肝肾功能损伤可减少苯妥英钠的代谢及排泄，可致本品血药浓度升高。

妊娠期体重、血液流变学（如循环血量增加）、血浆组分（如低蛋白）、代谢酶活性（一般升高）、激素等改变，可致妊娠期药动学特性发生变化，进而影响药物疗效。本品妊娠期清除率增加，血药浓度可逐渐下降，有报道妊娠期间总苯妥英钠血药浓度显著下降至妊娠前约40%，游离血药浓度则可降至更低。同时，本品致畸风险仅次于丙戊酸，且存在剂量依赖性。因此，妊娠期服用本品应充分考虑风险获益，妊娠前、妊娠期及分娩后应加强监测及治疗方案调整（见前述"监测时机与适应证"）。

老年人及合并心血管疾病患者，静脉注射时可引起心室颤动或心功能下降。

③年龄：3个月以内新生儿体内苯妥英钠蛋白结合率可降至60%，苯妥英钠游离血药浓度较高，毒副作用发生风险增加，建议总血药浓度维持在 6～14μg/ml；小儿由于表观分布容积与清除半衰期随年龄而变化，血药浓度变化较大，应加强监测；本品的平均表观分布容积在早产儿约为 1.2L/kg，足月儿约为 0.8L/kg，保持恒定至96周。早产儿由于肝功能不够成熟，本品的代谢下降，$t_{1/2}$ 在显著延长；由于苯妥英钠对肝药酶的诱导作用，妊娠期间应用本品出生后的婴儿对本品的代谢较快；总之，新生儿及婴儿药动学特殊，如应用本品，须加强监测。学龄前儿童肝脏代谢旺盛，$t_{1/2}$ 在缩短，可能出现 C_{max} 过高而中毒，C_{min} 过低而发作的情况，应多次测定，分析浓度变化。而老年患者常伴有低蛋白或肝肾功能下降，

苯妥英钠的游离型药物或总药物浓度增高。

④样本种类：一般检测样本为血液，由于脑脊液或唾液苯妥英钠浓度与血液中的浓度线性相关，有时会选择脑脊液或唾液进行检测，但其中蛋白含量很少，基本为游离型药物。

⑤采样时间：一般在规律用药达稳态时，于下一剂给药前立即采样，采集时间过早或过晚，测定结果均可能偏离实际谷浓度；300mg/d口服，7～10d可达稳态血药浓度，在应用一定剂量后，肝脏代谢达饱和后，呈零级消除动力学特征，$t_{1/2}$随血药浓度而变，达稳态的时间延长，此时根据血药浓度增加剂量时，应谨慎，如当血药浓度15μg/ml时，增加剂量应以25mg/d为妥，剂量增加后应观察2～3周，再监测稳态C_{min}，以避免假稳态现象。

⑥检测方法：苯妥英钠可采用色谱法和免疫法进行检测，免疫法测定时普遍存在的交叉反应干扰会使免疫法测定结果较色谱法偏高，因此，对于这种检测干扰的存在，在解释苯妥英钠浓度时应谨慎。

⑦饮食：长期饮酒可降低苯妥英钠的血药浓度和疗效，但服药的同时大量饮酒则可增加苯妥英钠的血药浓度。

⑧遗传因素：来源于代谢酶或转运体的基因多态性可引起苯妥英钠药效学及药动学个体间很大的变异性。CYP2C9基因多态性可显著影响苯妥英钠的代谢；亚裔HLA-B*15：02等位基因携带的患者应用苯妥英钠治疗时，发生Stevens-Johnson综合征和中毒性表皮坏死松解症的风险更高。

⑨药物相互作用：参与苯妥英钠代谢的主要代谢酶为CYP2C9（约占90%），其次为CYP2C19，CYP2C是肝脏中含量丰富的代谢酶，可参与多种其他药物的代谢。参与苯妥英钠代谢的其他代谢酶或转运蛋白还包括CYP3A4、UGT2B15、UGT1A（如UGT1A1、UGT1A4、UGT1A6和UGT1A9）、MDR1等，所有对这些代谢酶或转运蛋白产生诱导、抑制或竞争作用的药物（附表1，附表2）均可与苯妥英钠产生药物相互作用。

抑制苯妥英钠代谢从而增加血药浓度的药物包括奥卡西平、托吡酯、非氨酯、乙酰唑胺、氯巴占、异烟肼、保泰松、磺胺类药物、氯霉素、氯苯那敏、西咪替丁、胺碘酮、卡培他滨、5-氟尿嘧啶、他莫昔芬、维拉帕米、利托那韦、噻氯匹定、一些抗感染药物（如克拉霉素、氟康唑、伊曲康唑、伏立康唑）、利培酮和部分抗抑郁药（如氯米帕明、丙米嗪、氟西汀、氟伏沙明）、香豆素类抗凝药（特别是双香豆素）等。

诱导苯妥英钠代谢从而降低血药浓度的药物包括卡铂、顺铂、洛沙平、奈非那韦、奈韦拉平和茶碱等。

苯妥英钠蛋白结合率高，与其他蛋白结合率高的药物同时应用时，因为蛋白结合的竞争抑制也可以导致相互作用。本品与丙戊酸合用时，两者有蛋白结合竞争作用，同时丙戊酸可抑制苯妥英钠代谢，丙戊酸对总苯妥英血药浓度和非结合苯妥英浓度的净效应取决于置换和代谢抑制的程度，应加强监测，调整用量。除了丙戊酸外，其他常见的可竞争性结合苯妥英钠蛋白结合位点的药物还包括苯唑西林、萘夫西林、双氯西林、青霉素、头孢曲松、磺胺甲基异噁唑、水杨酸、萘普生、替尼达普、托美汀、非诺洛芬、布洛芬、甲芬那酸等，与本品合用，可致游离血药浓度升高。

与甲氨蝶呤合用，可致本品吸收下降，清除增加，血药浓度降低，同时，甲氨蝶呤血浆蛋白结合率下降，游离药物浓度增加，中毒风险增加。与阿扎丙宗合用，苯妥英钠代谢可被抑制，且血浆蛋白结合率下降，可导致本品总血药浓度及游离药物浓度增加，中毒风险增加。

与卡马西平、苯巴比妥和扑米酮合用时，因为药物对酶代谢的复杂相互作用，对苯妥英钠血药浓度的影响具有不确定性，应经常监测血药浓度，并调整用量。

与含有镁、铝或碳酸钙的制酸药合用可降低苯妥英钠的生物利用度，两者应相隔2～3h服用。

虽然苯妥英钠可消耗体内叶酸，但增加叶酸反而可降低苯妥英钠血药浓度，降低疗效。

苯妥英钠主要通过肝脏代谢，与其他肝毒性药物（如对乙酰氨基酚）合用时可增加肝毒性发生风险，而且苯妥英钠可加速对乙酰氨基酚代谢，降低其疗效。

苯妥英钠对肝药酶（CYP3A4、CYP2B6、CYP1A2、CYP2C9、CYP2C19等）或外排转运体UGT的诱导作用可以影响诸多同为此酶/转运体底物的其他药物的代谢，合用时可造成这些药物浓度及疗效的降低，如卡马西平、肾上腺皮质激素、环孢素、洋地黄类、雌激素、左旋多巴、奎尼丁、伊马替尼、拉帕替尼、达沙替尼、依曲韦林、洛匹那韦、他克莫司、伏立康唑、泊沙康唑、利多卡因（同时两药均为抗心律失常药，心脏抑制作用叠加）、雷诺嗪、伊沙匹隆等。

（7）结果解释：在分析相关影响因素的基础上，结合临床疗效与不良反应对结果进行合理解释。①血药浓度＜10μg/ml时，若病情控制良好且无不良反应发生，可维持原方案，监测患者病情变化；若病情控制不佳或出现不良反应，应结合临床及个体参数，调整给药方案，观察疗效及不良反应，并监测药物浓度。②血药浓度10～20μg/ml时，血药浓度在参考范围内，若病情控制良好且无不良反应发生，无须调整给药剂量；若病情控制不佳或出现不良反应，应结合临床及个体参数，及时调整给药方案，并监测疗效、不良反应与药物浓度。③血药浓度＞20μg/ml时，浓度偏高，易发生毒性反应，出现眼球震颤等，建议在考虑上述影响因素基础上，结合临床及个体参数，适当调整给药方案，同时监测疗效、不良反应及药物浓度。糖代谢异常的患者，浓度超过20～25μg/ml，可阻止胰岛素释放，引起高血糖。④血药浓度25～30μg/ml时，运动失调、步履困难，＞30μg/ml时，浓度过高，可出现共济失调等明显中毒反应，应采取临床处理措施。⑤血药浓度＞40μg/ml时，浓度过高，往往出现严重的毒性反应，如嗜睡、构音障碍、精神错乱、昏迷等，甚至可能有癫痫发作，应住院治疗，及时采取救治措施。有报道血药浓度达35～55μg/ml时，可诱发眼外肌麻痹。

5.药物过量　应用苯妥英钠治疗时易发生中毒，如开始应用剂量过大，或剂量增加太快，或儿童总剂量＞8mg/（kg·d），成人维持总量达600mg/d，即可能发生中毒。最小致死剂量为2～5g。苯妥英钠血药浓度超过20μg/ml时易产生毒性反应，可出现眼球震颤、复视、眩晕、平衡障碍等；当高于25μg/ml甚至30μg/ml时，可出现共济失调、口齿不清、震颤、幻觉等；超过40μg/ml时往往出现严重毒性作用，如嗜睡、精神错乱、昏迷、瞳孔散大、颜面潮红、高热，甚至癫痫发作、呼吸衰竭等。除神经系统表现外，常见的心脏毒性反应有心律失常、房室传导阻滞、心动过缓、血压下降、心搏停止等。有资料显示，苯妥英血药浓度＞70μg/ml时，可出现意识障碍。血药浓度＞100μg/ml时，可出现角弓反张等严重中毒反应。也有报道认为本品的致死血药浓度为100μg/ml。儿童及婴儿用药过量可能会出现非典型特征，如婴儿有食欲缺乏、喂食不良、舞蹈症和屈光不正的表现。另外，快速静脉注射（750mg/min）时，可导致明显的心脏毒性；口服过量中毒者，一般很少出现心脏毒性。

国外文献报道病例：①1例38岁男性摄入10g苯妥英钠12～16h后就诊，观察到明显的小脑功能障碍和持续呕吐，初始苯妥英钠血清浓度为45.2μg/ml，第15天达血药浓度峰值为88.5μg/ml，出现癫痫发作、呼吸抑制、抑郁等，入院100d后出院，转入康复机构，表现出永久性小脑功能损伤的相关体征。②1例19岁女性服用苯妥英钠治疗全身性强直阵挛发作，剂量为100mg，2次/日。因控制不佳，剂量调整为100mg，3次/日。因剂量调整幅度过大，7d后出现抽搐、牙龈肥大和共济失调就诊。血清苯妥英钠浓度超过40μg/ml。停药并对症治疗后康复。

苯妥英钠中毒无特效解毒药物，治疗要点：①可进行催吐、洗胃，也可服用单剂或多剂药用活性炭减少药物吸收。②对症支持治疗。如保持呼吸道通畅、吸氧、辅助呼吸、保持生命体征稳定、对症治疗并发症等。③严重中毒（如长期昏迷或长期失能性共济失调）或肾衰竭时可进行间歇性血液透析或血液灌流治疗。

6.基因多态性　临床应用苯妥英钠的患者约5%会发生类似卡马西平引起的皮肤型药物不良反应，如SJS/TEN。此外苯妥英钠治疗窗窄，口服给药药动学过程差异较大，其疗效和非皮肤不良反应副作用存在显著个体差异。

苯妥英钠与卡马西平均为芳香族抗癫痫药物，具有相似的化学结构，临床上有出现交叉阳性反应的报道。药物基因组学研究发现，苯妥英钠诱导的SJS或TEN等严重不良反应与 *HLA-B*15：02* 基因型密切相关。在亚洲人群中，多项研究报道证实 *HLA-B*15：02* 等位基因是导致苯妥英钠引起SJS/TEN的重要因素，但弱于 *HLA-B*15：02* 等位基因对卡马西平引起SJS/TEN的作用。因此，推荐在使用苯妥英钠之前进行基因筛查（尤其是亚洲人群），以降低苯妥英钠诱导的SJS、TEN等发生率；如果同时存在 *HLA-B*15：02* 基因型和 *CYP2C9*2* 或 **3* 基因型会增加SJS和TEN的风险。也有证据表明，*HLA-B*31：01* 同样参与了苯妥英钠引起的皮肤不良反应。同时，苯妥英钠在体内通过CYP2C9和CYP2C19代谢，其中70%～90%由CYP2C9经4-羟化代谢为4-羟苯妥英而失活。*CYP2C9* 的基因多态性还与某些副作用的频率增加有关，有报道CYP2C9基因多态性（*CYP2C9*3*）是导致苯妥英钠口服后药动学过程差异大的主要因素，且与苯妥英钠引起的非皮肤不良反应（如神经毒性、小脑萎缩、牙龈肥大等）显著相关，*CYP2C9*3* 突变导致酶活性降低，苯妥英钠代谢减弱，血药浓度增加，非皮肤不良反应发生风险增加。

此外，其他代谢酶或药物转运体，如 *CYP3A4*、*UGT2B15*、*UGT1A*（如 *UGT1A1*、*UGT1A4*、*UGT1A6* 和 *UGT1A9*）、*MDR1* 等的基因多态性情况在苯妥英钠的TDM中也应予以注意。

在使用苯妥英钠前，应进行 *HLA-B*15：02* 等位基因检测，对携带 *HLA-B*15：02* 等位基因型的人群，不建议使用苯妥英钠；对未携带 *HLA-B*15：02* 等位基因型的人群，进一步检测 *CYP2C9* 基因多态性，调整给药剂量，用药建议见表7-15。

表7-15　基于 *HLA-B* 和 *CYP2C9* 基因型的苯妥英钠用药建议

基因型	不携带 *HLA-B*15：02* 等位基因	携带 *HLA-B*15：02* 等位基因
CYP2C9*1/*1 快代谢型（EM）	给予常规剂量治疗	SJS/TEN发生风险增加，不建议使用苯妥英钠；若患者使用苯妥英钠已超过3个月，没有发生皮肤不良反应，则可考虑继续适应苯妥英钠；与苯妥英钠结构类似的其他芳香族抗癫痫药物亦不建议使用
CYP2C9*1/*2；*1/*3 中等代谢型（IM）	给予75%常规剂量治疗，7～10d后采用TDM调整苯妥英钠的给药剂量，警惕共济失调、眼球震颤等神经毒性反应	
CYP2C9*2/*2；*2/*3；*3/*3 慢代谢型（PM）	给予50%常规剂量治疗，7～10d后采用TDM调整苯妥英钠的给药剂量，警惕共济失调、眼球震颤等神经毒性反应	

四、苯巴比妥

苯巴比妥（phenobarbital）又名鲁米那、迦地那、苯巴比通等，分子式为$C_{12}H_{12}N_2O_3$，分子量232.24，化学名为5-乙基-5-苯基-2,4,6（1H,3H,5H）-嘧啶三酮，注射剂常用其钠盐。苯巴比妥分子结构式见图7-38。

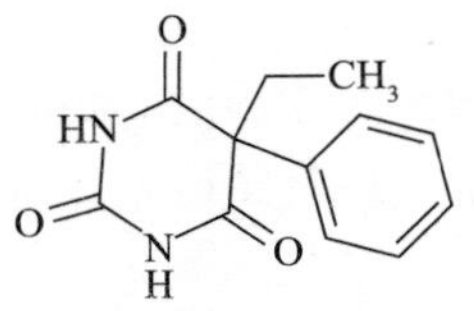

图7-38 苯巴比妥分子结构式

1.药理作用 治疗浓度的苯巴比妥可降低谷氨酸的兴奋作用，加强γ-氨基丁酸的抑制作用，抑制中枢神经系统的突触传递，抑制癫痫灶的高频放电及其向周围扩散；体外电生理实验见苯巴比妥使神经细胞的氯离子通道开放，细胞过极化，产生拟GABA作用。随着剂量的增加，苯巴比妥的中枢抑制作用表现为镇静、催眠、抗惊厥及抗癫痫，大剂量时可对心血管系统和呼吸系统产生明显抑制，过量可使延髓呼吸中枢麻痹导致死亡。可产生依赖性，包括精神依赖和身体依赖。

2.临床应用

（1）适应证：①治疗癫痫，对全身性及部分性发作均有效，也可用于其他疾病引起的惊厥；注射剂一般在苯妥英钠、卡马西平、丙戊酸钠无效时选用。②麻醉前用药。③口服可用于治疗焦虑、失眠（用于睡眠时间短早醒患者）。④也可用作抗高胆红素血症药。

（2）用法用量

①注射给药：抗惊厥与癫痫持续状态，成人1次100～200mg肌内注射，必要时可4～6h重复1次。麻醉前给药，术前0.5～1h肌内注射100～200mg。癫痫重症时，缓慢静脉注射按3～5mg/kg或按体表面积125mg/m²。儿童，抗惊厥，1次6～10mg/kg肌内注射，必要时可4h重复1次，1次极量＜200mg。

②口服：成人，抗惊厥，90～180mg/d，可在晚上1次顿服，或每次30～60mg，3次/日；极量1次250mg，500mg/d；催眠，30～100mg，晚上1次顿服；镇静，1次15～30mg，2～3次/日；抗高胆红素血症，每次30～60mg，3次/日。儿童，抗惊厥，每次按体重3～5mg/kg；镇静，每次按体重2mg/kg，或按体表面积60mg/m²，2～3次/日；抗高胆红素血症，每次按体重5～8mg/kg，分次口服，3～7d见效。

（3）药物不良反应

①常见神经精神系统不良反应：嗜睡、宿醉、困倦、眩晕、情绪障碍、恐惧加重、躁动、混乱、运动亢进、眼球震颤、共济失调、抑郁、噩梦、精神障碍、幻觉、失眠、焦虑、思维异常等。严重者可见呼吸抑制。用于抗癫痫时，常见不良反应为镇静，随着次数增加，镇静作用下降或不明显。还可能引起情感变化，出现认知和记忆缺损。

②常见皮肤反应为各种皮疹，严重者可出现剥脱性皮炎和多形红斑（Stevens-Johnson综合征）、中毒性表皮坏死松解症（TEN）等。其他超敏反应可见局部肿胀、红斑性皮炎、哮喘、荨麻疹、血管性水肿等。

③消化系统不良反应可见恶心、呕吐、便秘等。

④心血管系统不良反应可见低血压、心动过缓等。

⑤长期用药时，可见叶酸缺乏和低钙血症等，还可发生药物依赖，停药后可见停药综合征等。

⑥罕见巨幼细胞贫血、骨软化等。

3.药动学特征 口服后易吸收，其钠盐水溶液肌内注射也易吸收。给药后0.5～1h起效，血药浓度 t_{max} 为 2～18h，广泛分布于体内组织和体液中，脑组织内浓度高，其次为骨骼肌内，进入脑组织的速度较慢，可透过胎盘和分泌入乳汁，乳汁/血浆比 0.4～0.6。血浆蛋白结合率为 20%～45%。成人表观分布容积为 0.5～0.9L/kg。约 65% 在肝脏经 CYP2C9、CYP2C19 和 CYP2E1 代谢，转化为羟基苯巴比妥，大部分与葡萄糖醛酸或硫酸盐结合，后经肾随尿排出；27%～50% 以原型从尿中排出，部分在肾小管重吸收，使其作用时间延长。$t_{1/2}$ 为 48～144h（也有资料显示为 53～118h 或 80～120h），小儿体内 $t_{1/2}$ 为 40～70h，肝肾功能不全时 $t_{1/2}$ 延长。苯巴比妥为肝药酶诱导剂，可加速自身代谢，故随给药时间的延长 $t_{1/2}$ 缩短；此外还可加速其他药物代谢。

4. 治疗药物监测

（1）治疗参考浓度范围（有效浓度范围）：AGNP 在《神经精神药理学治疗药物监测共识指南（2017年版）》中推荐：①治疗浓度参考为 10～40μg/ml（谷浓度）；②实验室警戒浓度为 50μg/ml（谷浓度）。其他资料显示：苯巴比妥的治疗浓度参考为 20～40μg/ml，中毒浓度为 60～80μg/ml，致死浓度为 45～120μg/ml。

（2）推荐级别及监测指征：AGNP 在《神经精神药理学治疗药物监测指南（2017年版）》中推荐其治疗药物监测等级为 1 级，苯巴比妥的血药浓度监测是临床治疗的重要辅助方法。TDM 指征：①药动学个体差异大；②药物浓度与疗效及毒副作用密切相关；③为肝药酶诱导剂，可诱导自身代谢导致药物浓度及药效变化；④特殊人群（如新生儿、婴儿、儿童、老年人、肝肾功能异常、妊娠、艾滋病等）药动学差异大；⑤有效治疗浓度范围窄，可发生严重毒副反应；⑥长期用药时，用药依从性差；⑦基因多态性对苯巴比妥的代谢有影响；⑧可发生药物相互作用等。

（3）样本采集：一般采集静脉血 2～3ml，分取血清或血浆测定。运输过程中，建议保存在 2～8℃。若不能立即测定，可暂存于 4℃，1 周内测定，有报道本品的血浆样本可冷冻（-20℃）保存 3 个月。苯巴比妥半衰期长，达稳态需 10～25d，有文献报道需规律用药 6 周后，采血监测。考虑到其自身诱导代谢，建议规律用药 1～2 周后即开始监测，在下一剂给药前（宜在清晨）立即采样（可控制在 30min 内），测定谷浓度，也有推荐在达稳态后末次服药后 12～16h（若 1 次/日服药，则为 24h）采血监测；如果出现毒副反应，可考虑即时采样。脑脊液和唾液中的药物浓度可以很好地反映游离型苯巴比妥的浓度，必要时考虑采集脑脊液或唾液进行测定。

（4）监测时机或适应证：①首次用药达稳态后。②剂量调整前及剂量调整达稳态后。③评价疗效时，建议 3～6 个月监测 1 次。④新生儿、婴儿、儿童、老年人、体重异常及肝肾功能不全等特殊人群，应加强监测。⑤合并可能与苯巴比妥相互作用的药物时。⑥任何怀疑与苯巴比妥相关的毒副反应时。⑦固定剂量治疗不能有效控制病情或疗效下降时。⑧怀疑服用大量药物时或进行中毒诊断及治疗时。⑨备孕及妊娠期如必须使用本品时，妊娠前监测血药浓度基线值；妊娠期加强监测，建议至少每个月监测 1 次，分娩后 1～2 周监测 1 次，并根据血药浓度及临床情况进行用药方案调整；哺乳期评价药物泌乳风险（尽管本品可从母乳中分泌，但服用本品的女性实施母乳喂养仍然总体安全）的同时，加强监测，根据 TDM 情况进行剂量调整。⑩怀疑未按医嘱用药时等。

（5）常用检测方法：主要有色谱法与免疫法。色谱法主要有 HPLC 和 LC-MS；免疫法主要有 FPIA、EMIT 和 CMIA 等。

苯巴比妥分子结构中含有酰亚胺基团，能够在不同酸碱环境下产生不同的紫外吸收峰，在 TDM 工作中可选择反相色谱柱（C_{18} 柱）分离，配合紫外检测器进行检测，灵敏度高、特异性好，能很好地与代谢产物分离，不需要专用试剂及耗材。在HPLC的基础上，LC-MS也被广泛用于苯巴比妥等抗癫痫药物的测定，尤其适用于同时测定多种药物。但色谱法较之免疫法而言操作复杂，对检验人员的要求更高。

免疫法进行苯巴比妥的TDM有较成熟的自动化及商业化的方法及仪器供应，操作简便，但需要配备专用试剂及耗材，测定成本高。常用的免疫法有FPIA、EMIT和CMIA等。由于代谢产物5-（对-羟苯基）-5-苯基乙内酰脲与苯巴比妥的化学结构具有相似性，导致免疫法测定时可能产生交叉反应干扰，因此，免疫法测定结果较色谱法偏高；但免疫法本身仍然具有良好的准确度和精密度，可用于苯巴比妥的浓度测定，需要注意的是检测限和浓度范围与色谱法有所不同。EMIT法可在 $5 \sim 80\mu g/ml$ 范围内对人血清或血浆中苯巴比妥浓度进行准确定量，对于浓度 $> 80\mu g/ml$ 的样本，可使用蒸馏水或去离子水稀释后测定。色谱法与免疫法，各有优劣，可根据实际条件进行选择。

（6）药物浓度影响因素

①年龄：苯巴比妥在新生儿中吸收延迟且不完全，生物利用度低于成人；且苯巴比妥的半衰期在新生儿、婴儿、儿童都有明显变化；老年人苯巴比妥清除率显著降低，可能与肾小球滤过率降低或肝脏药物代谢能力降低有关。

②病理生理状态：肝、肾功能减退患者的血浆清除率有所下降，血药浓度较正常人群更高。妊娠期体重、血液流变学（如循环血量增加）、血浆组分（如低蛋白）、代谢酶活性（一般升高）、激素等改变，可致妊娠期药动学特性发生变化，进而影响药物疗效。有报道本品妊娠期清除率增加，血药浓度可逐渐下降，常可致癫痫发作。同时，本品有较高的致畸风险，且存在剂量依赖性。备孕期及妊娠期服用本品应充分考虑风险获益，妊娠前、妊娠期及分娩后应注意加强监测及治疗方案调整（见前述"监测时机与适应证"）。

③样本种类：一般检测样本为血液，有时会选择脑脊液或唾液进行检测，可以很好地反映游离型药物的血药浓度。

④检测方法：苯巴比妥可通过色谱法和免疫法进行检测，由于代谢产物与其自身结构的相似性，导致免疫法测定时普遍存在交叉反应的干扰，使得免疫法测定结果较色谱法偏高，在解释苯巴比妥浓度时应谨慎。

⑤药物相互作用：CYP2C9、CYP2C19、CYP2E1及UGT1A4等参与苯巴比妥代谢及消除，理论上，所有对这些代谢酶或转运蛋白产生诱导、抑制或竞争作用的药物（附表1，附表2）均可导致苯巴比妥药动学变化，引起血药浓度变化。

实际大多数相互作用与代谢抑制有关，如丙戊酸、非氨酯、奥卡西平、卢非酰胺、司替戊醇、氯霉素等可抑制苯巴比妥的代谢，苯巴比妥的血药浓度升高。但与苯妥英钠或其他乙内酰脲类药物、利福平等肝药酶诱导剂合用时，对血药浓度的影响结果不确定，合用时应加强监测。苯巴比妥为肝药酶诱导剂，不但可加速其他药物代谢，长期用药还可加速自身代谢，可致自身 $t_{1/2}$ 缩短，并引起自身血药浓度变化。

苯巴比妥对其他药物代谢的诱导作用比较显著，如苯巴比妥可加速雷诺腾、伏立康唑、他克莫司、西罗莫司、伊马替尼、舒尼替尼、依曲韦林、伊立替康、喹硫平、奈非那韦、环孢素、洋地黄苷类、奎宁、丙戊酸、卡马西平、乙琥胺、口服避孕药、雌激素、奎尼丁等药物的代谢，使药物清除增加、血药浓度降低、药效降低。

另外，本品可致灰黄霉素吸收不良；与氟哌啶醇合用治疗癫痫时，可致癫痫发作形式改变；与吩噻嗪类及四环类抗抑郁药合用可降低抽搐阈值；与布洛芬类药物合用可缩短 $t_{1/2}$，降低作用强度；与碳酸酐酶抑制剂合用可增强本品的药效；与钙通道阻滞剂合用可致血压下降；可增强环磷酰胺代谢，机制不清；与抗凝药物合用可使抗凝药代谢加快、作用减弱，而停止合用后又可致出血倾向；乙醇或具有中枢抑制作用的药物可增强苯巴比妥对中枢神经系统的抑制效应，应加强监测。

⑥遗传因素：*CYP2C9*1/*3*基因型患者苯巴比妥的总清除率明显下降，血药浓度明显上升。应用本品发生类似卡马西平的严重皮肤反应（如SJS/TEN）与*HLA-B*15：02*基因多态性有关。

（7）结果解释：在分析相关影响因素的基础上，应结合临床疗效与不良反应对血药浓度结果进行合理解释。①血药浓度＜10μg/ml时，若病情控制良好，可维持原方案，并监测病情变化；若病情控制不佳，应结合患者个体参数，酌情增加给药剂量，并监测临床疗效与药物浓度。②血药浓度10～40μg/ml时，若病情控制良好且无不良反应发生，无须调整给药方案；若病情控制不佳或出现不良反应，应结合患者个体参数，酌情调整给药方案，并根据调整后的给药方案进行临床疗效、不良反应观察与相应的血药浓度监测。③血药浓度40～50μg/ml时，存在中毒可能，如患者耐受良好，且临床疗效好，可在密切观察临床疗效与不良反应的基础上维持原方案或适当降低给药剂量；如临床疗效不佳或出现不良反应，应调整给药方案。④血药浓度＞50μg/ml（实验室警戒值）时，浓度过高，可能出现昏迷等中毒反应。应降低给药剂量，适当调整用药方案后应观察临床疗效并监测血药浓度；如出现中毒表现，应及时予以治疗。⑤血药浓度达60～80μg/ml，甚至更高时，可致严重中毒或致死，应立即给予临床处理或采取解救措施。

5.药物过量　当苯巴比妥血药浓度持续高于40μg/ml时，存在中毒可能，血药浓度＞50μg/ml可能会导致昏迷，而血药浓度＞80μg/ml可能会致命，有报道认为本品致死血药浓度为45～120μg/ml。苯巴比妥的中枢抑制作用随剂量增加而增加，其中毒的中枢神经系统表现主要为嗜睡、昏睡、共济失调、肌无力等；心血管系统主要是心动过缓和低血压等；呼吸系统表现为呼吸抑制甚至衰竭、肺换气不足和肺水肿等；还可出现休克继而肾衰竭、死亡，深度呼吸抑制常是急性中毒的直接死亡原因。

苯巴比妥中毒无特效解毒药物，治疗以对症支持、阻止药物吸收和促进排泄为主。治疗要点：①对症支持治疗，维持生命体征平稳。重点关注维持呼吸与循环功能。保持呼吸道通畅尤为重要，必要时可行气管切开或气管插管、吸氧或人工呼吸；亦可适当给予中枢兴奋药，及时纠正低血压等。②口服苯巴比妥急性中毒者，可多剂量给予活性炭；未超过3h者可用大量温生理盐水或1：2000高锰酸钾溶液洗胃，洗毕，再以10～15g硫酸钠（忌用硫酸镁）导泻。③应用利尿剂，加速毒物排泄，如肾功能正常可用呋塞米。利尿排泄时，需注意水、电解质平衡。④血液灌注疗法是有效去除药物方式，也可考虑血液透析。⑤使用碳酸氢钠或乳酸钠可碱化尿液，促进苯巴比妥的排泄，但效果较小，且可能导致钠离子和体液潴留，应谨慎采用。⑥极度过量时，大脑一切电活动消失，脑电图为一条平线，并不一定代表临床死亡，若不合并缺氧性损伤，尚有挽救希望。

6.基因多态性　目前的研究认为*CYP2C9*的基因多态性对苯巴比妥的代谢有影响，与*CYP2C9*1/*1*基因型患者相比，*CYP2C9*1/*3*基因型患者苯巴比妥的总清除率明显下降，血药浓度明显上升；而*CYP2C19*对苯巴比妥似乎没有明显影响。*ABCB1*基因的*C3435T*多态性可能影响苯巴比妥疗效。而中毒性表皮坏死松解症和Stevens-Johnson综合征可能与*HLA-B*15：02*有关，但这种相关性明显与种族相关，汉族人群更有可能相关。基于基因多态性的用药建议见表7-13。

五、拉莫三嗪

拉莫三嗪（lamotrigine）又名那蒙特金，商品名利必通、立雅、安闲等。分子式为 $C_9H_7Cl_2N_5$，分子量256.09，化学名为3,5-二氨基-6-（2,3-二氯苯基）-1,2,4三嗪。分子结构式见图7-39。

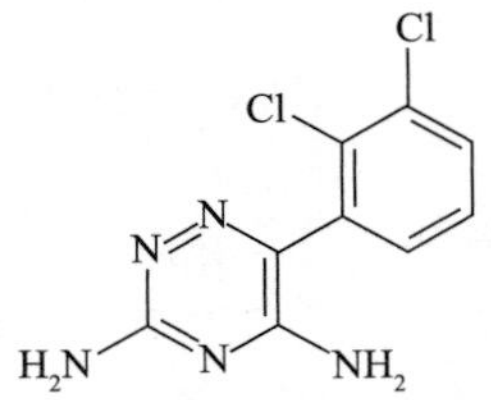

图7-39　拉莫三嗪分子结构式

1.药理作用　拉莫三嗪是一种电压门控式钠离子通道的阻滞剂，通过减少钠离子内流来稳定神经细胞膜；同时抑制兴奋性神经递质谷氨酸的释放，也抑制谷氨酸诱发的动作电位的爆发；阻滞病灶的异常高频放电和神经细胞膜除极，但不影响正常神经细胞的兴奋传导。

2.临床应用

（1）适应证：①癫痫。用于12岁以上患者的单药治疗和2岁以上儿童及成人的添加疗法，包括简单部分性发作、复杂部分性发作、继发性全身强直阵挛性发作、原发性全身强直阵挛性发作等治疗。目前暂不推荐对12岁以下儿童采用单药治疗。②合并有Lennox-Gastaut综合征的癫痫发作。③超说明书适应证。用于双相障碍Ⅰ型患者。

（2）用法用量

①单药治疗（＞12岁）：初始剂量25mg，1次/日，连服2周后，用50mg，1次/日，连服2周后，每1～2周增加剂量，最大增量为50～100mg，直至最佳疗效。维持剂量为100～200mg/d，1～2次/日。少数可达500mg/d。

②添加疗法（＞12岁）：合用丙戊酸钠时：初始剂量25mg，隔日服用，连服2周；随后两周25mg，1次/日。此后，每1～2周增加剂量，最大增量为25～50mg，直至最佳疗效。维持量为100～200mg/d，1～2次/日。合用具酶诱导作用的抗癫痫药时：初始剂量50mg，1次/日，连服2周；随后2周100mg/d，2次/日。此后，每1～2周增加剂量，最大增量为100mg，直至最佳疗效。维持量为200～400mg/d，2次/日。少数可达700mg/d。合用不明显抑制或诱导葡萄糖醛酸化药物时：初始剂量为25mg，1次/日，连服2周；随后2周每次50mg，1次/日。此后每1～2周增加一个剂量水平，增加幅度为50～100mg/d，直至最佳疗效。维持量为100～200mg/d，1～2次/日。

③添加疗法（2～12岁）：合用丙戊酸钠时：初始剂量0.15mg/kg，1次/日，连服2周；随后2周0.3mg/kg，1次/日。此后，应每1～2周增加剂量，最大增量为0.3mg/kg，直至最佳的疗效。维持量为1～5mg/（kg·d），1～2次/日。合用抗癫痫药（丙戊酸钠除外）或其他诱导葡萄糖醛酸化药物时：初始剂量为0.6mg/（kg·d），2次/日，连服2周；随后2周剂量为1.2mg/（kg·d），2次/日。此后，应每1～2周增加一次剂量，最大增加量为1.2mg/kg，直至最佳疗效。维持量5～15mg/（kg·d），2次/日。合用其他不明显抑制或诱导葡萄糖醛酸化药物时：初始剂量为0.3mg/（kg·d），1～2次/日，连服2周，后0.6mg/（kg·d），1～2次/日，连服2周。此后每1～2周增加一次剂量，最大增加量为0.6mg/（kg·d），直至最佳疗效。维持量为1～10mg/（kg·d），1～2次/日，最大剂量为200mg/d。

④肝功能受损时：初始、递增和维持剂量在中度（Child-Pugh B级）和重度（Child-Pugh C级）肝功能受损患者中通常应分别减少25%～50%和50%～75%。递增和维持剂量应按临床疗效进行调整。

⑤肾功能受损时：应谨慎。对于晚期肾衰竭患者，初始剂量应遵循与其他抗癫痫药物

合用时的用药方案，对于肾功能明显受损的患者需减少维持剂量。

⑥双相障碍Ⅰ型（18岁以上）：未合用酶诱导药物或丙戊酸时，25mg/d，连用2周，然后50mg/d，连用2周，随后100mg/d，连用1周，最后维持剂量为200mg/d；合用丙戊酸时，25mg/d，隔天1次，连用2周，之后25mg/d，连用2周，第5周50mg/d，第6周可增至目标剂量100mg/d；与酶诱导剂合用（不加丙戊酸）时，50mg/d，连用2周，之后100mg/d，连用2周，第5周200mg/d，第6周300mg/d，第7周可增至目标剂量400mg/d。≥100mg/d时分2次服药。

⑦维持剂量时，体重变化应调整剂量。2～6岁维持量可取推荐剂量范围的高限。

（3）药物不良反应

①常见不良反应：头痛、头晕、嗜睡、失眠、眩晕、视物模糊、复视、震颤、共济失调、恶心、呕吐、腹痛、腹泻、消化不良、虚弱、焦虑、抑郁、痛经、攻击行为、易激惹、鼻炎和皮疹等。

②严重不良反应：Stevens-Johnson综合征、中毒性表皮坏死松解症（TEN）、肝衰竭、多器官衰竭、癫痫持续状态、弥散性血管内凝血、再生障碍性贫血、血管性水肿等。

③其他不良反应：此外还有非细菌性脑膜炎、兴奋、不安、运动紊乱、帕金森病加重、锥体外系反应、癫痫发作频率增加、肝功能异常等。

3.药动学特征　口服吸收迅速、完全，无明显的首过效应，生物利用度约98%，且不受进食影响。血药浓度 t_{max} 为 0.5～5.0h（平均1.0～3.0h），儿童1～6h，进食后的达峰时间稍延迟，但吸收的程度不受影响。单次药剂量达450mg时，药动学曲线仍呈线性。不同个体的稳态血药浓度差异较大，但同一个体的浓度差异较小。体内分布广泛，血浆蛋白结合率约为55%，表观分布容积为 0.9～1.3L/kg，与剂量无关。可以进入乳汁，乳汁/血浆比为 0.41～0.56，母乳喂养婴儿血清中浓度比为 0.4～1.38。代谢途径主要为经肝脏的葡萄糖醛酸化代谢，通过UGT代谢成无活性的代谢物，包括2-N-葡萄糖醛酸共轭物、5-N-葡萄糖醛酸和2-N-甲基代谢物等。94%经尿排泄，尿中排出的原型药不足10%，粪便中所排出的与药物有关的物质仅约为2%。平均 $t_{1/2}$ 为 12.6h（6.4～30.4h），加用丙戊酸时，由于对葡萄糖醛酸化的竞争性抑制作用，$t_{1/2}$ 可延长至 11.2～51.6h。也有资料显示，拉莫三嗪平均 $t_{1/2}$ 为 14～59h或14～104h。

4.治疗药物监测

（1）治疗参考浓度范围（有效浓度范围）：AGNP在《神经精神药理学治疗药物监测共识指南（2017年版）》中推荐：①治疗参考浓度（谷浓度）范围：治疗癫痫时为 3～15μg/ml，作为情感稳定剂时为 1～6μg/ml，但目前尚无发挥情绪稳定作用的特定的参考浓度范围，对于难治性抑郁症，浓度应 > 3.25μg/ml；②实验室警戒浓度为20μg/ml（谷浓度）；③当拉莫三嗪按每日1次服药，即△t为24h时，DRC因子为10.3（6.5～14.17），DRC因子的相关CL/F、F、$t_{1/2}$ 见表1-3，DRC范围计算见第1章。

其他资料显示：①拉莫三嗪的有效血药浓度为 1～1.5μg/ml；②国内基于165例拉莫三嗪治疗癫痫的1项回顾性分析研究结果表明本品的有效血药浓度（稳态谷浓度）为 2.3～7.5μg/ml。

（2）推荐级别及监测指征：AGNP在《神经精神药理学治疗药物监测共识指南（2017年版）》中推荐其治疗药物监测等级为2级。TDM指征：①药动学个体差异大；②毒性反应（如危及生命的皮疹）与拉莫三嗪的暴露量直接相关；③特殊人群（儿童、老年人、孕妇及肝肾功能不全患者）；④拉莫三嗪主要代谢酶为UGT，与可影响UGT活性的药物合用时，易发生药物相互作用；⑤参与拉莫三嗪代谢或消除的代谢酶或转运体存在基因多态性。

（3）样本采集：一般采集静脉血2～3ml，分取血清或血浆测定，若不能立即测定，可暂存于-20℃保存，建议1周内测定；采血时间一般为规律用药达稳态（5d）时（新生儿除外），在下一剂给药前立即采样（可控制在30min内），测定谷浓度；如果出现毒副反应，可考虑即时采样。由于拉莫三嗪血浆总浓度与唾液中的浓度显著相关，因此，可以考虑采集唾液进行测定。

（4）监测时机或适应证：①首次用药达稳态后。②剂量调整前及剂量调整达稳态后。③合并可能与拉莫三嗪相互作用的药物时。④儿童、老年人及中重度肝、肾功能不全等特殊人群应常规监测。⑤准备妊娠患者，建议妊娠前确定自身合适的参考血药浓度值，在妊娠过程中每月监测浓度，分娩后1～2周监测浓度，调整剂量至恢复基础状态；哺乳期评价药物泌乳风险（尽管本品可从母乳中分泌，但服用本品的女性实施母乳喂养仍然总体安全，提倡母乳喂养）的同时，加强监测，根据TDM情况进行剂量调整。⑥建议加强监测哺乳期患者及其母乳喂养婴儿的血药浓度。⑦出现毒副反应时。⑧不能有效控制病情或疗效下降时。⑨长期用药依从性不佳时。

（5）常用检测方法：拉莫三嗪常用的检测方法为HPLC及LC-MS/MS等。拉莫三嗪具有芳香胺结构，可选择常规的反相色谱柱（C_{18}柱）进行分离，配合紫外检测器进行检测，其特异性好，灵敏度高，成本较低，但由于合并用药及血中基质复杂常有干扰。随着检测技术的进步，LC-MS/MS正在越来越多地应用于拉莫三嗪的检测，尤其适用于联合用药较多时各种药物的同时检测，具有取样量少、灵敏度高、准确度高、可大批量处理等优点。

（6）药物浓度影响因素

①年龄：拉莫三嗪在儿童中较成人有较高的清除率，$t_{1/2}$短于成人，5岁以下可达最高值，因此儿童的血药浓度可能更低；有研究表明，3～7岁儿童给药剂量与血药浓度无相关性，个体差异显著；而在老年人群中可能清除率下降，使血药浓度升高。

②病理生理状态：肝肾功能减退患者的血浆清除率有所下降，血药浓度较正常人群更高，$t_{1/2}$可显著延长，血液透析患者的$t_{1/2}$也可延长至58h；急性肾损伤患者药动学参数个体差异大，血浆$t_{1/2}$可高于正常的2倍以上。

妊娠期体重、血液流变学（如循环血量增加）、血浆组分（如低蛋白）、代谢酶活性（一般升高）、激素等改变，可致妊娠期药动学特性发生变化，进而影响药物疗效。对于本品而言，由于激素对葡萄糖醛酸化的诱导作用，妊娠期间拉莫三嗪清除率增加，血药浓度有所下降，但个体差异大，而且妊娠患者清除率与妊娠阶段有相关性，同时，本品有致畸风险，但低于丙戊酸、苯巴比妥、苯妥英钠、卡马西平等老药。妊娠期及分娩后应注意加强监测及用药方案调整（见前述"监测时机与适应证"）。

③采样时间：一般在规律用药达稳态时，于下一剂给药前采样，采集时间过早或过晚，测定结果均可能偏离实际谷浓度。

④药物相互作用：由于拉莫三嗪不与血浆蛋白高度结合，不太可能通过竞争蛋白结合位点而与其他药物发生临床上显著的相互作用。治疗浓度的苯巴比妥、苯妥英钠或丙戊酸盐不会改变拉莫三嗪与血浆蛋白的结合。没有影响其他抗癫痫药物药动学的证据，也不太可能与CYP450酶代谢的药物发生相互作用。拉莫三嗪可轻度诱导自身代谢，诱导强度取决于剂量，但无明显临床意义。

参与拉莫三嗪代谢及消除的代谢酶及转运体有UGT1A4、UGT3B7、P-gp（ABCB1）、BCRP（ABCB2）等，理论上与可影响上述代谢酶及转运体活性的药物合用时，均可发生药物相互作用而致药物代谢及消除变化。UGT酶是拉莫三嗪的主要代谢酶，对其药物相互作用影响显著。丙戊酸盐通过明显抑制UGT酶的活性，而使拉莫三嗪的$t_{1/2}$延长，血药浓度升高；苯妥英钠、苯巴比妥、卡马西平、扑米酮、利福平、利托那韦/洛匹那韦、阿扎那韦/利托那韦、炔雌醇/左炔诺孕酮合剂（注：单用孕激素无影响）可通过明显诱导拉莫三嗪葡萄糖醛酸化代谢，消除加快，使其血药浓度降低；有报道健康成人单药$t_{1/2}$为23～37h，与葡萄糖醛酸化诱导剂合用时，平均$t_{1/2}$缩短到约14h（有报道为9～14h），与丙戊酸钠合用时，平均$t_{1/2}$延长至约70h（有报道为45～75h），儿童用药时，当与酶诱导剂如卡马西平和苯妥英钠合用时，平均$t_{1/2}$约为7h；当单独与丙戊酸钠合用时，平均$t_{1/2}$延长至45～50h。舍曲林可能通过抑制其葡萄糖醛酸化作用增加血清拉莫三嗪浓度；另外，对乙酰氨基酚可显著降低拉莫三嗪的血药浓度；奥氮平可能因竞争UGT酶代谢而使拉莫三嗪t_{max}延长；对拉莫三嗪葡萄糖醛酸化代谢无明显抑制或诱导作用的药物包括锂剂、丁氨苯丙酮、奥卡西平、非氨酯、加巴喷丁、左乙拉西坦、托吡酯、普瑞巴林、唑尼沙胺、阿立哌唑等。也有报道氟西汀、锂剂对拉莫三嗪血药浓度有影响。

⑤遗传因素：来源于代谢酶、转运体及钠离子通道的基因多态性可能引起拉莫三嗪药效学及药动学个体间很大的变异性。UGT是拉莫三嗪的主要代谢酶，编码UGT同工酶的基因及外排转运体ABCB1、摄入转运体OCT1和钠离子通道基因SCN1A的基因多态性都可能影响拉莫三嗪的血药浓度。

⑥饮食：吸烟可诱导UGT，理论上可能影响本品代谢。有研究发现，单独使用拉莫三嗪时，与非吸烟者相比，吸烟者本品的血清药物浓度/剂量之比显著降低。

（7）结果解释：在分析相关影响因素的基础上，应结合临床疗效与不良反应对血药浓度（稳态谷浓度）结果进行合理解释。①血药浓度＜3μg/ml时，若病情控制良好，可维持原方案，并监测病情变化；若病情控制不佳，应结合患者个体参数，酌情增加给药剂量，并监测临床疗效与药物浓度。②血药浓度3～15μg/ml时，若病情控制良好，无须调整给药方案；若病情控制不佳，应结合患者个体参数，酌情调整给药方案，并根据调整后的给药方案进行临床疗效、不良反应观察与相应的血药浓度监测。③血药浓度15～20μg/ml时，如患者耐受良好，且临床疗效好，可在密切观察临床疗效与不良反应的基础上维持原方案或适当给药方案；如临床疗效不佳或出现不良反应，应调整给药方案。④血药浓度＞20μg/ml时，浓度过高，增加毒副反应发生风险。应在监测临床疗效与不良反应的基础上考虑降低剂量，适当调整用药方案后应观察临床疗效并监测血药浓度。

5.药物过量　当拉莫三嗪血药浓度持续＞15μg/ml时，存在中毒可能，当＞20μg/ml尤其是＞25μg/ml时，出现严重毒性反应的可能大大增加。拉莫三嗪中毒主要影响神经系统和心脏系统，神经系统症状最常见，可能出现嗜睡、昏迷、运动障碍、癫痫发作、头晕、头痛、呕吐、眼球震颤、共济失调等；心脏方面可能出现心动过速、Q-T间期延长、室性心律失常、房室心脏传导阻滞、心源性休克、心室颤动等；其他中毒症状还包括呼吸抑制、癫痫持续状态、横纹肌溶解、低钾血症、肝功能损伤甚至衰竭等。

国外报道的典型病例：①1例21岁女性摄入15.6g拉莫三嗪、14g左乙拉西坦和15mg氯硝西泮后，出现昏迷、全身性强直性癫痫发作。摄入后1d开始治疗，血清拉莫三嗪峰值浓度为49.5μg/ml。②1例46岁女性2次服用0.3g拉莫三嗪和0.1g托吡酯，间隔2h。出现嗜睡、视物模糊、眩晕、恶心和呕吐。摄入后4.5h开始治疗。血清拉莫三嗪的峰值浓度为19.9μg/ml。③1例26岁女性，单独服用40g拉莫三嗪约40min后就诊，血清拉莫三嗪水平为69（第1天）、73（第3天）、58（第5天）、49（第9天）、28μg/ml（第9天）及＜1μg/ml（第13天），临床症状包括心动过速、视物模糊、复视、头痛、头晕、眼球震颤、语言障碍、癫痫发作、严重的月经过多、低钾血症、意识障碍等。治疗13d后康复出院。

拉莫三嗪中毒无特效解毒药物，治疗要点：①急性中毒可通过洗胃、重复使用活性炭等减少药物吸收；②对症支持治疗。如保持呼吸道通畅、补液、保持生命体征稳定、对症治疗等；③严重中毒或肾功能减退时，血液灌流或血液透析可能有效。

6.基因多态性　拉莫三嗪的药效学和药动学受代谢酶、转运体、离子通道等的影响。UGT是拉莫三嗪的主要代谢酶，目前研究较多的编码UGT同工酶的基因包括 *UGT1A4*、*UGT2B7*、*UGT1A1*、*UGT1A6*、*UGT1A9* 等，这些基因都具有高度多态性，可能导致酶的转录和功能发生改变，进而显著影响药物清除；OCT1基因编码的摄入转运体和 *ABCB1* 基因编码的外排转运体（P-gp）亦具有基因多态性；而拉莫三嗪通过阻滞电压门控式钠离子通道发挥抗癫痫作用，钠离子通道基因 *SCN1A* 的多态性也可能影响其疗效。有研究表明，*HLA-B*15:02* 等位基因可能与拉莫三嗪引发的 SJS 或 TEN 相关。

目前关于基因多态性对拉莫三嗪影响的研究越来越多，但在药动学中的作用有待进一步研究，当药物浓度与给药剂量不呈正相关时，若条件允许，建议尝试检测患者UGT基因多态性，以排除基因突变的可能性；基于亚洲地区人群 *HLA-B*15:02* 等基因携带较高，建议应用拉莫三嗪前尝试对此等位基因进行检测。

六、托吡酯

托吡酯（topiramate）又名妥吡酯，商品名妥泰、妥普迈等。分子式为 $C_{12}H_{21}NO_8S$，分子量339.36，化学名为2,3,4,5-双-氧-（1-甲基亚乙基）-β-D-吡喃果糖氨基磺酸酯。分子结构式见图7-40。

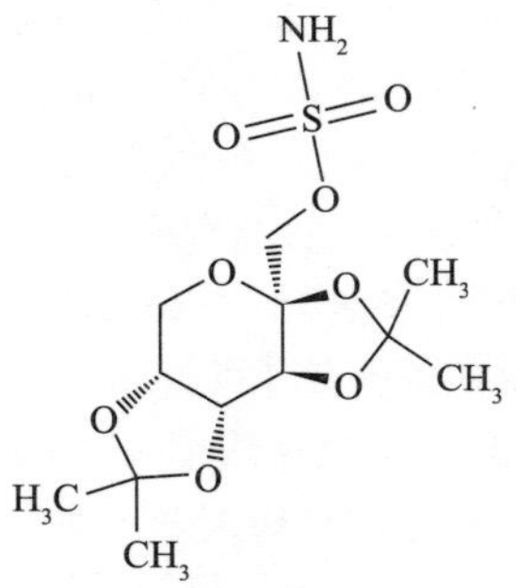

图7-40　托吡酯分子结构式

1.药理作用　托吡酯抗癫痫机制主要有：①可阻断电压依赖性钠通道，阻断神经元持续除极导致的反复动作电位发放；②增加GABA激活 $GABA_A$ 受体的频率，增加GABA诱发的氯离子内流，增强这种抑制性中枢神经递质的作用；③拮抗谷氨酸的AMPA/KA受体亚型，抑制兴奋性中枢神经递质作用；④抑制碳酸酐酶的一些同工酶，但作用较弱。

2.临床应用

（1）适应证：①初诊为癫痫的患者的单药治疗或曾经合并用药现转为单药治疗的癫痫患者；②2～16岁儿童及成人部分性癫痫发作的加用治疗；③偏头痛的预防性治疗。

（2）用法用量：剂量及其调整速度应根据临床疗效进行。不耐受时应减少剂量的增加量，或延长剂量调整时间的间隔。

单药治疗：①17岁及以上成人。初始剂量每晚25mg，服1周。随后，每间隔1周或2周增加剂量25～50mg/d，2次/日；初始推荐目标剂量为100mg/d，最高为500mg/d。部分性发作的难治性癫痫患者可以耐受1000mg/d剂量。②2～16岁儿童患者。初始剂量每晚0.5～1mg/kg，服1周。每间隔1或2周增加剂量0.5～1mg/（kg·d）（分2次服用）。推荐初始目标剂量范围为3～6mg/（kg·d）。

加用治疗：①17岁及以上成人。初始剂量每晚25～50mg，服1周。随后每间隔1周或2周加量25～50mg（至100mg）/d，2次/日。常用剂量为200～400mg/d，2次/日。②2～

16岁儿童患者。初始剂量每晚25mg［范围1～3mg/（kg·d）］，服1周。然后每间隔1或2周加量1～3mg/（kg·d），2次/日，直到达到最佳的临床效果。推荐本品日总剂量为5～9mg/（kg·d），2次/日。肾功能受损患者：对于中重度肾功能受损患者（CL_R＜70ml/min）的患者，推荐起始剂量和维持剂量为常用剂量的1/2。血液透析时可补充约50%日剂量，分为2次在透析开始时和结束时给予。肝功能受损患者应谨慎使用。

（3）药物不良反应

①常见不良反应：头晕、头痛、疲倦、嗜睡、意识混乱、精神运动迟缓、集中/注意困难、记忆困难、找词困难、共济失调、少汗或无汗、感觉异常、视力异常、体重下降等。

②严重不良反应：高氨血症、代谢性酸中毒、体温升高、肝衰竭、肾结石、近视、青光眼、抑郁、心境不稳、自杀行为和意念。

③此外还有恶心、腹泻、皮疹、味觉改变、复视、眼球震颤、紧张、认知能力下降、感觉异常、记忆损伤等。

3.药动学特征　口服后吸收迅速、完全，生物利用度接近100%（有报道为75%～80%）。口服后t_{max}为1～4h。健康志愿者口服100～200mg托吡酯后C_{max}为1.7～29μg/ml，个体差异大。药动学呈线性，托吡酯在红细胞上的结合位点容量较低，血药浓度在4μg/ml以上时即可使其饱和，血浆蛋白结合率为9%～17%，分布容积与剂量呈负相关，单次给药剂量在100～1200mg，其平均表观分布容积为0.6～1.0L/kg。易透过血脑屏障及胎盘屏障，可进入乳汁，乳汁/血浆比约为0.86。不能被广泛代谢，仅有约20%的药物在肝脏代谢，主要代谢途径为羟基化、水解及葡萄糖醛酸化，主要代谢产物为2,3-二羟基托吡酯和4,5-二羟基托吡酯。当与酶诱导剂合用时肝内代谢可增至40%～50%，代谢产物有6种，均无活性，代谢物可很快通过肾脏排泄被清除，通常不产生蓄积。通常约80%的原型药物经尿液排出，约20%经肝内代谢后以代谢产物形式经肾脏排泄，$t_{1/2}$为19～25h。托吡酯药动学特点为：药动学呈线性，主要经肾脏清除，$t_{1/2}$长，蛋白结合率低，无活性代谢产物。

4.治疗药物监测

（1）治疗参考浓度范围（有效浓度范围）：AGNP在《神经精神药理学治疗药物监测共识指南（2017年版）》中推荐：①治疗参考浓度为2～10μg/ml（谷浓度）；②实验室警戒浓度为16μg/ml（谷浓度）；③当托吡酯按每日/2次服药，即△t为12h时，DRC因子为22.4（18.1～26.8），DRC因子的相关CL/F、F、$t_{1/2}$见表1-2，DRC范围计算见第1章。其他资料显示：①有效血药浓度为9～12μg/ml或2～20μg/ml；②也可监测其峰浓度，参考范围为5～20μg/ml；③中毒血药浓度（谷浓度）为20～25μg/ml。

（2）推荐级别及监测指征：AGNP在《神经精神药理学治疗药物监测共识指南（2017年版）》中推荐其治疗药物监测等级为3级。TDM指征：①特殊人群（儿童、中度及重度肝肾功能不全、艾滋病、妊娠等）用药情况复杂；②长期用药，可出现依从性不佳情况；③药物相互作用等。

（3）样本采集：一般采集静脉血2～3ml，分取血清或血浆测定，若不能立即测定，可暂存于2～8℃，建议1周内测定；采血时间一般为规律用药达稳态（肾功能正常时4～8d，中重度肾功能受损时10～15d）后，在下一剂给药前立即采样（可控制在30min内），测定谷浓度，也有推荐在用药达稳态后，监测末次服药后10～14h血药浓度；也可采集峰浓度监测，一般在规律用药达稳态时，于下一剂给药后2～4h采集样本；如果出现毒副反应，可考虑即时采样。托吡酯易过血脑屏障，脑脊液/血浆浓度比约为0.85，且脑脊液中几乎全部为游离药物，若条件允许，可以考虑脑脊液药物浓度测定。由于托吡酯分泌到唾液中，血浆总浓度与唾液中的浓度显著相关，因此，可以考虑采集唾液进行测定。

（4）监测时机或适应证：①儿童及中重度肝肾功能不全等特殊人群；②首次用药达稳态后；③剂量调整前及剂量调整达稳态后；④合并可能与托吡酯相互作用的药物时；⑤不能有效控制病情或疗效下降时；⑥出现任何可能与托吡酯相关的毒副反应时；⑦用药依从性不佳时；⑧怀疑过量中毒或中毒诊断及救治时；⑨备孕及妊娠期使用本品时，妊娠前监测血药浓度基线值；妊娠期加强监测，建议至少每个月监测1次，分娩后1～2周监测1次，并根据血药浓度及临床情况进行用药方案调整；哺乳期评价药物泌乳风险的同时，加强监测，根据TDM情况进行剂量调整等。

（5）常用检测方法：目前常用的托吡酯检测方法为HPLC法、HPLC-MS/MS法及GC法等。由于托吡酯结构在普通的紫外线和荧光波长处呈弱吸收或没有吸收，故一般不选择紫外检测器进行检测，可采用蒸发光散射检测器或示差折光检测器检测，但当分析检测生物样品中托吡酯的含量时，干扰成分较多，不宜采用。一般通过柱前衍生化后可采用紫外检测器或荧光检测器检测，但在实际应用中试剂的种类、浓度、酸化程度、温度、反应时间等衍生化条件难以确定，且操作复杂，耗时长。HPLC-MS/MS比其他检测系统具有更高的选择性、灵敏度及准确性，适用于托吡酯血药浓度检测，HPLC-MS/MS检测托吡酯一般采用ESI负离子模式。

（6）药物浓度影响因素

①年龄与性别：12岁以下儿童和成人一样，其药动学呈线性，清除率和剂量无关，且稳态血浆浓度的增加与剂量成比例。但托吡酯在儿童中较成人有较高的清除率（高于成人约50%）及较短的$t_{1/2}$，同剂量（mg/kg）的托吡酯，儿童血浆浓度要低于成人约33%。有报道老年人（肝肾功能正常）服用托吡酯的$t_{1/2}$与成年人基本相同。性别影响分布容积，由于女性体脂含量较高，女性的分布容积约为男性的50%，但临床意义不大。

②病理生理状态：肝肾功能减退患者的血浆清除率有所下降，托吡酯血药浓度较正常人群更高。肾功能正常的患者可在4～8d达到稳态血药浓度。无潜在肾病的老年患者托吡酯的血浆清除率无变化。中重度肾功能受损患者（$CL_R < 70ml/min$）的血浆清除率和肾脏清除率显著降低，AUC、血药浓度显著增加，$t_{1/2}$显著延长，达稳态时间可能需要10～15d。血液透析患者体内托吡酯清除较正常人快约9倍，血药浓度显著下降。中度至重度肝损伤时，托吡酯的血浆清除率可下降20%～26%，血液浓度升高约29%，$t_{1/2}$显著延长。肾功能损伤时，肾病、严重呼吸疾病、腹泻、癫痫持续状态、手术等酸中毒易感情况下，应用托吡酯可增加代谢性酸中毒的风险。

妊娠期体重、血液流变学（如循环血量增加）、血浆组分（如低蛋白）、代谢酶活性（一般升高）、激素等改变，可致妊娠期药动学特性发生变化，进而影响药物疗效。妊娠期间托吡酯代谢变化较大，血药浓度有所下降，且清除率与妊娠阶段有相关性，但个体差异显著，应加强监测。妊娠前、妊娠期及分娩后应注意加强监测及治疗方案调整（见前述"监测时机与适应证"）。

③饮食：食物可使吸收速度减慢，致C_{max}下降，t_{max}滞后，但不影响AUC。

④药物相互作用：托吡酯主要经UGT、P-gp（ABCB1）等代谢及转运，理论上对这些代谢酶或转运蛋白产生诱导、抑制或竞争作用的药物（附表1，附表2）均可能与本品产生药物相互作用。

联合使用肝药酶诱导剂（如苯妥英钠、苯巴比妥、卡马西平、奥卡西平）时，托吡酯的代谢显著增加，血药浓度下降，如托吡酯与苯妥英钠合用时，本品的清除率可增加2～3倍，血药浓度下降约50%，$t_{1/2}$可缩短至12～15h，t_{max}及AUC可下降2～3倍；与丙戊酸合用，托吡酯与丙戊酸的清除均轻度增加，血药浓度均轻度下降。拉莫三嗪对托吡酯的代谢也无显著影响；联用氢氯噻嗪时，托吡酯的C_{max}会升高27%、AUC增加29%，提示可能需要调整托吡酯剂量。还有一些非抗癫痫药物，包括地尔硫革、锂、二甲双胍、普萘洛尔等，对托吡酯的血药浓度影响较小或几乎没有。

托吡酯可增加地高辛的清除，致地高辛血药浓度和AUC轻度下降，但临床意义尚不明确。除少数患者中发现托吡酯可导致苯妥英钠浓度增高外，托吡酯对其他抗癫痫药物的血药浓度几无影响。与丙戊酸合用，可导致高氨血症发生风险增加。本品可降低口服避孕药炔雌醇的血药浓度，但对炔诺酮的代谢无显著影响。

（7）结果解释：托吡酯稳态谷浓度推荐范围为2～10μg/ml，此时的实验室警戒值为16μg/ml，中毒血药浓度为20～25μg/ml；其稳态峰浓度推荐范围为5～20μg/ml。结果解释时，应参考有效浓度范围，在充分分析相关影响因素的基础上，应结合临床疗效、不良反应、患者个体参数等对结果进行合理解释，当血药浓度超出参考范围，甚至超过实验室警戒值时，应酌情调整给药方案，并根据调整后的给药方案进行临床疗效观察与相应的血药浓度监测。

5.药物过量 托吡酯过量的常见表现为嗜睡、头晕、激越、意识混乱、意识模糊、恶心、呕吐、共济失调、注意力受损、震颤、惊厥、困倦、感觉异常、思维异常、言语障碍、视物模糊、低血压、抑郁等，多数患者的临床后果并不严重，成人可能较儿童更易出现临床症状，与抗精神病药物合用时，易发生中毒，甚至致死。托吡酯可能导致严重的代谢性酸中毒。有报道托吡酯最高的过量剂量在96～110g且可导致患者20～24h的昏迷，3～4d后痊愈。托吡酯联合过量使用多种药物导致死亡的病例亦有报道。

托吡酯中毒无特效解毒药物，治疗要点：①急性中毒可通过洗胃、催吐、活性炭等方法减少药物吸收；②对症支持治疗。如保持呼吸道通畅、补液、保持生命体征稳定、对症治疗并发症等；③血液透析是清除体内托吡酯的一种有效方法。

6.基因多态性 暂无相关信息。

七、左乙拉西坦

左乙拉西坦（levetiracetam），商品名有开浦兰、信同安、佐依坦、可锐、乐凡、替拉西坦、利维西坦等。分子式为$C_8H_{14}N_2O_2$，分子量170.21，化学名为（S）-α-乙基-2-氧代-1-乙酰胺吡咯烷。其化学结构与已有抗癫痫药物活性物质的结构无关。左乙拉西坦分子结构式见图7-41。

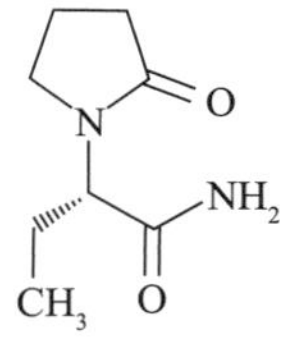

1.药理作用 左乙拉西坦具有较强的抗癫痫作用，但作用机制尚不明确，且明显与目前现有抗癫痫药物的机制不同。左乙拉西坦具有广谱抗癫痫作用，对部分性和全身性癫痫发作均有效。

图7-41 左乙拉西坦分子结构式

2.临床应用

（1）适应证：用于成人及4岁以上儿童癫痫患者部分性发作的添加或单用治疗，也可用于全身性发作及肌阵挛发作。口服溶液剂可用于成人、儿童及1个月以上婴幼儿癫痫患者部分性发作的加用治疗。

（2）用法用量：①＞12岁（青少年体重≥50kg）。起始剂量为每次500mg，2次/日，可至每次1500mg，2次/日。②老年人（≥65岁）。根据肾功能状况调整剂量。③6～23个月婴幼儿、2～11岁的儿童和青少年（12～17岁）体重≤50kg。起始剂量每次10mg/kg，2次/日。可增至每次30mg/kg，2次/日。儿童和青少年体重≥50kg者，剂量可与成人一致。④1～6个月婴幼儿。起始剂量每次7mg/kg，2次/日。可增至每次21mg/kg，2次/日。⑤肾功能受损患者应根据肾功能状况，按肌酐清除率调整剂量。⑥轻中度肝功能损伤时无须调整剂量。重度肝功能损伤时，根据是否伴有肾功能损害来确定给药方案，当肌酐清除率＜60ml/min，日剂量应降低50%。

（3）药物不良反应

①神经系统：嗜睡、乏力、头痛、感觉异常、健忘、头晕、恶心、共济失调、眩晕、复视等。

②精神症状：行为异常、精神病症状、自杀行为和意念、人格改变、情绪改变、易怒、抑郁、紧张、焦虑、神经质、情绪不稳、易激惹、敌意等。

③呼吸系统：常见鼻咽炎，可有流感、咽痛、咽炎、咳嗽增加等。

④免疫系统：过敏反应及血管性水肿等。

⑤皮肤：皮疹、湿疹、瘙痒、中毒性表皮坏死松解症、Stevens-Johnson综合征等。

⑥血液系统：白细胞、中性粒细胞、全血细胞及血小板减少等。

⑦消化系统：腹泻、消化不良、恶心、呕吐等。

⑧其他：食欲缺乏、体重减轻、肌无力、肌痛、急性肾损伤等。

3. 药动学特征　口服吸收迅速且完全，吸收率＞95%，吸收与剂量无关，且不受进食影响。生物利用度接近100%。t_{max}约为1.3h（0.3～1.6h）。单剂量给药1000mg或1000mg分2次服用，C_{max}分别为31μg/ml和43μg/ml，中国男性健康受试者，单剂量口服500mg片剂与5ml 10%口服液的t_{max}分别为0.25h和0.5h，C_{max}分别为16.9μg/ml和16.0μg/ml。静脉输注45min与口服给药具有生物等效性，两种给药途径药动学特征相似。左乙拉西坦具有时间依赖性的药动学特征。目前尚缺乏人体组织分布的数据。左乙拉西坦及其主要代谢产物均不易与血浆蛋白结合（结合率＜10%）。分布容积为0.5～0.7L/kg。易通过血脑屏障进入脑组织细胞外液和脑脊液，其药物浓度接近血浓度。在人体内的代谢较少。主要代谢途径是对乙酰氨基基团的酶水解（约为给药剂量的24%），主要代谢产物为UCBL057，无药理活性，目前认为其既不经肝细胞色素P450同工酶途径代谢产生，也不对CYP酶系产生抑制或诱导作用。约为给药剂量的95%经尿排出，服用左乙拉西坦24h后，约66%的药物以原型、约27%以无活性代谢产物经肾脏排泄，少量经粪便排泄。$t_{1/2}$为6～8h，不受给药剂量、途径或者重复用药的影响。一般儿童$t_{1/2}$＜6h，老年人$t_{1/2}$可延长至10～12h，肾功能损伤者$t_{1/2}$也会延长，程度取决于损害程度。

4. 治疗药物监测

（1）治疗参考浓度范围（有效浓度范围）：AGNP在《神经精神药理学治疗药物监测共识指南（2017年版）》中推荐：①治疗参考浓度为20～40μg/ml（谷浓度）；②实验室警戒浓度为50μg/ml（谷浓度）；③当左乙拉西坦按每日2次服药，即△t为12h时，DRC因子为8.94（7.50～10.39），DRC因子的相关CL/F、F、$t_{1/2}$见表1-2，DRC范围计算见第1章。

对于中国人群，左乙拉西坦的治疗浓度范围尚未有共识。国内报道结果不尽相同：①通过纳入2852例癫痫患者左乙拉西坦血药浓度监测结果进行分析，建立了各年龄段患者左乙拉西坦血药浓度区间：儿童（14岁及以下）2～20μg/ml，中青年（14～65岁）

2 ～ 22μg/ml，老年人（65岁以上）2 ～ 48μg/ml；②通过分析研究676例0 ～ 14岁新疆癫痫患儿左乙拉西坦血药浓度，初步建立的儿童稳态血药浓度参考区间为8.5 ～ 29.6μg/ml；③通过对245例单药治疗的癫痫患儿（5个月至16岁）进行研究，结果显示，临床有效的稳态谷浓度参考范围为5 ～ 19μg/ml，超过6μg/ml时大多病例会获得满意疗效。建议各实验室调查研究所覆盖的患者人群情况，建立适合的参考范围。

（2）推荐级别及监测指征：AGNP在《神经精神药理学治疗药物监测共识指南（2017年版）》中推荐其治疗药物监测等级为4级。左乙拉西坦说明书中提示：左乙拉西坦的吸收完全，且成线性代谢，血药浓度与剂量成正比，个体内及个体间差异较小，其血药浓度可以根据口服剂量（mg/kg）进行预测，因而没有必要对左乙拉西坦进行血药浓度监测。但左乙拉西坦也具备TDM指征，包括：①清除率随着年龄的增长显著下降，药物$t_{1/2}$随年龄增长显著延长；②合并用药时存在相互作用；③可提高患者依从性；④老年、儿童及青少年、肾功能障碍、妊娠等特殊人群用药时。

（3）样本采集：采集静脉血2 ～ 3ml，分取血清或血浆测定。一般规律用药达稳态后，在下一剂给药前立即采样（可控制在30min内），测定谷浓度。按每日2次给药时，2d后可达稳态。也有资料推荐在规律用药1周后，在晚上服用药物后约12h采集血样监测。怀疑中毒时，可立即采血。通常情况下，应在样本采集分离后尽快进行测定。如不能及时测定，样本可在2 ～ 8℃时保存3 ～ 7d，−20℃时保存4周，应避免反复冻融样本。唾液中药物浓度与血药浓度相关，服用左乙拉西坦4h后，唾液/血液药物浓度比为1 ～ 1.7，条件允许时，可考虑采集唾液进行检测。

（4）监测时机或适应证：①不确定患者用药依从性时；②肝肾功能障碍；③联合使用可能存在相互作用的药物；④老年患者（＞65岁）；⑤超量用药时；⑥评价疗效时；⑦妊娠前监测血药浓度基线值，妊娠期加强监测，建议至少每个月监测1次，分娩后1 ～ 2周监测1次，并根据血药浓度及临床情况进行剂量调整；⑧出现毒副反应或怀疑药物过量中毒时等。

（5）常用检测方法：主要有色谱法与免疫法。基于其分子结构特征，在实际TDM工作中可选择反相色谱柱（C_{18}柱）分离，配合紫外检测器或二极管阵列检测器应用HPLC检测。但由于左乙拉西坦紫外吸收接近末端吸收，血中成分复杂，存在分离度不佳、灵敏度低等缺点。HPLC-MS/MS法可以实现左乙拉西坦更加灵敏、快速地检测。左乙拉西坦也可以用免疫法进行检测。常用的免疫法为均相酶放大免疫法（EMIT），其检测线性范围为3 ～ 100μg/ml。

（6）药物浓度影响因素

①饮食：吸收不受进食影响，但进食可使C_{max}降低、t_{max}延迟（约1.5h）。

②年龄：左乙拉西坦清除率随着年龄增长显著下降，$t_{1/2}$相应延长，这与年龄相关的肾功能下降有关。有报道老年患者$t_{1/2}$约可延长40%，老年人用药应根据肌酐清除率进行剂量调整。儿童清除率较低，为成人的30% ～ 40%，儿童用药可适当减量。

③病理生理状态：左乙拉西坦及其主要代谢产物的清除率与肌酐清除率相关，因此，建议肾功能损伤的患者根据肌酐清除率调整剂量。在轻中度肝功能受损患者中，左乙拉西坦的清除无明显变化。严重肝功能损伤的患者，根据是否伴有肾功能损害来确定给药方案。严重肾功能损伤的患者，左乙拉西坦的清除率下降幅度可大于50%，在设计服药剂量前，应进行肾功能检查，根据肌酐清除率调整剂量。妊娠期体重、血液流变学（如循环血量增加）、血浆组分（如低蛋白）、代谢酶活性（一般升高）、激素等改变，可致妊娠期药动学特

性发生变化，进而影响药物疗效。本品致畸性较小，可用于孕期抗癫痫替代治疗或加用治疗，妊娠前、妊娠期及分娩后应注意加强监测。

④采样时间：一般在规律用药达稳态时，于下一剂给药前立即采样，采集时间过早或过晚，测定结果均可能偏离实际谷浓度。

⑤药物相互作用：因左乙拉西坦不经肝细胞色素 P450 酶、环氧化水解酶等途径代谢，也不对 CYP 酶系、环氧化水解酶或 UGT 酶系产生抑制或诱导作用，因此，不易发生药动学相互作用；另因左乙拉西坦血浆蛋白结合率低，也不易产生因与其他药物竞争蛋白结合位点导致的明显相互作用。

同时服用酶诱导型抗癫痫药物，左乙拉西坦清除率可增加，但无须调整剂量。临床研究表明左乙拉西坦不影响卡马西平、丙戊酸钠、托吡酯、拉莫三嗪等其他抗癫痫药物的血药浓度，且与口服避孕药、地高辛、华法林等非抗癫痫药物间无药效学及药动学相互作用。抗酸剂如氢氧化铝、碳酸钙等也不影响左乙拉西坦的吸收。左乙拉西坦的主要代谢产物为酸性，主要经肾小管分泌，因此，丙磺舒可竞争性抑制其主要代谢产物从肾脏清除，使丙磺舒排泄延迟。文献研究显示，左乙拉西坦与甲氨蝶呤存在药物相互作用，合用可引起后者浓度升高。与卡马西平合用，可致卡马西平毒性反应发生风险增加，应减小卡马西平剂量。

5.药物过量　左乙拉西坦治疗指数大，耐受性较好。1例癫痫患者服用63g左乙拉西坦后出现了轻度视物模糊、轻度共济失调等轻度不良反应，治疗后恢复。另有6例过量服用左乙拉西坦后均未发生明显毒副作用，分别为1例婴儿给予35d［300mg/（kg·d）］、1例儿科脑瘫/癫痫的患者服药55d［200mg/（kg·d）］、1例5个月婴儿给予1个月［87mg/（kg·d）］、1例2岁幼儿给予44d［100mg/（kg·d）］、1例4岁幼儿给予3个月［166mg/（kg·d）］、1例49岁男性358mg/kg（6.5h后就诊）。可见左乙拉西坦过量后，一般临床症状较轻微。但也有部分过量用药的临床病例出现了明显的毒副反应，包括恶心、呕吐、嗜睡、激动、攻击性、意识水平下降、呼吸抑制及昏迷等。

典型病例：①1例43岁女性在服用60～80g左乙拉西坦后8h，出现中枢神经系统抑制、心动过缓、低血压和少尿。血药浓度为463μg/ml，$t_{1/2}$为10.4h，符合1级消除动力学。治疗48h痊愈。②1例38岁女性摄入60片（500mg/片）左乙拉西坦（单用）2h后就诊，出现了呕吐、反应迟钝、呼吸抑制、深部腱反射减弱等，左乙拉西坦血清浓度：400μg/ml（6h）、72μg/ml（18h）、60μg/ml（20.5h）。$t_{1/2}$为5.1h，符合1级消除动力学。2d后痊愈。

左乙拉西坦过量中毒，目前尚无特效的解毒剂。药物过量时，一般可采取：①通过催吐、洗胃、利尿等方法减少药物吸收、增加药物排泄，也可包括血液透析。透析排出的效果：左乙拉西坦60%，主代谢产物74%。②根据临床情况进行对症治疗。

6.药物基因多态性　左乙拉西坦的疗效可能与 SCN1A 基因的 rs2298771 位点相关，不良反应可能与 HLA-A*11：01：01 基因相关。ABCB1 基因多态性可能影响左乙拉西坦的血药浓度。暂无基因检测的推荐建议。

八、奥卡西平

奥卡西平（oxcarbazepine）又名氧痛惊宁、氧酰胺氮䓬、确乐等，商品名有曲莱、万仪、仁澳等。分子式为 $C_{15}H_{12}N_2O_2$，分子量252.27，化学名为10,11-二氢-10-氧代-5H-二苯并［b,f］氮杂草-5-甲酰胺。药物浓度监测其活性代谢产物单羟基衍生物10-羟基卡马西平（MHD），其分子式为$C_{15}H_{14}N_2O_2$，分子量254.28，化学名为10,11-二氢-10-羟基-5H-二苯并［b,f］氮杂草-5-甲酰胺。MHD分子结构中存在1个不对称碳原子（10-位），因此，有2种对映异构体：S-（＋）-MHD 和 R-（－）-MHD。奥卡西平与其活性代谢产物MHD结构式见图7-42。

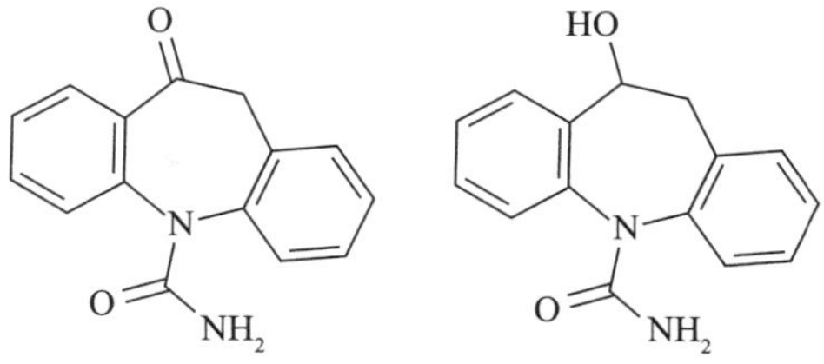

图7-42 奥卡西平（左）及10,11-二氢-10-羟基卡马西平（MHD）（右）分子结构式

1. 药理作用 奥卡西平是前体药物，主要通过其代谢物MHD发挥药理学作用。奥卡西平、MHD及其对映异构体的抗癫痫活性相差不大。主要作用机制是阻断电压敏感的钠通道，稳定过度兴奋的神经元细胞膜，同时抑制神经元的重复放电，减少突触冲动的传播；此外，还可促进钾离子内流，调节钙通道，抑制异常动作电位。

2. 临床应用

（1）适应证：用于治疗2岁及以上人群原发性全面性强直阵挛发作和部分性发作，伴有或不伴有继发性全面性发作。

（2）用法用量：①成人，起始剂量为600mg/d，2次/日。可每隔1周增加日剂量，每次增量不宜超过600mg。维持剂量为600～2400mg/d。单药治疗时，多数900mg/d剂量有效；加用治疗时，多数不能耐受2400mg/d的剂量。②2岁及以上儿童，起始剂量为8～10mg/（kg·d），分2次给药。可增加至最大剂量60mg/（kg·d）。③老年人，伴有肾功损伤时，按肾功能损伤调整药物剂量。对易发生低钠血症的患者，用药前及治疗过程中监测血清钠。④肝功能损伤，轻中度肝功能损伤，不必调整剂量。对重度肝功能损害患者暂无剂量调整建议。⑤肾功能损伤，肌酐清除率＜30ml/min时，起始剂量应降低50%。

（3）药物不良反应

①常见不良反应：嗜睡、头痛、头晕、复视、恶心、呕吐、疲劳、眩晕、共济失调、震颤、注意力不集中、健忘、视力障碍、体重增加、低钠血症、激动（不安）、情感不稳定、意识模糊、抑郁、皮疹等。

②严重不良反应：骨髓抑制、再生障碍性贫血、超敏反应、肝性脑病、肾衰竭、肺水肿、系统性红斑狼疮、SJS、TEN等，都非常罕见。

③其他罕见不良反应：过敏反应、肝脏疾病、关节肿胀痛、肌痛、哮喘、血管性水肿、甲状腺功能减退、心律失常、高血压、淀粉酶升高、脂酶增高等；此外，还有少见的白细胞减少症和肝酶异常等。

3. 药动学特征 奥卡西平口服后迅速且几乎完全转化为有药理活性的代谢物MHD，生物利用度高（＞95%）。MHD的t_{max}为4～7h，单次口服400mg和600mg后，MHD的C_{max}为17.7μmol/L（4.75μg/ml）和18.8μmol/L（5.05μg/ml），有报道MHD稳态浓度是奥卡西平（0～2.1μg/ml）的9倍左右。300～2400mg/d时，MHD血浆浓度和剂量之间呈线性关系。MHD在体内分布广泛，表观分布容积为0.3～0.8L/kg，奥卡西平及MHD易透过胎盘和血脑屏障，亦可以进入乳汁，MHD乳汁/血浆比约为0.5。MHD血浆蛋白结合率约40%，在有效的治疗范围内，血浆结合率不随血浆药物浓度变化而显著变化。MHD与红细胞亲和力较强，红细胞中浓度比血浆高约50%，因此当无效或发生毒副反应时，应同时考虑红细胞内药物浓度。

奥卡西平在肝脏被胞质芳基酮还原酶迅速地代谢为MHD（S-异构体约为5倍的R异构体），大部分MHD进一步通过与葡萄糖醛酸结合而代谢，小部分（约占剂量的4%）被氧化成无药理活性的10,11-二羟基衍生物（DHD）。

奥卡西平约95%（94.6%～97.7%）通过代谢产物从尿液中排出，其中约80%为MHD及其葡萄糖醛酸结合形式或DHD，另外是奥卡西平硫酸盐及葡萄糖醛酸结合物，奥卡西平原型药物小于1%；仅少量由粪便排出。奥卡西平$t_{1/2}$为1～2h，MHD的$t_{1/2}$为10～20h；其他资料显示，奥卡西平$t_{1/2}$约为5h或1.3～2.3h，MHD的$t_{1/2}$为9.3h±1.8h或8～10h。奥卡西平和MDH不发生自身诱导。

4.治疗药物监测

（1）治疗参考浓度范围（有效浓度范围）：AGNP在《神经精神药理学治疗药物监测共识指南（2017年版）》中推荐：①治疗参考浓度（谷浓度）为10～35μg/ml（MHD）；②实验室警戒浓度（谷浓度）为40μg/ml（MHD）；③当奥卡西平按每日2次服药，即△t为12h时，奥卡西平DRC因子为0.03（0.01～0.04），其活性代谢产物MHD的DRC因子为15.1（12.1～18.1），上述DRC因子的相关CL/F、F、$t_{1/2}$见附表1-2，DRC范围计算见第1章。其他资料显示：①MHD的有效浓度为12.6～35μg/ml；②儿童癫痫患者的MHD有效血药浓度范围为5～32μg/ml，有效的唾液浓度范围为3～28μg/ml。

（2）推荐级别及监测指征：AGNP在《神经精神药理学治疗药物监测指南（2017年版）》中推荐其治疗药物监测等级为2级。TDM是奥卡西平个体化治疗的有益辅助手段。奥卡西平的TDM指征包括：①药动学受年龄、肝肾功能等因素影响，个体差异大；②长期用药可能存在用药依从性差的情况；③特殊人群（如老年人、儿童、孕产妇、肝肾功能异常、低蛋白血症、艾滋病、精神病等）用药情况复杂；④毒副反应与症状加重不易区分；⑤疗效指标不明确；⑥药物浓度与疗效及不良反应密切相关；⑦代谢产物MHD发挥主要治疗作用，代谢存在个体差异；⑧药物相互作用等。

（3）样本采集：一般采集静脉血2～3ml，分取血清或血浆测定。若可以在8h内检测，可保存于18～25℃；也可储存于2～8℃，1周内测定；在-20℃时，可保存4周。一般在规律用药达稳态时，于下一剂给药前立即采样（可控制在30min内），测定谷浓度。按2次/日服奥卡西平，2～3d可达稳态血药浓度。怀疑中毒时，可立即采血。脑脊液中MHD的浓度近似于血药浓度，唾液中MHD浓度与血药浓度有良好的相关性，有时可以考虑采集脑脊液或唾液进行测定。

（4）监测时机或适应证：①首次用药达稳态后；②剂量调整前及剂量调整达稳态后；③达到最佳疗效，需确定个体最佳药物浓度时；④合并可能与奥卡西平相互作用的药物时；⑤不能有效控制病情或疗效下降时；⑥出现毒副反应时；⑦怀疑吞服大量药物时；⑧不确定是否坚持用药或遵医嘱用药时；⑨妊娠前监测血药浓度基线值，妊娠期加强监测，建议至少每个月监测1次，分娩后1～2周监测1次，并根据血药浓度及临床情况进行剂量调整；⑩特殊人群用药应加强监测等。

（5）常用检测方法：奥卡西平及其代谢产物MHD的检测方法主要为色谱法及免疫法，常用为HPLC、LC-MS及免疫法等。基于奥卡西平和MHD结构中均有酰胺环，具有紫外吸收特征的酮基及脂溶性的特点，在TDM中常以脂溶性溶媒如乙酸乙酯等将生物样本中的奥卡西平和MHD液-液萃取，以反相色谱柱（C_{18}）进行分离，配合紫外检测器进行检测，特异性好，灵敏度高，且无须专用试剂及耗材。条件允许的单位可采用LC-MS法检测奥卡西平及MHD，更加灵敏、快速。奥卡西平也可以用免疫法进行检测。常用的免疫法为均相酶放大免疫法（EMIT），其检测的线性范围为$1 \sim 50\mu g/ml$。

（6）药物浓度影响因素

①饮食：食物不影响奥卡西平的吸收度和吸收速率，但有研究证明与食物（尤其是高脂食物）同服，可致C_{max}和AUC增加，可能并无实际临床意义。与酒精合用，可致镇静作用。

②药物剂型：奥卡西平以口服剂型为主，片剂、混悬液等不同剂型或厂家的药物释放存在差异，可引起一定程度药物浓度变异。

③病理生理状态：MHD及其葡萄糖醛酸结合物的清除与肌酐清除率呈线性相关。当患者存在肾功能不全时，会使清除率下降，导致药物浓度升高。如重度肾功能损伤时，MHD的$t_{1/2}$可延长约2倍，AUC增加$2 \sim 2.5$倍，且可致葡萄糖醛酸结合物体内蓄积。轻中度肝功能损伤对奥卡西平及MHD的药动学无显著影响，严重肝功能损伤对奥卡西平及MHD的药动学影响尚无确切证据。妊娠期体重、血液流变学（如循环血量增加）、血浆组分（如低蛋白）、代谢酶活性（一般升高）、激素等改变，可致妊娠期药动学特性发生变化，进而影响药物疗效。妊娠前、妊娠期及分娩后应注意加强监测。

④年龄与性别：儿童对MHD的清除能力（根据体重）高于成人，且儿童体内的奥卡西平及MHD清除率与体表面积呈负相关，与$6 \sim 12$岁儿童相比，$2 \sim 5$岁儿童对MHD的清除率更高，$t_{1/2}$更短，血药浓度及AUC更低。因此，在联合治疗和单药治疗中，当根据体重进行标准化时，清除率随年龄降低，所以，与成人相比，$2 \sim 4$岁以下儿童的给药剂量应为单位体重剂量的2倍，$4 \sim 12$岁儿童的给药剂量应比单位体重剂量高50%。与年龄较大的儿童相比，$2 \sim 4$岁以下儿童对有酶诱导作用的抗癫痫药的体重标准化后的表观清除率较高。与单药治疗或联合使用无酶诱导作用的抗癫痫药治疗相比，在$2 \sim 4$岁以下的儿童中，如联合使用有酶诱导作用的抗癫痫药，则奥卡西平的剂量应比单位体重剂量高60%；年龄较大的儿童（4岁及以上）在联合使用有酶诱导作用的抗癫痫药治疗时的剂量仅稍高于其对应的单药治疗组。老年人由于肾功能下降，肌酐清除率随之下降，可致$t_{1/2}$延长，C_{max}与AUC较年轻人高；妊娠期奥卡西平和MDH清除率明显增加。当肾功能损伤时（肌酐清除率＜30ml/min），口服单剂量300mg的奥卡西平，MHD的$t_{1/2}$最大延长至19h，AUC可增加约1倍，因此，此类患者应注意剂量调整。未发现性别对本品及MHD的药动学有显著影响。

⑤样本种类：一般检测样本为血液，由于脑脊液MHD浓度近似于血药浓度，唾液MHD与血液中的浓度线性相关，有时会选择脑脊液或唾液进行检测，但其中蛋白含量很少，基本为游离型药物。

⑥采样时间：一般在规律用药达稳态时，于下一剂给药前采样，采集时间过早或过晚，测定结果均可能偏离实际谷浓度。

⑦遗传因素：来源于代谢酶或转运体的基因多态性可引起奥卡西平药效学及药动学个体间很大的变异性，如*UGT2B7*、*UGT1A9*、*ABCB1*、*ABCC2*和*SCN1A*等的基因多态性可能导致MHD的浓度变化。

⑧药物相互作用：MHD主要经UGT葡萄糖醛酸化后排泄，参与奥卡西平与MHD代谢的其他代谢酶或转运蛋白还包括胞质芳基酮还原酶、ABCB1、ABCC2、SCN1A等，因此，所有对这些代谢酶或转运蛋白产生诱导、抑制或竞争作用的药物（附表1，附表2）均可与奥卡西平或MHD产生药物相互作用，影响奥卡西平及MHD的浓度。

例如，利福平、卡马西平、苯巴比妥、苯妥英钠等都是广泛的细胞色素 P450 酶和 UGT 的强诱导剂，与之合用时，MHD 代谢加快，血药浓度下降（29%～49%）。

葡萄糖醛酸化是奥卡西平、拉莫三嗪、卡马西平、丙戊酸的共同代谢途径，这些药物之间合用时，可能由于竞争性抑制，产生药物相互作用。例如，奥卡西平与丙戊酸合用，MHD 血药浓度可轻度降低（0～18%），但丙戊酸的代谢受到显著抑制，其 $t_{1/2}$ 可延长至约 60h。

此外，维拉帕米及环孢素可抑制 P-gp（ABCB1），理论上可影响本品代谢，有报道维拉帕米可使 MHD 血药浓度降低约 20%；没有发现西咪替丁、红霉素、右旋丙氧芬等对 MHD 的药动学有显著影响。

奥卡西平及 MHD 可抑制 CYP2C19，如果同时服用其他经过 CYP2C19 代谢的药物，如苯巴比妥、苯妥英钠等，可致这些药物的血药浓度升高，需降低同服药物的剂量。

奥卡西平及 MHD 还对 CYP3A4、CYP3A5 有诱导作用，可导致经 CYP3A4 或 CYP3A5 代谢的二氢吡啶类钙离子拮抗剂（如非洛地平）、托伐普坦、甾体类避孕药、免疫抑制剂（如环孢素）、某些抗癫痫药（如卡马西平、苯妥英钠）的 AUC 或血清浓度下降。例如，与苯妥英钠合用，可使后者 $t_{1/2}$ 缩短至 14h。此外，奥卡西平和 MHD 仅能轻微地诱导 UGT，但与通过 UGT 结合而代谢的药物合用时，可能需要增加这些药物的剂量。

另外，锂与奥卡西平联合使用能导致神经毒性反应；与降低血钠水平的药物合用时可致低血钠风险增加；与单胺氧化酶抑制剂司来吉兰合用时，可致后者血药浓度显著增加，应禁止合用，两者用药间隔应超过 2 周。

5. 药物过量　奥卡西平过量中毒的临床资料有限，大部分药物过量者表现轻微，临床结局较好。1 项关于 18 867 例单独超治疗剂量和（或）过量摄入奥卡西平病例回顾性研究结果表明：奥卡西平过量后常表现为嗜睡、呕吐、心动过速、激动、低血压、电解质紊乱、昏迷、癫痫发作等，患者主要为成人，＜6 岁的儿童占 29%，共有 5 例成人死亡，总体上，过量服用奥卡西平临床症状较轻，未观察到惊厥，也很少出现神经系统和心血管并发症，严重毒副反应比较少见（＜1%）。

血药浓度是过量中毒诊断及治疗评价的重要依据，当 MHD 血药浓度持续高于 35μg/ml，尤其是高于 40μg/ml 时，可发生毒副反应，包括困倦、呕吐、心动过速、激动、低血压、电解质紊乱（如低钠血症）、嗜睡、复视、瞳孔缩小、视物模糊、乏力、震颤、头晕、头痛等，严重者可出现共济失调、昏迷、癫痫发作、肺换气不足、意识混乱、呼吸抑制、QTc 延长、运动障碍等。

典型病例：①1 例患有癫痫的 36 岁男性（78kg，平时服用利培酮）在单独过量服用 102 片（300mg/片）奥卡西平 2h 后就诊，仅观察到心动过速、嗜睡等较轻临床反应，无眼球震颤、共济失调或构音障碍，肌腱和瞳孔反射正常，无心电图改变或心律失常发生，血流动力学和呼吸稳定，电解质、动脉血气、肝肾功能等保持正常。2h 血清浓度奥卡西平为 31.6μg/ml，MHD 为 37.2μg/ml。奥卡西平被迅速代谢（24h 后为 0.67μg/ml），MHD 摄入后 7h 达 C_{max} 为 59.0μg/ml，24h 后浓度仍＞35μg/ml。2d 后康复出院。②1 例 13 岁男孩（60kg）意外过量摄入奥卡西平口服液（250ml，60mg/ml）1h 后就诊，出现了呕吐、嗜睡等，未观察其他毒副反应如眼震、震颤、心电图改变、心律失常、肝肾功能及电解质异等，摄入后血清浓度：2h 时奥卡西平为 7.9μg/ml，MHD 为 34.6μg/ml，8h 后分别为 0.3μg/ml 和 46.6μg/ml，24h 奥卡西平检测不到，MHD 仍接近 35μg/ml，2d 后康复。

奥卡西平中毒无特效解毒药物，治疗要点：①通过单剂量或多剂量药用活性炭或者洗胃、利尿等方法减少药物吸收、增加药物排泄；②对症支持治疗。如保持呼吸道通畅、吸氧、保持生命体征稳定、对症治疗并发症等；③注意监测生命体征，重点关注有无心脏传导障碍、电解质紊乱及呼吸困难，严重中毒或肾衰竭时可进行血液灌流或透析等治疗。

6.基因多态性 由于奥卡西平的化学结构与卡马西平相似，携带 *HLA-B*15：02* 等位基因的患者使用奥卡西平后，出现SJS/TEN等严重皮肤反应的风险增加，应考虑对存在遗传风险家系的患者进行 *HLA-B*15：02* 等位基因检查，但一般不建议对 *HLA-B*15：02* 患病率低的人群或目前使用奥卡西平者进行筛查。*HLA-A*31：01* 等位基因可能是出现皮肤药物不良反应（SJS、TEN、DRESS、MPE等）的一种风险因素，除卡马西平外，奥卡西平及其他芳香族抗癫痫药诱发SJS/TEN、DRESS和（或）MPE等不良反应与 *HLA-A*31：01* 等位基因关联性证据有限，目前不推荐对应用奥卡西平的患者进行 *HLA-A*31：01* 等位基因检查。*HLA-B*15：02* 和 *HLA-A*31：01* 检测的潜在益处是，通过识别高危人群并使用替代疗法，可以降低卡马西平和奥卡西平严重、有时甚至致命的皮肤不良反应的发生率。

常规给药时，卡马西平或奥卡西平诱导的SJS/TEN通常在治疗的前4～28d发生；应用卡马西平或奥卡西平的患者，如果连续应用超过3个月，未发生严重皮肤反应，则以后发生SJS/TEN等严重皮肤反应的风险极小（但不是0），因此，相关基因的检测对未服用过卡马西平或奥卡西平的患者比较有意义。基于 *HLA-B* 和 *HLA-A* 基因多态性的奥卡西平用药建议见表7-16。其他参见"卡马西平"基因多态性相关内容。

表7-16 基于 *HLA-B* 基因多态性的奥卡西平用药建议

基因型	临床意义	治疗建议	其他芳香类抗癫痫药物
HLA-B*15：02 阴性	奥卡西平诱发SJS/TEN、DRESS和MPE的风险为正常水平	可使用标准剂量奥卡西平	—
HLA-B*15：02 阳性	奥卡西平诱发SJS/TEN的风险增加	建议避免使用奥卡西平，可考虑应用其他用替代药物；如果患者之前连续使用奥卡西平超过3个月，且没有出现皮肤不良反应，则谨慎考虑继续使用卡马西平	虽然其他芳香族抗惊厥药诱发SJS/TEN与 *HLA-B*15：02* 基因型相关性的证据较弱，但若选择替代时仍应谨慎；对奥卡西平耐受并不表明对其他芳香族抗癫痫药亦耐受

另外，奥卡西平和MHD的主要代谢酶UGT（如2B7、2B15和1A9）和转运蛋白（ABCB1、ABCC2、SCN1A）的基因多态性可能与MHD的浓度或癫痫耐药有关。

九、扑米酮

扑米酮（primidone）又名扑痫酮、普里米酮、去氧苯巴比妥、麦苏林等。分子式为 $C_{12}H_{14}N_2O_2$，其结构为去氧苯巴比妥，分子量218.25，化学名为5-乙基-5-苯基-二氢-4,6（1H,5H）嘧啶二酮。扑米酮分子结构式见图7-43。

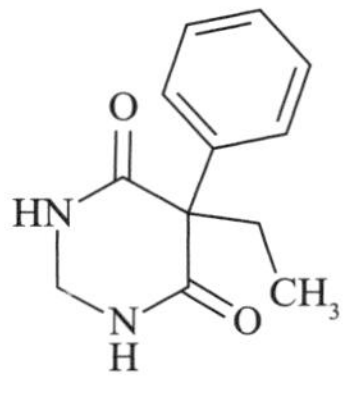

1.药理作用 为广谱抗癫痫药。扑米酮及其在体内的

图7-43 扑米酮分子结构式

两个代谢产物苯巴比妥和苯乙基二酰胺（PEMA）均具有抗癫痫作用。其抗癫痫作用的机制主要是使神经细胞的氯离子通道开放，细胞超极化，抑制神经细胞兴奋；在治疗浓度时可降低谷氨酸的兴奋作用、加强GABA的抑制作用，抑制中枢神经系统突触的传递，导致整个神经细胞兴奋性降低，提高运动皮质电刺激阈；使发作阈值提高，还可以抑制致痫灶放电的传播。

2.临床应用

（1）适应证：①用于癫痫强直阵挛性发作（大发作），单纯部分性发作和复杂部分性发作的单药或联合用药治疗；②用于特发性震颤和老年性震颤的治疗；③用于Lennxox-Gastaut综合征。

（2）用法用量：①成人及8岁以上儿童。起始剂量50mg，睡前服用；3d后改为2次/日；1周后改为3次/日；10d后改为250mg，3次/日；总量不超过1.5g/d；维持量一般为250mg，3次/日。②8岁以下儿童常用量。睡前服50mg/d；3d后为每次50mg，2次/日；1周后改为100mg，2次/日；10d后根据情况可增至125～250mg，3次/日；或按体重10～25mg/（kg·d）分次服用。

（3）药物不良反应

①患者不能耐受或服用过量可产生视力改变、复视、眼球震颤、共济失调、认识迟钝、情感障碍、精神错乱、呼吸短促或障碍。

②少见的不良反应：儿童和老年人有异常的兴奋或不安等反常反应。

③偶见不良反应：过敏反应（呼吸困难，眼睑肿胀，喘鸣或胸部紧迫感）、粒细胞减少、再障、红细胞发育不良、巨幼红细胞贫血等。

④少数患者出现性功能减退、头痛、食欲缺乏、疲劳感、恶心或呕吐，但继续服用往往会减轻或消失；可出现中毒性表皮坏死。

⑤持续出现而需要注意的不良反应包括共济失调、嗜睡、眩晕、运动障碍等。

3.药动学特征　口服吸收较快，但慢于苯巴比妥。生物利用度＞80%，小儿的生物利用度约92%。t_{max}为0.5～9h，2.7～5.2h（成人）、4～6h（儿童）。血浆蛋白结合率较低，不足20%（10%～14%），体内分布广泛，表观分布容积一般为0.64～0.72L/kg。扑米酮易透过血脑屏障，可通过胎盘，也可分布到乳汁中，血浆/乳汁比约为0.72。扑米酮在体内呈线性药动学。服药后20%～40%以扑米酮原型经肾脏排泄，其余由肝脏代谢为活性产物苯乙基二酰胺（PEMA）和苯巴比妥，成人被吸收的15%～25%的扑米酮可代谢为苯巴比妥，长期服药时，PEMA与苯巴比妥均可在体内蓄积。服药5～7d，苯巴比妥不易检测出，而PEMA在摄入2h就可测出，t_{max}为7～8h。单独应用扑米酮时，代谢产物苯巴比妥与扑米酮的比例约为1:1。尿中原型药物约占40%、PEMA约占30%、苯巴比妥约占25%。扑米酮$t_{1/2}$为10～15h；本品代谢产物PEMA的$t_{1/2}$为24～48h，苯巴比妥成人$t_{1/2}$为48～144h，苯巴比妥小儿$t_{1/2}$为40～70h。

4.治疗药物监测

（1）治疗参考浓度范围（有效浓度范围）：在应用扑米酮期间，因为很难区分扑米酮和苯巴比妥的作用，而苯巴比妥较扑米酮具有更长的半衰期，是长期治疗中最主要的活性物质，故通常需监测血清中其活性代谢产物苯巴比妥的浓度；而同时测量扑米酮和苯巴比妥的比值可能更有助于对临床疗效的判断。AGNP在《神经精神药理学治疗药物监测共识指南（2017年版）》中推荐：①扑米酮治疗癫痫的治疗参考浓度为5～10μg/ml（谷浓度），其代谢产物苯巴比妥的有效浓度一般为10～40μg/ml（谷浓度）；②实验室警戒浓度（谷浓度）为25μg/ml（扑米酮）、50μg/ml（苯巴比妥）；③当扑米酮按每日2次服药，即△t为12h时，DRC因子为17.5（13.7～21.4），DRC因子的相关CL/F、F、$t_{1/2}$见表1-2，DRC范围计算见第1章。

其他资料显示：①扑米酮的有效血药浓度为3～8μg/ml，其代谢产物有效血药浓度为15～40μg/ml；②扑米酮中毒血药浓度＞15μg/ml。

（2）推荐级别及监测指征：AGNP在《神经精神药理学治疗药物监测指南（2017年版）》中推荐其治疗药物监测等级为2级，TDM是扑米酮个体化用药的重要组成部分。TDM指征：①药动学个体差异大；②药物浓度与疗效及毒副作用密切相关；③长期用药时，用药依从性差；④代谢产物苯巴比妥为肝药酶诱导剂，可引起不同程度的药物浓度及药效变化；⑤特殊人群（如儿童、青少年、老年人、肝肾功能异常、妊娠、艾滋病、精神病等）用药情况复杂；⑥有效治疗浓度范围窄，毒副反应与症状加重不易区分；⑦疗效指标不明确；⑧代谢酶基因多态性可致药动学及药效学差异；⑨药物相互作用等。

（3）样本采集：一般采集静脉血2～3ml，分取血清或血浆测定；一般在规律用药达稳态（扑米酮连续用药1周，苯巴比妥连续用药1～2周）时，于下一剂给药前立即采样（可控制在30min内），测定谷浓度；怀疑药物中毒时可即刻采样。脑脊液或唾液与血中扑米酮、苯巴比妥的浓度具有相关性，条件允许可以考虑采集脑脊液或唾液。

（4）监测时机或适应证：①首次用药达稳态后；②剂量调整前及剂量调整达稳态后；③达到最佳疗效，需确定个体最佳药物浓度时；④评价疗效时，建议每1～3个月监测1次；⑤合并可能与扑米酮相互作用的药物时；⑥不能有效控制病情或疗效下降时；⑦出现毒副反应时；⑧怀疑吞服大量药物或中毒救治过程中需要进行救治效果评价时；⑨特殊人群（如儿童、青少年、老年人、肝肾功能异常、精神病等）用药时；⑩妊娠前监测血药浓度基线值，妊娠期加强监测，建议至少每个月监测1次，分娩后1～2周监测1次，并根据血药浓度及临床情况进行剂量调整；⑪怀疑用药依从性差时等。

（5）常用检测方法：涉及扑米酮和苯巴比妥两种目标成分的检测。苯巴比妥的检测方法如前文所述，可采用色谱法如HPLC、LC-MS等；免疫法如FPIA、EMIT和CMIA等。目前用于同时测定扑米酮和苯巴比妥的方法主要为HPLC及LC-MS。扑米酮及苯巴比妥化学结构中均具有紫外吸收特征，在TDM中可选择反相色谱柱（C_{18}柱）分离，配合紫外检测器或二极管阵列检测器进行检测，能很好地分离扑米酮及其代谢产物，且不需要专用试剂及耗材。LC-MS专属性强、精密度好、准确度高，更加适用于多种成分的同时定量测定，且方法简便易行，分析时间短，适用于临床监测的要求。

（6）药物浓度影响因素

①制剂影响：扑米酮主要为片剂，不同厂家或不同制备工艺的药物可能存在吸收速度和程度的差异，可引起一定程度药物浓度变异。应谨慎替换不同厂家的制剂，有报道服用9年扑米酮原研药的患者，换用其他厂家仿制药后，出现血清药物浓度水平降低，疗效降低，癫痫发作频率增加。

②病理生理状态：扑米酮大部分经肝脏代谢，基本经肾脏排泄，故肝肾功能异常时可使扑米酮的代谢、排泄异常，引起血药浓度的变异。妊娠期体重、血液流变学（如循环血量增加）、血浆组分（如低蛋白）、代谢酶活性（一般升高）、激素等改变，可致妊娠期药动学特性发生变化，进而影响药物疗效。妊娠前、妊娠期及分娩后应注意加强监测。

③年龄：扑米酮的代谢转化率在儿童中与年龄呈负相关，新生儿和婴幼儿在接受扑米

酮治疗的前3～4个月不能够将扑米酮转化为苯巴比妥,儿童苯巴比妥/扑米酮的平均血药浓度比值明显低于青少年和成人。老年人可能因为肝肾功能下降,导致代谢、排泄异常,从而影响血药浓度。

④样本种类:一般检测样本为血液,由于脑脊液或唾液扑米酮及苯巴比妥的浓度与血液中的浓度线性相关,有时会选择脑脊液或唾液进行检测,但其中蛋白含量很少,基本为游离型药物。

⑤检测方法:如使用免疫法进行检测,则因代谢产物与原型药物间化学结构的相似性,会导致交叉反应干扰,使得免疫法测定结果较色谱法偏高,因此,应注意检测方法对结果解释的影响。

⑥药物相互作用:参与扑米酮代谢的主要代谢酶为CYP2C9,其次还有CYP2C19、CYP2E1和UGT。所有对这些代谢酶产生诱导、抑制或竞争作用的药物(附表1,附表2)均可与扑米酮产生药物相互作用。

影响苯巴比妥血药浓度的药物详见前文"苯巴比妥"药物相互作用部分。扑米酮与卡马西平或苯妥英钠合用时,由于相互的肝药酶诱导作用,扑米酮代谢增强而降低扑米酮的血药浓度,升高苯巴比妥血药浓度,降低卡马西平或苯妥英钠浓度,它们合用时应加强监测;异烟肼和烟酰胺抑制扑米酮的代谢,增加扑米酮的血药浓度;而丙戊酸并不影响扑米酮的血药浓度,但它会使苯巴比妥消除减慢,并增加苯巴比妥的血药浓度,可致严重中枢抑制作用。

与单胺氧化酶抑制药合用时,扑米酮代谢抑制,血药浓度升高,发生毒副反应风险增加。

扑米酮和苯巴比妥也是其他药物代谢酶的诱导剂,可诱导CYP1A2、CYP2B6、CYP2C9、CYP2C19、CYP3A4,以及UGT等,与抗凝药、皮质激素、洋地黄、地高辛、盐酸多西环素、香豆素类、强力霉素、抗疟药或三环类抗抑郁药等合用时,可诱导这些药物代谢增快而导致血药浓度下降、疗效降低。

此外,与其他抗癫痫药合用,由于代谢的变化引起癫痫发作的形式改变,需及时调整用量;与灰黄霉素合用,可致后者吸收障碍及代谢加快,疗效降低;饮酒、全身麻醉药、具有中枢神经抑制作用的药、注射用硫酸镁等与扑米酮合用时可增加中枢神经活动或呼吸的抑制,需调整用量;与垂体后叶合用,有增加心律失常或冠状动脉供血不足的危险;与避孕药合用时可致避孕失败;可减低维生素B$_{12}$的肠道吸收,增加维生素C由肾脏排出,可使维生素D代谢加快。

(7)结果解释:在分析相关影响因素的基础上,结合临床疗效与不良反应对扑米酮和苯巴比妥的血药浓度检测结果进行合理解释,其他参见"苯巴比妥"相关内容。

5.药物过量   当扑米酮血药浓度持续>10μg/ml(苯巴比妥>40μg/ml)时,存在中毒可能,尤其是高于实验室警戒值时,可能出现明显中毒反应,如视力改变、复视、眼球震颤、共济失调、认识迟钝、情感障碍、精神错乱、呼吸短促或障碍等。实验室检查可能发现结晶尿。扑米酮中毒无特效解毒药物,治疗要点:①通过催吐、洗胃、利尿等方法减少药物吸收、增加药物排泄。②对症支持治疗。如保持呼吸道通畅、吸氧、保持生命体征稳定、对症治疗并发症等。③严重中毒或肾衰竭时可进行血液灌流或透析等治疗。其他药物过量解救建议参见"苯巴比妥"相关内容。

6.基因多态性   暂无相关信息。其他参见"苯巴比妥"相关内容。

十、加巴喷丁

加巴喷丁（gabapentin）商品名有迭力、派汀、维诺定、纽诺汀等。分子式为 $C_9H_{17}NO_2$，分子量171.24，化学名为1-（氨甲基）环己基乙酸。加巴喷丁分子结构式见图7-44。

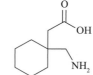

图7-44　加巴喷丁分子结构式

1.药理作用　加巴喷丁为人工合成的GABA类似物，抗癫痫的确切机制尚不清楚。加巴喷丁在结构上与神经递质GABA相似，但与GABA受体无相互作用，不激动GABA受体，也不影响GABA的摄取与降解，可能促进GABA的释放。体外实验显示加巴喷丁与电压门控性钙通道的α2δ-1亚基高亲和力结合，但不影响钙内流，这种结合与加巴喷丁治疗作用的关系尚不清楚。

2.临床应用

（1）适应证：①癫痫。用于成人和12岁以上儿童伴或不伴继发性全身发作的部分性发作的辅助治疗；也可用于3～12岁儿童的部分性发作的辅助治疗。②疱疹后神经痛。用于成人疱疹后神经痛的治疗。

（2）用法用量

①癫痫：12岁以上。第1天，每次0.3g，1次/日；第2天，改为2次/日；第3天改为3次/日；之后根据临床疗效调整剂量。常用维持量为0.9～1.8g/d。部分患者用量达2.4g/d，仍可耐受，剂量超过2.4g/d的安全性尚不确定。3～12岁。起始剂量为10～15mg/（kg·d），3次/日，之后可根据临床疗效调整剂量，约3d达到有效剂量。5岁以上患者的有效剂量为25～35mg/（kg·d），3次/日。3～4岁患者的有效剂量是40mg/（kg·d），3次/日。如有必要，剂量可增为50mg/（kg·d）。12岁以上肾功能受损患者。肌酐清除率（CL_R）＞60ml/min时，1.2g/d，3次/日；30ml/min＜CL_R＜60ml/min时，0.6g/d，2次/日；15ml/min＜CL_R＜30ml/min时，0.3g/d，1次/日；CL_R＜15ml/min时，每日总用量0.15g（0.3g Q.O.D），隔日给药；正在进行血液透析的患者，未接受过加巴喷丁治疗的患者初始剂量为0.3～0.4g，之后每透析4h给予加巴喷丁0.2～0.3g。12岁以下肾功能受损患者无经验。

②疱疹后神经痛：第1天，0.3g，1次/日；第2天，0.3g，2次/日；第3天，0.3g，3次/日。之后根据缓解疼痛的需要，可逐渐增加剂量至每次0.6g，3次/日。国外研究显示，剂量超过1.8g/d未显示更多益处。

（3）药物不良反应

①常见不良反应：恶心、呕吐、厌食、头晕、嗜睡、疲劳、共济失调、站立不稳、构音障碍、眼球震颤、感觉异常、视觉障碍、体重增加、紧张、失眠、血糖波动等。

②严重不良反应：Stevens-Johnson综合征（罕见）、癫痫发作、昏迷。

③此外，还有遗忘、抑郁、易激动、心境不稳、敌对行为及其他情绪和精神方面的改变。

④加巴喷丁可能引起自杀行为，应对患者予以严密监测。

3.药动学特征　加巴喷丁口服吸收迅速，t_{max}为2～3h，吸收过程可饱和，生物利用度（F）随剂量增加而下降，但不成正比，日剂量为0.9、1.2、2.4、3.6g和4.8g时，F分别约为60%、47%、34%、33%和27%，也有报道口服0.3、0.6g及1.6g时，F分别约为65%、42%、35%。单剂量口服0.3g，血药C_{max}为2.7μg/ml，剂量为0.3～0.6g，3次/日时，谷浓度（C_{min}）

为 1 ～ 10μg/ml，当剂量＞1.8g/d 时，血药浓度的变化呈非线性，3.6g/d 时血药浓度持续高坪状态。血浆蛋白结合率低（＜5%），表观分布容积为 58L±6L（0.9L/kg）。在体内广泛分布，可通过血脑屏障，癫痫患者脑脊液中加巴喷丁稳态谷浓度约为相应血浆浓度的 20%（5% ～ 35%），脑组织内药物浓度可达血浆浓度的约 80%；可从乳汁分泌，乳汁/血浆比为 0.7 ～ 1.3。几乎不在体内代谢，主要以原型通过肾脏排泄，且排泄率与肌酐清除率成正比，10% ～ 23% 经粪便排除。健康受试者中 $t_{1/2}$ 为 5 ～ 9h，并且不随剂量或多次给药而改变。肾功能损伤时 $t_{1/2}$ 可延长至 13h。加巴喷丁可以通过血液透析快速（约 3.8h）从血浆中清除。

4.治疗药物监测

（1）治疗参考浓度范围（有效浓度范围）：AGNP 在《神经精神药理学治疗药物监测共识指南（2017年版）》中推荐：①加巴喷丁治疗癫痫的治疗参考浓度为 2 ～ 20μg/ml（谷浓度）；②实验室警戒浓度为 25μg/ml（谷浓度）。其他资料显示加巴喷丁治疗参考浓度范围为 2 ～ 15μg/ml。

（2）推荐级别及监测指征：AGNP 在《神经精神药理学治疗药物监测共识指南（2017年版）》中推荐其治疗药物监测等级为 3 级，根据需要进行监测。TDM 指征：①药动学个体差异大，具有非线性药动学特征，吸收过程存在饱和现象；②年龄、肾功能等因素可致药动学个体差异大；③本品存在药物滥用情况；④药物相互作用等。

（3）样本采集：一般采集静脉血 2 ～ 3ml，分取血清或血浆测定。一般在规律用药达稳态时，于下一剂给药前立即采样（可控制在 30min 内），测定谷浓度；肾功能正常者可在 1 ～ 2d 达稳态药物浓度，也有推荐在规律用药 4d 后监测。如果出现毒副反应，可考虑即时采样。加巴喷丁的唾液浓度只有血浆中的 5% ～ 10%，限制了唾液用于 TDM 的效用；而其脑脊液中浓度约为血浆中浓度的 20%，且采集脑脊液受条件限制，故不适用于 TDM。

（4）监测时机或适应证：①首次用药达稳态后；②剂量调整前及剂量调整达稳态后；③儿童、老年人及肾功能不全等特殊人群；④合并可能与加巴喷丁相互作用的药物时；⑤出现毒副反应、怀疑中毒或药物滥用时；⑥不能有效控制病情或疗效下降时；⑦特殊人群（如老年人、儿童青少年、妊娠、艾滋病、精神病等）用药，建议加强监测；⑧怀疑依从性差时等。

（5）常用检测方法：主要为色谱法，如 HPLC、LC-MS-MS、GC-MS-MS 等，毛细管电泳法也有应用。加巴喷丁结构中没有明显的紫外吸收或可见吸收基团，很难通过光学方法直接进行检测；同时沸点较高，也无法直接采用气相色谱法进行测定；因此，一般在分析时，多通过柱前衍生化提高它在生物样品测定中的选择性和灵敏度后，应用反相 C_{18} 柱进行分离，再采用紫外检测器或荧光检测器检测，灵敏度和特异度均较好，但在实际应用中试剂的种类、浓度、酸化程度、温度、反应时间等衍生化条件难以确定，且操作复杂，耗时长。HPLC-MS/MS 具有更高的选择性、灵敏度及准确性，适用于加巴喷丁的血药浓度检测。毛细管电泳法是测定加巴喷丁的另一种有效方法，与色谱法中使用的昂贵色谱柱相比，未涂层的熔融硅胶毛细管更便宜，更容易冲洗，配合激光诱导荧光检测器较紫外检测灵敏度更高。

（6）药物浓度影响因素

①饮食：食物对加巴喷丁的吸收速度和程度有轻微的影响；乙醇可增强中枢抑制作用。

②年龄：老年人可因肾功能下降，加巴喷丁血浆清除率下降，血药浓度增高，$t_{1/2}$ 延长。在儿童患者中，当按体重标化后，在＜5 岁的儿童中可观察到比 5 岁或更大的儿童中更高的口服清除率，血药浓度下降；在 5 岁和更大的儿科患者中观察到的标准的口服清除率和在

成人中给予单个剂量后的值相一致。

③剂量：剂量增加时，加巴喷丁的吸收存在饱和现象，其生物利用度随剂量增加而下降。

④病理生理状态：肾功能减退患者的血浆清除率有所下降，血药浓度较正常人群更高。妊娠期体重、血液流变学（如循环血量增加）、血浆组分（如低蛋白）、代谢酶活性（一般升高）、激素等改变，可致妊娠期药动学特性发生变化，进而影响药物疗效。妊娠前、妊娠期及分娩后应注意加强监测。

⑤采样时间：一般在规律用药达稳态时，于下一剂给药前立即采样，采集时间过早或过晚，测定结果均可能偏离实际谷浓度。

⑥检测方法：加巴喷丁可通过不同方法进行检测，其在检测限、准确度等方面有所不同，在解释加巴喷丁浓度时应予以考虑。

⑦药物相互作用：加巴喷丁极少在体内代谢，也不干扰其他合用的抗癫痫药物的代谢，但也有研究认为加巴喷丁可使苯妥英钠血药浓度升高，且与非氨酯及拉莫三嗪之间也可能存在相互作用。西咪替丁、丙磺舒、吗啡和萘普生可降低加巴喷丁的清除率，增加加巴喷丁的血药浓度；含有铝或镁的抗酸剂可使加巴喷丁吸收降低约20%，可致血药浓度下降，建议加巴喷丁在服用上述抗酸剂后至少2h服用。另外，应用加巴喷丁时，饮酒或与中枢抑制药合用，可使中枢抑制作用增强。

（7）结果解释：在分析相关影响因素的基础上，应结合临床疗效与不良反应对血药浓度结果进行合理解释。①血药浓度＜2μg/ml时，若病情控制良好，可维持原方案，并监测病情变化；若病情控制不佳，应结合患者个体参数，酌情增加给药剂量，并监测临床疗效与药物浓度。②血药浓度2～20μg/ml时，若病情控制良好且无不良反应发生，无须调整给药方案；若病情控制不佳或出现不良反应，应结合患者个体参数，酌情调整给药方案，并根据调整后的给药方案进行临床疗效、不良反应观察与相应的血药浓度监测。③血药浓度20～25μg/ml时，如患者耐受良好，且临床疗效好，可在密切观察临床疗效与不良反应的基础上，维持原方案或适当降低给药剂量；如临床疗效不佳或出现不良反应，应调整给药方案。④血药浓度＞25μg/ml（实验室警戒值）时，浓度过高，增加毒副反应发生风险。应在监测临床疗效与不良反应的基础上，适当调整用药方案，调整后应观察临床疗效并监测血药浓度；如出现中毒表现，应及时予以治疗。

5.药物过量　加巴喷丁单用过量中毒的临床资料有限，单独过量服用加巴喷丁通常仅产生轻微的毒副反应，1项20例（其中儿童和青少年10例）单用过量加巴喷丁（剂量50mg～35g）病例分析结果表明：大多数病例症状轻微或无症状，症状多在10h内缓解，有症状者包括嗜睡、共济失调、头晕、恶心呕吐、心动过速、低血压等。当加巴喷丁血药浓度持续高于25μg/ml，尤其是＞50μg/ml时，存在中毒可能，过量中毒的临床表现包括头晕、嗜睡、昏睡、共济失调、构音障碍、倦怠、复视等，但也有导致昏迷甚至死亡的病例报道：1例62岁女性摄入2210mg加巴喷丁后死亡，尸检本品血药浓度为88μg/ml。

近年来，国外关于加巴喷丁类药物（普瑞巴林和加巴喷丁）滥用的报道越来越多。有证据表明，加巴喷丁类药物具有滥用的潜力，特别是在有阿片类药物滥用史的个体中，关于这种滥用的报告越来越多。单用加巴喷丁类药物过量一般是相对安全的，但与其他精神类药物合用，尤其是阿片类药物和镇静剂混合使用时可致命。来自美国及爱尔兰、芬兰等欧洲国家的研究数据表明，加巴喷丁类药物滥用占所有滥用药物的0.5%～6%，并有逐年上升趋势。来自美国五个辖区的死于药物过量人群的死后毒理学结果表明，平均有22%的案例加巴喷丁检测呈阳性。在另1项加巴喷丁检测呈阳性的104例（其中84%有药物滥用史）死亡病例中，大多数病例合用阿片类药物、抗焦虑药和抗抑郁药等药物。其中47%因加巴喷丁直接导致死亡，血药浓度范围为$1.1 \sim 134.0\mu g/ml$。

加巴喷丁中毒无特效解毒药物，治疗以对症支持为主，体外治疗仍存在争议。由于加巴喷丁血浆蛋白结合率低，可通过血液透析清除，当过量中毒时，必要情况下可根据患者临床状态及肾功能情况进行血液透析治疗。

6.基因多态性　暂无相关信息。

十一、非氨酯

非氨酯（felbamate）又名非巴马特、非尔氨酯等。分子式为$C_{11}H_{14}N_2O_4$，分子量238.24，化学名为2-苯基-1,3-丙二醇二氨基甲酸酯。非氨脂分子结构式见图7-45。

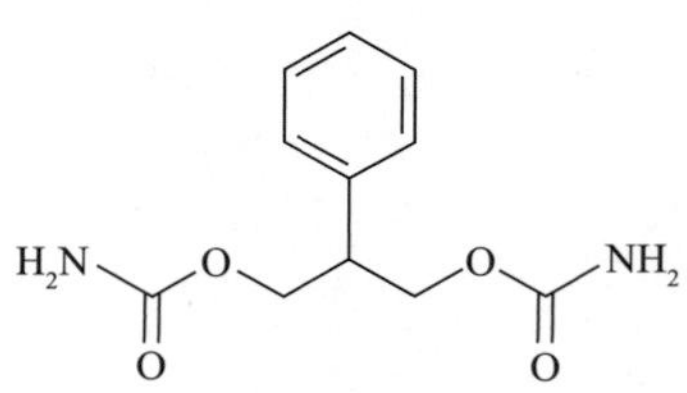

1.药理作用　非氨酯的化学结构与甲丙氨酯相似，作用机制尚未完全明确，目前认为主要是通过抑制电压门控性钠和钙通道，通过调节n-甲基-d-天冬氨酸（NMDA）受体减少谷氨酸的传递，并能增强GABA的传递，发挥抗惊厥、抗癫痫作用。

图7-45　非氨酯分子结构式

2.临床应用

（1）适应证：①单药或联用治疗难治性部分性发作及继发性全面发作；②辅助治疗Lennox-Gastaut综合征。

（2）用法用量：①成人及14岁以上青少年。口服，起始剂量为1.2g/d，$3 \sim 4$次/日，每$1 \sim 2$周可增加$0.6 \sim 1.2g/d$，最大可增至3.6g/d，$3 \sim 4$次/日。②Lennox-Gastaut综合征的辅助治疗。需与其他抗癫痫药联合应用。$2 \sim 14$岁儿童起始剂量为15mg/（kg·d），$3 \sim 4$次/日，隔周增加剂量15mg/kg，最大可增至45mg/（kg·d）。③肾功能不全患者应根据肾功能调整用量，老年患者应酌情减量。

（3）药物不良反应

①常见不良反应：疲劳、厌食、体重减轻、消化不良、恶心、呕吐、便秘、腹泻、紫癜、皮疹、粉刺、失眠、头痛、焦虑、眩晕、嗜睡、步态异常、视物模糊、共济失调、低磷血症、发热、上呼吸道感染、鼻炎、复视、中耳炎、尿路感染等。

②严重不良反应：再生障碍性贫血（FDA黑框警告）、肝衰竭（FDA黑框警告）、Stevens-Jonhson综合征、癫痫发作、白细胞减少、粒细胞缺乏、血小板减少、全血细胞减少、骨髓抑制、增加自杀风险等。建议一般情况下，患者不应在没有经过专业血液咨询情况下使用和（或）继续使用非氨酯；有肝功能障碍病史的患者，不应使用非氨酯；出现肝损伤临床体征或症状时，应及时停药。

③还可引起光敏反应，应告诫患者采取防止紫外线照射的措施。

④非氨酯仅用于治疗临床受益超过潜在再生障碍性贫血风险的、严重的、难治的癫痫，在全面考虑用药对血液学影响之前，不应用药。且在用药过程中一旦出现任何骨髓抑制和（或）肝脏损害的证据，应立即停药。

3.药动学特征　口服吸收良好，进食不影响其吸收，生物利用度约90%。非氨酯成线性代谢，t_{max}为$1 \sim 4h$。在$0.1 \sim 0.8g/d$单剂量和$1.2 \sim 3.6g/d$剂量范围内，单次和多次给药后，C_{max}、AUC与剂量成正比。$3.6 \sim 6.0g/d$时也观察到剂量相关的线性药动学特征。多剂量服用1.2g、2.4g、3.6g，C_{min}分别为（30±5）μg/ml、（55±8）μg/ml、（83±21）μg/ml（$n=10$），即C_{min}亦与剂量成正比。4～12岁儿童中，15、30、45mg/（kg·d）时，C_{max}分别为17μg/ml、32μg/ml、49μg/ml。组织分布较好，表观分布容积为0.76～0.85L/kg（有报道为0.75L/kg），血浆蛋白结合率为22%～25%。可进入乳汁，如需用药，应考虑停止母乳喂养。主要在肝脏经CYP3A4和CYP2E1代谢，氧化形成对羟基和2-羟基氨基代谢产物，水解形成一氨基甲酰苯氨酯，代谢产物无活性，而中间代谢产物阿托醛被认为与非氨酯特异性肝脏及骨髓毒性反应有关。90%以上以代谢物和原型（40%～50%）随尿排出，少量（4%以下）见于粪便。$t_{1/2}$约为20h（13～30h），儿童清除率较成人高20%～65%，半衰期明显缩短，而老年人及肾功能减退时$t_{1/2}$有所延长。同时应用酶诱导剂（如苯巴比妥、苯妥英钠、扑米酮、卡马西平等）可使清除加快，$t_{1/2}$缩短，血药浓度降低。

4.治疗药物监测

（1）治疗参考浓度范围（有效浓度范围）：AGNP在《神经精神药理学治疗药物监测共识指南（2017年版）》中推荐：①治疗参考浓度为30～80μg/ml（谷浓度）；②实验室警戒浓度为：100μg/ml（谷浓度）；③当非氨酯按每日1次服药，即△t为24h时，DRC因子为10.3（6.5～14.7），DRC因子的相关CL/F、F、$t_{1/2}$见表1-2，DRC范围计算见第1章。其他资料显示：非氨酯的有效血药浓度范围为30～100μg/ml。

（2）推荐级别及监测指征：AGNP在《神经精神药理学治疗药物监测指南（2017年版）》中推荐其治疗药物监测等级为3级。TDM指征：①药动学与剂量呈线性相关，但易受多种因素（如年龄、疾病、肾功能、药物等）影响，药动学个体差异大；②可引起严重毒性，如再生障碍性贫血和肝功能衰竭等；③药物相互作用等。

（3）样本采集：一般采集静脉血2～3ml，分取血清或血浆测定。采血时间一般为规律用药达稳态（3～5d）时，在下一剂给药前立即采样（可控制在30min内），测定谷浓度；如果出现毒副反应，可考虑即时采样。

（4）监测时机或适应证：①儿童、老年人及肾功能不全等特殊人群；②首次用药达稳态后；③剂量调整前及剂量调整达稳态后；④达到最佳疗效，需确定个体最佳药物浓度时；⑤合并可能与非氨酯相互作用的药物时；⑥不能有效控制病情或疗效下降时；⑦出现肝功能异常及血液系统指标异常等毒副反应时，应随时监测；⑧维持治疗期间建议每4～6周监测1次。

（5）常用检测方法：非氨酯的常用检测方法为HPLC、GC和LC-MS等，其中HPLC是最主要的检测方法。在实际TDM工作中可选择反相色谱柱分离，配合紫外检测器进行检测，特异性好，也可采用LC-MS法检测。

（6）药物浓度影响因素

①年龄：非氨酯在成人、儿童及老年人等不同年龄群体中具有明显的清除差异，可使药物浓度在上述人群中变异明显。

②病理生理状态：非氨酯有40%～50%经肾脏排泄，肾功能减退患者会使排泄减慢，血药浓度较正常患者有所增加。

③采样时间：一般为规律用药达稳态时，在下一剂给药前立即采样，采集时间过早或过晚，测定结果均可能偏离实际谷浓度。

④药物相互作用：所有对本品代谢酶有诱导、抑制或竞争作用的药物（附表1，附表2）均可与非氨酯产生药物相互作用。如肝药酶诱导剂卡马西平、苯巴比妥和苯妥英钠等可使非氨酯代谢增快，降低血清非氨酯浓度；丙戊酸和加巴喷丁降低了非氨酯清除率，导致

血清非氨酯浓度升高;非氨酯为CYP2C19抑制剂,因此,通过CYP2C19代谢的药物如苯妥英钠、丙戊酸、苯巴比妥等与非氨酯合用,可致上述药物代谢减慢,血药浓度可增加;与黄体酮或雌激素合用,可增加其代谢,使AUC降低,进而降低避孕药的效果,并可引起经期出血等。另外,本品与酒精及具有中枢抑制作用的药物(如镇静药、麻醉药、吩噻嗪类抗精神病药、三环类抗抑郁药、抗组胺药、肌松药等)合用可致中枢神经抑制作用加强。

(7)结果解释:在分析相关影响因素的基础上,应结合临床疗效与不良反应对药物浓度结果进行合理解释。①血药浓度>30μg/ml时,若病情控制良好,可维持原方案,并监测病情变化;若病情控制不佳,应结合患者个体参数,调整给药方案,并监测疗效与药物浓度。②血药浓度30~80μg/ml时,若病情控制良好,无须调整给药方案;若病情控制不佳,应结合患者个体参数,调整给药方案,并进行疗效观察与TDM。③血药浓度>80μg/ml时,建议结合临床疗效及患者个体参数,适当调整给药方案,并监测疗效与血药浓度。④血药浓度>100μg/ml时,增加毒副反应发生风险,应在监测临床疗效与不良反应的基础上考虑调整给药方案。

5.药物过量　非氨酯过量中毒临床资料较少。当非氨酯的血药浓度持续>100μg/ml,甚至更高时,可出现毒副反应,可表现为恶心呕吐、精神异常、共济失调等。有报道:①1例3岁儿童在摄入约232mg/kg的非氨酯后出现了呕吐、共济失调、结晶尿及血尿。摄入后15h的血清非氨酯水平为138μg/ml。24h后康复出院。②1例20岁女性,过量服用非氨酯和丙戊酸钠后出现精神异常、结晶尿和急性肾衰竭。非氨酯和丙戊酸钠的血浆浓度分别为200μg/ml和470μg/ml。治疗后康复。

目前尚无过量服用非氨酯的特效解毒药物,可考虑采取补液和对症支持的治疗方式。

6.基因多态性　暂无相关信息。

十二、乙琥胺

乙琥胺(ethosuximide)又名柴郎丁、2-乙基-2-甲基琥珀酰亚胺等。分子式为$C_7H_{11}NO_2$,分子量141.17,化学名为3-甲基-3-乙基-2,5-吡咯烷二酮。乙琥胺分子结构式见图7-46。

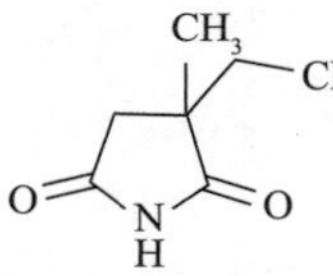

图7-46　乙琥胺分子结构式

1.药理作用　乙琥胺可有效阻断丘脑皮质神经元的T型钙通道,且与失活的T型钙通道有较高的亲和力,调节细胞膜的稳定性;可提高癫痫的发作阈值,抑制大脑运动皮质神经传递而减少发作;此外,还可涉及脑组织葡萄糖的转运和三羧酸循环中的一些中间物质。

2.临床应用

(1)适应证:用于治疗失神发作(小发作)。

(2)用法用量:①成人和6岁以上儿童青少年,口服,起始剂量为每次0.25g,2次/日,4~7d后再增加0.25g,直至控制发作。最大剂量不超过1.5g/d。②<6岁儿童,口服,起始剂量为0.25g/d,4~7d后可再增加0.25g,直至控制发作。最大剂量不超过1.0g/d,分次服用。

(3)药物不良反应

①常见不良反应:主要为胃肠道反应,如厌食、恶心、呕吐、呃逆及腹部不适等。

②严重不良反应:再生障碍性贫血、Stevens-Johson综合征、药源性红斑狼疮、行为和认知障碍、精神障碍、癫痫加重、自杀倾向等。

③此外还可能有皮疹、眩晕、头痛、困倦、嗜睡、粒细胞减少、血小板减少、肝肾功能异常、多形红斑、系统性红斑狼疮等。

3. 药动学特征 口服易吸收，糖浆的吸收速度快于胶囊，但生物利用度均接近100%，成人 t_{max} 为 2 ～ 4h，儿童为 3 ～ 7h；极少与血浆蛋白结合（＜10%），几乎均匀地分布在各种体液之中，可通过血脑屏障，脑脊液、唾液与血浆的血药浓度比例是一致的；乙琥胺可透过胎盘，可进入乳汁，乳汁/血浆比约为0.94。成年人的表观分布容积约为0.65L/kg，儿童约为0.69L/kg。在肝内广泛代谢（80% ～ 90%），主要经CYP3A4代谢、次要经CYP2E1、CYP2B及CYP2C等代谢成无抗癫痫活性的产物；主要产物为羟乙基衍生物，其与葡萄糖醛酸结合后从尿中排泄，尿中原型药物为10% ～ 20%。$t_{1/2}$ 在成人为 50 ～ 60h，在儿童为 30 ～ 36h（有报道为 33 ～ 55h）。

4. 治疗药物监测

（1）治疗参考浓度范围（有效浓度范围）：AGNP在《神经精神药理学治疗药物监测共识指南（2017年版）》中推荐：①乙琥胺的治疗参考浓度为40 ～ 100μg/ml（谷浓度）；②实验室警戒浓度为120μg/ml（谷浓度）。其他资料显示：乙琥胺的中毒血药浓度＞100μg/ml。

（2）推荐级别及监测指征：AGNP在《神经精神药理学治疗药物监测共识指南（2017年版）》中推荐其治疗药物监测等级为3级，必要时给予监测。TDM指征：①药动学个体差异大；②药物浓度与疗效及毒副作用密切相关；③长期用药，可能存在依从性差的情况；④特殊人群（尤其是儿童随年龄增长生理状态变化大，以及肝肾功能异常人群）用药情况复杂；⑤疗效指标不明确；⑥毒副反应与症状加重不易区分；⑦可引起再生障碍性贫血、Stevens-Johson综合征等严重不良反应；⑧药物相互作用等。

（3）样本采集：一般采集静脉血2 ～ 3ml，分取血清或血浆测定。一般在规律用药达稳态时，于下一剂给药前立即采样（可控制在30min内），测定谷浓度；一般连续规律用药约10d，儿童连续规律用药约6d可达稳态血药浓度。怀疑中毒时可即刻采样。脑脊液和唾液的浓度与血药浓度相关性好，可用于乙琥胺浓度的监测。

（4）监测时机或适应证：①首次用药达稳态后；②剂量调整前及剂量调整达稳态后；③达到最佳疗效，需确定个体最佳药物浓度时；④特殊人群（儿童、老年人、肝肾功能不全、精神病、艾滋病等）应加强监测；⑤合并可能与乙琥胺相互作用的药物时；⑥不能有效控制病情或疗效下降时；⑦出现毒副反应时；⑧怀疑吞服大量药物时；⑨妊娠前监测血药浓度基线值，妊娠期加强监测，建议至少每个月监测1次，分娩后1 ～ 2周监测1次，并根据血药浓度及临床情况进行剂量调整；⑩不确定是否坚持用药时等。

（5）常用检测方法：主要为色谱法，包括HPLC、LC-MS/MS、GC-MS及胶束电动毛细管色谱法（MEKC）。乙琥胺结构中有酰亚胺基团，具有紫外吸收特征，实验室可选择反相色谱柱（C_{18}柱）或宽pH色谱柱分离，配合紫外检测器或二极管阵列检测器进行检测，特异性好，灵敏度高，且无须专用试剂及耗材；采用LC-MS/MS可进一步提高灵敏度。同时，乙琥胺还具有沸点低的特性，可应用GC-MS进行检测。而MEKC既具备HPLC的高选择性，又具备了高效毛细管电泳（HPCE）的高柱效，乙琥胺可不经处理直接上样，该法具有高度自动化、标准物质与有机溶剂消耗少、需要样本量小、毛细管柱便宜等优点，同时色谱运行时间短，适用于常规测定。

（6）药物浓度影响因素

①药物剂型：乙琥胺以口服剂型为主，糖浆剂与胶囊等不同剂型或厂家的药物释放存在差异，可引起一定程度的药物浓度变异。

②病理生理状态：乙琥胺经肝脏广泛代谢，并经肾脏排泄，故肝肾功能障碍患者其代谢及排泄能力下降，可引起血药浓度的升高。妊娠期体重、血液流变学（如循环血量增加）、血浆组分（如低蛋白）、代谢酶活性（一般升高）、激素等改变，可致妊娠期药动学特性发生变化，进而影响药物疗效。妊娠前、妊娠期及分娩后应注意加强监测。

③年龄：儿童随年龄增长代谢变化大，老年人可能伴有代谢能力减退等问题，都可能导致血药浓度变化。

④样本种类：一般检测样本为血液，达稳态后脑脊液或唾液中的浓度与血液中的浓度高度一致。

⑤药物相互作用：乙琥胺与血浆蛋白结合很少，且对肝药酶无诱导或抑制作用，因此由于本品对肝药酶的活性的影响而发生的药物相互作用的风险相对较小。但乙琥胺经肝脏广泛代谢，主要经CYP3A4代谢、次要经CYP2E1、CYP2B6及CYP2C9/19、UGT等代谢，因此，其他对肝药酶有诱导、抑制作用或竞争作用的药物（附表1，附表2）均有可能影响本品的代谢。

卡马西平、苯巴比妥、苯妥英钠、扑米酮和利福平等可增强其代谢，降低血药浓度；异烟肼、丙戊酸、利托那韦等可抑制乙琥胺的代谢，使其血药浓度升高，增加毒副作用的风险；碱化尿液可使乙琥胺解离度下降，因此，乙琥胺与碱性药物（如碳酸氢钠、氨茶碱等）合用，可减慢乙琥胺自肾脏的排泄，使其血药浓度升高，作用增强；酸化尿液可使乙琥胺解离度下降增大，因此，乙琥胺与酸性药物（如阿司匹林、吲哚美辛、青霉素、头孢菌素等）合用，可加速乙琥胺的排泄，使其血药浓度降低，疗效降低。此外，与三环类抗抑郁药及吩噻嗪类抗精神病药合用时，抗癫痫作用减弱；与氟哌啶醇合用时可改变癫痫发作形式和频率，同时使氟哌啶醇血药浓度降低。

（7）结果解释：在分析相关影响因素的基础上，结合临床疗效及不良反应对药物结果进行合理解释。①血药浓度＜40μg/ml时，浓度偏低，癫痫发作风险增加；若病情控制良好，维持原方案，注意监护病情变化；若病情控制不佳或出现不良反应，应结合临床及个体参数，调整给药方案，并监测药物浓度。②血药浓度40～100μg/ml时，若病情控制良好且无不良反应，则无须调整给药剂量；若病情控制不佳或出现不良反应，应结合临床及个体参数，及时调整给药方案，并监测药物浓度。③血药浓度＞100μg/ml时，浓度偏高，中毒风险增大，建议结合临床及个体参数，适当调整给药方案，并监测药物浓度。④血药浓度＞120μg/ml时，浓度过高，可能引起中毒，如出现不良反应应立即给予治疗；如未出现不良反应且病情控制良好，可考虑降低给药剂量并监测临床疗效和药物浓度；如病情控制不佳，则应考虑调整用药方案。

5. 药物过量　乙琥胺过量中毒的临床资料非常有限。当乙琥胺血药浓度持续高于100μg/ml时，存在中毒可能，当高于120μg/ml时，可出现恶心、呕吐和中枢神经系统抑制，包括肺换气不足和昏迷等反应。乙琥胺中毒无特效解毒药物，治疗要点：①通过洗胃、利尿等方法减少药物吸收、增加药物排泄；②对症支持治疗。如保持呼吸道通畅、吸氧、保持生命体征稳定、对症治疗并发症等；③严重中毒或肾衰竭时可进行血液灌流或透析等治疗。

6. 基因多态性　暂无相关信息。

十三、碳酸锂

碳酸锂（lithium carbonate）分子式为 Li_2CO_3，分子量73.89。

1.药理作用　以锂离子形式发挥作用，可稳定情绪，机制尚未完全明确。可能与K^+、Na^+、Ca^{2+}、Mg^{2+}等离子有关，也与5-HT、NE、多巴胺、乙酰胆碱、γ-氨基丁酸等神经递质有关，还与环磷腺苷及磷酸肌醇等有关。其抗躁狂发作的机制主要是抑制神经末梢Ca^{2+}依赖性的NE和多巴胺释放，促进神经细胞对突触间隙中NE的再摄取，增加其转化和灭活，从而使NE浓度降低，还可促进抑制性神经递质5-HT的合成和释放，有助于情绪稳定。

2.临床应用

（1）适应证：①主要治疗躁狂症，对躁狂和抑郁交替发作的双相情感性精神障碍有很好的治疗和预防复发作用，对反复发作的抑郁症也有预防发作的作用；②双相情感障碍的抑郁状态常加用抗抑郁药物；③与丙戊酸盐或卡马西平合用治疗难治性双相情感障碍；④也用于治疗分裂-情感性精神病。

（2）用法用量：①普通片。成人用量按体重20～25mg/kg计算，躁狂症治疗剂量为0.6～2.0g/d，2～3次/日，宜在饭后服，以减少对胃的刺激，剂量应逐渐增加并参照血锂浓度调整。维持剂量0.5～1.0g/d。②缓释片。剂量应逐渐增加并参照血锂浓度调整，治疗期0.9～1.5g/d，1～2次/日，维持治疗0.6～0.9g/d。

（3）药物不良反应：不良反应发生率可达70%。

①常见不良反应：口干、烦渴、多饮、多尿、脱水、味觉异常、便秘、腹泻、恶心、呕吐、上腹痛、皮肤过敏反应、甲状腺功能减退、震颤、萎靡、无力、嗜睡、头晕、头痛、共济失调、言语不清、肌张力障碍、癫痫样发作、视物模糊、运动迟缓、烦躁、意识模糊、幻觉、记忆力减退、腱反射亢进、心律失常、低血压、心动过缓、T波异常等。

②严重不良反应：晕厥、昏迷、5-HT综合征、假性脑瘤、脑病综合征、室性心律失常、肾间质纤维化、酮症酸中毒、循环衰竭、严重心动过缓等，还可出现育龄期妇女长期过量接触或服用可致生育力下降。

③其他还可能引起白细胞升高、血糖升高、甲状腺功能亢进、性功能障碍、脱发、多尿、少尿、低血钾、关节痛、体重异常、双踝关节水肿、皮疹、痤疮、血管性水肿等。

3.药动学特征　口服吸收快而完全，个体差异显著。普通片口服后t_{max} 0.5～3h，一般6～8h完全吸收，缓释片口服后t_{max}约4h（3～12h）。生物利用度接近100%。锂离子药动学特征符合二室模型，分布半衰期（$t_{1/2\alpha}$）约1h，中央室表观分布容积（V_c）为0.2～0.25L/kg，总的表观分布容积（V_d）约为0.8L/kg［（0.79±0.34）L/kg］，不与血浆和组织蛋白结合，随体液分布于全身，各组织浓度差异大，甲状腺、肾脏浓度最高，脑脊液浓度为血中浓度的30%～50%，骨及脑组织中浓度高于血清中浓度，脑中锂可蓄积，排除较慢，可通过胎盘，也可进入乳汁，有报道乳汁中锂离子浓度为血清浓度的30%～50%，建议妊娠前3个月禁用，哺乳期间应停止哺乳。在体内不降解，无代谢产物，绝大部分经肾排出，单剂量服药后24h尿中累计排除50%～80%，约80%可由肾小管重吸收，在近曲小管与Na^+竞争性重吸收，极少量从粪便、乳汁、唾液及汗腺排出。血浆清除率约为0.35ml/（min·kg），锂的肾廓清率为15～30 ml/min，随着年龄的增长，清除率降低，可低至10～15ml/min，清除速度因人而异，因在近曲小管与Na^+竞争性重吸收，特别与血浆内的钠离子有关，钠盐能促进锂盐经肾排出。锂离子成年人的$t_{1/2}$为20～24h（有报道14～30h），长期用药$t_{1/2}$延长，少年$t_{1/2}$约18h，老年人$t_{1/2}$可达36～48h。肾功能损伤患者$t_{1/2}$延长，可达40～50h，肾功能障碍时需调整给药剂量。肾小球滤出的锂可以被肾小管重吸收，因此，缺钠及肾小球滤过率下降均可导致体内锂蓄积。

4.治疗药物监测

（1）治疗参考浓度范围（有效浓度范围）：AGNP在《神经精神药理学治疗药物监测共识指南（2017年版）》中推荐：①锂离子治疗参考浓度（谷浓度）为0.5～1.2mmol/L（4～8μg/ml），急性期治疗可达1.2mmol/L，维持治疗为0.5～0.8mmol/L；②实验室警戒浓度为1.2mmol/L（8μg/ml）。当锂盐按每日2次服药，即△t为12h时，DRC因子为27.2（16.9～37.6），当锂盐按每日1次服药，即△t为24h时，DRC因子为19.3（11.9～26.6），上述DRC因子的相关CL/F、F、$t_{1/2}$见表1-2，DRC范围计算见第1章。应注意应用DRC因子计算预期锂离子剂量相关浓度范围时，DRC须用mmol日剂量相乘进行计算，所得浓度的单位为μmol/L。

其他研究认为：①红细胞锂为0.24～0.4mmol/L，红细胞/血浆浓度比为30%～40%（＞60%提示中毒风险较高）；②急性治疗最佳血锂浓度为0.8～1.2mmol/L，维持治疗浓度为0.4～0.8mmol/L，有效血药浓度上限为1.4mmol/L；③血锂浓度＞1.4mmol/L时，可出现恶心呕吐、震颤、腹泻等中毒反应，血锂浓度＞2.5mmol/L时，可出现抽搐、心律失常、昏迷等中毒反应，血锂浓度达3.5mmol/L甚至更高时，可致死；④锂离子有效浓度范围为0.3～1.4mmol/L，＞2.0mmol/L可出现中毒反应；⑤锂离子有效浓度范围为1.6～2.8mmol/L，＞3.2mmol/L可出现中毒反应，＞10mmol/L时可致死。

（2）推荐级别及监测指征：AGNP在《神经精神药理学治疗药物监测共识指南（2017年版）》中推荐其治疗药物监测等级为1级，TDM是锂标准化用药的重要组成部分。锂的TDM指征：①药动学个体差异大；②疗效及毒性与血锂水平密切相关；③长期用药时，需要判断患者用药依从性情况；④有效治疗浓度范围窄，易发生毒副反应且可发生严重毒副反应；⑤特殊人群（如老年人、儿童、青少年、孕产妇及肾功能异常等）用药情况复杂；⑥疗效指标不明确；⑦药物相互作用、离子浓度、病理生理状态等多种因素可致锂浓度变化。

（3）样本采集：一般采集静脉血3～5ml，血样不得使用含锂盐的抗凝剂，分取血清或血浆测定，若不能立即测定，建议分离血浆或血清后冻存；一般在规律用药达稳态时，于下一剂给药前（建议清晨、空腹）立即采样（可控制在30min内），测定谷浓度。连续规律服用常规剂量，5～7d血锂浓度可达稳态。如怀疑中毒，可采集即刻血样。锂在神经元内的运转与红细胞相似，因此，红细胞中锂的浓度可以更好地反映脑中锂的水平。有时可采用红细胞内锂与血清锂或血浆锂的比值判断患者服药依从性、评估体内锂的蓄积情况及潜在中毒风险，若维持治疗时比值变小，推测患者可能未按时服药；如果比值增高，可能预示存在潜在中毒风险，可能与锂离子从细胞内排出发生障碍有关。锂离子吸收较快，但透过血脑屏障进入脑组织需要更长时间，因此，脑脊液中锂达稳态比血锂慢。脑脊液中锂浓度可能与疗效及不良反应相关性更大。脑脊液浓度可达血清锂30%～50%，唾液中的锂为血清锂的2～3倍，且与血清锂有相似的药动学特征，但尚无足够证据证明可用脑脊液或唾液替代血液中锂浓度的测定。

（4）监测时机或适应证：①首次用药达稳态后；②治疗初期每1～2周监测1次，直到达到理想血清浓度；③维持治疗期或康复期时，可延长至4～6周监测1次，随着剂量降低或治疗期的延长，根据临床情况，可以每2～3个月监测1次，或至少每6～12个月监测1次；④剂量调整前及剂量调整达稳态后；⑤达到最佳疗效，需确定个体最佳药物浓度时；⑥合并可能与碳酸锂相互作用的药物时；⑦不能有效控制病情或疗效下降时；⑧出现毒副反应时；⑨怀疑吞服大量药物时；⑩不确定是否坚持用药时等。

另外，肥胖、老年人、儿童、青少年、孕产妇、肾功能不全等特殊人群，必须加强监测；存在任何增加锂毒性相关的风险因素（见"结果解释"部分相关内容）或影响锂浓度因素（见"药物浓度影响因素"部分相关内容）时，应注意加强监测。

（5）常用检测方法：锂常用的检测方法目前主要有原子吸收光谱法（atomicabsorptionspectrometry，AAS）、火焰发射光谱法（flame emission spectrometry，FES）、离子选择性电极法（ion-selectiveelectrode，ISE）、酶动力学检测法等。另外，其他监测方法还有液相色谱–电喷雾法（MMC-CAD）、电感耦合等离子体–原子发射光谱法（ICP-AES）、电感耦合等离子体–质谱法（ICP-MS）、差动脉冲伏安法、磁共振波普法、微型芯片毛细管电泳法等。

AAS具有检出限低、灵敏度高（可达0.03mmol/L）、准确度高、仪器简单、操作方便和分析速度快等优势。主要的原子化方法为火焰原子化法、石墨炉原子化法和氢化物发生法，前两种原子化法更常用，而其中火焰原子吸收光谱法（FAAS）的灵敏度要高于非火焰原子吸收光谱法。原子吸收光谱法的缺点是价格较为昂贵，且很难用于同时分析多种元素。

FES也称火焰光度法（flame photometry，FPM），是原子发射光谱的一种，与AAS同属于光谱分析方法，都具有检测限低、检测速度快、准确度高、仪器简单和操作方便等优势；但两者原理相逆，且AAS较FES灵敏度和准确度更高，因为AAS是通过测定99%的基态原子，而FES是测定不到1%的激发态原子，且基态原子是窄频吸收，干扰更少；AAS比FES具有更佳的信噪比，因为激发态原子数的温度系数显著大于基态原子，原子吸收具有更高的灵敏度。

ISE是一种电化学分析方法，选择性好，不需要复杂的预处理；操作简单、分析速度快；灵敏度高（可达0.1mmol/L），测定范围宽；易于连续分析和自动分析，与AAS和FES相比较价格便宜，但ISE的检测结果容易受电解质的干扰，往往结果较AAS和FES高。

酶动力学检测法也称磷酸酶法，通过选用特定的磷酸酶底物，经过一系列的酶促反应偶联，产生过氧化氢，与显色剂反应偶联，进而产生有颜色的醌式化合物，在特定波长（556nm）下检测醌式化合物生成速率，利用在一定范围内，醌式化合物生成速率与锂离子浓度成反比的原理，测定锂离子浓度。该方法自动化程度高（全自动生化分析仪可用）、操作简便、适用于TDM。

目前，AAS、FES、ISE等方法都已高度商业化，各有优劣，实验室可根据条件进行选择，但应注意检测结果的差异性。

（6）药物浓度影响因素

①药物剂型：碳酸锂以口服剂型为主，片剂及缓释制剂等不同剂型或厂家的药物释放存在差异，可引起一定程度药物浓度变异。

②病理生理状态：锂绝大部分经肾脏排出，80%可由肾小管重吸收。肾功能不全时可影响锂的排泄与重吸收，肾小管坏死可影响锂的重吸收；妊娠期体重、血液流变学（如循环血量增加）、血浆组分（如低蛋白）、代谢酶活性（一般升高）、激素等改变，可致妊娠期药动学特性发生变化，进而影响药物疗效。妊娠前、妊娠期及分娩后应注意加强监测。有报道妊娠后期表观分布容积急剧增加，而分娩后又急剧下降，可显著影响锂的血药浓度水平。

③年龄：锂的清除随年龄的增长而下降，血药浓度可发生明显变化。老年人锂清除率降低，$t_{1/2}$延长。

④样本种类：一般检测样本为血浆或血清，也可检测全血与红细胞中锂浓度；脑脊液或唾液中锂的浓度与血液中的浓度线性相关性差，应考虑独立分析。

⑤采样时间：采集时间过早或过晚，测定结果均可能偏离实际谷浓度。

⑥检测方法：离子选择性电极法因容易受电解质的干扰而导致检测结果往往较原子吸收光谱法和原子发射光谱法高，在解释锂浓度时应予以考虑。

⑦饮食：低钠饮食者应减少碳酸锂的剂量；日进食量、日饮水量、呕吐、出汗、腹泻、排尿量等对血锂浓度均有影响。

⑧遗传因素：碳酸锂的疗效可能与谷氨酸配体门控性钙通道AMPA型亚单位2（GRIA 2）、谷氨酸脱羧酶样蛋白1（GADL 1）、血影蛋白域1（SESTD 1）、非编码RNA（lncRNA）的基因多态性及精神分裂症（SCZ）的多基因评分有关。

⑨药物相互作用：锂在体内不代谢，几乎只能通过肾脏排出，约80%锂在近曲小管与钠竞争性重吸收，因此，同时服用影响肾脏清除率或钠摄入的药物，有可能导致锂血药浓度的变化。

与增加钠排泄的利尿药（如氢氯噻嗪、呋塞米等）合用时，可增加锂的重吸收，使锂的血药浓度增加；与渗透性利尿药（如甘露醇、尿素）、碳酸酐酶抑制剂（乙酰唑胺）、氨茶碱、咖啡因或碱化剂（如碳酸氢钠）、钠盐等合用，可增加锂的尿排出量，降低血药浓度和药效；与非甾体抗炎药（阿司匹林和舒林酸除外）、血管紧张素转化酶抑制剂（如卡托普利、依那普利和赖诺普利）、血管紧张素Ⅱ受体拮抗剂、甲硝唑等合用，可使锂排泄减少，增加血锂浓度；钙通道阻滞剂如硝苯地平也有增加血清锂浓度的报道。

此外，锂盐可能增加甲基多巴、苯妥英钠、卡马西平、钙通道阻滞剂（如地尔硫草、维拉帕米）等药物不良反应（尤其神经毒性）的风险，例如，锂盐与卡马西平合用时可导致震颤、降低甲状腺素水平等；与抗甲状腺药物合用可增强后者的作用；与氯丙嗪及其他吩噻嗪衍生物合用时，可使后者的血药浓度降低；与吩噻嗪类、氯氮平、氟哌啶醇等抗精神病药物合用，可增加锥体外系反应和神经毒性风险；与去甲肾上腺素合用，后者的升压效应降低；与肌松药（如琥珀胆碱等）合用，肌松作用增强。与5-HT能药物合用可能促发5-HT综合征。应监测这类患者的5-HT综合征的相关体征及症状，尤其是服用锂剂初期。5-HT能药物包括SSRI、SNRI、单胺氧化酶抑制剂（MAOI）等。

（7）结果解释：一些对锂盐异常敏感的患者在血锂浓度被认为在治疗范围内时可能表现出中毒体征，须在分析相关影响因素的基础上，紧密结合临床疗效及锂毒性体征及症状对锂血药浓度检测结果进行合理解释。同时关注其他锂毒性相关风险增加的因素，如：近期发生发热性疾病；合并使用通过药动学相互作用增加锂浓度的药物或影响肾功能的药物；血容量不足或存在引起血容量不足的其他因素（如脱水）；急性摄入；重大心血管疾病；钠、钾等电解质浓度变化等。

①血药浓度＜0.5mmol/L时，若病情控制良好且无不良反应发生，可维持原方案，监测患者病情变化；若病情控制不佳可考虑增加剂量并监测疗效、不良反应与血药浓度；如出现不良反应，应结合临床及个体参数，调整给药方案，观察疗效及不良反应，并监测药物浓度。

②血药浓度0.5～0.8mmol/L时，在参考浓度范围内，若病情控制良好且无毒副反应发生，无须调整给药剂量；若病情控制不佳或出现毒副反应，应结合临床及个体参数，及时调整给药方案，并监测疗效、不良反应与药物浓度。

③血药浓度0.8～1.2mmol/L且为慢性维持治疗时，浓度偏高，可能引起中毒，常为慢性中毒。如病情控制良好，可酌情考虑减少给药剂量，并监测疗效与浓度；若病情控制不佳，建议结合临床及个体参数，适当调整给药方案，同时监测疗效、不良反应及药物浓度；

若已出现中毒反应，应立即停药并采取相应治疗。

④血药浓度＞1.2mmol/L（实验室警戒值），甚至＞1.5mmol/L时，可出现轻至中度不同程度的中毒（1.5～2.0mmol/L会出现轻度中毒，2.0～2.5mmol/L常出现中度中毒），建议采取停药及对症治疗等措施；在病情控制的基础上，考虑结合临床和个体参数调整给药方案，并密切监测疗效、不良反应及血药浓度。轻度中毒可表现为恶心、呕吐、腹泻等消化系统症状，共济失调、头晕、构音不清、淡漠或兴奋、步态不稳等神经精神症状等；中度中毒可表现为上述症状加重的基础上进行性加重的意识障碍、震颤、痉挛、定向力障碍、视物模糊、晕厥、昏迷、心电图改变，可出现血压下降、心律失常、传导阻滞、肺感染等循环系统功能障碍，持续的恶心呕吐等。

⑤血药浓度2.5～3.0mmol/L时，可出现癫痫发作、昏迷、心律失常、肾衰竭甚至死亡等重度中毒，血药浓度＞3.0mmol/L，甚至＞3.5mmol/L时，可出现危及生命、致死的极重中毒。应立即停药，并采取急救措施。

⑥老年人及其他易感患者，由于各种病理及生理等原因，在1.5～2.0mmol/L时会出现严重的中毒症状，甚至危及生命，应谨慎。

5. 药物过量　本品易发生急性中毒或慢性蓄积中毒。急性摄入本品＞1g，即可出现中毒症状。锂的血药浓度是判断本品中毒程度的重要依据。当锂的血药浓度持续＞0.8mmol/L时，存在慢性中毒的可能，当＞1.2mmol/L时，存在急性中毒的可能，当血锂浓度＞1.5mmol/L时，会出现不同程度的中毒症状，当血锂浓度＞3.0mmol/L，甚至＞3.5mmol/L时，可危及生命、致死，有资料认为致死血锂浓度为4～6mmol/L。但也有血锂浓度在治疗参考浓度范围内出现中毒反应（一般为慢性中毒）的患者，或血锂浓度高达10.6 mmol/L未出现明显中毒症状的患者。

锂中毒的临床特征主要取决于中毒的模式。急性中毒时可无症状或症状轻微，血浆锂浓度与急性毒性之间的相关性较差，且预后较好；而慢性中毒可能临床表现明显，这是因为慢性过程最大限度地增加了锂在中枢神经系统中的分布和积累及诱发中毒的风险，在这种情况下已经达到稳定状态，血浆锂浓度与中枢神经系统的浓度相关性更好，患者在接近治疗范围时就可能出现中毒表现，且预后相对较差，可能有后遗症，如不可逆的小脑损害；急慢性中毒介于两者之间。

锂中毒主要累及中枢神经系统。轻度中毒通常包括嗜睡、恶心、呕吐、震颤、反射亢进、躁动、肌肉无力和共济失调等；较重者可出现昏迷、僵硬、高张力和低血压等；最严重的病例表现为昏迷、抽搐、肌阵挛、癫痫发作和心肺衰竭等。其他临床表现主要包括心脏和肾脏的损伤，如ST段压低、心动过缓、窦房结功能障碍、心前区T波倒置、尿崩症等。急性接触的严重影响比较少见。长期治疗过程中，尽管血清锂浓度相对较低，但可出现慢性中毒且表现出严重毒性反应，包括脱水、电解质紊乱、高热、强直、Q-T间期延长、束支传导阻滞、心动过缓等。

锂中毒无特效解毒药物，治疗要点：①根据情况可采用生理盐水催吐、洗胃，并应用硫酸钠导泻；可应用聚乙二醇进行全肠道冲洗，减少药物吸收；活性炭不与锂结合，不建议使用，如果存在引起或加重锂中毒的共用药物时可以考虑使用；静脉输注乳酸钠溶液及葡萄糖生理盐水，促进肾脏排泄；轻度中毒患者，也可饮用盐水促进排泄。②对症支持治疗。如保持呼吸道通畅、吸氧、保持生命体征稳定、静脉应用等渗盐水进行容量复苏、对症治疗并发症等。③血液透析可清除血液中约90%的锂。严重中毒时间歇性血液透析是首选，也可采用腹膜透析。应结合锂的血药浓度、临床症状（昏迷、惊厥、呼吸衰竭、进行性恶化）及有关吸收（持续的胃肠道吸收和血清浓度上升）、分布（是否存在慢性锂治疗，即脑与血液之间的平衡）等情况考虑是否行血液透析。透析治疗的依据包括临床症状严重或复杂、年龄大、电解质紊乱、心血管系统功能障碍、慢性过量合并急性中毒、肾功能障碍等。另外，血锂＞6mmol/L的患者均应进行透析治疗；长期应用锂盐出现急性中毒，血锂＞4mmol/L时，建议透析治疗；血锂＞2.5mmol/L，合并肾衰竭、充血性心力衰竭、血流动力学不稳定时，提示透析治疗；血锂浓度持续增高时，建议透析治疗。同时应注意，血液透析完成后6～12h，血锂浓度可出现反弹，这是组织和血浆间隔间相对缓慢平衡的结果，应考虑血液透析的重复性，其他肾脏替代疗法（如CRRT）也是可接受的一个选择。血液透析时，建议使血清锂浓度维持在1.0mmol/L以下，并定时（4～6h）进行动态监测。

6. 基因多态性　碳酸锂的疗效可能与调节谷氨酸系统的基因，如谷氨酸配体门控性钙通道AMPA型亚单位2（GRIA 2）、谷氨酸脱羧酶样蛋白1（GADL1）的基因多态性有关；血影蛋白域1（SESTD 1）的基因多态性可能解释了锂具有超常的渗透细胞膜的能力，因为它编码参与调节磷脂的蛋白质，而磷脂被强烈地认为是锂治疗的靶标；锂响应相关区域包含两个长非编码RNA（lncRNA）的基因，分别为AL157359.3和AL157359.4，其多态性也影响锂的疗效；此外，双相情感障碍（BPAD）和精神分裂症（SCZ）之间存在遗传重叠，SCZ的多基因评分与锂治疗反应的分类结果呈负相关。

第六节　常用抗焦虑及治疗睡眠障碍药治疗药物监测

一、地西泮

地西泮（diazepam）又名安定，分子式为$C_{16}H_{13}ClN_2O$，分子量284.74，化学名为1-甲基-5-苯基-7-氯-1,3-二氢-2H-1,4-苯并二氮杂䓬-2-酮。分子结构式见图7-47。

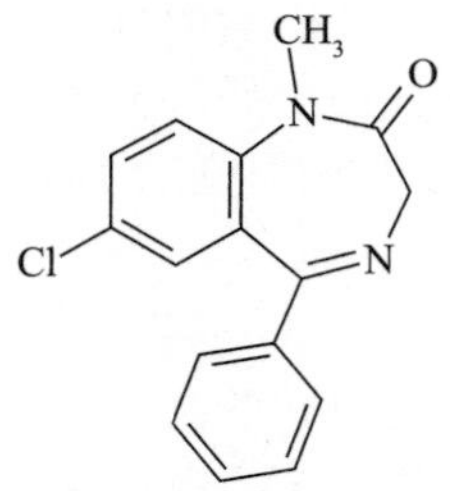

图7-47　地西泮分子结构式

1. 药理作用　①抗焦虑、镇静催眠作用。通过刺激上行性网状激活系统内的GABA-A受体，提高GABA在中枢神经系统的抑制，增强脑干网状结构受刺激后的皮层和边缘性觉醒反应的抑制和阻断。②抗惊厥和抗癫痫作用。可能由于增强突触前抑制，抑制皮质-丘脑和边缘系统的致痫灶引起的异常放电的扩散，但不能消除原发病灶的异常放电。③骨骼肌松弛作用。地西泮具有抑制神经递质或阻断兴奋突触传递而抑制多突触和单突触反射的作用。④暂时性记忆缺失。在大剂量时可以干扰记忆通路的建立或记忆信息的保存，从而影响近事记忆。地西泮属于长效中强效苯二氮䓬类药物。

2. 临床应用

（1）适应证：①用于抗焦虑，镇静催眠；②用于抗癫痫和抗惊厥：静脉注射是治疗癫痫持续状态的首选药，对破伤风轻度阵发性惊厥也有效；③口服可用作麻醉前给药以减少焦虑和紧张，也可起基础麻醉的效能，静脉注射可用于全身麻醉诱导；④用于缓解局部肌肉或关节的炎症所引起的反射性肌肉痉挛；⑤用于恐惧症、紧张性头痛和特发性震颤。

（2）用法用量

①口服：成人，抗焦虑，每次2.5～10mg，2～4次/日；镇静催眠或急性乙醇戒断，

第1天，每次10mg，3～4次/日，以后按需减少至每次5mg，3～4次/日；老年人和体弱者应减量。儿童，6个月以下不用，＞6个月，1～2.5mg/次，或按体重0.04～0.2mg/kg，或按体表面积1.17～4/m²，3～4次/日，按情况调整剂量。最大剂量不超过10mg。

②肌内或静脉注射：成人，镇静催眠或急性乙醇戒断，开始10mg，以后按需每隔3～4h加5～10mg。24h总量以40～50mg为限；癫痫持续状态和严重复发性癫痫，开始静脉注射10mg，每隔10～15分钟可按需增加甚至达最大限用量。小儿，抗癫痫，出生30d～5岁，每2～5分钟注射0.2～0.5mg，最大限量5mg。＞5岁，每2～5分钟注射1mg，最大限量10mg。按需要，2～4h后可重复治疗。重症破伤风痉挛，出生30d～5岁1～2mg，必要时3～4h后可重复使用。＞5岁，5～10mg。静脉注射宜缓慢。新生儿用药须谨慎。

（3）药物不良反应

①常见不良反应：嗜睡、头晕、乏力、皮疹、低血压等。大剂量时可有共济失调、震颤。个别者发生兴奋、多语、欣快感、睡眠障碍甚至幻觉。停用后上述症状很快消退。

②严重不良反应：中性粒细胞减少、昏迷、呼吸抑制，甚至死亡。

③其他不良反应：腹泻、便秘、恶心、视物模糊、幻觉、神志不清、失语症、抑郁、精神异常、睡眠障碍、尿失禁、尿潴留、肌无力、疲劳、转氨酶升高等。

3. 药动学特征　口服吸收快而完全，生物利用度76%（有报道为80%～90%），t_{max}为0.5～2h，口服后15～45min起效。肌内注射吸收慢且不规则，静脉注射可快速起效，但药物很快再分布入其他组织，疗效快速消失。肌内注射20min内、静脉注射1～3min起效。t_{max}：肌内注射0.5～1.5h、静脉注射约0.25h，肌内注射给药峰浓度（C_{max}）低于同剂量口服给药。血浆蛋白结合率约98%，脂溶性高，易通过血脑屏障，可通过胎盘，并可进入乳汁，乳汁/血浆比0.2～2.7，表观分布容积为0.7～2.6L/kg，游离部分表观分布容积约为133L/kg。在肝脏主要经CYP2C19、CYP3A4和CYP2B6代谢，其代谢途径主要为N-1去甲基及C-3羟基化，活性代谢产物主要包括N-去甲地西泮、奥沙西泮（oxazepam，又名去甲羟基安定）和替马西泮（temazepam，又名羟基安定）。原型药和代谢产物（游离或结合形式）经肾脏排泄，终末消除半衰期（$t_{1/2\beta}$）为1～2d，代谢产物的半衰期更长，达2～5d（N-去甲地西泮$t_{1/2\beta}$为80～103h）。一般4～10d血药浓度达稳态。本品存在肝肠循环，药时曲线为双相，分布阶段半衰期1～3h。本品长期用药可产生蓄积，代谢产物可留在血液中数天至数周，停药后消除较慢。

4. 治疗药物监测

（1）治疗参考浓度范围（有效浓度范围）：AGNP在《神经精神药理学治疗药物监测共识指南（2017年版）》中推荐：①治疗参考浓度（谷浓度）为100～2500ng/ml（地西泮＋N-去甲地西泮＋替马西泮＋奥沙西泮）。②实验室警戒浓度（谷浓度）为3000ng/ml（地西泮＋N-去甲地西泮＋替马西泮＋奥沙西泮）。③去甲地西泮与地西泮的稳态谷浓度比值为0.94～1.92。④即△t为10h时，地西泮DRC因子为28.5（10.2～46.9），去甲地西泮DRC因子为32.8（19.4～46.1），活性部分（地西泮＋N-去甲地西泮）DRC因子为61.3（29.6～93.0），上述DRC因子的相关CL/F、F、$t_{1/2}$见表1-2，DRC范围计算见第1章。⑤单独使用替马西泮治疗参考浓度（用药后1h峰浓度）为600～1100ng/ml，实验室中毒浓度2000ng/ml。⑥单独使用奥沙西泮治疗参考浓度（谷浓度）为200～1500ng/ml，实验室中毒浓度2000ng/ml。

其他资料显示：①尿液地西泮峰浓度为830～4900ng/ml，去甲西泮峰浓度为

620～2200ng/ml（该浓度范围由28例中国志愿者口服5mg地西泮后检测尿液得到）。②地西泮抗惊厥有效浓度300～700ng/ml或200～800ng/ml；当血药浓度达600～1200ng/ml可抗EEG棘慢波；抗惊厥（抗慢波、棘慢波）有效浓度1000～3000ng/ml。③地西泮治疗浓度：抗焦虑为125～250ng/ml，抗癫痫为250～500ng/ml，子痫为1000～1500ng/ml。④地西泮中毒血药浓度＞1000～1500ng/ml，致死血药浓度为20μg/ml。⑤替马西泮治疗血药浓度300～900ng/ml，中毒血药浓度为1000ng/ml，致死血药浓度为8.2μg/ml。

（2）推荐级别及监测指征：AGNP在《神经精神药理学治疗药物监测共识指南（2017年版）》中推荐其治疗药物监测等级为4级。通常可根据临床表现指导用药，一般无须进行常规TDM。地西泮主要TDM指征：①长期用药可产生地西泮及其代谢产物体内蓄积；②存在药物滥用，高浓度可提示药物滥用；③与影响CYP2C19、CYP3A4和CYP2B6代谢酶的药物合用，可发生药物相互作用；④代谢可受*CYP2C19*基因多态性的影响等。

（3）样本采集：一般采集静脉血2～3ml，分取血清或血浆测定，若不能立即测定，可暂存于2～8℃，建议24h内测定；有报道本品的血浆样本于-20℃可保存至少1个月。在常规剂量未达到治疗效果时，采血时间一般为规律用药达稳态时，下一剂给药前30min内采样，测定谷浓度；怀疑药物过量时可即时采样。此外，由于地西泮代谢产物$t_{1/2}$长达2～5d，检测窗较宽，还可采集尿液对其代谢产物进行检测，尿液样本尤其适用于本品药物滥用的检测。

（4）监测时机或适应证：①常规剂量下未获得预想治疗效果时；②出现毒副反应时；③合并使用可能存在相互作用的药物时；④怀疑药物过量或药物滥用时；⑤长期用药时，可产生蓄积，应进行监测；⑥小儿用药时，因小儿中枢神经系统对本品异常敏感，建议进行监测。

（5）常用检测方法：目前主要有免疫法和色谱法。

可用于测定地西泮及其他苯二氮䓬类药物的免疫法包括均相酶免疫法（EMIT）、荧光偏振免疫法（FPIA）、微粒在溶液动力学相互作用（KIMS）、化学发光微粒子免疫分析法（CMIA）、放射免疫测定（RIA）等。这些方法在免疫特性方面、线性范围和对干扰物质的易感性等方面都不尽相同。可用于血清、血浆或尿液中苯二氮䓬类药物（如阿普唑仑、羟基-阿普唑仑、地西泮、去甲地西泮、艾司唑仑、氟硝西泮、去甲氟硝西泮、咪唑安定、羟基-咪达唑仑、硝西泮、去甲地那唑仑、奥沙西泮、普拉西泮、羟基-普拉西泮、替马西泮、三唑仑等，总计可达几十种）含量测定。免疫法的免疫特异性决定了其检测的准确性，免疫法测定时普遍存在交叉反应干扰，有报道称非甾体抗炎药也可能对苯二氮䓬免疫测定法有干涉作用。

可用于测定体内苯二氮䓬类药物及其代谢产物的色谱法包括HPLC、LC-MS及GC-MS等。HPLC方法准确可靠、操作简便、特异性强，仪器成本及试剂成本较低，可应用于血及尿中多种苯二氮䓬类药物的浓度测定，但定量限较高，一般为100ng/ml左右，而LC-MS方法更加灵敏、特异、准确，可用于生物体液中含量较低的多种苯二氮䓬类药物及其代谢产物的浓度常规鉴定和定量，定量限可达1～3ng/ml，也有报道采用超滤法结合LC-MS/MS检测血浆中奥沙西泮游离型药物浓度和总浓度，定量限为20ng/ml。亦可采用GC-MS法对血、尿等生物样本中苯二氮䓬类药物及其代谢产物的浓度进行定量检测，定量限可达1～10ng/ml，但常需要衍生化、液-液萃取及固相萃取等前处理手段，操作较为复杂。

（6）药物浓度影响因素

①药物剂型：以口服剂型和注射液为主，口服剂型包括片剂和薄膜等不同剂型或厂家的药物释放存在差异，可引起一定程度药物浓度变异。

②饮食：口服给药时，与禁食相比，食物（脂肪含量适中）存在情况下，吸收延迟，t_{max} 延长（为禁食的 $2 \sim 3$ 倍），吸收减少，C_{max} 可平均降低约 20%，AUC 降低 15% $\sim$ 50%。饮酒可使本品的中枢抑制作用增强，应避免饮酒。有研究认为乙醇可通过打破地西泮与人血清白蛋白的结合平衡，使血中地西泮游离药物浓度升高，增强药效。本品主要经肝脏 CYP2C19 和 CYP3A4 酶代谢，葡萄柚（西柚）可抑制本品代谢，增加其血药浓度，有报道由于摄入西柚汁导致地西泮 AUC 增加了 3 倍，另外，有研究认为柚子汁、石榴汁、酸梅汁等果汁的成分及黑胡椒（胡椒碱）也可能是潜在 CYP3A4 酶或 P-gp 抑制剂。有研究表明，吸烟可降低本品药效，降低患者思睡率，增加本品清除率。

③病理生理状态：肝肾功能损害可致苯二氮䓬类药物 $t_{1/2}$ 延长。昏迷或休克时，地西泮注射 $t_{1/2}$ 延长。

地西泮属于强结合蛋白药物，主要与血浆白蛋白结合，当患者处在尿毒症、肝脏疾病、甲状腺功能亢进、烧伤、外伤、妊娠、老年人（＞75 岁）、营养不良、艾滋病等低蛋白（白蛋白）状态时，可造成游离药物浓度升高，毒副作用发生风险增加，易致嗜睡难醒，应加强监测并注意剂量调整。本品也可与 α_1 酸性糖蛋白结合，病理生理状态导致的 α_1 酸性糖蛋白水平的改变对本品药动学及药效学的影响尚未明确。

有报道不同的甲状腺功能状态不仅可影响地西泮的代谢及消除，且对本品的吸收和分布亦有影响。甲状腺功能减低可使地西泮的 C_{max} 及 AUC 增加，$t_{1/2}$ 延长，表观分布容积减小，消除减慢，其代谢产物去甲地西泮相反。中度甲状腺功能亢进可使地西泮吸收加快，C_{max} 及 AUC 下降，表观分布容积减小，代谢增加，重度甲状腺功能亢进则可使消除减慢。

另外，运动过多者，应用苯二氮䓬类药物可出现药效反常。慢性肺功能不全患者使用地西泮有出现呼吸抑制的风险，应调整剂量。须注意代谢物蓄积引起不良反应，如过度镇静和顺行性遗忘。

④年龄：地西泮活性代谢物的消除半衰期随年龄增长而延长。苯二氮䓬类药物对小儿尤其是婴幼儿中枢神经系统异常敏感，新生儿对苯二氮䓬类药物的代谢功能不健全，可致中枢神经持久抑制；中枢神经系统会随衰老发生生理变化，包括神经元死亡或被增殖神经胶质细胞代替及细胞内酶和突触的减少，从而导致神经敏感性增加。苯二氮䓬类药物对老年人的作用更强，作用时间更持久。因此老年人用药应注意调整给药剂量，避免不良反应的发生；另有儿童和老年患者使用苯二氮䓬类药物出现精神反应和异常反应的报道，一旦出现，应停药。

⑤遗传因素：地西泮主要代谢酶 CYP2C19 存在基因多态性，弱代谢型患者地西泮及其活性代谢产物的 $t_{1/2}$ 显著延长。不同个体神经敏感度存在差异，对镇静催眠类药物耐受程度不同。CYP3A4 酶基因多态性对其代谢影响尚无相关报道。另外，由于遗传差异，与受体亲和力（药效学）存在明显个体或种族差异。

⑥用药史：有既往镇静催眠用药史的患者耐受程度较初次使用者强；长期用药患者血药浓度明显高于初次用药患者。

⑦药物相互作用：本品主要经肝脏 CYP2C19 和 CYP3A4 酶代谢，次要经 CYP2B6、UGT2B7 等代谢，任何增强或抑制这些酶活性或与代谢酶有竞争作用的药物（附表 1，附表 2）都会增加或减少地西泮及其活性代谢产物的浓度。例如，与氟西汀、氯霉素、氟康唑、

西咪替丁、普萘洛尔、奥美拉唑、埃索美拉唑等合用本药清除减慢，血浆半衰期延长，血药浓度升高；异烟肼可抑制本品的消除，可致本品药物浓度升高；与利福平、泼尼松、卡马西平、托吡酯、苯巴比妥类、圣约翰草、银杏叶等合用，增加本品的消除，血药浓度降低。

本品与地高辛合用，可增加地高辛血药浓度而致中毒；与扑米酮、苯妥英钠合用时可改变后者代谢速度和血药浓度；与抗酸药合用时可延迟但不减少地西泮的吸收。普萘洛尔与苯二氮䓬类药物合用可致癫痫发作的类型和（或）频率改变，应调整剂量，普萘洛尔血药浓度可显著降低。

本品与血浆蛋白亲和力高，理论上，与其他高蛋白结合率的药物合用时，可因竞争性结合，可致自身或其他药物的游离血药浓度升高，引致临床疗效或不良反应增加，应注意监测。

另外，本品与中枢抑制药合用可增加呼吸抑制作用；与易成瘾和其他可能成瘾药合用时，成瘾的危险性增加；与巴比妥类药物、全身麻醉药、可乐定、镇痛药、吩噻嗪类、单胺氧化酶A型抑制药和三环类抗抑郁药等具有中枢神经抑制作用的药物合用时，可彼此增效，应调整用量；与抗高血压药和利尿降压药合用，可使降压作用增强；与左旋多巴合用时，可降低后者的疗效；本品易发生用药依赖，与其他具有成瘾性的物质合用时，成瘾的危险性增加。

（7）结果解释：不同患者耐受程度不同，建议针对患者个体血药浓度结果进行个体内比较，在分析相关影响因素的基础上，结合临床表现判断。一般仅在常规剂量下治疗效果不佳或怀疑药物过量时进行TDM。①血药浓度＜100ng/ml（地西泮＋N-去甲地西泮＋替马西泮＋奥沙西泮），浓度偏低，患者可能存在药动学异常，应调整给药方案，同时观察临床表现，并监测药物浓度。②血药浓度在参考范围内而未达到临床疗效，患者可能耐受能力较强，应结合临床及个体参数，调整给药方案，同时观察临床表现，并监测药物浓度。③血药浓度＞2500ng/ml（地西泮＋N-去甲地西泮＋替马西泮＋奥沙西泮），浓度偏高，可考虑调整用药剂量或更换其他药物，同时观察临床表现，并监测药物浓度。④血药浓度＞3000ng/ml（地西泮＋N-去甲地西泮＋替马西泮＋奥沙西泮）（实验室警戒值）时或血药浓度＞1500ng/ml（地西泮）时，浓度过高，出现中毒反应的概率增加，结合临床表现采取临床支持疗法或过量解救等措施。

5.戒断反应　长期服药或高剂量用药的患者易产生依赖性和耐受性。患者一旦产生依赖性，出现戒断症状的风险就会增加。地西泮属苯二氮䓬类药物，戒断症状包括震颤、反跳焦虑、知觉障碍、烦躁不安、精神病、激动、易怒、出汗、头痛、意识模糊、肌痛、腹痛和呕吐等。在长期使用和突然停止的情况下，还有可能发生幻觉和癫痫。

6.药物过量　本品的中毒剂量为0.1～0.5g/kg。当与阿片类、乙醇或其他中枢抑制药物合用时易出现药物过量中毒，因此，在处理药物过量时应始终谨记患者可能在同时服用多种药物。血药浓度可以作为地西泮过量中毒诊断及治疗的依据，AGNP推荐的实验室警戒浓度为3000ng/ml（地西泮＋N-去甲地西泮＋替马西泮＋奥沙西泮），其他资料显示地西泮的中毒浓度为＞1500ng/ml，致死浓度为20 000ng/ml。地西泮过量中毒的主要表现为乏力、肌肉松弛、肌张力下降、构音障碍、共济失调、严重嗜睡、心率异常减慢、呼吸短促或困难等，严重者可出现昏迷、瞳孔散大、休克、呼吸抑制、腱反射消失等。超量或中毒宜及早对症处理，包括口服活性炭悬液、催吐或洗胃及呼吸循环方面的支持疗法。苯二氮䓬受体拮抗剂氟马西尼可用于该类药物过量中毒的解救和诊断。纳洛酮可竞争阻断β-内啡肽，从而达到促醒、保护脑组织、促进功能恢复及有效防止肺水肿的目的。

7.基因多态性　CYP2C19是地西泮去甲基化的主要代谢酶，*CYP2C19* 基因多态性是影响地西泮代谢的主要影响因素。在中国汉族人群中，*CYP2C19* 基因突变的类型主要是 *CYP2C19*2* 和 *CYP2C19*3* 两型。突变基因使蛋白质合成提前终止，从而使CYP2C19酶活性减弱。因此，携带野生型 *CYP2C19*1* 基因型人群代谢地西泮能力较携带 *CYP2C19*2*，**3* 基因型强。*CYP2C19* 基因表型可分为：快代谢型即基因型 **1/*1*（681GG/636GG）；中代谢型即基因型包括 **1/*2*（681GA/636GG）、**1/*3*（681GG/636GA）；弱代谢型即基因型包括 **2/*2*（681AA/636GG）、**2/*3*（681GA/636GA）、**3/*3*（681GG/636AA）。弱代谢型人群地西泮及其活性代谢产物的清除半衰期和清除率显著低于快代谢型人群。但目前尚缺乏计算对不同CYP2C19代谢类型患者地西泮服用剂量的研究资料，因此，暂无基于 *CYP2C19* 基因多态性的剂量调整建议。

二、劳拉西泮

劳拉西泮（lorazepam）又名氯羟安定、氯羟去甲安定、氯羟二氮䓬等，商品名有罗拉、佳普乐等，分子式为 $C_{15}H_{10}C_{12}N_2O_2$，分子量321.16，化学名为7-氯-5-（2-氯苯基）-1,3-二氢-3-羟基-2H-1,4-苯并二氮杂䓬-2-酮，分子结构式见图7-48。

1.药理作用　作用于中枢神经系统的苯二氮䓬受体（BZR），加强中枢抑制性神经递质GABA与A型GABA受体（GABA-A）的结合，增强GABA系统的活性，降低神经兴奋性。劳拉西泮与GABA-A受体亲和力弱于阿普唑仑，强于氯硝西泮，属于短效强效苯二氮䓬类药物。

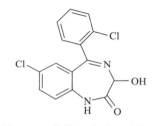

图7-48　劳拉西泮分子结构式

2.临床应用

（1）适应证：①用于抗焦虑，包括伴有精神抑郁的焦虑；②用于镇静催眠；③用于抗惊厥及癫痫持续状态；④用于癌症化疗时止吐（限注射剂）；⑤用于治疗紧张性头痛；⑥用于麻醉前及内镜检查前的辅助用药。

（2）用法用量：①口服。抗焦虑：每次0.5～1mg，2～3次/日；镇静催眠：睡前服2～4mg；年老体弱者应减量，12岁以下患者的安全性与剂量尚未确定。②肌内注射。抗焦虑、镇静催眠，一次0.05mg/kg，总量不超过4mg。③静脉注射。用于癌症化疗止吐：在化疗前30min注射2～4mg，可与奋乃静合用，必要时重复使用给药；用于癫痫持续状态：0.05mg/kg，每次<4mg，如10～15min后发作仍继续或再发，可重复注射0.05mg/kg，如再经10～15min仍无效，需采用其他措施，12h内一般不超过8mg。

（3）药物不良反应

①常见不良反应：镇静、虚弱、头晕、步履不稳、抑郁、嗜睡、记忆力下降、意识模糊、自杀意念或企图、共济失调、兴奋、欣快、激动、睡眠障碍、幻觉、抽搐、震颤、性欲改变、恶心、便秘、黄疸、转氨酶升高、过敏、脱发、低钠血症等，静脉注射可发生静脉炎或静脉血栓形成。

②严重不良反应：酸中毒、粒细胞缺乏、全血细胞减少、癫痫发作、呼吸抑制、昏迷等。

③长期用药有成瘾性、依赖性和戒断反应。

3.药动学特征　口服易吸收，达峰时间为2h，生物利用度约90%，肌内注射后吸收情况类似口服。血浆蛋白结合率约为85%，表观分布容积1.3L/kg，可通过血脑屏障和胎盘屏障，还可进入乳汁。直接经肝脏Ⅱ相反应代谢为无活性的葡萄糖醛酸盐，主要由 UGT2B15 参与。经肾脏排泄，$t_{1/2}$ 为 10～20h。恒量、恒定间隔时间多次服药，2～3d 达稳态血药浓度。

4.治疗药物监测

（1）治疗参考浓度范围（有效浓度范围）：AGNP 在《神经精神药理学治疗药物监测共识指南（2017年版）》中推荐：①治疗参考浓度为 30～100ng/ml（谷浓度）；②实验室警戒浓度为 300ng/ml（谷浓度）；③劳拉西泮睡前给药时，即△t 为 10h 时，DRC 因子为 9.91（4.89～14.93），上述 DRC 因子的相关 CL/F、F、$t_{1/2}$ 见表1-2，DRC 范围计算见第1章。其他资料显示，本品治疗血药浓度为 20～250ng/ml，中毒血药浓度为 300～600ng/ml。

（2）推荐级别及监测指征：AGNP 在《神经精神药理学治疗药物监测共识指南（2017年版）》中推荐劳拉西泮治疗药物监测等级为 4 级。通常可根据临床表现指导用药，一般无须进行常规 TDM。劳拉西泮主要 TDM 指征：①长期用药人群血药浓度显著高于非用药者；②高浓度可提示药物滥用；③可发生药物相互作用；④代谢可受 UGT2B15 基因多态性的影响；⑤老年人及肝肾功能受损者，药物清除率降低。

（3）样本采集：血药浓度监测一般采集静脉血 2～3ml，分取血清或血浆测定，若不能立即测定，可暂存于 2～8℃，建议 24h 内测定；有报道本品的血浆或血清样本于室温可放置 24h，于 4℃可放置至少 7d，于 -20℃放置至少 30d，于 -80℃放置至少 90d。一般在规律用药达稳态时，于下一剂给药前 30min 内采样，测定谷浓度。药物滥用检测可采集尿液，其优点是收集方便、可快速检测；缺点是尿液浓度和药物作用并不相关，有条件时仍应考虑再次收集血液进行检测。

（4）监测时机或适应证：①常规剂量下未获得预想治疗效果时；②出现毒副反应时；③合并使用可能存在相互作用的药物时；④怀疑药物过量或药物滥用时；⑤长期用药或肝肾功能障碍时，可能发生药物蓄积，建议进行监测。

（5）常用检测方法：包括 HPLC、LC-MS 等。为提高回收率、减少基质影响，劳拉西泮的前处理常采用乙酸乙酯进行液-液萃取。

（6）药物浓度影响因素

①病理生理状态：肾功能损害者使用本品，清除率下降，$t_{1/2}$ 的延长，血药浓度升高，出现毒性的风险增加。肝功能损害偶可引起本品 $t_{1/2}$ 的延长。对于肾脏或肝功能受损的患者应注意观察。与其他苯二氮䓬类药物类似，劳拉西泮可使肝性脑病恶化，因此，有严重肝脏功能不全和（或）肝性脑病的患者应慎用本品。对于严重肝功能不全的患者，应根据患者的反应仔细调整用药剂量；可能应用低剂量就已足够。呼吸功能不全（如睡眠呼吸暂停综合征和慢性阻塞性肺疾病）患者口服本品，出现呼吸抑制的风险增加。精神病患者口服本品，精神症状加重的风险增加。癫痫患者口服本品，如突然停用，癫痫发作的风险增加。运动过多者可能发生药效反常。

②性别：劳拉西泮代谢酶 UGT2B15 基因多态性与性别存在相关性。

③年龄：18 岁以下人群使用本品注射剂及 12 岁以下使用本品片剂的安全性及有效性尚待评估；50 岁以上患者使用的剂量＞2mg/d，可致通气不足、低氧性心脏停搏或多度镇静的风险上升。癫痫持续状态时，单用本品，呼吸抑制剂神经损害风险增加。其他年龄对苯二氮䓬类药物的影响，见"地西泮"相关内容。

④遗传因素：劳拉西泮代谢酶 UGT2B15 存在基因多态性，不同基因型可能与其药动学存在相关性。不同个体神经敏感度存在差异，对镇静催眠类药物耐受程度不同。

⑤用药史：有既往镇静催眠药用药史的患者耐受程度较初次使用者强。

⑥药物相互作用：西咪替丁、红霉素、口服避孕药等可抑制苯二氮䓬类药物代谢，但因为劳拉西泮主要通过与葡萄糖醛酸结合代谢消除，因此，对劳拉西泮影响不大。拉莫三嗪、卡马西平、苯妥英钠等对UDP-葡萄糖醛酸转移酶（UGT）有诱导作用，合用可能导致劳拉西泮血药浓度下降。

劳拉西泮与丙戊酸合用可能导致劳拉西泮的血浆药物浓度增加，清除率降低，当与丙戊酸合用时，应将劳拉西泮的给药剂量约降低至原来剂量的50%；劳拉西泮与丙磺舒联合应用时，由于半衰期的延长和总清除率的降低，可能导致劳拉西泮起效更迅速或作用时间延长。当与丙磺舒合用时，需要将劳拉西泮的给药剂量约降低至原来剂量的50%。

另外，本品与其他苯二氮䓬类药物一样，与其他中枢神经系统抑制剂如乙醇、巴比妥类、抗精神病药、镇静/催眠药、抗焦虑药、抗抑郁药、麻醉性镇痛药、镇静性抗组胺药、抗惊厥药和麻醉剂联合应用时可使中枢神经系统抑制剂的作用增强；劳拉西泮与氯氮平合用可能产生显著的镇静、过量唾液分泌和运动失调作用；应用茶碱或氨茶碱可能降低包括劳拉西泮的镇静作用。与易成瘾和其他可能成瘾药合用时，成瘾的危险性增加。

⑦饮食：本品主要经UGT代谢，吸烟可诱导UGT。有研究表明，与不吸烟者相比，吸烟者的劳拉西泮$t_{1/2}$显著缩短，清除率稍有增加。

（7）结果解释：不同患者耐受程度不同，因此将患者血药浓度与自身既往监测结果进行比较可能比参照有效浓度范围更为准确，在分析相关影响因素的基础上，应结合临床表现判断。一般仅在常规剂量下未获得预期治疗效果或怀疑药物过量时进行TDM。血药浓度＞300ng/ml（实验室警戒值）时，浓度过高，可能出现明显中毒反应，应密切观察临床表现，必要时采取药物过量相应处置。

5.戒断反应 长期服药或高剂量用药的患者易产生依赖性和耐受性。患者一旦产生依赖性，出现戒断症状的风险就会增加。戒断症状包括震颤、反跳焦虑、知觉障碍、烦躁不安、精神病、激动、易怒、出汗、头痛、意识模糊、肌痛、腹痛和呕吐等。在长期使用和突然停止的情况下，还有可能发生幻觉和癫痫。

6.药物过量 有关劳拉西泮过量中毒临床资料有限，因单独摄入劳拉西泮过量中毒的病例很少，一般劳拉西泮的过量应用主要发生在与乙醇和（或）其他药物的联合用药情况。因此，在处理药物过量时应始终谨记患者可能在同时服用多种药物。

苯二氮䓬类药物的过量症状通常表现在对中枢神经系统不同程度的抑制上，从嗜睡到昏迷。轻度症状包括嗜睡、思维混乱、构音障碍等。更严重的症状特别是与其他的药品或与乙醇同时服用时，可能包含运动失调、张力减退、低血压、心血管系统抑制、呼吸抑制、昏迷甚至死亡。

对过量的处理推荐常规的支持疗法和对症治疗：过量中毒初期，可采用洗胃或催吐，当有抽吸危险时，不推荐应用催吐治疗；导泻、服用活性炭、利尿等也可减少药物的吸收或促进药物排泄。保持呼吸道通畅，合理氧疗，必要时进行机械通气。血压过低者可给予血管活性药物。劳拉西泮的可透析性差，不建议采用透析。

苯二氮䓬拮抗剂氟马西尼可以作为苯二氮䓬类药物过量治疗时的辅助措施，但应注意氟马西尼可能引发的癫痫发作，特别是对于长期使用苯二氮䓬类药物的患者和环类抗抑郁药过量使用的患者。纳洛酮可竞争阻断β-内啡肽，从而达到促醒、保护脑组织、促进功能恢复及有效防止肺水肿的目的。

7.基因多态性 有报道UGT亚型*UGT2B15*基因多态性可能与劳拉西泮的药动学存在相关性，在携带*UGT2B15*2/*2*（纯合子）健康人群中，劳拉西泮的系统清除率比携

带 *UGT2B15*1/*1*（野生型）的人群低 40%～50%。另有报道称对于携带 *UGT2B15*1/*1* 和 *UGT2B15*1/*2*（杂合子）的男性患者，劳拉西泮能够显著缓解术前焦虑，而对于携带 *UGT2B15*2/*2* 的男性患者，术前给予劳拉西泮对缓解术前焦虑无明显作用；相反，在携带 *UGT2B15*2/*2* 的女性患者中，劳拉西泮对缓解术前焦虑有效。可见，*UGT2B15* 基因多态性与劳拉西泮代谢及性别均存在相关性，*UGT2B15* 基因型检测可能有助于调整用药剂量、优化给药方案。

三、艾司唑仑

艾司唑仑（estazolam）又名舒乐安定、去甲阿普唑仑、三唑氯安定、三唑氯草、艾思唑仑等。分子式为 $C_{16}H_{11}ClN_4$，分子量294.74，化学名为 6-苯基-8-氯-4H-［1,2,4］-三氮唑［4,3-α］（1,4）苯并二氮杂草，分子结构式见图7-49。

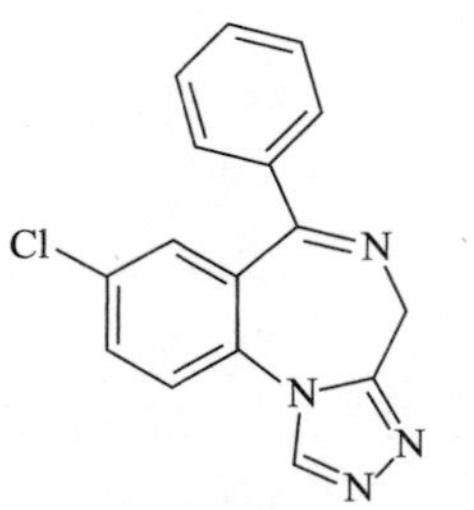

图7-49　艾司唑仑分子结构式

1. 药理作用　①抗焦虑、镇静催眠作用：作用于 BZR，加强中枢神经内GABA受体作用，影响边缘系统功能而抗焦虑。可明显缩短或取消NREM睡眠第四期，阻滞对网状结构的激活，对人有镇静催眠作用。②抗惊厥作用：能抑制中枢内癫痫病灶异常放电的扩散但不能阻止其异常放电。③骨骼肌松弛作用：小剂量可抑制或减少网状结构对脊髓运动神经元的易化作用、较大剂量可促进脊髓中的突触前抑制，抑制多突触反射。

2. 临床应用

（1）适应证：①用于失眠；②用于焦虑、紧张、恐惧；③用于抗癫痫和抗惊厥。

（2）用法用量：①成人口服。镇静：一次1～2mg，3次/日；失眠：1～2mg，睡前服；抗癫痫、抗惊厥：一次2～4mg，3次/日。②老年患者可从0.5mg睡前1次起始，依情况增加剂量。③肌内注射，一次2～4mg。

（3）药物不良反应

①常见不良反应：乏力、眩晕、口干、嗜睡、活动减少等。

②罕见有皮疹、白细胞减少，肝损害。个别患者发生兴奋，多语，睡眠障碍，甚至幻觉，停药后，上述症状很快消失。

③持续服用后可出现依赖，但程度较轻，停药可能发生撤药症状，表现为激动或抑郁。

3. 药动学特征　口服易吸收，t_{max} 约2h（0.5～6h）。分布广泛，血浆蛋白结合率约为93%，可通过血脑屏障及胎盘屏障，亦可进入乳汁。经肝脏代谢，主要生成两种活性极低的代谢产物：4-羟基艾司唑仑及1-氧代艾司唑仑。有体外研究表明本品主要经CYP3A4代谢，CYP1A2、CYP2A6、CYP2C9、CYP2C19、CYP2D6、CYP2E1等未参与本品代谢。主要经肾脏排泄，主要为代谢产物（尿中发现至少11种代谢产物），少量为原型药物；少量经粪便排泄。$t_{1/2}$ 为10～24h，2～3d血药浓度达稳态。

4. 治疗药物监测

（1）治疗参考浓度范围（有效浓度范围）：尚未推荐治疗参考浓度范围。有资料显示：①空腹服用艾司唑仑1mg后血浆峰浓度为49.31～70.55ng/ml；餐后服用血浆峰浓度为34.4～50.28ng/ml（该数据来源于一项艾司唑仑在中国健康受试者的生物等效性研究）。②艾司唑仑的治疗血药浓度（峰浓度）55～200ng/ml，中毒血药浓度为1.25μg/ml。③艾司唑仑的治疗血药浓度（峰浓度）50～500ng/ml（抗癫痫治疗口服最大剂量4mg，3次/日），中毒血药浓度＞1.0～2.0μg/ml。④有研究认为艾司唑仑的治疗血药浓度为40～1000ng/ml。

（2）推荐级别及监测指征：目前认为艾司唑仑不需要进行常规TDM，在出现毒副反应或怀疑药物过量情况下可进行药物浓度测定。

（3）样本采集：在怀疑药物过量时立即采血，一般采集静脉血2～3ml，分取血清或血浆测定。有报道艾司唑仑血浆样本在-20℃可保存至少6个月。

（4）监测时机或适应证：①出现毒副反应时；②怀疑吞服大量药物时；③怀疑药物滥用时等。

（5）常用检测方法：目前主要有色谱法及免疫法等。常用色谱法包括GC、HPLC、GC-MS和LC-MS。

（6）药物浓度影响因素

①病理生理状态：肝肾功能损伤时，可致本品清除率下降，$t_{1/2}$延长。

②年龄：有报道老年受试者峰浓度与年轻受试者相似，但平均$t_{1/2}$延长；中枢神经系统会随衰老发生生理变化，包括神经元死亡或被增殖神经胶质细胞代替及细胞内酶和突触的减少，从而导致神经敏感性增加。苯二氮䓬类药物对老年人的作用更强，作用时间更持久。因此老年人用药应注意调整给药剂量，避免不良反应的发生。

③饮食：西柚汁抑制CYP3A4，可能引起艾司唑仑血药浓度增加。与其他苯二氮䓬类药物相似，乙醇可增强本品的中枢抑制作用，用药期间不宜饮酒。吸烟不影响本品的药动学及药效学。

④药物相互作用：CYP3A4参与艾司唑仑代谢，CYP3A4的强抑制药如克拉霉素、红霉素、酮康唑、米非司酮、维拉帕米等可升高艾司唑仑血药浓度，CYP3A4诱导药如卡马西平、苯妥英钠、利福平、巴比妥类、圣约翰草等可降低艾司唑仑血药浓度（附表2）。其他药物相互作用与其他苯二氮䓬类药物类似，详细内容参见"地西泮"相关内容。

（7）结果解释：在分析相关影响因素的基础上，结合临床表现对结果进行合理解释。①因药物蓄积和耐受程度不同，艾司唑仑中毒与否、中毒程度及表现存在显著个体差异。②当血药浓度＞1.0～2.0μg/ml，有嗜睡、四肢无力等表现时应考虑药物中毒。③当血药浓度＞3.0～5.0μg/ml时就会出现嗜睡、四肢无力、恶心呕吐、瞳孔缩小、血压降低、昏迷、呼吸抑制等不同程度中毒症状。

5.药物过量 艾司唑仑作为治疗失眠的常用药物，临床上过量中毒情况发生频率相对较高。一般单次服用10～20mg即可引起较为严重的中枢神经反应及心血管系统反应。一般苯二氮䓬类药物的血药浓度与剂量呈正相关，但中毒程度及临床表现可因个体差异而不同。有报道未服用过艾司唑仑的患者，服药剂量5～10mg或血药浓度＞1.0～2.0μg/ml即可出现嗜睡、四肢无力等中毒反应，而经常服用艾司唑仑的患者，对本品具有一定耐受性，甚至当血药浓度＞3.0μg/ml也可能未出现或仅有轻微反应。

过量中毒症状可表现为镇静、嗜睡、四肢无力、恶心呕吐、瞳孔缩小、血压降低等。大剂量可有共济失调、震颤。甚至可出现持续的精神错乱、嗜睡深沉、持续言语不清、站立不稳、心动过缓、呼吸短促或困难、严重的肌无力等，甚至昏迷、呼吸抑制等。

血药浓度是判断艾司唑仑中毒或中毒救治效果的重要依据，当血药浓度＞1.0～2.0μg/ml，应考虑药物过量中毒的可能，老年患者对苯二氮䓬类药物更为敏感，在较低浓度也可能发生严重中毒反应，如昏迷。急性昏迷患者中，因药物过量中毒者占总数的2%～9%，远低于急性脑血管病所致昏迷（约55%），对于老年人且有基础脑血管疾病病例，容易误诊漏诊。苯二氮䓬类药物血药浓度与服药剂量呈正相关，中毒与否和中毒程度会因个体差异而不同，TDM可作为中毒诊断及治疗的重要依据。典型病例：84岁女性，因意识丧失5h急诊入院，结合病史及临床检查等，初步诊断为急性脑梗死、高血压、肺炎，予以改善循环、对症支持治疗。治疗过程中出现嗜睡、昏迷、瞳孔对光反射迟钝、肌张力增高、构音障碍、血氧降低、电解质紊乱、发热等症状，病情危重，24h后进行中毒药物筛查，艾司唑仑血浆浓度超过4.5μg/ml，经氟马西尼解救、促醒、促排、补液、抗炎、改善循环、对症支持等治疗后，于入院后第10天艾司唑仑血浆浓度降为25ng/ml，意识转清，康复出院。

超量或中毒宜及早对症处理，包括催吐或洗胃以及呼吸、循环系统的支持疗法。如有兴奋异常，不能用巴比妥类药，苯二氮䓬受体拮抗剂氟马西尼可用于其过量中毒的解救和诊断。纳洛酮可竞争阻断β-内啡肽，从而达到促醒、保护脑组织、促进功能恢复及有效防止肺水肿的目的。透析治疗苯二氮䓬类药物过量中毒的价值尚未确定。

四、阿普唑仑

阿普唑仑（alprazolam）又名佳静安定、甲基三唑安定等，分子式为$C_{17}H_{13}ClN_4$，分子量308.80，化学名为1-甲基-6-苯基-8-氯-4H-（1,2,4-三氮唑）并［4,3-α］［1,4］苯并二氮杂草，分子结构式见图7-50。

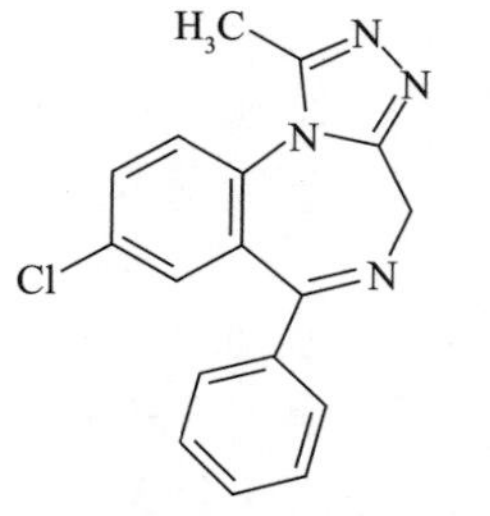

图7-50　阿普唑仑分子结构式

1.药理作用　作用于中枢神经系统的BZR，加强中枢抑制性神经递质GABA与GABA-A受体的结合，促进氯通道开放，使细胞超极化，增强GABA能神经元所介导的突触抑制，使神经元的兴奋性降低。镇静作用是地西泮的25～30倍，催眠作用是地西泮的3.5～11.3倍，属于短效强效苯二氮䓬类药物。

2.临床应用

（1）适应证：①用于抗焦虑；②在用苯二氮䓬类药治疗焦虑伴抑郁时，本品可作为辅助用药；③作为抗恐惧药；④作为催眠用药。

（2）用法用量：成人口服。①抗焦虑：开始一次0.4～1.2mg，2次/日，用量按需递增。最大限量一日可达4mg。②镇静催眠：0.4～0.8mg，睡前服。③抗恐惧：一次0.4mg，3次/日，需要时逐渐增加剂量，一日最大量可达10mg。④老年人和体弱者开始小量用，一次0.2mg，3次/日，逐渐递增至最大耐受量。

（3）药物不良反应

①常见不良反应：嗜睡、头晕、乏力等，大剂量偶见共济失调、震颤、尿潴留、黄疸。

②罕见不良反应：皮疹、光敏、白细胞减少；个别患者发生兴奋，多语，睡眠障碍，甚至幻觉。停药后，上述症状很快消失。

③有成瘾性，长期用药后，停药可能发生撤药症状。

3.药动学特征　口服易吸收，t_{max}为1～2h。舌下给药时，t_{max}可提前，C_{max}高于口服给药。血浆蛋白结合率为70%～80%，结合程度与药物浓度无关，蛋白结合的可变性与α_1酸性糖蛋白浓度有关。有报道本品表观分布容积约为1.4L/kg。可通过血脑屏障和胎盘，还可进入乳汁。在肝脏经CYP3A4/5代谢，生成4-羟基阿普唑仑和α-羟基阿普唑仑，活性约为母药的50%。80%阿普唑仑以原型药经肾脏排泄，尿中可鉴定出29种代谢产物，$t_{1/2}$为11～15h，体内蓄积量极少，停药后清除快。

4.治疗药物监测

（1）治疗参考浓度范围（有效浓度范围）：AGNP在《神经精神药理学治疗药物监测共识指南（2017年版）》中推荐：①治疗参考浓度（谷浓度）为5～50ng/ml（抗焦虑及治疗睡眠障碍），20～40ng/ml（治疗惊恐障碍）；②实验室警戒浓度（谷浓度）为100ng/ml；③阿普唑仑睡前给药时，即△t为10h时，DRC因子为12.5（9.7～15.2），DRC因子的相关CL/F、F、$t_{1/2}$见附表1-3，DRC范围计算见第1章。其他资料显示：本品治疗血药浓度为50～60ng/ml，中毒血药浓度为75ng/ml。

（2）推荐级别及监测指征：AGNP在《神经精神药理学治疗药物监测共识指南（2017年版）》中推荐其治疗药物监测等级为3级。TDM指征：①药物浓度与疗效及毒副作用相关；②高浓度可提示药物滥用；③老年人及肝肾功能受损者，药物清除率降低；④药物相互作用等。

（3）样本采集：一般采集静脉血2～3ml，分取血清或血浆测定，若不能立即测定，可暂存于2～8℃，建议24h内测定，需注意阿普唑仑活性代谢产物4-羟基阿普唑仑稳定性较差，2～8℃保存下应在5h内测定，长期须在-20℃下保存；一般在规律用药达稳态时，于下一剂给药前30min内立即采样，测定谷浓度。在怀疑药物过量时立即采血。药物滥用检测可采集尿液，其优点是收集方便、可快速检测；缺点是尿液浓度和药物作用并不相关，有条件时仍应考虑再次收集血液进行检测。

（4）监测时机或适应证：①常规剂量下未达到预期临床疗效；②达到最佳疗效，需确定个体最佳药物浓度时（作为抗恐惧药使用时）；③不能有效控制病情或疗效下降时（作为抗恐惧药使用时）；④合并可能有相互作用的药物时；⑤出现毒副反应时；⑥怀疑药物过量或药物滥用时；⑦判断是否遵医嘱用药；⑧老年人、肥胖及肝肾功能障碍等患者用药时，建议加强监测。

（5）常用检测方法：可用免疫法包括酶免疫法、荧光偏振免疫法（FPIA）等检测阿普唑仑，免疫法虽然成本低、易操作，但往往专属性较差，易受干扰造成假阳性，尚未经过广泛验证，不推荐作为阿普唑仑TDM的常规检测方法。HPLC、GC-MS、GC-ECD和LC-MS都可用于阿普唑仑及其活性代谢产物4-羟基阿普唑仑和α-羟基阿普唑仑的检测。已有报道LC-MS检测阿普唑仑、4-羟基阿普唑仑和α-羟基阿普唑仑最低定量限可达0.05ng/ml。

（6）药物浓度影响因素

①药物剂型：阿普唑仑以口服剂型为主，主要有片剂、胶囊和缓释制剂，不同剂型或厂家的药物释放存在差异，可引起一定程度的药物浓度差异。

②病理生理状态：患者伴有肝肾功能不全时可能造成阿普唑仑清除率下降、$t_{1/2}$延长，甚至蓄积，应密切关注血药浓度，避免毒副反应发生；肥胖患者表观分布容积增大，$t_{1/2}$可延长，应加强监测；精神抑郁患者用本品时可能出现躁狂。

③年龄：老年人中枢神经敏感度增强，苯二氮䓬类药物对老年人的作用更强，作用时间更持久。老年人阿普唑仑峰浓度增高，清除率减慢，因此老年人用药应注意调整给药剂量，避免不良反应的发生。另有儿童和老年患者使用苯二氮䓬类药物出现精神反应和异常反应的报道，一旦出现，应停药。

④性别：阿普唑仑药动学不受性别和月经周期影响。

⑤饮食：吸烟会加快本品的清除，导致药物浓度下降。值得注意的是，尽管西柚汁能够抑制CYP3A4，但并未发现其对阿普唑仑代谢产生显著影响。阿普唑仑主要经CYP3A4

代谢，吸烟可诱导 CYP1A2、UGT 等代谢酶，理论上，吸烟不影响本品代谢。但有研究表明，吸烟可增加阿普唑仑清除率，显著缩短 $t_{1/2}$。

⑥药物相互作用：本品经肝脏 CYP3A4 酶代谢，任何对此代谢酶产生诱导、抑制或竞争作用的药物（附表1，附表2）均可能与本品产生药物相互作用，进而增加或减少阿普唑仑的浓度。如与西咪替丁、普萘洛尔合用本药清除减慢，血浆半衰期延长，血药浓度升高。与利福平合用，增加本品的消除，血药浓度降低。异烟肼抑制本药的消除，致血药浓度增高。

此外，本品与中枢抑制药合用可增加呼吸抑制作用。与酒及全身麻醉药、可乐定、镇痛药、吩噻嗪类、单胺氧化酶 A 型抑制药和三环类抗抑郁药合用时，可彼此增效，应调整用量。与易成瘾和其他可能成瘾物质合用时，成瘾的危险性增加。与扑米酮合用因为减慢后者代谢，需调整扑米酮的用量；与左旋多巴合用时，可降低后者的疗效；与地高辛合用，可增加地高辛血药浓度而致中毒；与抗高血压药和利尿降压药合用，可使降压作用增强。

（7）结果解释：不同患者耐受程度不同，建议针对患者个体血药浓度结果进行个体内比较，在分析相关影响因素的基础上，结合临床表现判断。

用作抗焦虑或镇静催眠：①血药浓度 > 5ng/ml 时，浓度偏低，患者可能存在药动学异常，须调整给药方案，同时观察临床表现，并监测药物浓度。②血药浓度在参考范围内，若临床疗效不明显，应结合临床及个体参数，调整用药剂量，同时观察临床表现，并监测药物浓度。③血药浓度 > 50ng/ml，甚至 > 75ng/ml 时，浓度偏高，中毒风险增加，若临床疗效不佳可考虑调整用药剂量或更换其他药物，同时观察临床表现，并监测药物浓度。④血药浓度 > 100ng/ml（实验室警戒值），浓度过高，此时可出现明显中毒反应，观察临床表现，必要时采取药物过量解救措施。

用作抗恐惧药：①血药浓度 < 20ng/ml 时，浓度偏低，若病情控制良好，维持原方案，注意病情变化；若病情控制不佳可能两次间隔期的血药浓度不够，可考虑增加服药次数。具体应结合临床表现及个体参数进行调整，同时注意观察，并监测药物浓度。②血药浓度在参考范围内，若病情控制良好，无须调整给药剂量；若病情控制不佳可能与患者耐受性强或已产生耐药性有关，应结合临床及个体参数，调整给药方案，同时注意观察，并监测药物浓度，必要时可考虑更换其他药物。③血药浓度 > 40ng/ml，甚至 > 75ng/ml 时，浓度偏高，中毒风险增加，若病情控制良好，可考虑适当减量以减少不良反应的发生，同时观察临床表现，增加监测频率，避免病情反弹；若病情控制不佳，可考虑调整用药剂量或更换其他药物，若增加剂量须密切关注患者耐受程度，并监测药物浓度。④血药浓度 > 100ng/ml（实验室警戒值）时，浓度过高，此时可出现明显中毒反应，观察临床表现，必要时采取药物过量解救措施。

5. 戒断反应 阿普唑仑吸收快、半衰期短、药效强，撤药反应较其他苯二氮䓬类药物更严重，容易引起药物滥用。戒断反应表现为激动或忧郁。少数患者有口干、精神不集中、多汗、心悸、便秘或腹泻、视物模糊、低血压等。

6. 药物过量 阿普唑仑的实验室警戒浓度为 100ng/ml，也有研究认为当浓度 > 75ng/ml 时，应考虑可能存在过量中毒，致死血药浓度为 122 ～ 390ng/ml，毒性反应较其他苯二氮䓬类药物更为严重。超量或中毒宜及早对症处理，包括口服活性炭、催吐或洗胃以及呼吸、循环系统的支持疗法。如有兴奋异常，不能用巴比妥类药，苯二氮䓬受体拮抗剂氟马西尼可用于其过量中毒的解救和诊断。纳洛酮可竞争阻断 β- 内啡肽，从而达到促醒、保护脑组织、促进功能恢复及有效防止肺水肿的目的。

7. 基因多态性　有报道称携带 *CYP3A5*3/*3* 基因型健康受试者阿普唑仑峰浓度和药物暴露量显著高于携带 *CYP3A5*1/*1* 基因型健康受试者。因此，阿普唑仑的代谢及疗效可能与 *CYP3A5* 基因多态性相关，但暂无基于 *CYP3A5* 基因多态性的基因筛查及剂量调整建议。

五、氯硝西泮

氯硝西泮（clonazepam）又名氯硝安定，分子式为 $C_{15}H_{10}ClN_3O_3$，分子量315.71，化学名为1,3-二氢-7-硝基-5-（2-氯苯基）-2H-1,4-苯并二氮杂䓬-2-酮，分子结构见图7-51。

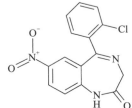

图7-51　氯硝西泮分子结构式

1. 药理作用　作用于中枢神经系统的BZR，加强中枢抑制性神经递质GABA与GABA-A受体的结合，增强GABA系统的活性。抗癫痫作用与地西泮相似，但抗惊厥作用较地西泮强5倍，属于长效强效苯二氮䓬类药物。

2. 临床应用

（1）适应证：①主要用于控制各型癫痫，尤适用于失神发作、婴儿痉挛症、肌阵挛性、运动不能性发作及Lennox-Gastaut综合征；②静脉给药可用于癫痫持续状态；③可用于治疗惊恐障碍；④亦可用于治疗睡眠障碍；⑤其他适应证还包括梦游症、社交恐惧症等。

（2）用法用量：①癫痫。成人口服：起始剂量每次0.5mg，3次/日，每3天增加0.5～1mg，直到发作被控制或出现了不良反应为止，用量应个体化，成人最大量不超过20mg/d；小儿口服：0.03～0.05mg/(kg·d)，分2～3次（从小量开始，逐增至发作控制），维持量在0.1～0.2mg/(kg·d)。②癫痫持续状态。静脉注射：成人为每次1～4mg，速度为1mg/30s，必要时20min后可重复使用（10min即可达峰浓度），最大剂量不超过20mg/d，因有明显的呼吸抑制或心血管抑制作用，故必须监护心肺功能；直肠灌注：0.1mg/kg，15min即可达峰浓度。③惊恐障碍。成人。口服：起始剂量为每次0.25mg，2次/日，目标剂量1～4mg/d。肌内注射：1～2mg/次，2次/日。静脉注射：每次1～4mg。④睡眠障碍。每次2mg，睡前服用。

（3）药物不良反应

①常见不良反应：异常兴奋、神经过敏易激惹、肌力减退等。

②较少见不良反应：行为障碍、思维不能集中、易暴怒（儿童多见）、精神错乱、幻觉、精神抑郁等。

③罕见不良反应：皮疹或瘙痒（过敏反应）、咽痛、发热或出血异常、瘀斑或极度疲乏、乏力（血细胞减少）等。

3. 药动学特征　口服吸收快而完全，生物利用度＞80%（81%～98%），t_{max} 为1～4h，作用时间可维持6～8h。蛋白结合率为80%～85%，表观分布容积为1.5～4.4L/kg。脂溶性高，分布迅速，易通过血脑屏障，可通过胎盘，亦可进入乳汁，乳汁/血浆比约0.33，口服30～60min生效，作用维持6～8h。主要经肝脏CYP3A4酶代谢为具有微弱活性的7-氨基氯硝西泮，代谢产物经尿排出，在24h内仅有小于口服量的0.5%以原型形式排出。消除 $t_{1/2}$ 为26～49h（其他资料显示 $t_{1/2}$ 为30～40h或19～30h）。

4. 治疗药物监测

（1）治疗参考浓度范围（有效浓度范围）：AGNP在《神经精神药理学治疗药物监测共

识指南（2017年版）》中推荐：①治疗参考浓度（谷浓度）为20～70ng/ml（抗癫痫）和4～80ng/ml（抗焦虑及治疗睡眠障碍）；②实验室警戒浓度（谷浓度）为80ng/ml（抗癫痫）和100ng/ml（抗焦虑及治疗睡眠障碍）；③睡前给药时，即△t为10h时，DRC因子为9.42（7.76～11.08），DRC因子的相关CL/F、F、$t_{1/2}$见表1-2，DRC范围计算见第1章。其他资料显示：本品治疗血药浓度为20～70ng/ml，中毒血药浓度为100ng/ml。

（2）推荐级别及监测指征：AGNP在《神经精神药理学治疗药物监测共识指南（2047年版）》中推荐其治疗药物监测等级为4级。通常可根据临床表现指导用药，一般无须进行常规TDM。氯硝西泮的TDM指征：①重复用药可产生蓄积，长期用药人群血药浓度显著高于非用药者；②高浓度可提示药物滥用；③老年人及肝肾功能受损者，药物清除率降低；④可发生药物相互作用等。

（3）样本采集：一般采集静脉血2～3ml，分取血清或血浆测定，若不能立即测定，可暂存于2～8℃，建议24h内测定；采血时间一般为规律用药达稳态时，下一剂给药前30min内，测定谷浓度。怀疑药物过量中毒时，可立即采血。条件允许情况下也可采集干血点进行检测，干血点一般指从指尖穿刺采血直接制成的干血点样本。

（4）监测时机或适应证：①常规剂量下未获得预想治疗效果时；②出现毒副反应时；③合并使用可能存在相互作用的药物时；④怀疑药物过量或药物滥用时；⑤长期用药或肝肾功能障碍时，可能发生药物蓄积，建议进行监测。

（5）常用检测方法：HPLC、GC-MS、GC-ECD和LC-MS均可对氯硝西泮实现有效测定。

（6）药物浓度影响因素

①药物剂型：以口服剂型和注射液为主，不同剂型或厂家的药物释放存在差异，可引起一定程度药物浓度变异。

②病理生理状态：肝肾功能损害者代谢清除能力下降，延长本药$t_{1/2}$。癫痫患者突然停药可引起癫痫持续状态。严重的精神抑郁可使病情加重，甚至产生自杀倾向，应采取预防措施。重度重症肌无力，病情可能被加重。急性闭角型青光眼可因本品的抗胆碱能效应而使病情加重。多动症者可有反常反应。哮喘、慢性阻塞性肺疾病、阻塞性睡眠呼吸暂停患者，可加重呼吸衰竭。长期卧床患者，咳嗽反射可受到抑制。本品的蛋白结合率较高，当患者处于低蛋白状态时，可造成其游离药物浓度升高，毒副作用发生风险增加，易致嗜睡难醒等。

③年龄：老年人中枢神经敏感度增强，苯二氮䓬类药物对老年人的作用更强，作用时间更持久。老年人用药应注意调整给药剂量，避免不良反应的发生。另有儿童和老年患者使用苯二氮䓬类药物出现精神反应和异常反应的报道，一旦出现，应停药。

④药物相互作用：主要经肝脏CYP3A4酶代谢，理论上，所有此代谢酶产生诱导、抑制或竞争作用的药物（附表1，附表2）均可能与本品产生药物相互作用。例如，本品与利福平合用，增加本品的消除，血药浓度降低；异烟肼抑制本品的消除，致血药浓度增高；与西咪替丁、普萘洛尔合用本药清除减慢，血浆半衰期延长。

本品与扑米酮合用因为减慢后者代谢，需调整扑米酮的用量；与左旋多巴合用时，可降低后者的疗效；与地高辛合用，可增加地高辛血药浓度而致中毒。

此外，本品与乙醇及阿片类镇痛药、镇静催眠药、中枢作用的肌松药、单胺氧化酶抑制药、主要作用于中枢部位的抗高血压药等中枢抑制药合用时，可增加呼吸抑制作用。与易成瘾和其他可能成瘾药合用时，成瘾的危险性增加。与三环类抗抑郁药合用时，可彼此增效，还可降低惊厥发作阈值、降低本品的抗癫痫作用。与抗高血压药和利尿降压药合用，可使降压作用增强。

（7）结果解释：在分析相关影响因素的基础上，对结果进行合理解释。不同患者耐受程度不同，并且长期用药患者有效血药浓度比初次用药患者高，针对个体进行个体内比较可能更为准确。

5. 戒断反应　本品长期用药后，可产生药物依赖，突然停药可发生戒断反应，表现为出汗、紧张、激越、躁狂、睡眠障碍、胸闷、焦虑等。

6. 药物过量　当氯硝西泮血药浓度为持续超过100ng/ml，可出现持续的精神错乱、严重嗜睡、抖动、语言不清、蹒跚、心跳异常减慢、呼吸短促或困难、严重乏力。有文献报道死亡病例（$n=5$，单用氯硝西泮）尸检血药浓度为240～540ng/ml。超量或中毒宜及早对症处理，包括口服活性炭、催吐或洗胃以及呼吸循环方面的支持疗法，此外，苯二氮受体拮抗剂氟马西尼可用于该类药物过量中毒的解救和诊断。中毒出现兴奋异常时，不能用巴比妥类药镇静。

六、奥沙西泮

奥沙西泮（oxazepam）又名去甲羟基安定、舒宁、氯羟氧二氮草等，商品名优菲。分子式为$C_{15}H_{11}ClN_2O_2$，分子量286.72，化学名为5-苯基-3-羟基-7-氯-1,3-二氢-2H-1,4-苯并二氮杂草-2-酮，分子结构见图7-52。

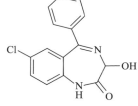

1. 药理作用　作用于中枢神经系统的BZR，加强中枢抑制性神经递质GABA与GABA-A受体的结合，增强GABA系统的活性，抑制中枢系统兴奋。属于短效苯二氮草类药物。

图7-52　奥沙西泮分子结构式

2. 临床应用

（1）适应证：①用于短期缓解焦虑、紧张、激动；②用于催眠，焦虑伴有精神抑郁的辅助用药；③用于缓解急性乙醇戒断症状。

（2）用法用量：口服。①抗焦虑：每次15～30mg，3～4次/日。老年或体弱患者，开始用小量，每次7.5mg，3次/日，按需增至每次15mg，3～4次/日。②镇静催眠、急性酒精戒断症状：每次15～30mg，3～4次/日。③一般性失眠：15mg，睡前服。

（3）药物不良反应

①常见不良反应：嗜睡、头晕、乏力、恶心、成瘾及戒断反应等，大剂量可有共济失调、震颤等。

②其他不良反应：皮疹、白细胞减少、黄疸、肝功能损伤、性欲改变、言语不清、水肿等；个别患者发生兴奋、多语、睡眠障碍，甚至幻觉，停药症状很快消失。

③严重不良反应：晕厥或昏迷、呼吸抑制，甚至死亡。

3. 药动学特征　口服吸收慢，口服45～90min生效，t_{max}为2～4h。血浆蛋白结合率为86%～97%，本品可通过胎盘，也可进入乳汁，乳汁/血浆比为0.1～0.3。参与本品代谢的主要代谢酶有UGT1A9、UGT2B7、UGT2B15等，代谢生成无活性的葡萄糖醛酸结合物，主要为去甲羟基地西泮葡萄糖酸苷。经肾脏排泄，$t_{1/2}$为5～12h（有报道为4～15h），体内蓄积量极小。

4. 治疗药物监测

（1）治疗参考浓度范围（有效浓度范围）：AGNP在《神经精神药理学治疗药物监测

共识指南（2017年版）》中推荐：①治疗参考浓度为200 ~ 1500ng/ml（谷浓度）；②实验室警戒浓度为2000ng/ml（谷浓度）；③睡前给药时，即△t为10h时，DRC因子为7.4（4.2 ~ 10.5），上述DRC因子的相关CL/F、F、$t_{1/2}$见表1-3，DRC范围计算见第1章。其他资料显示：本品治疗血药浓度为100 ~ 2000ng/ml，中毒血药浓度为3.0 ~ 5.0μg/ml。

（2）推荐级别及监测指征：AGNP在《神经精神药理学治疗药物监测共识指南（2017年版）》中推荐其治疗药物监测等级为4级。通常可根据临床表现指导用药，一般无须进行常规TDM。奥沙西泮的TDM指征：①长期用药者血药浓度显著高于非用药者；②高浓度可提示药物滥用；③老年人及肝肾功能受损者，药物清除率降低；④可发生药物相互作用等。

（3）样本采集：一般采集静脉血2 ~ 3ml，分取血清或血浆测定，若不能立即测定，可暂存于2 ~ 8℃，建议24h内测定；一般在规律用药达稳态时，于下一剂给药前立即采样（可控制在30min内），测定谷浓度；怀疑中毒时，可立即采血。药物滥用检测可采集尿液进行筛查。

（4）监测时机或适应证：①常规剂量下未获得预想治疗效果时；②出现毒副反应时；③合并使用可能存在相互作用的药物时；④怀疑药物过量或药物滥用时。

（5）常用检测方法：奥沙西泮常用色谱法检测，包括HPLC、LC-MS、GC-MS等，也可采用免疫法检测（见"地西泮"相关内容）。

（6）药物浓度影响因素

①药物剂型：以口服剂型为主，片剂、胶囊及缓释制剂等不同剂型或厂家的药物释放存在差异，可引起一定程度药物浓度变异。

②病理生理状态：奥沙西泮属于强结合蛋白药物，当患者处低蛋白状态时，可造成游离药物浓度升高，增加毒副反应发生风险，易致嗜睡等。肝肾功能损害者对本品清除减慢，$t_{1/2}$延长。使用本品后血压下降患者可导致心脏并发症。其他内容详见"地西泮"相关内容。

③年龄：婴幼儿及老年人中枢神经系统对苯二氮䓬类药物较敏感，应注意调整。此外，老年患者服用本品较易引起低血压、兴奋。其他内容详见"地西泮"相关内容。

④遗传因素：*UGT2B15*2*携带者奥沙西泮清除率较其他类型携带者明显减少。

⑤药物相互作用：UGT1A9、UGT2B7、UGT2B15参与奥沙西泮的代谢及消除，理论上，所有对这些代谢酶产生诱导、抑制或竞争作用的药物（附表1，附表2）均可能与本品产生药物相互作用。例如，拉莫三嗪、卡马西平、苯妥英钠等对UDP-葡萄糖醛酸转移酶（UGT）有诱导作用，合用可能导致奥沙西泮血药浓度下降。

本品与血浆蛋白结合率高，理论上，与其他高蛋白结合率的药物合用时，可因竞争性结合，可致自身或其他药物的游离血药浓度升高，引致临床疗效或不良反应增加。

另外，与中枢抑制药合用可增加呼吸抑制作用；与易成瘾和其他可能成瘾药合用时，成瘾的危险性增加；饮酒及与全身麻醉药、可乐定、镇痛药、吩噻嗪类、单胺氧化酶A型抑制药和三环类抗抑郁药合用时，可彼此增效，应调整用量；与抗高血压药和利尿降压药合用，可使降压作用增强；与左旋多巴合用时，可降低后者疗效；与普萘洛尔合用可导致奥沙西泮血药浓度升高，而普萘洛尔血药浓度则可能明显降低。

（7）结果解释：以临床表现为主，在分析相关影响因素的基础上，对结果进行合理解释。长期用药患者耐受性增加，有效血药浓度可能升高，进行个体内比较可能更为准确。①血药浓度＜100 ~ 200ng/ml时，浓度偏低，若病情控制良好，维持原方案，注意病情变化；若病情控制不佳，应结合临床及个体参数，调整给药方案，同时注意观察，并监测药物浓度，必要时换药。②血药浓度在参考范围内，若病情控制良好，无须调整给药剂量；若病情控制不佳，应结合临床及个体参数，调整给药方案，同时注意观察，并监测药物浓度，必要时换药。③血药浓度＞1500ng/ml时，浓度偏高，若病情控制良好，可考虑适当减量以减小不良反应发生概率；若病情控制不佳，患者可能存在耐受，必要时换药。④血药浓度＞2000ng/ml（实验室警戒值）时，甚至＞3000～5000ng/ml，浓度过高，可出现明显中毒反应，应采取住院观察或临床处理等措施。

5.药物过量　与阿片类、乙醇或其他中枢抑制药物合用时易出现药物过量，因此，在处理药物过量时应始终谨记患者可能在同时服用多种药物。主要表现为持续的精神错乱、严重嗜睡、抖动、语言不清、蹒跚、心跳异常减慢、呼吸短促或困难、严重乏力。超量或中毒宜及早对症处理，包括口服活性炭、催吐或洗胃及呼吸循环方面的支持疗法，苯二氮䓬受体拮抗剂氟马西尼可用于该类药物过量中毒的解救和诊断。中毒出现兴奋异常时，不能用巴比妥类药物镇静。

6.基因多态性　奥沙西泮代谢可能受 *UGT1A9*、*UGT2B7*、*UGT2B15* 基因多态性影响。*UGT2B15*2* 携带者奥沙西泮清除率较其他类型携带者明显减少。

七、唑吡坦

唑吡坦（zolpidem），又名左吡登等，商品名主要有思诺思、君乐宁、乐坦、诺宾等，分子式为 $C_{19}H_{21}N_3O$，分子量307.39，化学名为N，N，6-三甲基-2-（4-甲基苯基）咪唑并［1,2-α］吡啶-3基-乙酰胺，常用其酒石酸盐，分子式为 $(C_{19}H_{21}N_3O)_2 \cdot C_4H_6O_6$，分子量764.88，化学名为N,N,6-三甲基-2-（4-甲基苯基）咪唑并［1,2-α］吡啶-3基-乙酰胺-L-（＋）-酒石酸盐，分子结构见图7-53。

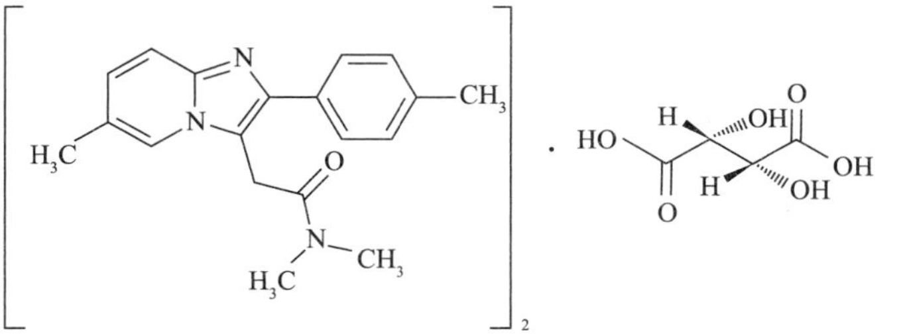

图7-53　酒石酸唑吡坦分子结构式

1.药理作用　唑吡坦是一种GABA-A受体正相调节剂，通过与GABA-A受体的 α_1 亚基的苯二氮䓬位点结合，增加氯离子通道开放频率，从而抑制神经兴奋。与苯二氮䓬类非选择性结合于 α_1、α_2、α_3 亚型的GABA-A受体不同，唑吡坦与 α_1 亚基的亲和力高于与 α_2 和 α_3 亚基的亲和力。唑吡坦与GABA-A受体的 α_5 亚基无明显结合。由于这一特性，使其仅有镇静、催眠作用，而无抗惊厥、肌松及抗焦虑作用。属于起效快、历时短的非苯二氮䓬类药物。

2.临床应用

（1）适应证：用于镇静、催眠，短期失眠患者。

（2）用法用量：口服。①睡前10mg，限量为20mg/d；②肝肾功能损害者，每晚睡前5mg开始；③老年人开始剂量为5mg，睡前口服。限量每晚10mg。

（3）药物不良反应

①常见不良反应：头痛、嗜睡、梦魇、共济失调或手足笨拙、精神错乱、精神抑郁、视力异常、胃肠道反应（如腹痛或胃痛、腹泻、恶心）、乏力等。

②较少见不良反应：过敏反应、皮疹、心搏增快、面部水肿、呼吸困难、晕倒（老年人多见）、低血压、发作性反应（包括激惹，如不明的兴奋或神经紧张）、易激动、幻觉（视、听等）或失眠等。

③出现下列症状需要停药：严重过敏反应、血管性水肿、行为改变（幻觉、怪癖、兴奋、人格解体）、抑郁加重、自杀意念或行为、激惹、肝性脑病、肌肉痉挛、胸痛、心动过速、抽搐、出汗、震颤、躁狂、急性肾衰竭、呼吸困难、呼吸抑制等。

3.药动学特征　口服后迅速吸收，有首关消除，生物利用度约为70%，血浆药物浓度t_{max}为0.5～3h，食物可延缓吸收。口服10mg后C_{max}为58～272μg/ml（平均121μg/ml）。舌下片可快速吸收，且无首过消除效应。在治疗剂量时，药动学呈线性。血浆蛋白结合率约为92%，可与清蛋白及α_1酸性糖蛋白结合。表观分布容积为0.54～0.68L/kg。可通过血脑屏障，动物研究表明，脑脊液浓度/血药浓度比30%～50%。进入乳汁量极少，乳汁/血浆比为0.1～0.2。主要经肝脏代谢，主要由CYP3A4、CYP1A2、CYP2C9参与代谢，生成10种失活代谢产物，其中3种为主要代谢产物，如6-羧酸唑吡坦、苯基-4-羧酸唑吡坦。本品以代谢产物形式，主要经尿（48%～67%）和粪便（29%～42%）排泄。对肝酶无诱导作用。$t_{1/2}$为1～4h（儿童1～3h），也有资料显示平均$t_{1/2}$约为2.6h（1.4～4.5h）或2.4h（0.7～3.5h）。

4.治疗药物监测

（1）治疗参考浓度范围（有效浓度范围）：AGNP在《神经精神药理学治疗药物监测共识指南（2017年版）》中推荐：①血浆或血清峰浓度（服药后1～3h）为80～160ng/ml；②实验室警戒浓度为320ng/ml；③睡前给药时，即△t为10h时，DRC因子为0.57（0.48～0.66），DRC因子的相关CL/F、F、$t_{1/2}$见表1-2，DRC范围计算见第1章。其他资料显示唑吡坦的治疗血药峰浓度为80～300ng/ml，中毒血药浓度为500ng/ml。

（2）推荐级别及监测指征：AGNP在《神经精神药理学治疗药物监测共识指南（2017年版）》中推荐其治疗药物监测等级为4级。通常可根据临床表现指导用药，一般无须进行常规TDM。

（3）样本采集：一般采集静脉血2～3ml，分取血清或血浆测定，若不能立即测定，可暂存于2～8℃，建议24h内测定；采血时间一般为规律用药达稳态时，服药后1～3h，测定峰浓度。怀疑药物滥用或药物中毒时，48h内可采集血液，72h内可采集尿液，尿液的优点是收集方便、检测窗口较血液长；缺点是尿液浓度和药物作用并不相关。

（4）监测时机或适应证：①用于睡眠诱导评价疗效时；②合并可能有相互作用的药物时；③出现毒副反应时；④怀疑药物滥用或药物过量时等。

（5）常用检测方法：目前主要有色谱法，包括GC-MS和HPLC。HPLC的检测器可选用紫外检测器、荧光检测器及质谱检测器，均能实现对唑吡坦的有效检测。

（6）药物浓度影响因素

①药物剂型：剂型较多，包括普通片剂、分散片、舌下片、口腔崩解片、喷雾剂、缓释试剂等不同剂型或厂家的药物释放及吸收存在差异，可引起一定程度药物浓度差异。

②病理生理状态：肝肾功能损害者，唑吡坦清除时间延长，宜减小剂量。严重慢性阻塞性肺疾病，或睡眠呼吸暂停综合征者，可能加重疾病的症状。重症肌无力患者使用本品，

可能抑制呼吸功能。使用本品后症状加重，可能是另有其他精神和身体疾病。另外，本品血浆蛋白结合率＞90%，当患者处于低蛋白状态时，可能造成游离的药物浓度升高，毒副作用发生风险增加，应加强监测。

③性别：女性患者唑吡坦清除率低于男性，因此服用相同剂量时女性患者血药浓度高于男性。

④年龄：服用相同剂量，老年患者血药浓度高于青年人。老年患者使用本品，运动和认知能力降低的风险增加，宜减小剂量。

⑤饮食：若要快速起效，须空腹服用。唑吡坦主要经CYP3A4代谢，次要经CYP1A2代谢，吸烟可诱导CYP1A2，理论上，吸烟可轻度降低本品血药浓度。有研究表明，与非吸烟者相比，吸烟者清除率增高，血药浓度降低，但无统计学差异。

⑥药物相互作用：唑吡坦主要经CYP3A4酶代谢，其次为CYP1A2及CYP2C19，同时服用影响上述酶活性的药物（包括诱导、抑制剂及竞争作用的药物，参见附表1和附表2）均有可能影响唑吡坦血药浓度，但是该情况相对少见；已有证据显示唑类抗真菌药、西咪替丁、环丙沙星、蛋白酶抑制剂等，由于可抑制CYP3A4酶的活性，会增加本品血药浓度；利福平、圣约翰草、卡马西平等，由于可诱导CYP3A4酶的活性，会降低本品血药浓度。

本品与血浆蛋白结合率高，理论上，与其他高蛋白结合率的药物合用时，可因竞争性结合，可致自身或其他药物的游离血药浓度升高，引致临床疗效或不良反应增加。

另外，饮酒或与其他中枢神经抑制药物合用时，增加该药的镇静作用，应谨慎或避免；与他喷他多合用，中枢神经系统和呼吸系统抑制的作用增强，应减小剂量；与磷丙泊酚合用，因两药对心、肺作用的叠加，宜加强监测，并按需要做剂量调整；与氯丙嗪合用可延长氯丙嗪的$t_{1/2}$；与丙米嗪合用可增加嗜睡反应和逆行遗忘的发生，并降低丙米嗪的峰浓度。

（7）结果解释：唑吡坦个体差异大，应结合相关影响因素、患者既往用药反应及现患疾病，根据临床表现逐步调整剂量。血药浓度＞320ng/ml（实验室警戒值），浓度过高，可能存在药物过量，应密切关注临床表现，及早对症处理。

5.戒断反应　与传统苯二氮䓬类药物相比，非苯二氮䓬类（non-BZDs）药物$t_{1/2}$相对较短，次日残余效应被最大限度地降低，产生药物依赖、戒断反应的概率较低，但可能在突然停药后发生一过性的失眠反弹。此外，也有多起唑吡坦停药后癫痫发作的病例报道，该类患者大多每天服用450～600mg唑吡坦，也有报道每天服用160mg患者有相似症状。因唑吡坦引起的戒断性癫痫发作可用地西泮予以治疗，可延长神经元抑制作用。

6.药物过量　唑吡坦药物过量中毒可表现出中枢神经系统抑制，从镇静、嗜睡甚至昏迷及心血管系统和呼吸系统抑制均可出现。在与其他中枢神经系统抑制药或乙醇合用时，即使在较低浓度下亦能引起患者昏迷。血药浓度测定是唑吡坦过量中毒诊断及治疗疗效判断的重要依据。唑吡坦的中毒浓度为500ng/ml，致死浓度为2000ng/ml。文献报道病例尸检血药浓度为200～4100ng/ml。

超量或中毒宜及早对症处理，包括口服活性炭、催吐、洗胃及呼吸循环方面的支持疗法，苯二氮䓬受体拮抗剂氟马西尼可用于该类药物过量中毒的解救，但他可能加剧其他神经系统症状，如抽搐。

八、佐匹克隆

佐匹克隆（zopiclone），商品名有三辰、青尔齐等。分子式为$C_{17}H_{17}ClN_6O_3$，分子量

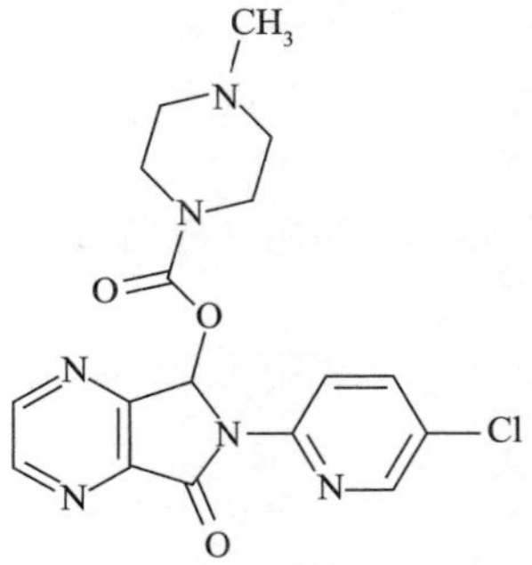

图7-54 佐匹克隆分子结构

388.81，化学名为6-（5-氯吡啶-2-基）-7-［（4-甲基哌嗪-1-基）甲酰氧基］-5,6-二氢吡咯［3,4-b］吡嗪-5-酮。佐匹克隆为消旋体，由S-佐匹克隆（艾司佐匹克隆）和R-佐匹克隆组成，其药理作用主要由其（S）-对映体发挥。分子结构见图7-54。

1.药理作用　佐匹克隆是通过与GABA-A受体的α_1亚基的苯二氮䓬位点结合，增加氯离子通道开放频率，从而抑制神经兴奋。其作用持续时间在非苯二氮䓬类药物中最长，具有镇静催眠和肌肉松弛作用。对诱导睡眠和维持睡眠均有效，能延长睡眠时间，提高睡眠质量，减少夜间觉醒和早醒次数。

2.临床应用

（1）适应证：用于治疗各种失眠。

（2）用法用量：口服。①成人临睡前7.5mg；②老年人和体弱或肝功能不全患者3.75mg。

（3）药物不良反应

①常见不良反应：皮疹、味苦口干、宿醉、恶心、呕吐、消化不良、噩梦、嗜睡、焦虑、抑郁、紧张、幻觉、头晕、头痛、偏头痛、精神错乱、男性乳房发育、痛经、性欲减退等。

②严重不良反应：胸痛、外周水肿、严重过敏反应。

3.药动学特征　口服后迅速吸收，服用后15～30min起效，t_{max}为1.5～2h。生物利用度约80%。药物分布迅速，健康人表观分布容积约为100L。血浆蛋白结合率约为45%，不饱和。可透过血脑屏障、胎盘，并可计入乳汁。主要经肝脏CYP3A4、CYP2C8酶代谢，主要代谢产物为N-氧化物（有药理活性）和N-脱甲基衍生物（无药理活性）。过量中毒患者体内检测结果显示：N-去甲基佐匹克隆是血液和尿液中的主要代谢物，血及尿中佐匹克隆及其代谢产物浓度趋势为N-去甲基化物＞原型药物＞N-氧化物，且尿液中佐匹克隆及代谢物的含量均高于血液中的浓度。代谢产物（游离形式）及原型药物大部分经尿排泄，少量由粪便排出。$t_{1/2}$约为5h或2～6h。重复给药无蓄积作用。

4.治疗药物监测

（1）治疗参考浓度范围（有效浓度范围）：AGNP在《神经精神药理学治疗药物监测共识指南（2017年版）》中推荐：①血浆峰浓度（服药后1.5～2h）为55～85ng/ml；②实验室警戒浓度为300ng/ml；③睡前给药时，即△t为10h时，DRC因子为0.91（0.40～1.43），DRC因子的相关CL/F、F、$t_{1/2}$见表1-2，DRC范围计算见第1章。其他资料显示：①本品的治疗浓度为20～100ng/ml。②佐匹克隆治疗血药浓度为10～50ng/ml，中毒血药浓度为150ng/ml，致死血药浓度为600ng/ml。③有研究表明佐匹克隆的中毒浓度为300ng/ml，致死浓度为1200ng/ml。

（2）推荐级别及监测指征：AGNP在《神经精神药理学治疗药物监测共识指南（2017年版）》中推荐其治疗药物监测等级为4级。通常可根据临床表现指导用药，一般无须进行常规TDM。

（3）样本采集：一般采集静脉血2～3ml，分取血清/血浆测定，若不能立即测定，可暂存于2～8℃，建议24h内测定；采血时间一般为规律用药达稳态时，服药后1.5～2h，测定峰浓度。怀疑药物滥用或药物中毒时，48h内可采集血液，72h内可采集尿液，尿液的优点是收集方便、检测窗口较血液长，对于本品，尿中原型药物及代谢产物浓度均高于血药浓度，尿液检验价值优于血液；缺点是尿液浓度和药物作用并不相关。

（4）监测时机或适应证：①用于睡眠诱导评价疗效时；②合并可能有相互作用的药物时；③出现毒副反应时；④怀疑药物滥用或药物过量时等。

（5）常用监测方法：佐匹克隆是手性药物右佐匹克隆的外消旋体，其检测方法主要有色谱法，包括GC-MS和HPLC。HPLC的检测器可选用紫外检测器、荧光检测器及质谱检测器。LC-MS/MS能够灵敏快速地检测其母药及代谢产物。采用多糖类手性柱能够实现佐匹克隆的手性分析。此外，毛细管电泳-激光诱导荧光（CE-LIF）也能实现佐匹克隆的手性分析，但是该方法不宜普及，不适用于TDM常规检测。

（6）药物浓度影响因素

①药物剂型：以口服剂型为主，包括片剂和胶囊等不同剂型或厂家的药物释放存在差异，可引起一定程度药物浓度差异。

②病理生理状态：肝硬化患者因去甲基作用减慢，血浆清除能力明显降低，佐匹克隆血药浓度升高，应调整剂量。严重肝功能损害者，宜减量使用。呼吸功能不全患者使用本品，呼吸抑制的风险增加。有药物或乙醇滥用史者或精神疾病史者使用本品，出现药物滥用和依赖性的风险增加。严重抑郁症或由严重抑郁症病史患者，可导致抑郁加重，出现自杀的意念或行为。

③年龄：服用相同剂量，老年患者血药浓度高于青年人。老年患者使用本品，运动和认知能力降低的风险增加，宜减小剂量，增加监测频率。

④药物相互作用：佐匹克隆主要经肝脏CYP3A4、CYP2C8等酶代谢，所有对这些代谢酶产生诱导、抑制或竞争作用的药物（附表1，附表2）均可能与本品产生药物相互作用，影响佐匹克隆的代谢增加或降低佐匹克隆的浓度，例如，伊曲康唑、酮康唑、红霉素等由于对CYP3A4具有抑制作用，可降低佐匹克隆的清除率，升高本品血药浓度，而利福平、卡马西平等由于对CYP3A4具有诱导作用，可加速本品代谢消除，降低本品血药浓度；磺胺苯唑可抑制CYP2C8，进而可抑制佐匹克隆N-去甲化物的生成。

另外，本品与乙醇、肌松药和其他中枢神经抑制药物合用时，增加该药的镇静作用，应谨慎或避免；与他喷他多合用，中枢神经系统和呼吸系统抑制的作用增强，应减小剂量；与磷丙泊酚合用，因两药对心、肺作用的叠加，宜加强监测，并按需要做剂量调整；与苯二氮䓬类抗焦虑药或催眠药同用，可增加戒断症状出现的风险。

⑤立体异构体：佐匹克隆为外消旋体，其立体异构体在药动学、药效学及毒副作用等方面存在差异，在一些特殊情况下，应考虑母药及其代谢产物的立体异构体的检测。

（7）结果解释：患者耐受程度不同，可结合相关影响因素、患者既往用药反应、其他现患疾病，直接依据临床症状进行用药剂量调整。TDM结果解释应参考有效浓度范围，在充分分析相关影响因素的基础上，应结合临床疗效、不良反应、患者个体参数等对结果进行合理解释，血药浓度持续＞150ng/ml，甚至＞300ng/ml，浓度过高，可能存在药物过量，应密切关注临床表现，及早对症处理。

5. 戒断反应　长期服药后突然停药会出现戒断症状（因药物半衰期短故出现较快），可能有较轻的激动、焦虑、肌痛、震颤、反跳性失眠及噩梦、恶心及呕吐等，罕见较重的痉挛，肌肉颤抖，神志模糊（往往继发于较轻的症状）。

6. 药物过量　佐匹克隆药物过量中毒可表现为恶心、呕吐、嗜睡、精神错乱、共济失调、昏迷、呼吸抑制等不同程度中枢神经系统的临床症状，还可出现血压下降及恶性心律失常（如窦性停搏、室性异搏心律）、心源性休克、心电图异常等严重心肌损伤反应。在与其他中枢神经系统抑制药合用时，即使在较低浓度下亦能引起患者昏迷。血药浓度测定是佐匹克隆过量中毒诊断及治疗疗效判断的重要依据。一般认为中毒血药浓度为150ng/ml，致死血药浓度为600ng/ml，也有研究表明佐匹克隆的中毒浓度为300ng/ml，致死浓度为1200ng/ml。超量或中毒宜及早对症处理，包括催吐或洗胃以及呼吸循环方面的支持疗法，苯二氮䓬受体拮抗剂氟马西尼可用于该类药物过量中毒的解救，但可能加剧其他神经系统症状，如抽搐。

九、右佐匹克隆

右佐匹克隆（eszopiclone），又名艾司佐匹克隆，是佐匹克隆的右旋单一异构体，分子式为$C_{17}H_{17}ClN_6O_3$，分子量388.81，化学名为（＋）-（7S）-6-（5-氯-2-吡啶基）-7-［（4-甲基哌嗪-1-基）甲酰氧基］-5,6-二氢吡咯［3,4-b］吡嗪-5-酮，分子结构见图7-55。

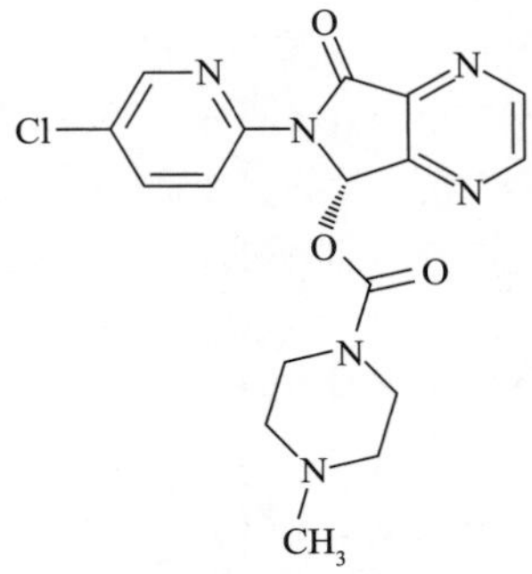

图7-55　右佐匹克隆分子结构

1.药理作用　右佐匹克隆是佐匹克隆的同分异构体，药理作用同佐匹克隆相似。本品对中枢苯二氮䓬受体亲和力比佐匹克隆强约50倍。

2.临床应用

（1）适应证：用于治疗失眠。

（2）用法用量：口服。①成人，推荐起始剂量为入睡前2mg，由于3mg可以更有效地延长睡眠时间，可根据临床需要起始剂量为3mg或增加到3mg。②主诉入睡困难的老年患者推荐起始剂量为睡前1mg，必要时可增加到2mg；有睡眠维持障碍的老年患者推荐剂量为入睡前2mg。③严重肝损伤患者应慎用本品，初始剂量为1mg。④与CYP3A4强抑制剂合用，初始剂量不应＞1mg，必要时可增至2mg。

（3）药物不良反应：剂量相关不良反应有皮疹、口干、眩晕、幻觉、味觉异常。

3.药动学特征　口服后迅速吸收，血浆药物浓度达峰时间约为1h。血浆蛋白结合率为52%～59%。主要经肝脏CYP3A4酶代谢，主要代谢产物为N-氧化物和N-脱甲基物，2个主要代谢产物大部分经尿排泄。半衰期约为6h。

4.治疗药物监测　右佐匹克隆与佐匹克隆相比，理论上提高疗效的同时降低了毒性，但目前暂无治疗参考浓度范围（有效浓度范围）推荐，其他相关内容参考佐匹克隆。

5.戒断反应　参考佐匹克隆相关内容。

6.药物过量　参考佐匹克隆相关内容。

十、扎来普隆

扎来普隆（zaleplon）又名扎雷普隆，商品名安云、曲宁、百介民等。分子式为$C_{17}H_{15}N_5O$，分子量305.33，化学名为N-｛3-（3-氰基吡唑并［1,5-α］嘧啶-7-基）苯基｝-N-乙基乙酰胺，分子结构见图7-56。

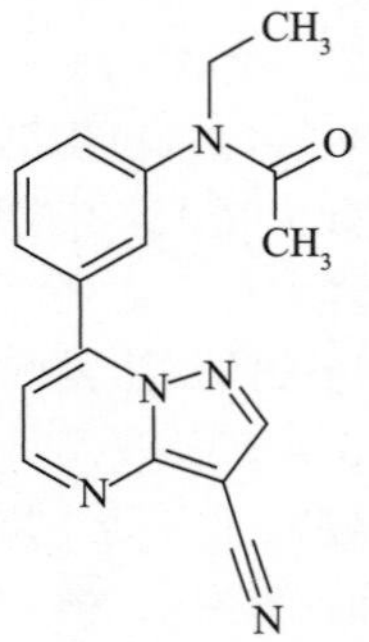

1.药理作用　药理作用与唑吡坦类似。扎来普隆选择性

图7-56　扎来普隆分子结构

结合于GABA-A受体α_1亚基的苯二氮䓬位点，增加氯离子通道开放频率，从而抑制神经兴奋。属于超短效非苯二氮䓬类药物，具有镇静、催眠、肌肉松弛、抗焦虑和抗惊厥作用。

2.临床应用

（1）适应证：用于成人入睡困难的短期治疗。

（2）用法用量：睡前或夜间觉醒后难眠时口服，持续治疗时间为7～10d。①成人剂量为5～10mg；②老年人、体重较轻、糖尿病、虚弱的、轻中度肝损害、合并使用西咪替丁患者推荐剂量5mg。

（3）药物不良反应

①剂量相关不良反应：主要为头痛、嗜睡、眩晕、口干、出汗及厌食、腹痛、恶心呕吐、乏力、记忆困难、多梦、情绪低落、震颤、站立不稳、复视和精神错乱等。

②严重不良反应：严重过敏样反应（罕见）、行为异常、怪癖、梦游、抑郁、自杀意念或行为、血管性水肿（罕见）等。

3.药动学特征　口服后吸收迅速且完全，t_{max}为0.9～2h。有显著的首过效应，绝对生物利用度26%～41%。单次服用10mg后，血浆峰浓度为29μg/L。扎来普隆脂溶性强，静脉注射给药后，表观分布容积约1.4L/kg，提示组织分布比较多。血浆蛋白结合率约是60%（45%～75%），且不具有浓度依赖性。在肝脏经CYP3A4及醛氧化酶代谢为脱乙基扎来普隆及5-氧脱乙基扎来普隆，代谢产物无药理活性，经葡萄糖醛酸化后经尿液排出，仅有1%的原型经尿排出。$t_{1/2}$为1～2h，血浆清除率约为1L/（h·kg）。肝功能受损者，药物清除率为正常人的70%～80%。耐受性与唑吡坦相似，优于苯二氮䓬类药物。本品消除较快，所有代谢产物无活性，故长期给药在体内无蓄积作用，无残余效应。

4.治疗药物监测

（1）治疗参考浓度范围（有效浓度范围）：AGNP在《神经精神药理学治疗药物监测共识指南（2017年版）》中推荐：①血浆峰浓度（服药后1～2h）为20～40ng/ml；②实验室警戒浓度为200ng/ml；③睡前给药时，即△t为10h时，DRC因子为0.01（0.01～0.01），DRC因子的相关CL/F、F、$t_{1/2}$见表1-2，DRC范围计算见第1章。

（2）推荐级别及监测指征：AGNP在《神经精神药理学治疗药物监测共识指南（2017年版）》中推荐其治疗药物监测等级为4级。通常可根据临床表现指导用药，一般无须进行常规TDM。

（3）样本采集：一般采集静脉血2～3ml，分取血清或血浆测定；有报道，本品的血浆样本可在室温保存至少24h。采血时间一般为规律用药达稳态时，服药后1～2h，测定峰浓度。怀疑药物滥用或药物中毒时，可立即采血，也可采集尿液，其优点是收集方便、检测窗口较血液长；缺点是尿液浓度和药物作用并不相关。

（4）监测时机或适应证：①用于睡眠诱导时；②合并可能有相互作用的药物时；③出现毒副反应时；④怀疑药物滥用或药物过量时；⑤老年人、体重较轻、糖尿病、虚弱、肝肾功能损害等患者用药时。

（5）常用检测方法：主要包括HPLC、HPLC-MS/MS、GC、GC-MS等。GC法可选用质谱检测器或电子捕获检测器。HPLC法的检测器可选用紫外检测器或质谱检测器。此外，毛细管电泳-激光诱导荧光（CE-LIF）也可用于扎来普隆检测，但是该方法不适用于TDM常规检测。

（6）药物浓度影响因素

①药物剂型：以口服剂型为主，包括普通片剂、分散片、口腔崩解片和胶囊等，不同

剂型或厂家的药物释放存在差异，可引起一定程度药物浓度差异。

②病理生理状态：本品有明显首过效应，严重肝功能损害患者不推荐使用，轻中度肝功能损害患者应减量。肾功能损害患者慎用。抑郁症患者使用本品可加重抑郁，出现自杀意念和行为的风险增加。

③年龄：未证实扎来普隆在18岁以下人群的安全性，不可使用本品。老年患者使用本品的不良反应的风险增加，宜减小剂量，增加监测频率，尽可能使用最小有效剂量。

④饮食：高脂饮食及饱餐可致扎来普隆的吸收时间延长，峰浓度降低，疗效下降。

⑤药物相互作用：有研究认为扎来普隆主要经肝脏醛氧化酶代谢，药物相互作用影响较小，但也有报道，扎来普隆与CYP3A4诱导剂（如利福平、苯妥英钠、苯巴比妥等）合用，可致本品血药浓度降低，影响疗效，与CYP3A4抑制剂（如西咪替丁、伏立康唑、氟康唑、泊沙康唑、酮康唑等）合用，可致本品血药浓度升高，毒副反应风险增加；与乙醇和其他中枢神经抑制药物（如苯海拉明、丙米嗪等）合用时，增加该药的镇静作用，应谨慎或避免；与他喷他多合用，中枢神经系统和呼吸系统抑制的作用增强，应减小剂量；与磷丙泊酚合用，因两药对心、肺作用的叠加，宜加强监测，并按需要做剂量调整。

（7）结果解释：患者耐受程度不同，可结合相关影响因素、患者既往用药反应、其他现患疾病，直接依据临床症状进行用药剂量调整。血药浓度 > 200ng/ml（实验室警戒值），浓度过高，可能存在药物过量，应密切关注临床表现，及早对症处理。

5. 戒断反应　停药反应不明显，曾有撤药后癫痫发作的报道，较为罕见。

6. 药物过量　扎来普隆半衰期短，清除快，较其他非苯二氮䓬药物不易发生药物过量中毒。有关扎来普隆鼓励中毒的临床数据非常有限。单独扎来普隆的过量时，一般临床症状较轻，中毒后可表现出：①中枢神经系统抑制，如头晕、呕吐、嗜睡、言语模糊、共济失调、意识模糊甚至昏迷；②心血管系统反应，如心动过速；③呼吸系统抑制等。在与其他中枢神经系统抑制药合用时，即使在较低浓度下亦能引起患者昏迷。国外文献病例：1例15岁女性，服用扎来普隆60mg（1.2mg/kg）后出现了嗜睡、言语不清、行动迟缓、共济失调、心动过速和低钾血症等症状。对症治疗36h后康复出院。

超量或中毒宜及早对症处理，包括催吐或洗胃及呼吸循环方面的支持疗法，苯二氮䓬受体拮抗剂氟马西尼可用于该类药物过量中毒的解救，但他可能加剧其他神经系统症状，如抽搐。

第七节　常见促认知药治疗药物监测

一、吡拉西坦

吡拉西坦（piracetam），又名酰胺吡酮、吡乙酰胺、吡咯乙酰胺、乙酰胺吡咯酮、吡烷酮醋胺，商品名脑复康、欣坦、康容、易汀、杰思林等，分子式：$C_6H_{10}N_2O_2$，分子量：142.16，化学名称：2-氧代-1-吡咯烷基乙酰胺。吡拉西坦分子结构式见图7-57。

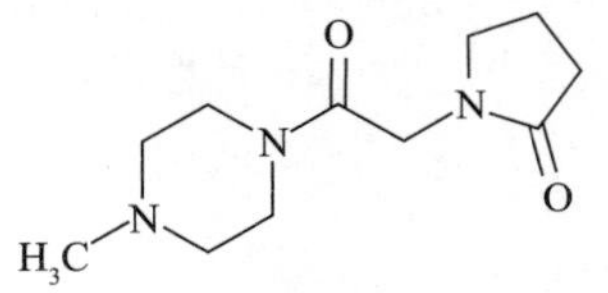

1. 药理作用　本品为脑代谢改善药，属于γ-氨基丁酸的环形衍生物，可激活腺苷酸激酶，能促进脑内二磷酸腺苷（ADP）转化为三磷酸腺苷（ATP），可促进乙酰胆碱合

图7-57　吡拉西坦分子结构

成并正增强神经兴奋的传导，具有促进脑内代谢作用。可以对抗由物理因素、化学因素所致的脑功能损伤。对缺氧所致的逆行性健忘有改进作用。可以增强记忆，提高学习能力。

2. 临床应用

（1）适应证：适用于脑外伤、脑动脉硬化、脑血管病等多种原因所致的记忆及思维功能减退；也可用于儿童智能发育迟缓。

（2）用法用量：①口服，每次1.0～2.0g，3次/日，4～8周为1个疗程。②静脉滴注，每次4.0～6.0g，2次/日，7～14d为1个疗程；儿童用量减半。

（3）药物不良反应

①常见不良反应：恶心、腹部不适、食欲缺乏、腹胀、兴奋、易激动、头晕和失眠等。

②偶见不良反应：轻度肝功能损害，表现为轻度谷丙转氨酶（ALT）及谷草转氨酶（AST）升高。还有体重增加、幻觉、共济失调、皮疹。

3. 药动学特征　口服吸收快，生物利用度＞90%，进入血液，并透过血脑屏障到达脑和脑脊液，大脑皮质和嗅球的浓度较脑干中浓度更高。易通过胎盘屏障。有报道胎儿血药浓度约为母体的50%。口服后30～45min血药浓度达到峰值，有报道单剂量口服800mg本品后血清C_{max}约为21μg/ml。本品血浆蛋白结合率低（＜30%），也有研究认为本品几乎不与蛋白结合，表观分布容积为0.6L/kg。吡拉西坦口服后不能由肝脏代谢或消除，以原型药物主要从尿（约98%）排出，约2%原型药物从粪便中排泄。$t_{1/2}$为5～6h，有报道本品在分娩期母体及胎儿的$t_{1/2}$分别为98～112min和200min。肾脏清除速度为86ml/min。本品呈线性药动学特征，体内过程符合二室模型。

4. 治疗药物监测

（1）治疗参考浓度范围（有效浓度范围）：尚无推荐范围。有报道脑病新生儿肌内注射吡拉西坦（50mg/kg，1d），2h后血药浓度为25～60μg/ml。对于有先兆子痫和胎儿胎盘功能障碍的分娩妇女，在分娩期应用吡拉西坦，认为血药浓度应大于60～80μg/ml。

（2）推荐级别及监测指征：吡拉西坦药动学个体差异相对较小，无须进行常规TDM，在出现毒副反应或怀疑药物过量情况下可进行药物浓度测定。

（3）样本采集：在怀疑药物过量时立即采血，一般采集静脉血2～3ml，分取血清或血浆测定。

（4）监测时机或适应证：①出现任何怀疑与吡拉西坦相关的毒副反应时；②怀疑吞服大量药物时；③老年人、精神病、肝肾功能不全等特殊人群患者，必要时监测。

（5）常用检测方法：测定血浆中吡拉西坦的方法主要为色谱法，如HPLC、HPLC-MS等。

（6）药物浓度影响因素：①年龄。老年患者用药应注意调整给药剂量，避免不良反应的发生。②病理生理状态。肝肾功能障碍者、甲状腺功能减退患者，应密切关注血药浓度，避免毒副反应发生。③药物相互作用。吡拉西坦不在肝脏中代谢，与其他药物相互作用极少。有报道本品与华法林合用时，可延长凝血酶原时间，抑制血小板聚集。

5. 药物过量　本品不良反应少，过量时相对安全，耐受性好。暂无过量中毒信息。

6. 基因多态性　暂无相关信息。

二、奥拉西坦

奥拉西坦（oxiracetam），商品名欧来宁、健朗星、欧兰同、倍清星等，分子式为：$C_6H_{10}N_2O_3$，分子量：158.16，化学名为4-羟基-2-氧代-1-吡咯烷乙酰胺。奥拉西坦有1个手

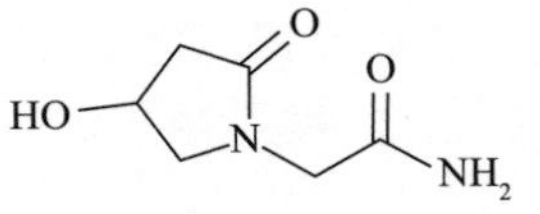

图7-58　奥拉西坦分子结构式

性中心，存在S-奥拉西坦及R-奥拉西坦2种异构体。奥拉西坦分子结构式见图7-58。

1.药理作用　奥拉西坦为吡咯烷酮衍生物，为吡拉西坦的类似物，可改善老年性痴呆和记忆障碍症患者的记忆和学习功能。机制研究结果提示：本品可促进磷酰胆碱和磷酰乙醇胺合成，提高大脑中ATP/ADP的比值，使大脑中蛋白质和核酸的合成增加。奥拉西坦的药理活性具有立体选择性。

2.临床应用

（1）适应证：主要用于轻中度血管性痴呆、老年性痴呆及脑外伤等引起的记忆与智能障碍。

（2）用法用量：①口服，每次800mg，2～3次/日。②静脉滴注，每次4g，1次/日。加入5%葡萄糖注射液100～250ml或0.9%氯化钠注射液100～250ml中，神经功能缺失疗程为2周，记忆与智能障碍疗程为3周。

（3）药物不良反应：据国外文献报道，奥拉西坦的不良反应少见，少数患者出现精神兴奋和睡眠异常。偶见恶心、前胸和腹部有发热感、肝肾功能异常等不良反应。

3.药动学特征　口服吸收迅速，入血后能迅速分布于全身体液，肝肾中分布浓度较高。达峰时间约为1h，有报道单次口服本品2000mg的C_{max}为（48.34±18.35）μg/ml～（54.96±34.73）μg/ml，表观分布容积（V_d）为（27.45±21.16）L～（36.18±28.73）L，$t_{1/2}$为（3.34±1.59）h～（4.74±1.41）h，总清除率为（6.78±5.50）L/h～（11.65±5.40）L/h。在体内分布广泛，表观分布容积<2.7L/kg（有报道约为1.2L/kg），能透过血脑屏障及胎盘屏障，蛋白结合率低，有报道小鼠体内约为10%。本品不代谢，消除较迅速，主要以原型药物经尿排出，有报道小鼠用药后36h后尿中排泄的原型药占药物剂量约80%，健康受试者服药（2000mg）后48h内34%～45%的原型药经尿中排出。老年人的排泄率低于青年人，$t_{1/2}$比青年人长，在不同年龄的正常人体内的消除规律基本一致。本品$t_{1/2}$为3～4h，有报道$t_{1/2\beta}$约为8.5h，大鼠体内研究表明本品为一级一室药动学过程，$t_{1/2}$与剂量无关，AUC、C_{max}随剂量增加而增加。总体上本品药动学特点为吸收快、消除快、主要以原型药物由尿排泄、蛋白结合率低。

4.治疗药物监测

（1）治疗参考浓度范围（有效浓度范围）：尚无推荐范围。

（2）推荐级别及监测指征：奥拉西坦无须进行常规TDM，在怀疑药物过量情况下可进行药物浓度测定。

（3）样本采集：在怀疑药物过量时立即采血，一般采集静脉血2～3ml，分取血清或血浆测定。

（4）监测时机或适应证：①出现任何怀疑与奥拉西坦相关的毒副反应时；②怀疑吞服大量药物时或进行中毒诊断及治疗时；③为达到最佳疗效，需确定个体最佳药物浓度时。另外，老年人、精神病、肝肾功能不全等特殊人群患者，必要时加强监测。

（5）常用检测方法：测定血浆中奥拉西坦的方法主要为色谱法，常用色谱法包括HPLC、HPLC-MS/MS等。

（6）药物浓度影响因素

①年龄：儿童患者用药的安全有效性尚未确立。老年人由于生理性肾功能减退，使用本品$t_{1/2}$较健康青年人延长，AUC及（C_{max}）均略有升高，消除速度稍慢，但与青年人相比

无显著性差异。

②病理生理状态：肾功能损伤时，本品清除率下降，血药浓度升高。有研究结果表明，800mg单剂量给药后，不同程度肾功能不全者的$t_{1/2}$为10.6～68.1h，随着肾功能损伤程度加重，48h尿中本品的排泄率从82.6%降至8.3%。因此，肾功能不全者应慎用，必须使用时，应降低剂量。一般当肾清除率为40～60ml/min时，应为常规量的50%；15～40ml/min时应为常用剂量的25%；清除率＞60ml/min时不必调整剂量，＜40ml/min时，应调整为维持用量，1次/日。本品在孕妇及哺乳期妇女使用的安全性尚不明确，因此，不应使用。

③立体异构体：机体对奥拉西坦的S-奥拉西坦及R-奥拉西坦异构体有生物选择性，且体内潜在对映体相互转化，因此，奥拉西坦药物对映异构体可能有不同的药动学、毒理学和药效学特性。有研究报道给药后1.5～2.0h，S-奥拉西坦浓度显著高于R-奥拉西坦，前者$AUC_{0-\infty}$也显著高于后者，S-奥拉西坦具有较低的清除率和较长的$t_{1/2}$。

5.药物过量　本品耐受性较好，急性毒性低。国内1项耐受性研究表明，6000mg（1次/日）连续口服用药7d，未观察到严重不良反应，体内无明显蓄积。有报道小鼠灌胃10g/kg，静脉给药2g/kg，大鼠灌胃10g/kg均未见死亡。静脉给药时，过量可出现兴奋失眠等症状。过量中毒后一般可停药或减少剂量，并进行对症支持治疗。

6.基因多态性　暂无相关信息。

三、多奈哌齐

多奈哌齐（donepezil），又名多那喜、多萘哌齐、多尼哌尼、多奈呱齐、多萘哌齐碱、多奈哌齐碱等，商品名安理申、盖菲、加奇、赛灵斯、阿瑞斯、扶斯克、诺冲、思博海等，分子式为$C_{24}H_{29}NO_3$，分子量379.49，化学名为（±）5,6-二甲氧基-2-{[（1-苯甲基）-4-哌啶基]甲基}-2,3-二氧-1-氯-茚酮或（±）-2-[（1-苄基-4-哌啶基）甲基]-5,6-二甲氧基-1-茚酮，常用其盐酸盐。多奈哌齐分子结构式见图7-59。

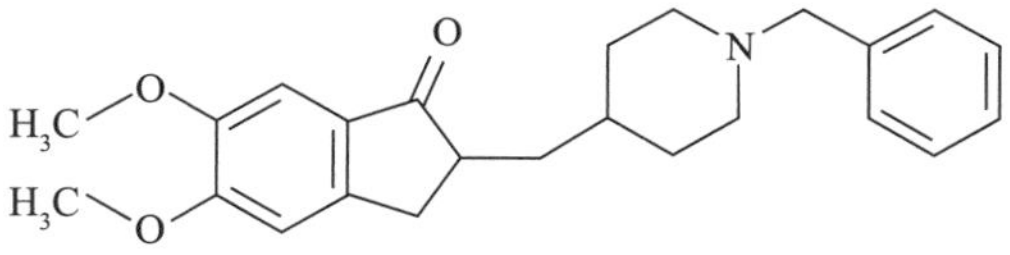

图7-59　多奈哌齐分子结构式

1.药理作用　多奈哌齐是目前治疗阿尔茨海默病（AD）的一线用药，是一种可逆的中枢乙酰胆碱酯酶抑制剂，对酶具有很高的亲和力，主要通过可逆性地抑制乙酰胆碱酯酶对乙酰胆碱的水解，从而提高乙酰胆碱的浓度，达到改善认知的作用。

2.临床应用

（1）适应证：轻度、中度或重度阿尔茨海默病症状的治疗。

（2）用法用量：①成人、老年人。初始治疗用量1次/日，每次5mg（以盐酸多奈哌齐计）。盐酸多奈哌齐应于晚上睡前口服。5mg/d的剂量应至少维持1个月，以评价早期的临床反应，及达到盐酸多奈哌齐稳态血药浓度。5mg/d治疗1个月，并做出临床评估后，可以将盐酸多奈哌齐的剂量增加到1次/日，10mg/d（以盐酸多奈哌齐计）。停止治疗后，盐酸多奈哌齐的疗效逐渐减退。中止治疗无反跳现象。②肝肾功能不全。对于肾功能不全的患者，暂无剂量调整建议。对于轻至中度肝功能不全患者，建议适当调整剂量。尚缺乏严重肝功能损伤的用药临床资料。

（3）药物不良反应

①常见不良反应：感冒症状、厌食、腹泻、呕吐、恶心、皮疹、瘙痒、幻觉、易激惹、

攻击行为、晕厥、眩晕、睡眠障碍、胃肠功能紊乱、肌肉痉挛、尿失禁、头痛、疲劳、疼痛、意外伤害。

②其他不良反应：少见癫痫、心动过缓、胃肠道出血、胃及十二指肠溃疡、血肌酸激酶浓度的轻微增高；罕见锥体外系症状（同时服用帕罗西汀或神经中枢抑制药）、谵妄、窦房传导阻滞、房室传导阻滞、肝功能异常（包括肝炎）、惊厥、潜在的膀胱流出道梗阻。

3. 药动学特征 口服易吸收。口服 5 ～ 10mg 盐酸多奈哌齐后 t_{max} 3 ～ 4h，C_{max} 为 7.2 ～ 25.6ng/ml，生物利用度约为 100%，本品血浆浓度和药时曲线下面积（AUC）与剂量成正比。本品以原型通过胆汁排泄，并在肠内重吸收，存在肝肠循环。体内分布广泛，大鼠单剂量口服本品后，在肝脏、肾脏、肾上腺、骨髓、胰腺、垂体等均有较高浓度，为血浆浓度的 11 ～ 32 倍，4h 后血浆浓度显著下降，胰腺、垂体、肾上腺及肝脏中药物浓度达到峰值，为血浆浓度的 15 ～ 57 倍，在大脑、小脑、纹状体、下丘脑及海马等部位的浓度高于血浆药物浓度，为血浆浓度的 1.4 ～ 2.3 倍，代谢产物不易通过血脑屏障，脑中原型药物占 87% ～ 93%，P-gp 及其他未知转运体参与了脑内多奈哌齐的转运。血浆蛋白结合率约 96%，其中白蛋白的结合率约为 75%，α酸性糖蛋白的结合率约为 21%。在肝脏代谢，参与代谢的酶主要有 CYP3A4、CYP2D6、UGT 及 P-gp（ABCB1），代谢途径主要为脱甲基及羟基化后，进行葡萄糖醛酸化，其次还有水解及 N- 氧化等，主要活性产物为 6- 氧－去甲基多奈哌齐，其生物活性与母体相似。单剂量服用本品 5mg 后，血浆中本品原型药物约占 30%，6- 氧－去甲基多奈哌齐约 11%，donepezil-cis-N-oxid 约 9%，5- 氧－去甲基多奈哌齐约 7%，5- 氧－去甲基多奈哌齐葡萄糖醛酸结合物约 3%。主要以原型及代谢产物通过肾脏排泄（约 57%），少量从粪便（约 15%）排出。$t_{1/2}$ 为 70 ～ 80h。有报道贴剂的 $t_{1/2}$ 为 64 ～ 93h。

4. 治疗药物监测

（1）治疗参考浓度范围（有效浓度范围）：AGNP 在《神经精神药理学治疗药物监测共识指南（2017年版）》中推荐：①治疗浓度参考为 50 ～ 75ng/ml（谷浓度）；②实验室警戒浓度为 100ng/ml（谷浓度）。其他治疗显示：多奈哌齐的治疗血药浓度为 30 ～ 75ng/ml；③按 2 次/日给药时，即△t 为 12h 时，DRC 因子为 5.40（4.42 ～ 6.38），DRC 因子的相关 CL/F、F、$t_{1/2}$ 见表 1-2，剂量相关参考浓度范围计算见第 1 章。注意本品血药浓度监测及参考范围是以多奈哌齐来计算，并且当以盐酸多奈哌齐参与计算及分析时，应注意质量转换。

（2）推荐级别及监测指征：AGNP 在《神经精神药理学治疗药物监测共识指南（2017年版）》中推荐其治疗药物监测等级为 2 级。多奈哌齐的 TDM 指征：①药动学个体差异显著；②不良反应较多，且药物浓度与疗效及不良反应密切相关；③需要长期用药，且该药用于治疗阿尔茨海默病，用药依从性差；④毒副反应可隐匿性出现；⑤疗效指标不明确；⑥CYP3A4、CYP2D6 等参与本品代谢，存在基因多态性，且易发生药物相互作用；⑦有效浓度范围窄等。

（3）样本采集：一般采集静脉血 2 ～ 3ml，分取血清或血浆测定，若不能立即测定，可暂存于 2 ～ 8℃，建议 24h 内测定；血清或血浆样本于 -40℃ 可保存 1 个月。采血时间一般固定剂量服药达稳态（2 ～ 3 周）后的清晨服药前采血，监测稳态谷浓度，怀疑中毒时，可随时采血。

（4）监测时机或适应证：①首次用药达稳态后；②剂量调整前及剂量调整达稳态后；③达到最佳疗效，需确定个体最佳药物浓度时；④合并可能与多奈哌齐有相互作用的药物时；⑤不能有效控制病情或疗效下降时；⑥出现任何怀疑与多奈哌齐相关的毒副反应时；⑦怀疑吞服大量药物时或进行中毒诊断及治疗时；⑧特殊人群（如体重异常、儿童、精神病、肝肾功能不全等）用药时，需加强监测；⑨怀疑依从性差时等。

（5）常用检测方法：多奈哌齐血药浓度的检测方法较多，包括分光光度法、凝胶电泳法、荧光衍生、固相萃取、液-液自动萃取（LLE）、免疫学方法、色谱法等，常用色谱法包括GC、HPLC、LC-MS/MS等。有时需要检测对映异构体，文献中有采用手性色谱柱拆分异构体，使用D_5-多奈哌齐作为内标，通过LC-MS/MS分离和测定血中多奈哌齐对映异构体。

（6）药物浓度影响因素

①药物剂型：多奈哌齐以口服剂型为主，包括片剂、胶囊、分散片、口崩片、贴剂等，不同剂型或厂家的药物释放存在差异，可引起一定程度药物浓度变异。

②遗传因素：载脂蛋白E（ApoE）与阿尔茨海默病的发生发展密切相关，但与多奈哌齐治疗阿尔茨海默病的血药浓度及临床疗效的关系有待商榷。肝药酶如CYP2D6为多奈哌齐代谢酶的主要活性酶，其基因多态性可影响多奈哌齐的代谢。有研究表明，本品在不同种族中的代谢存在一定差异，日本健康年轻人的$t_{1/2}$约50h，平均血浆蛋白结合率约为93%，达稳态时间约为2周；美国健康人$t_{1/2}$为（81.5±22.0）h，2～3周血药浓度达稳态；国内健康志愿者$t_{1/2}$约54h。

③病理生理状态：有报道本品的平均血浆浓度在患者与健康志愿者无显著性差异。多奈哌齐主要通过肾脏排泄，研究表明，重度肾功能受损会增加血药浓度，故用药应当谨慎，应加强监测。对于轻中度肝功能不全患者，本品的稳态血药浓度增加，AUC增高约48%，C_{max}增高约39%。但也有少数研究认为肝肾功能不全对本品药动学特征无显著影响，对于肝肾功能不全患者可以不进行剂量调整。

④性别及年龄：性别对本品血药浓度的影响在临床上无显著性差异。有报道老年人本品的$t_{1/2}$、稳态分布容积及t_{max}显著延长。

⑤饮食：饮食对本品的吸收无显著影响。吸烟不影响本品的代谢。乙醇可能会降低本品的浓度。

⑥药物相互作用：参与本品代谢及转运的主要代谢酶及转运体蛋白有CYP3A4、CYP2D6、UGT及P-gp（ABCB1）等，所有对这些代谢酶或外排转运体产生诱导、抑制或竞争作用的药物（附表1，附表2）均可能与本品产生药物相互作用。本品与CYP3A4抑制剂、CYP2D6抑制剂合用，本品血药浓度会增加，有报道，本品与酮康唑合用，血药浓度显著升高，但本品不影响酮康唑的血药浓度；与细胞色素P450酶系的诱导剂合用，本品血药浓度会降低。

理论上，当与其他强蛋白结合药物合用时，易产生因与其他药物竞争蛋白结合位点导致的药物相互作用。但有研究认为，本品75%与清蛋白结合，这种结合有高容量、低亲和力的特点，而且没有剂量和时间依赖性，因此，本品不影响其他蛋白结合率高的药物与蛋白的结合，同样，其他高蛋白结合的药物也不显著影响本品与蛋白的结合。也有研究表明，当本品与其他高蛋白结合的药物（如华法林、呋塞米、茶碱、地高辛等）合用时，不置换与其他血浆蛋白高度结合的药物，双方的药动学及药效学均无显著变化。

有报道高浓度时，本品可对CYP3A4有显著抑制作用，但在实际体内浓度水平时，不太可能对其他经CYP3A4代谢的药物产生抑制作用。同样，多奈哌齐与其他作为P-gp底物的药物或P-gp抑制剂合用时不太可能导致显著的药物相互作用。

另外，与拟胆碱药、其他胆碱酯酶抑制剂（如琥珀胆碱）、β肾上腺素受体拮抗药、神经肌肉阻滞剂有协同作用；与抗胆碱药合用相互降低药效。

⑦立体异构体：机体对 *S-* 多奈哌齐及 *R-* 多奈哌齐异构体有代谢选择性，且体内存在对映体相互转化，因此，多奈哌齐对映异构体可能有不同的药动学、毒理学和药效学特性。有研究（中国人群）表明阿尔茨海默病（AD）患者体内 *R-* 多奈哌齐的平均血浆浓度低于 *S-* 多奈哌齐，两者比值0.34 ～ 0.85。*R-* 多奈哌齐比 *S-* 多奈哌齐代谢及消除得更快，多奈哌齐肝脏代谢具有立体选择性的，但2种对映异构体均表现出对血脑屏障高渗透性。也有研究表明 *S-* 多奈哌齐的血浆浓度（基于 *CYP2D6* 多态性）与治疗反应显著相关，确定患者的 *S-* 多奈哌齐稳态血药浓度及其 *CYP2D6* 基因型可能有助于判断多奈哌齐的疗效。

⑧其他影响因素：如雌激素受体（ESR1）、对氧化酶（PON-1）、丁酰胆碱酯酶（BChE）、乙酰胆碱受体亚基α-7（CHRNA7）、服药时间及血药浓度检测手段等也被证实与多奈哌齐治疗阿尔茨海默病患者的药物浓度及治疗效果存在相关性。

5.药物过量　过量使用胆碱酯酶抑制剂会引起胆碱能危象，表现为严重的恶心、呕吐、流涎、出汗、心动过缓、低血压、呼吸抑制、虚脱和惊厥。可能会有进行性肌无力，如累及呼吸肌可致死。多奈哌齐致死病例尸检外周血血药浓度为20 ～ 450ng/ml，中心血血药浓度为90 ～ 400ng/ml，肝脏中浓度为1.2 ～ 6.7μg/kg。

治疗用药过量的患者，应使用一般支持疗法。盐酸多奈哌齐过量时，可用叔胺型抗胆碱药如阿托品作解毒剂。建议根据反应使用静脉给予的硫酸阿托品：首剂静脉给1.0mg和2.0mg，然后根据临床表现给药。有报道合用其他拟胆碱药，如与季胺型抗胆碱药格隆溴胺（Glycopyrrolate）合并用药时，血压和心率反应不明显。尚不清楚盐酸多奈哌齐和（或）其代谢物能否由透析清除（血液透析、腹膜透析或血液过滤）。

6.基因多态性　多奈哌齐在肝脏主要经CYP450同工酶CYP2D6和CYP3A4代谢，有文献报道，尽管CYP3A4是主要的代谢酶，但是其基因多态性对多奈哌齐的清除及疗效几乎无影响，而 *CYP2D6* 的基因多态性却会影响多奈哌齐的代谢，*CYP2D6* 具有 90 多种等位基因，Noetzli等认为，*CYP2D6* 的不同等位基因型可能是影响多奈哌齐在 AD 患者体内过程不一致的主要原因，*CYP2D6* 基因多态性导致了多奈哌齐体内清除率的差异。该研究共129例服用多奈哌齐的AD患者入组，检测了相关的基因 *CYP2D6*3*、*CYP2D6*4*、*CYP2D6*5* 及 *CYP2D6*6*，通过建立群体药动学模型，得出了多奈哌齐在体内的各项药动学参数，结果显示CYP2D6各等位基因对多奈哌齐在体内的清除率影响不同（$P < 0.01$），与快代谢者相比，慢代谢者对多奈哌齐的体内清除速率慢32%，超快代谢者则快67%。也有研究表明 *CYP2D6*10* 显著影响本品的稳态血药浓度。

总之，现有资料表明，*CYP3A4* 和 *CYP3A5* 多态性不太可能影响多奈哌齐代谢和（或）临床反应；*ABCB1* 多态性可能在多奈哌齐的代谢和临床反应中发挥作用；*CYP2D6* 基因多态性对多奈哌齐代谢的有显著影响，可能导致多奈哌齐疗效差异。研究 *CYP2D6* 的基因多态性，有助于评估多奈哌齐的疗效和毒副作用，给临床医师提供有价值的参考，从而决定是否需要用另一种乙酰胆碱酯酶抑制剂（AChE-1）替代多奈哌齐。

四、卡巴拉汀

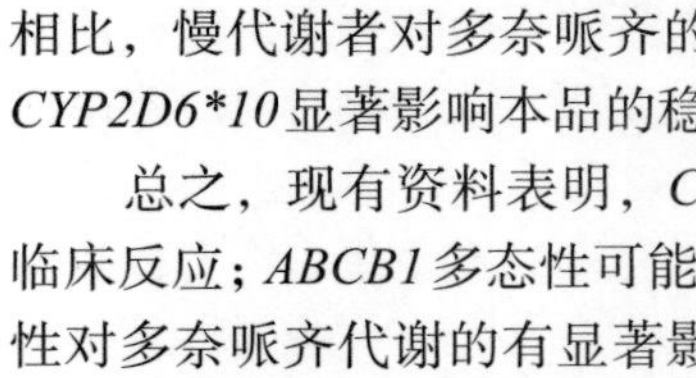

图7-60　卡巴拉汀分子结构式

卡巴拉汀（rivastigmine）又名利斯的明、利伐斯的明、利凡斯的明，商品名艾斯能，分子式为$C_{14}H_{22}N_2O_2$，分子量为250.34，化学名为（S）-N-乙基-N-甲基-3-［1-(二甲氨基）乙基］-氨基甲酸苯酯，常用其重酒石酸盐。卡巴拉汀分子结构式见图7-60。

1.药理作用　卡巴拉汀是一种氨基甲酸类选择性作用于脑内的乙酰和丁酰胆碱酯酶抑制剂，通过延缓功能完整的胆碱能神经元所释放的乙酰胆碱的降解而促进胆碱神经传导。乙酰胆碱酯酶抑制剂能够减缓β-淀粉样前体蛋白（APP）片段沉积所致淀粉样蛋白的形成。卡巴拉汀通过与靶酶结合成共价复合物而使后者暂时失活。阿尔茨海默病（AD）患者脑脊液中卡巴拉汀对乙酰胆碱酯酶的抑制作用呈剂量依赖性，对丁酰胆碱酯酶活性的抑制与对乙酰胆碱酯酶活性的抑制相似。卡巴拉汀对脑脊液中乙酰胆碱酯酶和丁酰胆碱酯酶活性的抑制作用与AD患者认知能力测评的改善之间呈显著的相关性。

2.临床应用

（1）适应证：用于治疗轻、中度阿尔茨海默型痴呆的症状。

（2）用法用量：①重酒石酸卡巴拉汀胶囊（片）。口服，起始剂量为每次1.5mg，2次/日，与早、晚餐同服。以后根据疗效和耐受至少每隔2周，增加每次1.5mg，直到最高剂量为每次6mg，2次/日。②透皮贴剂。起始剂量为4.6mg/d，1次/日。至少治疗4周后，耐受性良好时，剂量应由4.6mg/d，1次/日增加至9.5mg/d，1次/日（每日推荐有效剂量）。

（3）药物不良反应：①胃肠道。常见恶心、呕吐、腹泻等。②精神神经系统。常见眩晕、头痛、疲劳、无力、失眠、精神错乱、抑郁等。③心血管系统。罕见高血压、心房颤动、房室传导阻滞。④泌尿生殖系统。常见泌尿道感染，偶见尿失禁。⑤呼吸系统。常见上呼吸道感染。⑥皮肤。常见多汗，还有发生Stevens-Johnson综合征的报道。

3.药动学特征　卡巴拉汀吸收迅速而完全，t_{max}为0.8～1.2h，单剂量口服本品3mg，绝对生物利用度（F）约（36±13）%，本品F随着剂量增加而升高，有报道给予6mg时，F为72%，另外，低剂量（<3mg）时AUC与剂量呈线性关系，当剂量增加（3～6mg，2次/日）AUC与剂量成非线性关系。血浆蛋白结合率较弱（40%～50%），表观分布容积为1.8～2.7L/kg。本品易通过血脑屏障，$t_{1/2}$为0.3～3h，脑脊液与血浆AUC的比率约为40%，其活性代谢产物N-脱甲基产物在脑中有较高浓度，给药后15h仍可检测出，t_{max}约为3h，C_{max}约为3ng/ml，其表观分布容积为4.3～5.9L/kg。主要通过胆碱酯酶介导的水解作用而迅速、广泛地被代谢，该代谢易达饱和状态，代谢产物仅有微弱（<10%）胆碱酯酶抑制作用。细胞色素P450酶系很少参与本品的代谢。24h内绝大部分以代谢产物（>90%）经肾脏迅速排泄，尿中几乎无药物原型。仅有不到1%的药物经粪便排泄。$t_{1/2}$为1～2h，长期服药无显著蓄积。卡巴拉汀在很大程度上是透皮给药的理想候选药物，其分子量小（250kDa），使药物能够穿透细胞及细胞间隙流入血液并穿过血脑屏障。此外，它的小分子及可以避开首过消除都使得在较薄的贴剂中加载更少的药物即可达到有效血药浓度。贴剂的作用相对较慢，在血浆中达到可检测水平前的滞后时间为0.5～1h，达到血浆t_{max}为10～16h。

4.治疗药物监测

（1）治疗参考浓度范围（有效浓度范围）：AGNP在《神经精神药理学治疗药物监测共识指南（2017年版）》中推荐：①治疗浓度参考一般为8～20ng/ml（口服后1～2h），5～13ng/ml（换用新贴剂前1h）。由于$t_{1/2}$短，必须确定口服用药时的C_{max}。透皮给药时，可以常规监测谷浓度。另外本品浓度与红细胞膜AChE活性抑制作用成正比。②实验室警戒浓度为40ng/ml。③本品按每日2次口服给药时，即△t为12h时，DRC因子为0.04（0.00～0.09），本品的透皮贴剂按每日1次给药时，即△t为24h时，DRC由TDM数据计算而得，DRC因子为0.69（0.36～1.02），这些DRC因子的相关CL/F、F、$t_{1/2}$见表1-3，DRC范围计算见第1章。

（2）推荐级别及监测指征：AGNP在《神经精神药理学治疗药物监测共识指南（2017年版）》中推荐其治疗药物监测等级为3级。卡巴拉汀的TDM指征：①药动学个体差异大；②药物浓度与疗效及毒副作用密切相关，且本品浓度与红细胞膜AChE活性抑制作用成正比；③用药依从性差；④特殊人群（如老年人、儿童、青少年、精神病等）用药情况复杂；⑤疗效指标不明确；⑥有效浓度范围窄等。

（3）样本采集：一般在固定剂量服药1周达稳态后的清晨服药前采血，监测稳态谷浓度。一般采集静脉血2～3ml，分取血清或血浆测定，若不能立即测定，可暂存于2～8℃，建议24h内测定。血清或血浆样本于−40℃可保存1个月。怀疑中毒时，可随时采血检测。

（4）监测时机或适应证：①首次用药达稳态后；②剂量调整前及剂量调整达稳态后；③达到最佳疗效，需确定个体最佳药物浓度时；④体重异常、精神病、肝肾功能不全等特殊人群患者，建议加强监测；⑤不能有效控制病情或疗效下降时；⑥出现任何怀疑与卡巴拉汀相关的毒副反应时；⑦怀疑吞服大量药物时；⑧怀疑依从性差时等。

（5）常用检测方法：主要为色谱法，包括毛细管电泳色谱法、GC、HPLC、HPLC-MS等。

（6）药物浓度影响因素

①药物剂型：卡巴拉汀给药方式或剂型不同，会导致药物释放存在差异，可引起一定程度的药物浓度变异。

②年龄：不推荐儿童服用本品。与健康老年人相比，AD患者血药浓度高30%～50%。与健康年轻受试者相比，老年受试者F较高。

③饮食：与食物同服，本品t_{max}可延长1～1.5h，C_{max}降低，而AUC可增加（约30%）。吸烟可影响本品代谢，有报道尼古丁能够使本品的消除率增加23%。

④病理生理状态：肝损伤可降低本品代谢，有报道，与健康受试者相比，本品在肝硬化患者体内的AUC可增加约2.3倍，而其代谢产物AUC降低约0.8倍，建议肝功能不全患者慎用本品，调整剂量并加强监测，严重肝损害的患者应避免使用本品。有研究表明，与健康受试者相比，轻至中度肾功能损伤者AUC可增加约1倍。但根据个体耐受性调整剂量，未观察到健康受试者与肾功能损伤患者间的显著差异，但肾功能不全的患者应慎用本品，加强监测。

另外，妊娠、病态窦房结综合征和其他严重心律失常、糖尿病、肺病、泌尿生殖道阻塞、有其他胆碱酯酶抑制剂（如他克林）的相关中毒史、胃肠道功能紊乱、同时使用其他胆碱活性或抗胆碱活性药物等情况，应慎用本品，并加强监测。

⑤药物相互作用：本品主要通过胆碱酯酶水解代谢，因此，与经细胞色素P450系其他药物间不存在药动学相互作用。本品与华法林、地西泮、氟西汀、地高辛、抗心绞痛药、非甾体抗炎药、钙通道阻滞药、抗酸剂、止吐药、镇痛药、抗组胺药、降糖药、β受体阻滞药、影响肌收缩药、雌激素类药物等均无药动学相互作用。另外，其他类的胆碱酯酶抑制剂、拟胆碱药及除极化型肌松剂可增强其作用，出现协同效应；抗胆碱能药物合用可能干扰其疗效。

5.药物过量

（1）症状和体征：多数意外发生用药过量的病例并未表现出任何临床症状或体征，而且几乎所有过量患者仍可继续使用本品，出现的症状主要是恶心、呕吐、腹泻、腹痛、头晕、震颤、头痛、嗜睡、心动过缓、意识模糊、多汗、萎靡、高血压和幻觉。胆碱酯酶抑制剂用药过量可导致胆碱能危象，特征表现为重度恶心、呕吐、流涎、多汗、心动过缓、低血压、呼吸抑制和抽搐。有可能发生肌无力，且如果累及呼吸肌还可能导致死亡。卡巴拉汀用药过量中罕有报道致死性结局，且与卡巴拉汀的关系尚不清楚。用药过量的症状和结局在每位患者中不尽相同，结局（可预见与用药过量有关）的严重程度也各不相同。

（2）治疗：因重酒石酸卡巴拉汀的血浆半衰期约1h。乙酰胆碱酯酶抑制作用持续约9h，故推荐在随后的24h内对无症状用药过量患者不应继续使用本品。对用药过量且出现严重恶心、呕吐的患者应考虑使用止吐药。必要时对其他不良反应给予对症治疗。对严重用药过量的患者可使用阿托品。阿托品硫酸盐初始推荐剂量0.03mg/kg，静脉注射，随后可根据其临床疗效调整使用剂量。不推荐东莨菪碱作为解毒药使用。

6.**基因多态性**　卡巴拉汀是一种乙酰胆碱酯酶抑制剂，CYP450很少参与卡巴拉汀的代谢。有研究发现接受卡巴拉汀联合治疗的患者中 *UGT2B7* 多态性的PM受试者具有较高的药物水平，对药物治疗的反应较差，即 *UGT* 多态性可能会影响卡巴拉汀的血药浓度和药物疗效。也有报道AD和编码ERα（ESR1）的基因之间存在关联，促进乙酰胆碱生物合成的ESR1 P和X等位基因的存在增强了乙酰胆碱酯酶的药物相关抑制作用，从而增加了可用乙酰胆碱的总量，所以ESR1的遗传变异可能会影响并调节该疾病的发展。

五、美金刚

美金刚（memantine），又名美金刚胺，商品名易倍申等，分子式为$C_{12}H_{21}N$，分子量为179.30，化学名为1-氨基-3,5-二甲基金刚烷胺，常用其盐酸盐。美金刚分子结构式见图7-61。

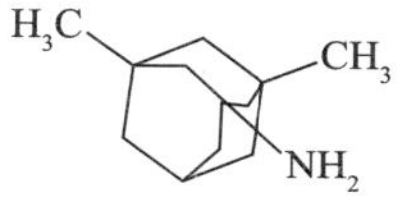

1.**药理作用**　越来越多的证据显示谷氨酸能神经递质功能障碍，尤其是N-甲基-d-门冬氨酸（NMDA）受体功能损害时，会表现出神经退行性痴呆的临床症状和疾病进

图7-61　美金刚分子结构式

展。美金刚是一种电压依赖性、低到中等程度亲和力的非竞争性NMDA受体拮抗剂，能优先与NMDA受体操控的阳离子通道结合，这可能与其治疗作用有关。未见美金刚阻止或减慢阿尔茨海默病患者神经退行性改变的证据。美金刚与GABA、苯二氮䓬、多巴胺、肾上腺素能、组胺、甘氨酸受体、电压依赖的Ca^{2+}、Na^+、K^+通道亲和力较低。美金刚也可拮抗$5HT_3$受体，效能与NMDA受体相似，拮抗烟碱型乙酰胆碱受体的效能为NMDA受体的1/10～1/6。体外研究显示，美金刚不影响多奈哌齐、加兰他敏或他克林对乙酰胆碱酯酶的可逆性抑制作用。

2.**临床应用**

（1）适应证：①阿尔茨海默病；②帕金森病、多发性硬化及痉挛状态。

（2）用法用量：口服。①中至重度阿尔茨海默病：起始剂量为每次5mg，1次/日，之后以5mg的幅度递增，剂量递增最短间隔时间为1周，靶剂量为20mg/d。②帕金森病：第1周5mg/d，第2周10mg/d，第3周15～20mg/d。③多发性硬化症：剂量同帕金森病。用于治疗获得性振动性眼球震颤时，平均剂量40mg/d。④痉挛状态：剂量同帕金森病。⑤神经性膀胱功能障碍时，剂量为50mg/d。

（3）药物不良反应：常见便秘、高血压、头痛、眩晕、嗜睡、意识模糊、疲倦、幻觉、步态异常、乏力等；少见呕吐、血栓、焦虑、膀胱炎、肌张力增高、性欲变化等；罕见癫痫、胰腺炎、精神病反应、抑郁和自杀倾向等。

3.**药动学特征**　口服吸收完全，绝对生物利用度约为100%，t_{max}为3～8h，在10～40mg剂量范围内的药动学成线性。20mg/d时的稳态血浆浓度在70～150ng/ml（0.5～1μmol），存在较大的个体差异。给药5～30mg/d后的平均脑脊液（CSF）/血清比值为0.52。美金刚剂量为每日20mg时，脑脊液中的美金刚浓度达到其k_i值（k_i＝抑制常数），即在人体的额叶皮质为0.5μmol。血浆蛋白结合率约为45%。分布容积为9～11L/kg，在人体内，约80%以原型存在，少量代谢，主要代谢产物为N-3,5-二甲基－葡萄糖醛酸苷、4-羟基美金刚和6-羟基美金刚的同质异构体混合物及1-亚硝基-3,5-二甲基－金刚烷胺。这些代谢产物都不具有NMDA拮抗活性。在离体实验中未发现本品经细胞色素P450酶系统代谢。本品主要以原型药物经肾小管分泌排泄（75%～90%），也有报道经肾脏排泄的原型药物（57%～82%）与代谢产物约占药物总排泄量的99%，$t_{1/2}$为60～100h。有研究表明，在肾功能正常的志愿者中，总体清除率为170ml/（min·1.73m²），其中部分总体肾脏清除率是通过肾小管分泌来实现的。

4.治疗药物监测

（1）治疗参考浓度范围（有效浓度范围）：AGNP在《神经精神药理学治疗药物监测共识指南（2017年版）》中推荐：①治疗浓度一般为90～150ng/ml（谷浓度）；②实验室警戒浓度为300ng/ml（谷浓度）；③按1次/日给药时，即△t为24h时，DRC因子为4.86（3.55～6.17），DRC因子的相关CL/F、F、$t_{1/2}$见表1-3，DRC范围计算见第1章。

（2）推荐级别及监测指征：AGNP在《神经精神药理学治疗药物监测共识指南（2017年版）》中推荐其治疗药物监测等级为3级。TDM指征：①在常规用药情况下，多数患者用药剂量不足；②药物浓度与疗效及毒副作用密切相关；③用药依从性差；④疗效指标不明确；⑤有效浓度范围窄；⑥药物相互作用等。

（3）样本采集：一般采集静脉血2～3ml，分取血清或血浆测定，若不能立即测定，可暂存于2～8℃，建议24h内测定；血清或血浆样本于-40℃可保存1个月。一般在固定剂量服药达稳态后的清晨服药前采血，监测稳态谷浓度。

（4）监测时机或适应证：①首次用药达稳态后；②剂量调整前及剂量调整达稳态后；③达到最佳疗效，需确定个体最佳药物浓度时；④合并可能与美金刚有相互作用的药物时；⑤不能有效控制病情或疗效下降时；⑥出现毒副反应时；⑦怀疑吞服大量药物时；⑧不确定是否坚持用药时等。

（5）常用检测方法：主要为色谱法，常用色谱法包括GC、HPLC、GC-MS和LC-MS等。

（6）药物浓度影响因素

①年龄及性别：不推荐本品用于儿童及青少年，年龄及性别对本品药动学特征无显著影响。65岁以上患者的推荐剂量为20mg/d，老年人用药应注意调整给药剂量，避免不良反应的发生。

②病理生理状态：有报道在肾功能正常或减退[肌酐清除率50～100ml/（min·1.73m²）]的老年志愿者中，肌酐清除率与美金刚的总肾脏清除率显著相关。肾功能不全时本品清除率降低，AUC增加。患者伴有肾功能不全时可能造成美金刚蓄积，应密切关注血药浓度，避免毒副反应发生；目前尚缺乏美金刚应用于肝功能损害患者的药动学等临床资料，由于美金刚只有很小部分被代谢，且代谢产物不具有NMDA拮抗剂活性，因此当存在轻中度肝功能障碍时，美金刚的药动学特性不会发生具有临床意义的改变。肾小管还可重吸收美金刚，可能与阳离子转运蛋白的参与有关。在尿液呈碱性条件时，本品的肾脏清除率下降7～9倍，因此，碱化尿液可增加药物浓度，延长$t_{1/2}$。

另外，癫痫患者、有惊厥病史或癫痫易感体质的患者应用本品时应慎重。尿液pH升高的患者、心肌梗死、失代偿性充血性心力衰竭和未有效控制的高血压患者服用本品时应密切观察。目前尚无本品用于妊娠患者的临床资料且尚不明确本品是否能够从母乳中泌出，但是考虑到本品的亲脂性，哺乳期妇女服用本品时应停止哺乳。

③饮食：食物不影响美金刚的C_{max}及AUC，但也有报道进食可致t_{max}提前。

④药物相互作用：本品不经细胞色素P450酶系统代谢，对CYP2C19、CYP2D6、CYP1A2、CYP2A6、CYP2C9、CYP2E1等几乎无抑制作用，临床治疗浓度下仅发现对CYP2B6有一定的抑制作用。因此，本品与其他经P450酶系统代谢的药物极少发生药物相互作用。有些药物（如西咪替丁、雷尼替丁、普鲁卡因酰胺、奎尼丁、奎宁及尼古丁）与金刚烷胺共用相同的肾脏阳离子转运系统，有导致血浆水平升高的潜在风险。

另外，本品合并使用NMDA拮抗药物时，左旋多巴、多巴胺受体激动剂和抗胆碱能药物的作用可能会增强，巴比妥类和神经阻滞剂的作用有可能减弱。与化学结构上属NMDA拮抗药物（如金刚烷胺、氯胺酮、右美沙芬）应避免合用，以免发生药物中毒性精神病。

5.药物过量　从临床研究和上市后经验中获得的药物过量经验有限。

（1）症状：较大的药物过量（分别服用200mg/d和105mg/d，共服用3d），可出现的症状包括：疲倦、虚弱和（或）腹泻或无症状等。在服药低于140mg或剂量不详的患者中，可出现中枢神经系统（混乱、睡意、嗜睡、眩晕、兴奋、攻击行为、幻觉和步态异常）和（或）胃肠道反应（呕吐和腹泻）等。

（2）处理：对症治疗。对中毒或药物过量没有专门的解毒剂。标准临床处理包括去除活性成分，如洗胃、活性炭（防止潜在的肠肝循环）、尿酸化功能、必要的强制利尿。如果出现全身性的中枢神经系统（CNS）过度刺激的症状和体征，应考虑进行谨慎的对症治疗。

6.基因多态性　暂无相关信息。

第八节　常用治疗物质依赖相关障碍药治疗药物监测

一、丁丙诺啡

丁丙诺啡（buprenorphine），又名叔丁啡、布诺啡、丁苯诺啡等，商品名赛宝松、沙菲、若思本、舒美奋等，分子式为$C_{29}H_{41}NO_4$，分子量467.64，化学名为21-环丙基-7α[（S）-1-羟基-1,2,2-三甲基丙基]-6,14-桥亚乙基-6,7,8,14-四氢东莨菪碱，临床常用其盐酸盐。丁丙诺啡分子结构式见图7-62。

1.药理作用　作用于μ阿片受体，是阿片受体部分激动剂。镇痛强度约为吗啡的100倍、哌替啶的300倍，镇痛活性为吗啡的25～40倍，作用时间6～8h。对呼吸的抑制作用产生较慢，主要使呼吸频率减少，持续时间较吗啡短。其身体依赖性低于吗啡和哌替啶，而精神依赖性与吗啡相当。丁丙诺啡对x阿片受体具有拮抗作用。

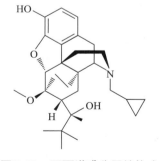

图7-62　丁丙诺啡分子结构式

2.临床应用

（1）适应证：各种术后疼痛、癌性疼痛、外伤或烧伤后疼痛、肢体痛和心绞痛。

（2）用法用量：①肌内注射或缓慢静脉注射。每次0.3～0.6mg，3～4次/日。单剂量作用可持续6～8h。②舌下含服。每次0.4～0.8mg，每隔6～8h 1次。③贴剂。每贴可使用7d。

（3）药物不良反应：不良反应类似吗啡。常见有头晕、嗜睡、恶心、呕吐、出汗、低血压、肺通气不足，以及其他中枢、心血管、呼吸、皮肤和眼部不良反应等。

3.药动学特征　本品口服有显著的首过效应，生物利用度（F）很低，约为10%。因此，口服一般通过舌下给药，本品亲脂性高，舌下给药易经颊部黏膜吸收，0.5～1h起效，t_{max}为1～2h，剂量＜4mg时药效可持续6～12h，高剂量（＞16mg）药效可持续24～72h，可分布到脑和其他组织，以脑和肝内浓度最高，可通过胎盘及血脑屏障，表观分布容积97～188L，绝对生物利用度（F）为25%～60%；肌内注射吸收迅速且完全，t_{max}约12min，镇痛时间可持续约4h，F为40%～90%，分布容积较高，稳态时的分布容积为430L，长效制剂丁丙诺啡棕榈酸酯及丁丙诺啡癸酸盐可持续更长的镇痛时间；透皮贴剂每贴可稳定释放丁丙诺啡达7d，5mg、10mg及20mg透皮贴剂释放速度分别约为5μg/h、10μg/h和20μg/h，首次用药约72h可达稳态，去除贴剂后在12h（10～24h）内约下降50%；有报道单次给予35μg/h和70μg/h的透皮制剂后，t_{max}约60min，C_{max}约为305ng/ml和624ng/ml，72h后降至100ng/ml以下；透皮制剂F约为50%。静脉注射（0.3～0.4mg）后本品的表观分布容积为10～20L/kg。血浆蛋白结合率为96%，主要与α蛋白和β蛋白结合，与白蛋白结合不明显。在肝中代谢，代谢酶主要有CYP2C8、CYP3A4、UGT1A3、UGT2B7等，主要生成N-脱烷基丁丙诺啡及其共轭物、葡萄糖醛酸结合物（丁丙诺啡3-O-葡萄糖醛酸苷），去甲丁丙诺啡（去环丙甲基丁丙诺啡）为主要活性代谢产物。由胆汁、粪便排泄，其中68%由粪便排出，大部分为原药，少部分为N-脱烷基作用和葡萄糖醛酸结合的代谢产物，27%以代谢产物经肾排泄，总体上，约65%以原型药物排出，35%在肝脏代谢后排出。$t_{1/2}$为2～5h，也有资料显示本品静脉注射后$t_{1/2\alpha}$约2min，$t_{1/2\beta}$约3h，舌下给药及透皮制剂$t_{1/2}$可延长至20～73h。有报道单次给予35μg/h和70μg/h的丁丙诺啡透皮制剂，$t_{1/2\beta}$约分别为25h和27h，重复给药时$t_{1/2\beta}$约分别为35h和37h。

4.治疗药物监测

（1）治疗参考浓度范围（有效浓度范围）：AGNP在《神经精神药理学治疗药物监测共识指南（2017年版）》中推荐：①治疗浓度参考为1～3ng/ml（谷浓度）。②实验室警戒浓度为10ng/ml（C_{max}）。③本品的有效浓度个体差异大。长期应用阿片类药物时需要较高的血药浓度，以免出现戒断症状。④最大推荐剂量（24mg/d）时，预期丁丙诺啡谷浓度为1～3ng/ml，去甲丁丙诺啡为6～15ng/ml。⑤代谢物N-去甲丁丙诺啡与母药比值为1.58～2.36。⑥按每日1次给药时，即△t为24h时，丁丙诺啡DRC因子为0.16（0.00～0.34），其代谢产物N-去甲丁丙诺啡DRC因子为0.42（0.00～0.85），这些DRC因子的相关CL/F、F、$t_{1/2}$见表1-3，DRC范围计算见第1章。其他资料显示：丁丙诺啡治疗血药浓度范围为1～10ng/ml，中毒血药浓度为20～30ng/ml。

（2）推荐级别及监测指征：AGNP在《神经精神药理学治疗药物监测指南（2017年版）》中推荐其治疗药物监测等级为2级。TDM指征：①药动学个体差异大；②有效浓度因人而异，对于个体而言，在临床给药剂量下，丁丙诺啡镇痛作用是随剂量增加而增强的；③存在用药依从性差；④肝肾功能不全、精神病等特殊人群用药情况复杂；⑤疗效指标不明确；⑥主要经CYP2C8、CYP3A4、UGT代谢，易发生药物相互作用；⑦本品存在药物滥用等。

（3）样本采集：一般采集静脉血2～3ml，分取血清或血浆测定，若不能立即测定，可暂存于2～8℃；血清或血浆样本于-40℃可保存1个月。一般固定剂量用药达稳态后，下一次用药前采血，监测稳态谷浓度，也可在用药达稳态后，监测稳态峰浓度。怀疑中毒时，可立即采血测定。滥用药物筛查时，可采集尿液检测。

（4）监测时机或适应证：①首次用药达稳态后；②剂量调整前及剂量调整达稳态后；③达到最佳疗效，需确定个体最佳药物浓度时；④合并可能与丁丙诺啡有相互作用的药物时；⑤不能有效控制病情或疗效下降时；⑥出现任何怀疑与丁丙诺啡相关的毒副反应时；⑦怀疑吞服大量药物、滥用药物或中毒救治过程中评价治疗效果；⑧怀疑依从性差时；⑨体重异常、老年人、精神病、肝肾功能不全等特殊人群患者，建议加强监测。

（5）常用检测方法：生物样本中丁丙诺啡常用的检测方法有免疫法和色谱法。薄层色谱法（TLC）是最早应用于丁丙诺啡的检测方法，目前常用检测血浆及尿液中丁丙诺啡的色谱法包括GC、HPLC、GC-MS和LC-MS等。有报道GC-MS法检测限可达0.5ng/ml，LC-MS/MS法检测限可达0.1ng/ml。免疫法检测本品目前已开发出了使用简便的试纸及检测试剂盒等产品，常用于现场检测。酶联免疫法可以用于检测血浆/清、尿液等生物样本中的丁丙诺啡，具有快速、灵敏及准确的特点。其次利用单克隆抗体的测试条检测本品，检测限为12.5ng/ml。

（6）药物浓度影响因素

①饮食：乙醇可加强本品的中枢作用，应避免合用。

②药物剂型：丁丙诺啡有注射剂、贴剂、舌下片、舌下溶液、皮下植入剂、鼻腔给药制剂及长效注射剂等，不同剂型或厂家的药物释放、吸收及代谢等存在差异，可引起一定程度药物浓度变异。有报道肌内注射剂、舌下溶液、舌下片的绝对F分别约70%、49%和29%。相比于静脉注射，舌下含服与透皮给药可显著延长$t_{1/2}$，透皮制剂t_{max}显著延长，透皮给药AUC显著高于静脉注射。

③年龄：6岁以下儿童不宜使用。老年患者肾脏排泄功能随年龄的增长而降低，一般经肾排泄的药物均可能因清除降低而蓄积，造成血药浓度升高，不良反应风险增加。但由于丁丙诺啡及其代谢产物绝大部分由胆汁或粪便排出，肾功能对其排泄影响较小。因此，仅肾功能降低的老年患者不需要调整剂量，但肝功能降低的老年患者对本品的代谢能力下降，可造成本品血药浓度变化，应谨慎用药。一般老年人用药无须剂量调整，18岁以下患者谨慎使用。

④病理生理状态：本品在肝脏代谢，当肝功能受损，代谢减慢，血药浓度升高。当肝功能不全或肝毒性风险较高时（如肝酶异常、病毒性肝炎、酗酒史、静脉注射药物滥用等），应慎用本品，并加强监测。老年人、恶病质和体弱患者更易出现呼吸抑制，并加强监测。

另外，丁丙诺啡及其代谢产物绝大部分由胆汁或粪便排出，肾功能对其排泄影响较小，丁丙诺啡在肾功能低下时用药不产生蓄积，可安全用于肾功能不良（如肾脏疾病、高血压、糖尿病等）患者。发热时，体温增高会导致皮肤渗透性增强，应用透皮制剂时，应加强监测与监护。

本品可通过胎盘和血-脑脊液屏障，孕妇、哺乳期妇女不宜使用；对于显著慢性阻塞性肺疾病或肺源性心脏病患者，以及呼吸储备严重下降、缺氧、高碳酸血症或预先存在呼吸抑制的患者应进行监测，如果可行，上述患者应选用非阿片类镇痛药进行替代治疗。对低钾血症或临床不稳定型心脏病患者应用本品时，应考虑出现Q-Tc间期延长现象的可能性。

⑤药物相互作用：丁丙诺啡经CYP2C8、CYP3A4、UGT1A3、UGT2B7等代谢，理论上，任何增强或抑制这些酶活性或与代谢酶有竞争作用的药物（附表1，附表2）都会增加或减

少本品及其活性代谢产物的浓度，但现有资料表明，本品与一些P450酶抑制剂合用时，未发现丁丙诺啡的药动学特征显著变化。有研究发现，丁丙诺啡对CYP2D6、CYP3A4有抑制作用，其活性代谢产物去甲丁丙诺啡也是CYP2D6中度抑制剂，但在治疗剂量下，丁丙诺啡和去甲丁丙诺啡的血浆浓度相对较低，预期不会因此而产生显著的药物相互作用问题。

本品与其他具有中枢抑制作用的药物（如镇静药、麻醉药物、抗焦虑药、镇静催眠药、抗精神病药、肌肉松弛药、其他阿片类药物、抗抑郁药等）合用时，中枢抑制作用增强，甚至可致严重呼吸抑制、低血压、深度镇静、昏迷。

另外，本品与单胺氧化酶抑制剂有协同作用。正使用ⅠA类抗心律失常药物（如奎尼丁、普鲁卡因胺、丙吡胺）或Ⅲ类抗心律失常药物（如索他洛尔、胺碘酮、多非利特）的患者应避免使用本品。合并使用其他具有肝毒性药物，以及正在滥用注射药物可能引起肝毒性产生或促进肝毒性的产生。

5.戒断反应　以往认为盐酸丁丙诺啡是阿片依赖脱毒治疗的安全有效的药物，但丁丙诺啡的药物滥用现象日益严重，也可见盐酸丁丙诺啡滥用导致药物依赖甚至死亡的病例。长期应用本品突然停药可出现戒断症状，主要为焦虑、出汗、烦躁、易激惹、厌食、失眠等，流泪、流涕、起鸡皮等症状比较少见。

6.药物过量　关于本品过量中毒的临床资料有限。丁丙诺啡用于阿片类药物依赖患者的维持治疗，一般认为相对较安全，与美沙酮相比，在意外或自杀情况下过量摄入时，丁丙诺啡表现出较少的副作用和呼吸抑制。由于药物滥用，可发生本品与苯二氮䓬类等精神药物混合使用或静脉注射本品的情况，增加了严重过量风险，出现意识模糊、浅昏迷、幻觉、手足麻木等中毒反应。文献报道的丁丙诺啡过量中毒临床表现多存在阿片类药物过量的典型症状和体征（如呼吸抑制、瞳孔缩小和中枢神经系统抑制等）。文献中因静脉注射丁丙诺啡死亡的血药浓度为 $1 \sim 29\mu g/ml$，其代谢产物去甲丁丙诺啡为 $0.2 \sim 13\mu g/ml$。对于本品引起的呼吸抑制，用纳洛酮常不易拮抗，多沙普仑可能有效。

7.基因多态性　丁丙诺啡的药物基因组学研究目标包括药效学相关基因，如μ阿片受体（MOP受体）和儿茶酚-O-甲基转移酶（COMT）相关基因；以及药动学相关基因，如CYP酶相关基因。文献中相关报道表明，编码N40D MOP受体的 *OPRM1* A118G单核苷酸多态性（SNP rs1799971）基因变异体与接受丁丙诺啡治疗阿片戒断的成人和新生儿患者的疗效和治疗反应相关；编码δ阿片受体的 *OPRD1* 的SNP rs678849与阿片类药物阳性尿液药物筛查显示的阿片类药物复发相关；在欧美人群中，在rs581111和rs529520处也发现了性别特异性SNP。*COMT* 的基因多态性，尤其是在rs4680，与新生儿戒断综合征患者的住院时间和阿片类药物治疗需求相关。

CYP3A4 的药动学基因的变异表明，超快速代谢表型需要更高剂量的丁丙诺啡。其他药动学酶如UGT亚家族，通过葡萄糖醛酸化起作用，已证实UGT1A1、UGT1A3、UGT2B7和UGT2B17参与丁丙诺啡的代谢。分析表明，*UGT1A1* 启动子区域的SNP降低了酶促速度，但没有改变丁丙诺啡葡萄糖醛酸化的速率，此外，*UGT2B7* 启动子中的SNP与酶促反应速率增加和葡萄糖醛酸化速率增加相关（这一发现仅在没有 *UGT1A1* 启动子多态性的患者中得到证实）。

亦有研究表明，μ阿片受体部分激动剂丁丙诺啡的药理作用水平因 *OPRM1* A118G多态性而异。*OPRM1* A118G多态性在不同种族群体中存在差异，因亚洲人等位基因G的基因变异频率远高于白种人，因此，当使用相同剂量的阿片类药物治疗时，其效果可能较差。

如前所述，*OPRD1* 和 *OPRM1* 都编码阿片样物质途径中的关键受体，SNPs赋予不同的效应。*OPRD1*的多态性可能有助于识别更有可能对丁丙诺啡治疗失败的患者。而*OPRM1*的多态性可以为阿片类药物（包括丁丙诺啡）适当剂量的选择提供依据。可以说，在丁丙诺啡的给药模式中，更重要的是*CYP3A4*和*UGT2B7*的药物基因组学分析，两者都已证明具有潜在增加酶活性的SNPs。患者的基因分型可以使我们为患者定制适合个体的丁丙诺啡的治疗方案，以达到更好的治疗效果。

二、美沙酮

美沙酮（methadone），又名美散痛、阿米酮、非那酮等。分子式为$C_{21}H_{27}NO$，分子量309.44，化学名为4,4-二苯基-6-（二甲氨基）-3-庚酮，常用其盐酸盐。美沙酮有右旋、左旋或消旋三型，临床上常用右旋型与左旋型的混合物，不用消旋体，左旋体的镇痛活性为右旋体的8～50倍。美沙酮分子结构式见图7-63。

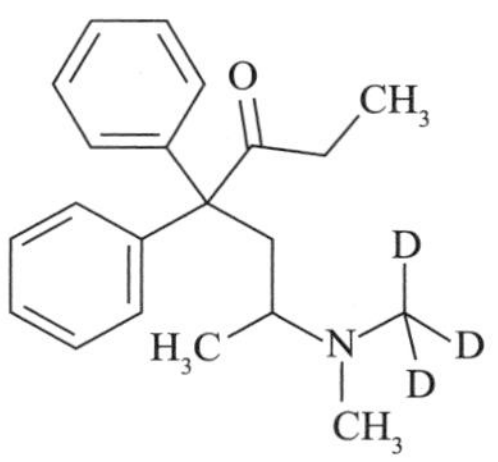

1.药理作用　美沙酮是一种人工合成的镇痛药，为阿片受体激动剂，主要作用于μ受体发挥镇痛、镇静等效应。其药理作用与吗啡相似，镇痛效能和持续时间也与吗啡相当或略强。本品也能产生呼吸抑制、镇咳、降温、缩瞳的作用，镇静作用较弱，但重复给药仍可引起明显的镇静作用。其特点为口服有效，抑制阿片类成瘾者的戒断症状的

图7-63　美沙酮分子结构式

作用期长，重复给药仍有效。耐受性及成瘾发生较慢，戒断症状略轻，但脱瘾较难。

2.临床应用

（1）适应证：用于慢性疼痛；阿片、吗啡及海洛因成瘾者的脱毒。美沙酮已成为国际上海洛因成瘾者的主要脱毒药物，还用于当海洛因成瘾者用美沙酮脱毒后对美沙酮产生依赖所采取的美沙酮维持治疗（methadone maintenance treatment，MMT）。

（2）用法用量：①口服。用量约为吗啡剂量的50%，成人起始剂量每次5～10mg，10～15mg/d。对慢性疼痛患者，随着用药时间延长和耐受的形成，应逐渐增加剂量以达有效镇痛效果，或遵医嘱。极量每次10mg，20mg/d。②肌内或皮下注射。每次2.5～5mg，3次/日。极量每次10mg，20mg/d。

（3）药物不良反应：①中枢神经系统反应，如嗜睡、头晕等。②消化系统反应，如恶心、呕吐、便秘、口干等，部分患者可出现上腹疼痛或胆绞痛。③心血管系统反应，如心率减慢、慢性心律失常和低血压等。④生殖系统反应，如性功能减退、月经失调、乳腺增生等。⑤泌尿系统反应，如少尿、排尿困难等。⑥变态反应，可引起皮疹、荨麻疹等。另外，孕妇服用可导致胎儿死亡、早产，且可导致新生儿出现呼吸抑制，并在出生或断奶后出现戒断症状。

3.药动学特征　口服吸收迅速良好，生物利用度＞90%，服药30min后即可在血中找到，t_{max}为2～4h，C_{max}可维持2～6h。本品体内分布广泛，以肝、肺、肾及脾内分布浓度最高，一部分可进入脑组织，亦可通过胎盘屏障。血浆蛋白结合率87%～90%，表观分布容积约3.6L/kg。主要在肝脏代谢，其次可在小肠黏膜及肺脏代谢，参与代谢的酶主要有CYP2B6、CYP3A4、CYP2D6及P-gp（ABCB1）等，各种代谢产物仍具有活性。主要代谢途径通过发生N-去甲基化，生成主要代谢产物吡咯烷（EDDP，2-乙基-1,5-二甲基-3,3-二苯基吡咯烷）和吡咯啉（EMDP），次要代谢途径：烷基化代谢生成羟化美沙酮，氧化、N-去甲基化代谢生成去甲基美沙醇。大部分以代谢产物形式由尿和粪便排泄，少量原型从

尿和胆汁排泄（约10%），美沙酮原型药物及代谢产物也可经汗液或乳汁排泄，经肾脏排泄的原型药物及代谢产物绝大部分为结合态。$t_{1/2}$为24～48h。

　　4.治疗药物监测

　　（1）治疗参考浓度范围（有效浓度范围）：AGNP在《神经精神药理学治疗药物监测共识指南（2017年版）》中推荐：①治疗浓度参考范围为400～600ng/ml（谷浓度），非阿片类药物使用者的有效血药浓度可显著低于阿片类药物使用者，Q-T间期延长的风险随血药浓度增加而增加，血药浓度高于656ng/ml，存在Q-T间期延长风险（Q-Tc＞450ms）。②实验室警戒浓度为600ng/ml（谷浓度），非阿片类药物使用者的中毒血药浓度（300ng/ml）可显著低于阿片类药物使用者。③按每日1次给药时，即△t为24h时，DRC因子为2.96（2.26～3.66），DRC因子的相关CL/F、F、$t_{1/2}$见表1-2，DRC范围计算见第1章。其他资料显示，美沙酮治疗血药浓度为40～300ng/ml。

　　（2）推荐级别及监测指征：AGNP在《神经精神药理学治疗药物监测指南（2017年版）》中推荐其治疗药物监测等级为2级。TDM指征：①药动学个体差异大；②药物浓度与疗效及毒副作用密切相关，Q-T间期延长的风险随血药浓度增加而增加；③用药依从性差；④特殊人群（如老年人、儿童、青少年、精神病等）用药情况复杂；⑤疗效指标不明确；⑥本品经CYP3A4、CYP2D6等酶代谢，存在基因多态性，且易发生药物相互作用；⑦存在药物滥用等。

　　（3）样本采集：一般采集静脉血2～3ml，分取血清或血浆测定，若不能立即测定，可暂存于2～8℃；采血时间一般为规律用药达稳态时，在下一剂给药前立即采样（可控制在30min内），测定谷浓度。因口服美沙酮血药浓度达稳态时间为4～10d，有文献将临床血药浓度测定时间定为连续服药14d。若怀疑用药过量或出现中毒症状则应立即采血。在滥用药物筛查时，也可采集尿液检测。

　　（4）监测时机或适应证：①首次用药达稳态后；②剂量调整前及剂量调整达稳态后；③达到最佳疗效，需确定个体最佳药物浓度时；④合并可能与美沙酮有相互作用的药物时；⑤不能有效控制病情或疗效下降时；⑥出现毒副反应时；⑦怀疑吞服大量药物、滥用药物或中毒救治过程中评价治疗效果时；⑧怀疑依从性差时等。另外，体重异常、老年人、儿童、青少年、精神病、肝肾功能不全等特殊人群患者，应加强监测。

　　（5）常用检测方法：关于生物样本中美沙酮浓度的检测，国外有报道采用放射免疫（RIA）、毛细管电泳（CE）、HPLC、GC-MS、LC-MS等方法测定血浆、尿液、头发中美沙酮及其代谢产物EDDP浓度。

　　（6）药物浓度影响因素

　　①药物剂型：美沙酮不同剂型或厂家的药物释放存在差异，如片剂和口服液，可引起一定程度药物浓度变异。

　　②病理生理状态：不同年龄、性别、妊娠等情况都会影响美沙酮的药物浓度，妊娠期间本药能渗透过胎盘屏障，引起胎儿染色体变异，死胎和未成熟新生儿多，因此妊娠分娩期间、婴幼儿禁用。

　　③药物相互作用：本品经CYP3A4、CYP2B6、CYP2D6及P-gp（ABCB1）等代谢，因此，对这些酶及转运体有诱导、抑制作用或竞争作用的药物（附表1，附表2）均有可能影响本品的代谢。例如，苯妥英钠、利福平等肝药酶诱导剂，可使本品代谢清除加快，血药浓度降低，疗效下降或诱发戒断反应，应进行相应剂量调整。本品与西咪替丁合用可增强其镇痛作用；本品与酒精及具有镇静、催眠作用的药物合用时，可致中枢抑制作用增强，应慎

用。酸化尿液可使本品及其代谢产物排泄增加，异烟肼、吩噻嗪类、尿液碱化剂可减少本品排泄，合用时需酌情减量。与抗高血压药合用可致血压下降过快，严重的可发生晕厥。此外，本品与避孕药合用，可致迷倦乏力，过量时可逐渐进入昏迷，并出现心脏传导阻滞、心动过速和（或）低血压等毒副反应。

④样本种类：一般检测样本为血液，也可选择尿液或唾液进行检测，但其中蛋白含量很少，基本为游离型药物。

⑤立体异构体：机体对 S-美沙酮及 R-美沙酮异构体有代谢选择性，美沙酮对映异构体可能有不同的药动学、毒理学和药效学特性。有研究表明 S-美沙酮与 R-美沙酮血药浓度存在差异（基于 CYP2D6、CYP2B6 多态性）。R-美沙酮具有更大的分布体积、更长的终末消除半衰期和更高的全身清除率，所以，在特殊情况下，可能需要检测异构体血药浓度。

⑥其他因素：CYP3A4 的表达在个体之间有很大的差异，其水平和解剖分布存在性别差异，这种差异可能导致本品代谢的差异。

（7）结果解释：应注意非阿片类药物使用者与阿片类药物使用者对本品的反应及耐受性有很大差异，在相同浓度时，不同患者可表现出有效、无效或中毒等不同反应。因此，对结果进行解释时，首先应进行临床疗效观察，在充分分析相关影响因素的基础上，结合不良反应和患者个体参数对结果进行合理解释，酌情调整给药方案，并根据调整后的给药方案进行临床疗效观察与相应的血药浓度监测。

5. 戒断症状　美沙酮具有一定的成瘾性，可导致中重度的药物依赖，突然停药后可出现戒断症状，包括失眠、乏力、烦躁、坐立不安、焦虑、恶心、呕吐等。另外，长期使用本品的妊娠者，新生儿可出现戒断综合征，临床表现包括烦躁不安（啼哭）、打喷嚏、震颤、肌肉强直、打哈欠、呕吐、腹泻等。

6. 药物过量　关于美沙酮过量中毒临床资料有限。有资料显示本品的中毒剂量为30～50mg，致死剂量为60～120mg，致死血药浓度为1000ng/ml，当合并应用其他具有中枢神经系统作用的药物时，相对较低剂量或浓度也可中毒，甚至致死。美沙酮中毒时临床表现包括头痛、头晕、瞳孔缩小（严重呼吸抑制时可因脑缺氧而散大）、双目失明、恶心、出汗、嗜睡、昏迷、肺换气不足、呼吸浅慢或呼吸抑制、右束支传导阻滞、Q-T间期延长、心动过速和（或）低血压、休克，严重者可因呼吸抑制等致死。急性中毒时可出现昏迷、针尖样瞳孔、潮式呼吸等。文献中报道的美沙酮过量致死病例血药浓度为 $0.1 \sim 1.9 \mu g/ml$。

本品中毒时的治疗要点包括：①减少药物吸收、增加药物排泄。口服中毒者可灌服活性炭，不宜催吐，可洗胃。注射中毒者，应立即停药，迅速用止血带扎紧注射部位上方，并冷敷，延缓吸收。②应用解毒剂。可使用纳洛酮静脉注射，可重复给药，若纳洛酮总量＞10mg 仍无效，应确定诊断的准确性。无纳洛酮时，可用尼可刹米肌内或静脉注射。③对症支持治疗。如保证气道通畅，吸氧，必要时机械通气，纠正低血压，维持水、电解质及酸碱平衡等。

7. 基因多态性　CYP3A4 是细胞色素 P450 家族中美沙酮的主要代谢酶，一项有关于影响美沙酮药动学和治疗反应的遗传因素的体内研究表明，*CYP3A4*1B* 变异体对美沙酮血药浓度的影响为：S-美沙酮增加 1.4 倍，R-美沙酮增加 1.1 倍，这表明在接受美沙酮治疗的患者中，*CYP3A4*1B* 携带者具有更高的血药浓度，需要更低的治疗剂量。

CYP2D6 对美沙酮的代谢影响较小，*CYP2D6* 基因型在人群中包括 PM 型、IM 型、EM 型及 UM 型。R-美沙酮、S-美沙酮和（R，S）-美沙酮的血液浓度在 UMs 和 PMs 之间有显著性差异，PMs 的浓度较高，这可能会影响阿片类药物成瘾者治疗的成功率。此外，与

EMs或IMs相比，*CYP2D6* PMs的美沙酮血浆水平没有显著差异。

有学者通过对美沙酮维持治疗者治疗反应与*CYP3A4*和*CYP2D6*基因多态性位点进行分析发现：*CYP3A4* rs2242480和*CYP2D6* rs16947位点的等位基因频率和基因型频率在治疗反应好组和治疗反应差组之间的差异无统计学意义，尚未发现*CYP3A4* rs2242480和*CYP2D6* rs16947位点与治疗反应有关联。Crettol等在瑞士的美沙酮维持治疗者中也未发现*CYP3A4*和*CYP2D6*的基因多态性与美沙酮维持治疗反应之间的关联性，仅发现与美沙酮维持治疗剂量之间的关联；一篇对阿片类药物基因型分析的文章中也提到，现如今没有足够的证据证明可以依据*CYP2D6*基因型来指导临床使用美沙酮。

CYP2B6也是美沙酮体内代谢的主要决定因素，体内研究中表明，*CYP2B6*基因型显著影响血浆（S）-美沙酮水平，并在较小程度上影响R-美沙酮水平。一项对209例患者的研究表示，*CYP2B6*6/*6*基因型患者的S-美沙酮血浆浓度最高，表明该基因型与PM代谢型相关，但是*CYP2B6*基因型对治疗反应的影响尚未显示。另一方面，没有观察到*CYP2B6*5*等位基因对美沙酮的血药浓度有影响。通过对hERG细胞进行膜片钳实验表明，*CYP2B6*6/*6*基因型与美沙酮延长Q-T间期的风险增加相关。

也有文章研究探讨*DRD2*基因的3个单核苷酸多态性位点（rs1800497、rs6275及rs1799978）与美沙酮维持治疗剂量之间的关联，结果显示，*DRD2*基因rs6275位点与美沙酮维持治疗剂量有关联。尚未发现rs1800497位点、rs1799978位点与美沙酮维持治疗剂量有关联。

三、左美沙酮

左美沙酮（levomethadone），分子式为$C_{21}H_{27}NO$，分子量309.44，化学名为（6R）-6-（二甲氨基）-4,4-二苯基庚-3-酮。左美沙酮分子结构式见图7-64。

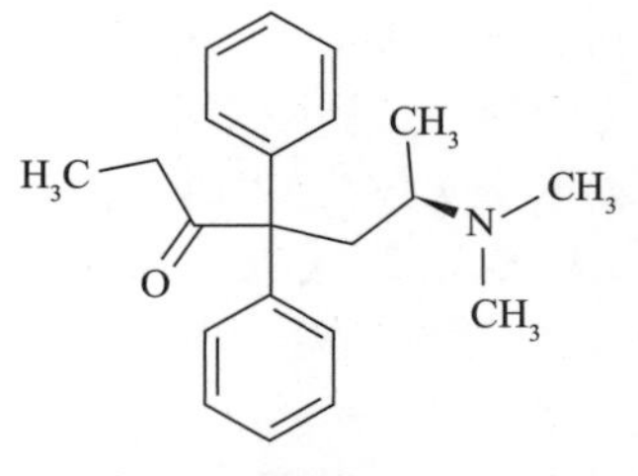

图7-64　左美沙酮分子结构式

1.药理作用　左美沙酮（R-美沙酮）是右美沙酮的对映异构体，其盐酸盐用于治疗对海洛因和吗啡等药物成瘾的成年人。它具有镇咳、阿片类镇痛药、阿片受体激动剂和NMDA受体拮抗剂的作用。R-美沙酮在和阿片受体上具有高10倍的亲和力，并且在抗伤害感受的人和动物模型中具有高达S-美沙酮50倍的镇痛活性。

2.药动学特征　左美沙酮具有更大的分布体积、更长的终末消除半衰期和更高的全身清除率。表观清除率为（161±68）ml/min，半衰期为14～55h。与之相比，左美沙酮与血浆蛋白结合能力弱于S-美沙酮，α_1酸性糖蛋白是主要的结合蛋白。左美沙酮的代谢可能受CYP3A4酶水平的影响。

3.治疗药物监测

（1）治疗参考浓度范围（有效浓度范围）：AGNP在《神经精神药理学治疗药物监测共识指南（2017年版）》中推荐：①治疗浓度参考范围为250～400ng/ml（谷浓度），非阿片类药物使用者的有效血药浓度可显著低于阿片类药物使用者，长期应用本品者可能需要更高的血药浓度，以免发生戒断症状；②实验室警戒浓度为400ng/ml（谷浓度），在非阿片类药物使用者中，中毒浓度（100ng/ml）明显低于阿片类药物使用者；③按每日1次给药时，即△t为24h时，DRC因子为3.37（1.95～4.79），DRC因子的相关CL/F、F、$t_{1/2}$见表1-2，DRC范围计算见第1章。

（2）推荐别及监测指征：AGNP在《神经精神药理学治疗药物监测指南（2017年版）》中推荐其治疗药物监测等级为2级。TDM指征：①药动学个体差异大；②药物浓度与疗效及毒副作用密切相关；③用药依从性差；④特殊人群（如老年人、儿童、青少年、精神病等）用药情况复杂；⑤疗效指标不明确；⑥CYP3A4及CYP2D6参与本品代谢，存在基因多态性，且易发生药物相互作用；⑦存在药物滥用等。

（3）样本采集：一般采集静脉血2～3ml，分取血清或血浆测定，若不能立即测定，可暂存于2～8℃，24h内测定；采血时间一般为规律用药达稳态时，在下一剂给药前立即采样，测定谷浓度。若怀疑用药过量或出现中毒症状则应立即采血。

（4）监测时机或适应证：①首次用药达稳态后；②剂量调整前及剂量调整达稳态后；③达到最佳疗效，需确定个体最佳药物浓度时；④合并可能与左美沙酮有相互作用的药物时；⑤不能有效控制病情或疗效下降时；⑥出现毒副反应时；⑦怀疑吞服大量药物、滥用药物或中毒救治过程中评价治疗效果时；⑧不确定是否坚持用药时等。另外，体重异常、老年人、儿童、青少年、精神病、肝肾功能不全等特殊人群患者，应加强监测。

（5）常用检测方法：可参考"美沙酮"相关内容。

（6）药物浓度影响因素：左美沙酮是美沙酮的活性对映异构体，影响美沙酮药物浓度的因素也会对左美沙酮药物浓度具有一定的影响。如不同剂型或厂家的药物释放存在差异，可引起一定程度药物浓度变异。不同年龄、性别、妊娠等情况都会影响美沙酮的药物浓度等。具体可参考美沙酮。其他请参阅"美沙酮"相关内容。

（7）结果解释：请参阅"美沙酮"相关内容。

4.戒断症状　请参阅"美沙酮"相关内容。

5.药物过量　请参阅"美沙酮"相关内容。

6.基因多态性　请参阅"美沙酮"相关内容。

四、纳曲酮

纳曲酮（naltrexone）又名6β-纳曲酮，商品名诺欣生、纳克莱等，分子式为$C_{20}H_{23}NO_4$，分子量341.41，化学名为17-环丙甲基-4,5α-环氧-3,14-二羟基吗啡喃-6-酮，常用其盐酸盐。纳曲酮分子结构式见图7-65。

1.药理作用　阿片受体拮抗剂，药效学与纳洛酮的作用相似，能明显减弱或完全阻断阿片受体，对δ、κ、μ三种阿片受体均有阻断作用，甚至反转由静脉注射阿片类药物所产生的作用。对已戒断阿片成瘾者能解除对阿片的身体依赖性。不产生躯体或精神依赖性。对阿片类依赖者，盐酸纳曲酮可催促产生戒断综合征。

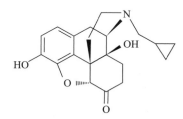

图7-65　纳曲酮分子结构式

2.临床应用

（1）适应证：阿片类依赖者脱毒后预防复吸的辅助药物。

（2）用法用量：口服。脱毒诱导期：尿吗啡检测和纳洛酮激发试验均为阴性时可开始用药。起始谨慎缓慢增加剂量。第1天：2.5～5mg。有严重反应则应暂缓加量。第2天：5～15mg。第3天：15～30mg。第4天：30～40mg。第5天：40～50mg。脱毒维持期：40～50mg/d，顿服。疗程至少6个月。

（3）药物不良反应

①常见不良反应：消化系统症状如肝损伤（300mg/d时可引起肝损害）、恶心、呕吐、胃肠不适、食欲缺乏、腹泻、腹痛、便秘等；精神神经系统症状如睡眠障碍、焦虑、易激动、痉挛、头痛、头晕、嗜睡、沮丧、自杀意念或行为、乏力等；骨骼肌肉系统症状如关节痛、肌肉痛等；其他症状如口渴、皮疹、性能力下降等。

②少见不良反应：鼻充血、咳嗽、呼吸短促等呼吸系统症状；静脉炎、血压升高、心悸等心血管系统症状；便血、溃疡等胃肠道症状；另有皮肤瘙痒、排尿不适、尿频、抑郁、精神错乱、食欲变化、体重变化、脱发幻觉、视物模糊、耳鸣等。

3. 药动学特征　盐酸纳曲酮口服吸收迅速，其口服生物利用度为50%～60%，本品及其主要活性代谢产物 t_{max} 均约为1h，广泛在肝内首过代谢，进入血液循环中者仅5%，被吸收的药物95%在肝脏变为几种代谢产物，参与代谢的酶主要为AKR1C4，其中主要的活性代谢产物是6-β-纳曲醇，其药理作用也是阻断阿片受体，一个次要的代谢物是2-羟基-3-甲氧基-6-β-纳曲醇，本品及其代谢产物可进一步与葡萄糖酸苷结合。蛋白结合率约为20%，稳态分布容积为16.1L/kg，总清除率每小时约为94L。原药和代谢物主要随尿排出，尿中纳曲酮原型不足口服剂量的1%，尿中6-β-纳曲醇及其葡萄糖酸苷结合物约占口服剂量的38%，未见蓄积现象。纳曲酮和6-β-纳曲醇的 $t_{1/2}$ 分别为2～5h和7～13h，长期用药时， $t_{1/2}$ 可延长。

4. 治疗药物监测

（1）治疗参考浓度范围（有效浓度范围）：AGNP在《神经精神药理学治疗药物监测共识指南（2017年版）》中推荐：①治疗参考浓度（谷浓度）为25～100ng/ml（纳曲酮＋6-β-纳曲醇）；②实验室警戒浓度（谷浓度）为200ng/ml（纳曲酮＋6-β-纳曲醇）；③当纳曲酮按1次/日用药，即△t为24h时，纳曲酮DRC因子为0.02，6-β-纳曲醇DRC因子为0.27（0.23～0.31），DRC因子的相关CL/F、F、 $t_{1/2}$ 见表1-2，DRC范围计算见第1章。其他资料显示：纳曲酮治疗浓度范围为10～70ng/ml。

（2）推荐级别及监测指征：AGNP在《神经精神药理治疗药物监测共识指南（2017年版）》中推荐其治疗药物监测等级为2级。TDM指征：①药动学个体差异大；②药物浓度与疗效及毒副作用密切相关；③用药依从性差；④有效浓度范围窄；⑤疗效指标不明确等。

（3）样本采集：一般采集静脉血2～3ml，分取血清或血浆测定，若不能立即测定，可暂存于2～8℃；有报道，血浆中纳洛酮和6-β-纳曲醇在-20℃可保存至少8个月。采血时间一般为规律用药达稳态时，在下一剂给药前立即采样（可控制在30min内），测定谷浓度。有报道关于酒精依赖治疗中纳曲酮血药浓度监测，血浆样本的采集选在第4周、第8周和第12周，在下午（下午4时）的稳态条件下，在早上每日给药后（8±1）h（谷浓度）采血。

（4）监测时机或适应证：①首次用药达稳态后；②剂量调整前及剂量调整达稳态后；③达到最佳疗效，需确定个体最佳药物浓度时；④体重异常、老年人、肝肾功能不全等特殊人群患者，应加强监测；⑤不能有效控制病情或疗效下降时；⑥出现毒副反应时；⑦怀疑吞服大量药物时；⑧不确定是否坚持用药时等。

（5）常用检测方法：体液中纳曲酮浓度的检测方法有放射免疫分析法和色谱法，常用色谱法包括：GC、HPLC、GC-MS和LC-MS等。

（6）药物浓度影响因素

①年龄：对18岁以下的个体及老年人使用本品的安全性问题尚未确定。老年人因肝肾功能下降，对本品的代谢及清除能力下降。有报道，老年患者可出现一些早期戒断的症状。

②病理生理状态：本品经肝脏代谢，经肾脏排泄，肝肾功能不全时，可致本品代谢及消除下降，血药浓度升高，因此，对于肝肾功能损伤患者应调整剂量，并建议加强监测。且本品有肝脏毒性，引起肝毒性的剂量只有临床常用量的5倍。急性肝炎或肝衰竭的个体，或肝功能不良者禁用。另外，乙醇依赖患者对本品的清除率可增加约20%。

③药物相互作用：除阿片类药物及麻醉性镇痛药与本品存在相互作用外，本品与其他药物的相互作用研究较少。本品可干扰含有阿片类药物的治疗作用，两者合用还会出现戒断综合征症状，因此，凡使用阿片类镇痛药应避免与这类药物同时使用。

5. 戒断反应　长期应用纳曲酮突然停药可出现戒断综合征症状，包括：①胃肠道症状，如腹痛（可出现绞痛和恶心）；②肌肉骨骼系统症状，如关节痛和肌肉痛；③精神神经系统症状，如睡眠障碍、头晕、头痛和倦怠、焦虑、紧张等。

6. 药物过量　目前关于本品过量中毒的临床资料非常有限。一项对纳曲酮过量中毒流行病学研究（$n=907$）结果表明，中毒患者纳曲酮平均剂量（105.8 ± 267.8）mg，最常见的中毒临床表现为激动、恶心、呕吐、躁动、肝损伤等，其中25例需要进行气管插管，3例死亡，插管率与AST值相关。一般认为纳曲酮耐受性较好，有报道800mg/d，连用1周而未发现毒性。有研究小鼠、大鼠和豚鼠口服本品的LD50分别为（1100 ± 96）mg/kg、（1450 ± 265）mg/kg和（1490 ± 102）mg/kg。小鼠、大鼠和犬急性致死的原因是阵挛性强直性惊厥和呼吸衰竭。因为缺乏治疗盐酸纳曲酮过量的经验，故应做好对症治疗。

7. 基因多态性　纳曲酮的代谢与AKR1C4相关。在乙醇依赖方面，有研究分析了μ阿片受体基因（*OPRM1*）的A118G多态性在纳曲酮治疗乙醇依赖中的作用。经过荟萃分析，发现携带G等位基因的纳曲酮治疗患者的复发率低于携带A等位基因纯合子的患者，戒断率没有差异。该研究*OPRM1*的A118G多态性的G等位基因调节了纳曲酮在乙醇依赖患者中的作用。但也有研究表明*OPRM1*基因变异并没有对阿片受体拮抗剂减弱乙醇和食物相关行为具有强烈调节作用。

关于*OPRM1* A118G SNP，在乙醇或服用药物包括纳曲酮（可能还有其他阿片类拮抗剂）的治疗中，不同的等位基因表现出不同的反应。因此，可以得出结论，这些差异至少可以部分归因于遗传学。对药物遗传学的进一步探索可能会为我们提供更好的方法以识别更有可能受益于阿片类药物拮抗剂治疗的个体。

（海　鑫　郭美华　郭思逊　闫振宇　刘　亮　王　健　张　婧　高春璐

张　宇　鲁　静　刘明明　姜　岩　祁　森）

参 考 文 献

［1］张相林，郭瑞臣，肇丽梅，等. 治疗药物监测临床应用手册. 北京：人民卫生出版社，2020：127-246.

［2］王丽，王刚，张华年，等. 儿科治疗药物监测与合理用药. 北京：人民卫生出版社，2019：214-291.

［3］国家药典委员会. 临床用药须知（化学药和生物制品卷）. 北京：中国医药科技出版社，2015：1-44，134-135，144-184，1214.

［4］赵汉臣，李勇，孙定人，等. 实用治疗药物监测手册. 北京：人民卫生出版社，2002：27-123.

［5］印晓星，魏群利，汤道权，等. 治疗药物监测. 北京：人民军医出版社，2011：170-199，237-280，293-299.

［6］用药助手. https：//drugs.dxy.cn/.

［7］Hiemke C，Bergemann N，Clement HW，et al. Consensus guidelines for therapeutic drug monitoring in neuropsychopharmacology：update 2017. Pharmacopsychiatry，2018，51（01-02）：9-62.

［8］Hiemke C，Bergemann N，Clement HW，et al. 李文标，果伟，贺静，等译. 神经精神药理学治疗药物监测共识指南：2017版. 实用药物与临床，2022，25（01）：1-20.

［9］Hiemke C，Bergemann N，Clement HW，et al. 李文标，果伟，贺静，等译. 神经精神药理学治疗药物监测共识指南：2017版. 实用药物与临床，2022，25（02）：97-118.

［10］临床药物基因组学实施联盟（Clinical pharmacogenetics implementation consortium，CPIC）指南. https：//cpicpgx.org/guidelines/.

［11］沈敏，向平，陈航，等. 法医毒物学手册. 北京：科学出版社，2021：5-6，8-10，23-25，38-39，61-64，95-96，158-161，164-166，216-218，226-227，233-235，340-342，362-364，366-367，373-375，464-466，487-488，689-691，721-723，807-808，815-819.

［12］Dasgupta A. 药物监测方法-治疗性用药与药物滥用. 陆林主译. 北京：人民卫生出版社，2011：26-40，82-99，145-162.

［13］尚德为，温预关，王占璋. 拉莫三嗪个体化给药临床药师指引. 今日药学，2016，26（04）：217-224.

［14］孙承业. 实用急性中毒全书. 北京：人民卫生出版社，2020：378-399.

［15］Karnes JH，Rettie AE，Somogyi AA，et al. Clinical pharmacogenetics implementation consortium（CPIC）guideline for CYP2C9 and HLA-B genotypes and phenytoin dosing：2020 update. Clin Pharmacol Ther，2021，109（2）：302-309.

［16］Phillips EJ，Sukasem C，Whirl-Carrillo M，et al. Clinical pharmacogenetics Implementation Consortium（CPIC）guideline for HLA genotype and Use of carbamazepine and oxcarbazepine：2017 update. Clin Pharmacol Ther，2018，103（4）：574-581.

［17］李琳，黄桦，吴迪，等. 左乙拉西坦血药浓度影响因素探讨及参考区间的初步建立. 中国临床药理学杂志，2018，34（6）：643-645.

［18］赵婷，于静，王婷婷，等. 新疆癫痫患儿左乙拉西坦稳态血药浓度影响因素探讨及参考区间的初步建立研究. 中国临床药理学杂志，2020，36（10）：1208-1211.

［19］王俊，张华年，陈渝军，等. 儿童体内左乙拉西坦血药浓度与单药治疗临床疗效的关系. 中国医院药学杂志，2016，36（6）：476-480.

［20］Patsalos PN，Spencer EP，Berry DJ. Therapeutic drug monitoring of antiepileptic drugs in epilepsy：a 2018 update. Ther Drug Monit，2018，40（5）：526-548.

［21］Yoon HY，Ahn MH，Yee J，et al. Influence of CYP2C9 and CYP2A6 on plasma concentrations of valproic acid：a meta-analysis. Eur J Clin Pharmacol，2020，76（8）：1053-1058.

［22］Wu X，Dong W，Li H，et al. *CYP2C9*3/*3* gene expression affects the total and free concentrations of valproic acid in pediatric patients with epilepsy. Pharmgenomics Pers Med，2021，14：417-430.

［23］Patrick M，Parmiter S，Mahmoud SH. Feasibility of using oral fluid for therapeutic drug monitoring of antiepileptic drugs. Eur J Drug Metab Pharmacokinet，2021，46（2）：205-223.

［24］Fohner AE，Rettie AE，Thai KK，et al. Associations of CYP2C9 and CYP2C19 pharmacogenetic variation with phenytoin-induced cutaneous adverse drug reactions. Clin Transl Sci，2020，13（5）：1004-1009.

［25］戴慧，李鸣，端木彦涛，等. 碳酸锂抗躁狂症的临床应用进展及不良反应分析. 中国药物警戒，2021，18（3）：294-299.

［26］付培鑫，王传跃. 精神药物的治疗药物监测. 中国医院用药评价与分析，2007，7（3）：176-

179

［27］卢进，万丽丽，郭澄. 多奈哌齐治疗阿尔茨海默病的疗效相关基因多态性研究进展. 中国药业，2016，25（5）：7-11.

［28］刘治军，李可欣，阴继爱，等. 奥拉西坦注射液在中国健康受试者体内的药动学. 中国医院药学杂志，2005，25（5）：404-406.

［29］李倩，祝东林，马文颖，等. 多奈哌齐治疗Alzheimer's病有效血药浓度及影响因素. 临床神经病学杂志，2021，34（1）：77-79.

［30］Ortner M，Stange M，Schneider H，et al. Therapeutic drug monitoring of rivastigmine and donepezil under consideration of CYP2D6 genotype-dependent metabolism of donepezil. Drug Des Dev Ther，2020，14：3251-3262.

［31］周长凯，徐龙，张斌，等. 基于药物基因组学的选择性5-羟色胺再摄取抑制剂个体化治疗抑郁症. 医药导报，2021，40（2）：198-203.

［32］段鹅李，罗芮，李杏莉，等. CYP3A4和CYP2D6基因多态性与美沙酮维持治疗反应的关联研究. 中国感染控制杂志，2017，16（8）：760-763.

［33］Elarabi HF，Hasan N，Marsden J，et al. Therapeutic drug monitoring in buprenorphine/naloxone treatment for opioid use disorder：clinical feasibility and optimizing assay precision. Pharmacopsychiatry，2020，53（3）：115-121.

［34］Trana AD，Maida NL，Tittarelli R，et al. Monitoring prenatal exposure to buprenorphine and methadone. Ther Drug Monit，2019，42（2）：181-193.

［35］Meaden CW，Mozeika A，Asri R，et al. A review of the existing literature on buprenorphine pharmacogenomics. Pharmacogenomics J，2020，21（2）：128-139.

［36］中华医学会神经病学分会脑电图与癫痫学组，肖波，周东，等. 中国围妊娠期女性癫痫患者管理指南. 中华神经科杂志，2021，54（6）：539-544.

［37］Fabbri C，Porcelli S，Serretti A. From pharmacogenetics to pharmacogenomics：the way toward the personalization of antidepressant treatment. Can J Psychiatry，2014，59（2）：62-75.

［38］Balestrini S，Sisodiya SM. Pharmacogenomics in epilepsy. Neurosci Lett. 2018，667：27-39.

［39］Landmark CJ，Johannessen SI，Patsalos PN. Therapeutic drug monitoring of antiepileptic drugs：current status and future prospects. Expert Opin Drug Metab Toxicol，2020，16（3）：227-238.

［40］Hicks JK，Sangkuhl K，Swen JJ，et al. Clinical pharmacogenetics implementation consortium guideline（CPIC）for CYP2D6 and CYP2C19 genotypes and dosing of tricyclic antidepressants：2016 update. Clin Pharmacol Ther，2017，102（1）：37-44.

［41］Hicks JK，Bishop JR，Sangkuhl K，et al. Clinical pharmacogenetics implementation consortium（CPIC）guideline for CYP2D6 and CYP2C19 genotypes and dosing of selective serotonin reuptake inhibitors. Clin Pharmacol Ther，2015，98（2）：127-134.

［42］Karnes JH，Rettie AE，Somogyi AA，et al. Clinical pharmacogenetics implementation consortium（CPIC）guideline for CYP2C9 and HLA-B genotypes and phenytoin dosing：2020 update. Clin Pharmacol Ther，2021，109（2）：302-309.

第 8 章

神经精神类药物的急性中毒监测及解救

第一节 急性药物中毒概述

一、概念

药物中毒（drug poisoning）是指药物在一定条件下以各种形式各种剂量进入人体内后，与体液和组织相互作用，产生对人体有害的生物学变化或病理反应，破坏机体正常生理功能，引起暂时或永久性病理状态或死亡的过程。误服或服药过量及药物滥用均可引起药物中毒。常见的致中毒药物有西药、中药和农药。药物中毒按病程来划分，可分为急性药物中毒和慢性药物中毒。其中急性药物中毒（acute drug poisoning）是指短期内过量服用非治疗剂量的药物所致的临床病症。急性药物中毒具有突发性、群体性、快速性和高度致命的特点。多数急性药物中毒在临床救治上缺乏特异性解毒药物，其危害后果严重。世界卫生组织已把急性药物中毒列为威胁人类健康的主要疾病之一。美国毒物控制中心协会（AAPCC）于2018年报告，在过去的18年中药物中毒的发生率大幅度增长。

随着生活节奏的加快，人类各种疾病逐渐增多，尤其是与精神心理有关的疾病发病率较高。2019年黄悦勤教授团队公布了我国精神障碍流行病学调查结果，其中精神障碍疾病（不含老年期痴呆）终身患病率为16.57%，12个月患病率为9.32%；其中焦虑障碍患病率最高（4.98%），情感障碍、乙醇药物使用障碍患病率分别为4.06%、1.94%，精神分裂症及其他精神病性障碍患病率为0.61%，65岁老年期痴呆终身患病率为5.56%。

因此，随着精神心理疾病患者的增多，神经精神类药物的使用量也不断增加。但精神心理疾病患者的用药依从性较差，存在漏服、误服现象，甚至部分患者企图通过服用过量神经精神类药物以达到自杀的目的。目前神经精神类药物的急性中毒是精神专科医院急诊科常见的急症之一。据国外的一项研究表明，镇静催眠类药物和抗精神症状的药物已经被列为药物过量使用导致死亡相关的五大类药物之一。

二、涉及药物

神经精神类药物具有不同程度的脂溶性，可穿透血脑屏障，从而可快速作用于中枢神经系统而对其产生不同程度的作用。按照临床应用为主、化学结构和药理作用为辅的原则，神经精神类药物可分为抗抑郁药、抗精神病药、抗癫痫药与情感稳定剂、抗焦虑药、镇静催眠药、促认知药物及其他神经精神类药物。

精神疾病患者常有自杀观念及自杀行为，其企图通过服用过量神经精神类药物进行自杀，从而导致急性药物中毒。大多数神经精神类药物的毒性取决于以下两种机制：依赖于剂量的药物过量毒性和不可预知的（特质）的不良反应。依赖于剂量的药物过量的毒性来源于药物对神经递质系统和其他生物过程效果的扩展和放大。过量服用神经精神类药物均可导致急性中毒。意外过量见于儿童。不可预知的（特质）的不良反应的毒性取决于个体差异，有时与药物遗传学相关，与药物剂量相关性小，可以发生在常规治疗情况下。

大多数抗精神病药物具有亲脂性，蛋白结合率较高，治疗剂量一般2～3h血清浓度达到峰值，进入体内后在肝脏中经CYP450酶代谢，主要代谢同工酶为CYP1A2、CYP2B6、CYP2C8、CYP2C9、CYP2C19、CYP2D6、CYP2E1和CYP3A4/5等。抗精神病药物可以阻断多巴胺受体，部分可以阻断α肾上腺素能、毒蕈碱、组胺和5-HT等多种受体，从而产生临床治疗作用及不良反应。所有的抗精神病药过量都可以呈现显著毒性，可影响多个器官系统，尤其对中枢神经系统及心血管系统的毒性最大。常见急性中毒的抗精神病药物包括氟哌啶醇、氯氮平、氯丙嗪、利培酮、奥氮平等。埃及开罗国家毒物中心研究发现，急性氯氮平中毒是一种常见的神经系统药物中毒。

抗抑郁药物可抑制突触前神经元5-HT再摄取、去甲肾上腺素再摄取，从而发挥抗抑郁的作用。超量服用或误服可发生严重的毒性反应，危及生命。常见三环类抗抑郁药物（TCA）有丙米嗪、阿米替林、氯丙米嗪等，这类药物的急性中毒，其危险性比抗精神病药物中毒更重。新型抗抑郁药物安全性相对较高，中毒时致命的危险性相对较低。

镇静催眠药（sedative-hypnotics）具有不同程度的脂溶性，可快速穿过血脑屏障，不同程度地抑制中枢神经系统，具有镇静、催眠和抗惊厥等作用。大多数临床上有效的镇静催眠药通过对GABAA受体激动作用，来增强GABA介导的氯离子通道功能的生理影响。镇静催眠药包括苯二氮䓬类、巴比妥类及非苯二氮䓬类药物。常用的巴比妥类药物主要有苯巴比妥、异戊巴比妥、司可巴比妥。误服、自杀及临床上一次应用剂量过多是导致镇静催眠药物急性中毒的主要原因。常见急性中毒的镇静催眠药物包括劳拉西泮、氯硝西泮、艾司唑仑、唑吡坦、佐匹克隆、苯巴比妥等。

常见急性中毒的抗癫痫药与情感稳定剂包括丙戊酸盐、碳酸锂、苯巴比妥、卡马西平等。

三、临床症状

神经精神类药物的急性中毒患者的临床症状主要涉及神经系统、消化系统、循环系统等，不同种类的药物的急性中毒症状略有不同。大多数神经精神类药物中毒的严重程度可以从轻微症状到危及生命。其中毒临床症状的严重程度受许多因素的影响，其中包括同时服用的其他药物及合并症。

美国毒物控制中心协会（American Association of Poison Control Centers）将全美国中毒数据系统的中毒个案的临床结果分为没有影响、轻微影响、中等程度的影响、严重影响或死亡五大类：①没有影响。患者没有出现任何症状。②轻微影响。患者出现一些轻微的症状，并且通常快速解决而没有后遗的残疾或损伤。③中等程度的影响。患者出现比轻度影响更显著，更长时间或更全身性的症状。通常，需要给予某种形式的治疗。症状不是危及生命，并且患者没有后遗的残疾或损伤。④严重影响。患者出现威胁生命的症状或导致显著后遗的残疾或损伤。⑤死亡。患者死亡。

（一）抗精神病药物急性中毒临床症状

抗精神病药物可阻断中枢神经系统组胺H₁受体，治疗剂量时可引起镇静，其中以氯氮平和喹硫平的镇静作用最为突出。抗精神病药物急性中毒患者临床表现为不同程度的意识障碍，从嗜睡、昏睡到昏迷等。谵妄最常见于氯氮平、喹硫平和奥氮平，很少见于利培酮、齐拉西酮和阿立哌唑。一项回顾性分析发现，急性氯氮平中毒患者中枢神经系抑制症状的发生率较高。曾有报道，一例故意氯氮平中毒患者的主要临床表现是昏迷，约持续了70h。意识改变主要源于氯氮平引起的中枢组胺H_1受体以及毒蕈碱受体包括M_1、M_2、M_3和M_5。

抗精神病药物阻断α_1肾上腺素受体可导致直立性低血压和反射性心动过速。研究发现，氯氮平对肾上腺素能受体和毒蕈碱受体的拮抗可导致常见的心动过速。一项回顾性分析显示，急性非典型抗精神病药物中毒患者出现QTc延长的概率较高。这易引发致命性的心律失常，如心尖扭转和心室颤动。研究发现，抗精神病药物，包括氯氮平，可以阻断钾离子门控通道导致心室细胞复极延迟和Q-T间期延长。一项观察性研究发现，QTc延长与患者ICU住院率及院内死亡率上升有关。此外，研究发现氯氮平急性中毒患者可能会出现致命性的心肌炎。

氯氮平急性中毒会影响多个器官系统，严重中毒主要影响中枢神经系统和心血管系统，常见的临床表现为明显的镇静、精神错乱，谵妄、心动过速、轻度低血压和Q-T间期延长等，极少数可能会出现严重癫痫发作及心肌炎。氯氮平急性中毒的症状还包括构音障碍、肌阵挛、运动迟缓、震颤、血压升高、恶心、呕吐、口干、唾液分泌过多、高热。

奥氮平的多巴胺拮抗特性被认为是其抗精神病活性的原因，但它的多受体作用，即对多巴胺能D_1、D_2、D_4、5-羟色胺能$5-HT_{2A}$、$5HT_{2C}$、组胺能H_1、胆碱能M_{1-5}和α_1肾上腺素能受体的拮抗，导致急性中毒时临床症状的变化。奥氮平急性中毒症状的严重程度与药物的摄入量及其他药物的共同摄入有关。然而，大多数患者会出现神经系统症状。在Palenzona等的回顾性分析中，最常见的临床表现是嗜睡（77%）、躁动（42%）和瞳孔缩小（31%）。随着病情严重程度的增加，患者可能会出现昏迷并需要机械通气。

利培酮过量中毒的临床表现主要分为3类：①中枢神经系统症状。昏迷、嗜睡、瞳孔缩小、激越等，来自于中枢H_1受体拮抗作用，由于利培酮中枢镇静作用较弱，中毒的危险程度低于氯氮平。单纯利培酮过量致死的病例少见，死亡者主要见于合并吞服其他药物者。②锥体外系症状。肌张力增高、震颤、扭转痉挛等，是利培酮的常见副作用，药物过量时症状更加突出。国外有利培酮过量导致咽喉肌痉挛、呼吸抑制的病例报道，值得引起重视。③心血管系统症状。心动过速、低血压，源于α_1、α_2受体拮抗。

喹硫平急性中毒症状依次为嗜睡、瞳孔对光反射迟钝、心动过速、昏睡、兴奋躁动、血钾降低、昏迷、口齿不清、瞳孔扩大、白细胞升高、心电图异常等。

另外，抗精神病药物可阻断毒蕈碱受体而产生抗胆碱能症状，急性中毒患者可出现汗液和唾液分泌减少、心动过速、高热、瞳孔散大和尿潴留等抗胆碱能症状。抗精神病药物急性中毒的最早征象是激越或意识混浊，可见肌张力障碍、抽搐和癫痫发作。脑电图显示突出的慢波。常有严重低血压及心律失常、低体温。抗精神病药物的毒性低于三环类抗抑郁剂和巴比妥，死亡率低。

（二）抗抑郁药物急性中毒的临床表现

三环类抗抑郁药物急性中毒的临床表现较其他抗抑郁药物重。三环类抗抑郁药（TCA）在胃肠道中被快速吸收，而且与蛋白质结合程度高，分布广泛，因此其半衰期较长，可达31～46h。TCA以4种方式起作用，可引起各种毒性作用：抑制神经末段去甲肾上腺素再摄取，拮抗α肾上腺素能受体，抗胆碱能作用，以及对心肌的奎尼丁样作用。TCA急性中毒患者出现抗胆碱能作用，如瞳孔散大、口干、肠鸣音减弱或肠麻痹、尿潴留、膀胱麻痹等。患者也会出现心血管的中毒症状，如血压降低、心动过速，出现心律失常，如房颤、室性心律失常、传导阻滞等症状，心电图示QRS波增宽等，而QRS波增宽与心肌钠通道被抑制导致除极和复极化的延迟有关，同时，窦性心动过速的出现是因为去甲肾上腺素再摄取被抑制和抗胆碱能作用。三环类抗抑郁药急性中毒部分患者会出现意识障碍，轻者意识模糊、嗜睡，同时伴有眩晕、共济失调或激越兴奋，重者出现急性意识障碍，同时伴有神经肌肉兴奋性增高、癫痫发作、反射亢进及中枢性高热，甚至昏迷、呼吸抑制。TCA过量的住院率约为78.4%，病死率约为0.73%。

新型抗抑郁药物安全性相对较高，中毒时致命的危险性相对较低。新型抗抑郁药物急性中毒患者可出现恶心、呕吐、痉挛发作和中枢神经系统功能紊乱，从兴奋到昏迷，还可有高热、低血压、肠麻痹、瞳孔扩大等症状。

（三）镇静催眠药急性中毒

巴比妥类药物引起中枢神经系统抑制的症状与剂量有关。患者服用2～5倍的催眠量可以导致轻度中毒，服用5～10倍催眠剂量可以导致中度中毒。轻或中度巴比妥类药物中毒患者表现出随剂量升高而出现的嗜睡、去抑制、共济失调、言语不清及精神错乱。患者服用10～20倍催眠剂量可以导致严重中毒，表现出进行性中枢神经系统抑制，由嗜睡到深昏迷，体温降低、呼吸抑制和血压降低、心律失常、眼球震颤，患者胃肠道蠕动减慢，甚至会出现胃排空延迟和肠梗阻。巴比妥类药物过量死亡率为1%～3%。

与巴比妥类药物过量相比，苯二氮䓬类药物过量引起死亡较为罕见。苯二氮䓬类药物单独口服过量可导致镇静催眠，但很少出现危及生命的换气不足和死亡。苯二氮䓬类药物急性中毒患者可出现临床表现缺乏特异性，由于药物经常伴随其他药物过量。主要表现为神经系统症状，其特点是嗜睡、头晕、言语不清、意识模糊、步态不稳、动作失调和一般智力功能障碍。严重者出现血压降低、呼吸抑制。严重躯体疾病患者、老年体弱患者及同时服用其他精神药物或吗啡类药物或乙醇等，更易出现中枢呼吸抑制甚至死亡。作为自杀目的服入过量药物者，如果同时服用其他精神药物或乙醇易导致死亡。

非苯二氮䓬类药物唑吡坦、扎来普隆、佐匹克隆和右佐匹克隆中毒风险低。单独非苯二氮䓬类药物过量患者通常意识水平下降，不会出现危及生命的呼吸抑制症状。

（四）抗癫痫药与情感稳定剂急性中毒患者的临床表现

常见急性中毒的抗癫痫药与情感稳定剂包括丙戊酸、碳酸锂、卡马西平等。

1. 碳酸锂急性中毒　碳酸锂对大脑有复杂的生理和药理作用，不能与蛋白结合，95%是由肾脏排泄，其他经汗腺、唾液、乳汁、粪便等排泄。碳酸锂对人的器官组织毒性大，治疗浓度窗口相对狭窄。治疗剂量的血清锂浓度为0.6～0.8mmol/L，血清锂浓度＞0.8mmol/L时可增加肾损伤的风险。血清锂浓度＞1.4mmol/L时，患者可出现锂中毒。过量服用药物、钠摄入减少、肾锂廓清率下降、血锂浓度控制的不当等，均可引起碳酸锂中毒。碳酸锂急性中毒患者表现为反复出现呕吐、腹泻等胃肠道症状，中毒较重时可导致胃肠出血。同时急性中毒患者表现为不同程度的意识模糊、言语不清，共济失调、肢体运动协调障碍、肌张力增高、肌肉抽动，病情进一步发展可出现昏迷、血压下降、心律失常等，甚至休克、死亡。

2. 丙戊酸盐急性中毒　丙戊酸是一线广谱抗癫痫药物，可单药或联合用药用于各种类型癫痫的治疗，对双相情感障碍也有较好的疗效。丙戊酸体内药动学特征呈非线性，蛋白结合率高（90% ～ 95%），在患者体内的药动学及药效学个体差异较大，导致药物剂量和血药浓度之间的相关性较差。引起丙戊酸盐急性中毒的最直接原因是服用剂量大，血药浓度＞100μg/ml，另一方面是由于联合用药引起中毒。丙戊酸盐急性中毒患者可出现嗜睡、头痛、头晕、意识障碍、震颤、视物模糊等神经系统症状，同时会出现消化系统症状，如恶心、呕吐、腹泻、出血时间延长、肝功能损伤、中毒性肝炎、甚至急性重型肝炎。

3.卡马西平急性中毒 卡马西平水溶性较差。卡马西平一次服用过量会出现急性中毒症状。患者可出现头晕、嗜睡、头痛、复视、共济失调等神经系统症状，部分患者出现意识障碍、不自主运动、眼球震颤等症状，甚至昏迷。患者也会出现消化系统症状，如恶心、呕吐、腹痛、腹泻、黄疸等。另外，患者也会可能出现心动过缓、房室传导阻滞、各种皮疹、剥脱性皮炎等临床症状。卡马西平急性中毒剂量过大可致死。

四、现状及问题

随着精神心理疾病发病率的上升，精神疾病的社会负担在我国疾病总负担中排名第一，超过了心脑血管、呼吸系统及恶性肿瘤等疾病，约占我国疾病总负担的20%。鉴于神经精神类药物的药理特性及精神心理疾病患者的特殊性，精神心理疾病患者的急性药物中毒现象时有发生。国内一项研究发现，药物中毒约占急诊科中毒患者的42.8%，其中镇静催眠类药物中毒占比为30.3%。

过量服用神经精神类药物可导致急性中毒，但常规剂量也可能导致个体出现急性药物中毒。临床实践显示，不同患者在相同常规剂量下血药浓度个体差异较大，可能与性别、年龄、体质量指数（body mass index，BMI）等因素有关。

目前为止，临床上针对神经精神类药物急性中毒尚无有效的解毒药物。传统的药物治疗模式遵循的是药物的群体与经验治疗，忽视了药效的个体差异，不能最大限度地发挥药物的疗效、规避药物的不良反应和指导精准用药。因此，使用神经精神类药物治疗精神心理疾病患者时需要进行治疗药物监测，从而使药物的临床应用更加安全和高效、合理，避免急性药物中毒的发生。

急性药物中毒的解救需争分夺秒。面对神经精神类药物急性中毒患者，传统方法是临床药师根据患者症状及检查结果，从循证药学角度侧面证实该患者药物中毒的可能性，并根据药物特点制订救治措施，制订个体化救治方案。如果将治疗药物监测技术应用于监测患者体内中毒药物浓度，可以为医师制订合适的救治方案提供依据，有助于提高临床救治效果。但目前为止，在神经精神类药物中毒患者的救治过程中治疗药物监测技术的应用较少，需要进一步的推广与应用。

第二节　神经精神类药物急性中毒的监测

一、神经精神类药物急性中毒监测的意义

由于长期用药累积、自杀或误服等原因造成的神经精神类药物急性中毒一般症状紧急危重、情况复杂、死亡率高，给救治工作带来巨大压力。临床上针对此类中毒，主要通过接触史、临床表现进行诊断和治疗。但常由于药物种类的繁多、药物接触史不明、症状不典型等原因，无法明确中毒药物种类及剂量，常错过最佳解救时机，造成误诊误治，进而导致治疗

失败甚至病残、死亡等严重后果。因此，快速明确中毒药物的种类及剂量至关重要。

快速定量检测是明确毒物种类及剂量的唯一手段，是为患者争取宝贵的解救时间的可靠依据。另外，全程化中毒药物浓度监测，对动态有效评估治疗效果、及时调整治疗方案及预后判断等具有重要临床价值。因此，神经精神类药物急性中毒监测的意义在于：①明确诊断，实现早诊断、早治疗；②及时判断中毒程度及治疗后中毒药物清除程度；③治疗过程中监测毒物浓度，综合分析临床参数，设计并及时调整治疗方案，利于实现中毒的个体化治疗及患者精细化管理；④降低误诊误治率，提高治愈率等。

二、神经精神类药物急性中毒监测要点及注意事项

（一）样本采集

首选采集静脉血2～3ml，分取血清或血浆测定；如果条件允许，必要情况下可考虑采集尿液、脑脊液等样本。治疗过程中的样本采集，应在制订了合理的采集方案前提下，按时采集。

（二）监测时机

一旦怀疑中毒，应立即采集样本监测；治疗过程中，应综合考虑药物消除特点、治疗方案、临床症状变化等因素，定时监测。例如，锂盐中毒时，一般建议4～6h监测1次血中药物浓度。当采取特殊治疗手段（如血液灌流）时，为评估治疗效果或药物清除程度，应于治疗前后分别进行药物浓度监测。

（三）检测方法

应根据本实验室的具体情况，选择快速准确的检测方法进行样本检测。

（四）结果报告及解读

首次检测的结果出来后，应对照有效浓度范围（治疗浓度范围）、实验室警戒浓度及中毒浓度，给出药物种类、是否中毒及中毒程度的准确判断与评估，为明确诊断、治疗方案制定提供依据。中毒诊断初始及治疗过程中，应在充分考虑药物吸收、代谢酶、消除半衰期等药动学特征及病理生理状态、性别、年龄、肝肾功能、药物相互作用等临床具体情况基础上，分析中毒原因、药物浓度变化原因，设计并及时调整治疗方案，提升治疗效果，降低死亡率。

第三节 神经精神类药物急性中毒的解救

神经精神类药物急性中毒是一个动态变化过程，其救治效果与社会发展、人群构成特点、行为、环境和防控救援措施等因素密切相关。目前为止，尚未出现救治急性神经精神类药物中毒的特效解毒药物，根据患者临床情况给予支持性治疗。

一、抗精神病药物急性中毒的解救

抗精神病药物急性中毒患者抢救成功的关键是促进药物排泄、对症支持治疗。及时有

效的催吐洗胃、大量补液、血液透析是促进药物排泄的主要方法。

（一）催吐洗胃

抗精神病药物的抗胆碱能作用可使胃排空延迟，所以急性中毒数小时后都应催吐洗胃。意识清晰的患者可以刺激咽后壁或压舌根促使呕吐。这类药物虽然镇吐作用极强，但仍应试用催吐法。服药后6h内必须洗胃，6h以上视情况洗胃。一般用1∶5000高锰酸钾溶液反复洗胃。患者入院后立即给予洗胃治疗，洗胃时注意观察患者的生命体征及胃液颜色和量的变化，直至洗胃液颜色没有变化为止，尽量保持洗胃液入量与出量平衡。洗胃结束后留置胃管备用。注意，催吐洗胃应在患者意识清晰情况下进行，以减少吸入性肺炎发生的概率。

（二）静脉补液

尽快建立有效的静脉通道进行补液治疗，以促使药物排除。可缓慢静脉注射呋塞米（速尿）20mg或40mg，2次/日，以利尿，促进药物排泄。也可用维生素C 2g加入10%葡萄糖500ml中静脉滴注。

（三）抗痉挛

抗精神病药能降低中枢神经系统的抽搐阈值，故可肌内注射地西泮（安定）5～10mg，2次/日。也可用苯妥英钠0.1～0.2g肌内注射，3次/日。

（四）锥体外系不良反应

如帕金森病可用苯海索、氢溴酸东莨菪碱等治疗。

（五）对症支持治疗

如果患者肝功能受损，给予保肝治疗。抗精神病药引起直立性低血压，只能用作用于α受体的升压药，如间羟胺和去甲肾上腺素等升压，禁用肾上腺素。呼吸抑制则用吸氧和呼吸兴奋剂治疗。低血压的首选治疗措施是静脉输入等渗晶体液，如生理盐水及乳酸林格氏液；如果低血压得不到纠正，可使用血管活性药物，如去甲肾上腺素。昏迷则应给予保温、预防感染和维持电解质平衡。必要时可给予血液净化治疗。

注意抗精神病药物急性中毒患者临床症状缓解后仍需观察2～3d，因为药物可能被肠道重吸收或从脂肪组织中再释放，导致再次休克或昏迷。

除以上抗精神病药物急性中毒常规治疗以外，氯氮平急性中毒患者可给予口服活性炭以加速药物的清除。氯氮平急性中毒是否进行血液透析存在争议，因为氯氮平的血浆结合率高。国内有一项非随机对照研究显示，给予氯氮平急性中毒患者血液灌流治疗，可显著降低氯氮平及其活性代谢物α去甲氯氮平的血药浓度，缩短患者机械通气的时间、意识障碍时间、住院时间及升压药的使用时间。如果患者的QTc＞500ms或较基础值增加60ms，可给予硫酸镁2g以2～4mg/min的速度静脉滴注；适量补钾，维持钾离子浓度在正常高值（4.5～5mmol/L）；QTc延长的患者如果出现短暂的尖端扭转型室性心动过速，也要静脉给予硫酸镁。持续发作的尖端扭转型室性心动过速需要立即电除颤。

纳洛酮可以改善氯氮平急性中毒患者的意识障碍症状。国内一项非随机对照研究显示，对氯氮平急性中毒患者重复静脉推注纳洛酮，其意识障碍持续时间较对照组更短，治疗结局更好。若氯氮平急性中毒患者出现精神运动性激越状态，给予苯二氮䓬类药物处理。癫痫发作在氯氮平急性中毒患者中并不常见，若出现，首选的治疗方案是静脉给予苯二氮䓬类药；常用的是劳拉西泮2mg；或地西泮5～10mg缓慢静脉注射；如果抽搐没有控制，可每隔5～10min重复使用。另外，研究发现，与未使用静脉注射用脂肪乳剂的患者相比，急性氯氮平中毒患者使用静脉注射用脂肪乳剂6～12h后格拉斯哥昏迷量表评估显示更快的意识恢复。

除此之外，奥氮平进入体内后93%与血浆蛋白结合，因此血液透析作用有限，应尽早洗胃。利培酮急性中毒患者临床救治时需注意血药浓度不宜降低太快，否则易引发木僵及多种抽动综合征，故不需要采用血液净化治疗以快速清除血液中的药物。

二、抗抑郁药物急性中毒的处理

（一）清除体内药物

催吐、及时洗胃、输液、利尿，以加快药物排出。

（二）抗胆碱酯酶药

可选用毒扁豆碱和新斯的明治疗并发症。其中毒扁豆碱对中枢作用强，新斯的明对骨骼肌作用较强。心动过速或传导阻滞患者，可给予毒扁豆碱1～2mg或新斯的明1～2mg静脉注射，如果症状缓解不明显，可10min后重复1次。

（三）对症支持治疗

给予心电监护，稳定水、电解质平衡。积极处理心律失常，控制癫痫发作。

三、镇静催眠药物急性中毒的救治

（一）巴比妥类药物急性中毒治疗

1.轻至中度巴比妥中毒反应对一般支持治疗反应良好。

2.口服活性炭可以消除苯巴比妥急性中毒患者体内50%～80%的苯巴比妥，成人的给药方案为初始剂量50～100g，随后每4小时给予12.5～25g。应注意和监测患者的气道，以减少抽吸或肠梗阻的风险。

3.碱化尿液可增强苯巴比妥和扑米酮（代谢为苯巴比妥）的消除。给药方法：5%碳酸氢钠80ml静脉滴注，输注速率2～3ml/（kg·h）。频繁检验尿酸碱度，调整剂量以维持尿pH在7.5～8.5。低钾血症会减弱尿液碱化的有效性。因此，碱化尿液需适当的补充钾以保证患者血钾正常。应持续评估液体摄入量、排除量和保留体积以防止体液过多。不能耐受液体或钠负荷、低血钾或有肾功能不全患者禁忌使用。

4.若患者采用积极的支持治疗后病情恶化，可尝试采用血液透析、血液灌流、血液透析过滤治疗以加强苯巴比妥消除。

（二）苯二氮䓬类药物急性中毒的救治

苯二氮䓬类药物的毒性作用较小。苯二氮䓬类药物急性中毒者若单独服用过量常进入睡眠，可被唤醒，血压略下降，在24～48h后醒转。苯二氮䓬类药物急性中毒患者的解救措施主要是洗胃、导泻、大量输液等综合措施，另外可给予特效解毒剂氟马西尼治疗。血液透析往往无效。

1.清除体内药物　口服药物中毒者,立即给予催吐或温清水洗胃,硫酸钠导泻。因为苯二氮䓬类药物口服吸收较快,且在短时间内迅速达到血药峰浓度。如果患者出现明显中毒症状甚至昏迷,不建议洗胃。大量补液,以增加药物排泄,同时稀释血液中的药物浓度,减轻中毒。另外,苯二氮䓬类药物经肾脏排出体外,早期应给予利尿剂,如呋塞米(速尿)20mg静脉推注。

2.特异性解毒剂　氟马西尼半衰期短(0.7～1.3h),可与苯二氮䓬类药物竞争受体结合部位,从而逆转或减轻中枢抑制作用。先用氟马西尼0.2～0.3mg缓慢静脉注射,继以0.2mg/min缓慢静脉注射,直至有反应或达2mg。昏迷者一般可在缓慢静脉注射后1min左右清醒。本药故有效者需每小时重复给药0.1～0.4mg,以防复发。需要注意的是,苯二氮䓬类效应的快速逆转可引起急性戒断症状,这可能与氟马西尼剂量有关,因此建议氟马西尼的使用采取滴定剂量直至达到要求的疗效。

3.对症支持治疗　监测生命体征,保持呼吸道通畅,维持水、电解质平衡,昏迷患者注意保暖。重症患者考虑给予血液灌流治疗。

此外,唑吡坦、佐匹克隆、右佐匹克隆、扎来普隆等非苯二氮䓬类镇静催眠药物的急性中毒处理可参照苯二氮䓬类药物,但不推荐常规使用氟马西尼来逆转任何非苯二氮䓬类镇静药过量。

四、抗癫痫药与情感稳定剂急性中毒患者的救治

(一)锂盐急性中毒处理

锂盐无特殊解毒剂,一旦出现锂盐中毒反应需立即停用锂盐和促使锂盐排泄及对症支持治疗。一般无后遗症。

1.促进锂盐排泄　洗胃或全肠灌洗可以用于治疗急性锂中毒。大量给予生理盐水或高渗钠盐加速锂的排出。维持适当体液和电解质平衡。严重中毒者可用血液透析。血液透析可清除锂离子。

2.对症支持治疗　有感染者抗感染治疗。休克者用抗休克治疗。处理锂中毒期间要经常测定锂的浓度来监测治疗是否有效以便及时调整治疗方案。

3.体外毒素去除(extracorporeal toxin removal,ECTR)　可用于治疗严重锂中毒患者。锂不能被代谢,几乎全部(95%)被肾脏排出,使用ECTR可以挽救肾功能损伤患者的生命。根据中毒体外治疗(EXTRIP)工作组的建议,当锂中毒患者的血清锂离子浓度([Li^+])>4.0mmol/L,伴有肾功能受损、意识水平降低、癫痫发作或无论血清锂离子浓度但出现危及生命的心律失常,或当锂浓度>5.0mmol/L或躁动时使用ECTR治疗。

(二)丙戊酸盐急性中毒解救

1.清除中毒药物　常规给予大量温水洗胃导泻,大量静脉补液,给予利尿剂,以促进中毒药物的排泄,严重者可给予血液透析治疗。

2.对症支持治疗　保持水、电解质平衡,保护肝功能治疗。

3.血液循环治疗　多学会相关专家组成的体外治疗工作组(EXTRIP)在已有文献报道基础上,采用德尔菲法对丙戊酸中毒的救治问题进行了系统研究,认为丙戊酸中毒后可中度透析(证据级别:B级);严重的丙戊酸患者推荐体外循环(证据级别:1D级);当丙戊

酸体内浓度＞1300mg/L（9000μmol/L）且出现脑水肿、休克，推荐体外透析（证据级别：1D级）；当丙戊酸体内浓度＞900mg/L（6250μmol/L）、昏迷、需机械通气、急性高血氨、pH≤7.10（2d），推荐体外透析（证据级别：2D级）。当临床症状明显改善（证据级别：1D级）或丙戊酸血药浓度降至50～100mg/L（350～700μmol/L）（证据级别：2D级），可以停止体外循环。VPA中毒首选的体外循环是间歇性血液透析（证据级别：1D级）。如果不能进行血液透析，则间断血液灌流（证据级别：1D级）或持续肾脏替代治疗（证据级别：2D级）是可接受的替代方法。因此，对于严重的丙戊酸中毒，需采用血液循环治疗，优选间歇性血液透析方法。

（三）卡马西平中毒的解救

1.清除中毒药物　大量温水洗胃，常规导泻，大量静脉补液，给予利尿剂，以促进中毒药物的排泄，严重者可给予血液透析治疗。

2.对症支持治疗　保持水、电解质平衡，保护肝功能治疗。对于心血管症状患者，如缓慢性心律失常者，可给予阿托品0.5～1mg肌内注射或缓慢静脉注射。

（刘丽萍）

参 考 文 献

［1］Gummin DD，Mowry JB，Spyker DA，et al． 2018 annual report of the American Association of Poison Control Centers' National Poison Data System（NPDS）：36th annual report． Clin Toxicol（Phila），2019，57：1220-1413．

［2］Huang Y，Wang Y，Wang H，et al． Prevalence of mental disorders in China：a cross-sectional epidemiological study． Lancet Psychiat，2019，6（3）：211-224．

［3］Rasheed EAMA，Elmahdy N，Shalaby E，et al． A study of pharmaceutical drugs poisoning cases admitted to the National Poisoning Center，Kasralainy Teaching Hospital in Cairo． Eurasian J Emerg Med，2020，19：5-10．

［4］James BM，Daniel AS，Daniel EB，et al． 2015 Annual Report of the American Association of Poison Control Centers' Nlational Poison Data System（NPDS）：33rd Annnal Report． Clinical Toxicology，2016，54：1094．

［5］Hammad SE-H，Girgis N，Amin SZ，et al． Evaluation of acute antipsychotic poisoned cases． Menoufia Med J，2016，29：1116-1121．

［6］Aringhieri S，Carli M，Kolachalam S，et al． Molecular targets of atypical antipsychotics：from mechanism of action to clinical differences． Pharmacol Ther，2018，192：20-41．

［7］Mubarak M，El Madah E，El Gharbawy D，et al． Assessment of acute antipsychotic poisoned cases admitted to Tanta University Poison Control Unit． Ain Shams J Forensic Med Clin Toxicol，2019，33：113-125．

［8］Ansermot N，Bochatay M，Schläpfer J，et al． Prevalence of ECG abnormalities and risk factors for QTc interval prolongation in hospitalized psychiatric patients． Ther Adv Psychopharmacol，2019，9：1-13．

［9］El-Gharbawy D and Ghonem M． ECG changes as a predictive tool of outcomes in antipsychotics poisoned patients． Ain Shams J Forensic Med Clin Toxicol，2018，31：51-61．

［10］Bellissima BL，Tingle MD，Cicovic'A，et al． A systematic review of clozapine-induced myocarditis. Int J Cardiol，2018，259：122-129.

［11］Shaikh AS，Liu H，Li Y，et al. Therapeutic drug monitoring of valproic acid. Pak J Pharm Sci，2018，31（4）：1773-1776.

［12］孙树森，赵志刚. 临床药师与药物中毒：镇静催眠和抗精神病药物. 药品评价，2016，13（2）：8-16.

［13］罗加国，江秀云. 纳洛酮在急性氯氮平中毒的临床应用. 山东精神医学，2002，15（4）：242-243.

［14］Fatma M Elgazzar，Mona S Elgohary，Sara M Basiouny，et al. Intravenous lipid emulsion as an adjuvant therapy of acute clozapine poisoning. Human and Experimental Toxicology，2021，Vol. 40（7）1053-1063.

［15］董兰，王丽娟. 利培酮骤停致木僵. 临床精神医学杂志，2002，12（5）：316-317.

［16］Chan YC. Clinical toxicology and overdose of psychiatric medications. East Asian Arch Psychiatry，2019，29（2）：57-62.

［17］Decker BS，Goldfarb DS，Dargan PI，et al. Extracorporeal treatment for lithium poisoning：systematic review and recommendations from the EXTRIP workgroup. Clin J Am Soc Nephrol，2015，10（5）：875-887.

［18］Ghannoum M，Laliberte M，Nolin TD，et al. Extracorporeal treatment for valproic acid poisoning：systematic review and recommendations from the EXTRIP workgroup. Clin Toxicol（Phila），2015，53（53）：454-465.

［19］郝伟，陆林. 精神病学. 第8版. 北京：人民卫生出版社，2018：267-284.

附 录

附表1 参与神经精神药物的代谢酶和外排转运体

中文（英文）	代谢酶和外排转运体
抗抑郁药	
阿米替林（amitriptyline）	CYP1A2，CYP2C9，**CYP2C19**，**CYP2D6**，CYP3A4，UGT1A3，UGT1A4，UGT2B10，P-gp（ABCB1）
氯米帕明（clomipramine）	CYP1A2，**CYP2C19**，**CYP2D6**，CYP3A4，UGT2B10
丙米嗪（imipramine）	**CYP1A2**，**CYP2C19**，**CYP2D6**，CYP3A4，UGT1A4，UGT2B10
多塞平（doxepin）	**CYP2C9**，**CYP2C19**，**CYP2D6**，UGT
吗氯贝胺（moclobemide）	**CYP2C19**，CYP2D6
氟西汀（fluoxetine）	CYP2B6，**CYP2C9**，**CYP2C19**，**CYP2D6**，P-gp（ABCB1）
舍曲林（sertraline）	**CYP2B6**，**CYP2C19**，CYP2C9，CYP2D6，CYP3A4，UGT1A1，P-gp（ABCB1）
氟伏沙明（fluvoxoxamine）	**CYP2D6**，**CYP1A2**，P-gp（ABCB1）
西酞普兰（citalopram）	**CYP2C19**，CYP2D6，CYP3A4，P-gp（ABCB1）
艾司西酞普兰（escitalopram）	**CYP2C19**，CYP2D6，CYP3A4，P-gp（ABCB1）
帕罗西汀（paroxetine）	**CYP2D6**，CYP3A4，P-gp（ABCB1）
文拉法辛（venlafaxine）	**CYP2C19**，**CYP2D6**，CYP2C9，CYP3A4，P-gp（ABCB1）
米氮平（mirtazapine）	CYP3A4，CYP1A2，CYP2D6
度洛西汀（duloxetine）	**CYP1A2**，CYP2D6，P-gp（ABCB1）
马普替林（maprotiline）	**CYP2D6**，CYP1A2，UGT
曲唑酮（trazodone）	**CYP3A4**，CYP2D6，CYP1A2
米那普仑（milnacipran）	绝大部分不经细胞色素P450酶系统代谢，UGT，CYP3A4，ABCB1，肾脏消除
安非他酮（bupropion）	CYP1A2，CYP3A4，CYP2A6，CYP2C19，**CYP2B6**，CYP2E1，CR
瑞波西汀（reboxetine）	CYP3A4
抗精神病药	
氯丙嗪（chlorpromazine）	CYP1A2，CYP2D6，P-gp（ABCB1），UGT
氟哌啶醇（Haloperidol）	**CYP2D6**，**CYP3A4**，CYP1A2，AKR，UGT，P-gp（ABCB1）
奋乃静（perphenazine）	**CYP1A2**，CYP2C19，**CYP2D6**，CYP3A4，UGT
氟奋乃静（fluphenazine）	**CYP2D6**，CYP1A2，P-gp（ABCB1）
舒必利（sulpiride）	不代谢，肾脏消除，P-gp（ABCB1）

续表

中文（英文）	代谢酶和外排转运体
氨磺必利（amisulpride）	90%以上以原型经肾脏排泄，P-gp（ABCB1）
氯氮平（clozapine）	**CYP1A2**，**CYP2C19**，CYP3A4，CYP2D6，CYP2C9，P-gp（ABCB1），UGT
奥氮平（olanzapine）	**UGT1A4**，UGT2B10，FMO，**CYP1A2**，CYP2D6，CYP3A4，CYP2C19，P-gp（ABCB1）
利培酮（risperidone）	**CYP2D6**，CYP3A4，P-gp（ABCB1），BCRP（ABCG2）
帕利哌酮（paliperidone）	60%不经代谢而排泄，CYP3A4，CYP2D6，UGT，P-gp（ABCB1），BCRP（ABCG2）
喹硫平（quetiapine）	**CYP3A4**，CYP2D6，P-gp（ABCB1）
阿立哌唑（aripiprazole）	**CYP2D6**，**CYP3A4**，P-gp（ABCB1）
齐拉西酮（ziprasidone）	CYP3A4，醛氧化酶
布南色林（blonanserin）	**CYP3A4**
鲁拉西酮（lurasidone）	**CYP3A4**
抗癫痫药与情感稳定剂	
卡马西平（carbamazepine）	CYP1A2，CYP2C8，**CYP3A4**，UGT2B7，P-gp（ABCB1），BCRP（ABCG2），环氧化物酶
丙戊酸（valproic acid）	UGT1A3，UGT1A6，UGT2B7，CYP2A6，CYP2B6，CYP2C9，CYP219，β-氧化酶，ABCC2
苯妥英钠（phenytoin）	CYP2C9，CYP2C19，UGT2B15
苯巴比妥（phenobarbital）	CYP2C19，UGT1A4
拉莫三嗪（lamotrigine）	UGT1A4，UGT3B7，P-gp（ABCB1），BCRP（ABCG2）
托吡酯（topiramate）	UGT，P-gp（ABCB1）
左乙拉西坦（levetiracetam）	不代谢，P-gp（ABCB1）
奥卡西平（oxcarbazepine）	AKR，UGT1A9，UGT2B7，UGT2B15，P-gp（ABCB1），ABCC2
扑米酮（primidone）	**CYP2E1**，**CYP2C9**，CYP2C19，UGT
加巴喷丁（gabapentin）	不代谢，肾脏消除
非氨酯（felbamate）	**CYP3A4**，CYP2E1
乙琥胺（ethosuximide）	**CYP3A4**，CYP2E1，CYP2B6，CYP2C9/19，UGT
碳酸锂（lithium）	不代谢，肾脏消除
抗焦虑及治疗睡眠障碍的药物	
劳拉西泮（lorazepam）	UGT2B15
地西泮（diazepam）	CYP2B6，**CYP2C19**，**CYP3A4**，UGT2B7，P-gp（ABCB1）
艾司唑仑（estazolam）	**CYP3A4**
阿普唑仑（alprazolam）	**CYP3A4**
氯硝西泮（clonazepam）	CYP3A4

续表

中文（英文）	代谢酶和外排转运体
奥沙西泮（oxazepam）	UGT1A9，UGT2B7，UGT2B15
唑吡坦（zolpidem）	CYP1A2，CYP2C9，**CYP3A4**
佐匹克隆（zopiclone）	CYP2C8，**CYP3A4**
右佐匹克隆（eszopiclone）	**CYP3A4**
扎来普隆（zaleplone）	醛氧化酶，**CYP3A4**
促认知药物	
吡拉西坦（piracetam）	不代谢
奥拉西坦（oxiracetam）	不代谢
多奈哌齐（donepezil）	**CYP2D6**，CYP3A4，P-gp（ABCB1），UGT
卡巴拉汀（rivastigmine 利斯的明）	胆碱酯酶
美金刚（memantine）	体内少量代谢，但不经P450酶系统代谢
治疗物质依赖相关障碍的药物	
丁丙诺啡（buprenorphine）	CYP2C8，**CYP3A4**，UGT1A1，UGT1A3，UGT2B7，UGT2B17
美沙酮（methadone）	**CYP2B6**，**CYP3A4**，CYP2D6，P-gp（ABCB1）
左美沙酮（levomethadone）	CYP2B6，**CYP3A4**，CYP2D6
纳曲酮（naltrexone）	**AKR1C4**

注：ABC.ATP-binding cassette，ATP结合盒；AKR.aldo-keto reductase，醛酮还原酶；CR.carbonyl reductase，羧基还原酶；CYP.cytochrome P450，细胞色素P450；FMO.flavin monooxygenase，单胺氧化酶；UGT.UDP-glucuronosyltransferase，尿苷二磷酸-葡萄糖醛酸基转移酶；P-gp.P-糖蛋白，由ABCB1基因编码，而乳腺癌耐药蛋白（BCRP）由ABCG2基因编码；ABCC2.多药耐药相关蛋白2，属于ABC转运蛋白C类亚族成员。所示CYP底物特性主要基于人体内研究，而ABC底物特性主要基于动物及细胞系研究，当某种药物与强或中等程度抑制剂（附表2）或诱导剂（附表2）合用，而且酶为加粗显示时，这种药物的血中浓度会显著升高或降低

附表 2　代谢酶和外排转运体的抑制剂和诱导剂

	抑制剂	诱导剂
CYP1A2	**环丙沙星、依诺沙星、氟伏沙明、培拉嗪、咖啡因**、α-萘黄酮、西咪替丁、法莫替丁、茶碱、雌激素类药物（如炔雌醇）、莫雷西嗪、美西律、胺碘酮、利多卡因、托芬那酸、双硫仑、齐留通、普罗帕酮、异烟肼、双肼酞嗪、诺氟沙星、氧氟沙星、洛美沙星、奋乃静、维拉帕米、阿昔洛韦、阿扎那韦、吗氯贝胺、塞来昔布、氯丙嗪、氟哌啶醇、氟西汀、去甲氟西汀、帕罗西汀、度洛西汀、舍曲林、去甲舍曲林、苯丙醇胺、氯吉兰、噻苯咪唑、罗非考昔、奥替普拉、百合科蔬菜（如大蒜、洋葱等）、伞形花科蔬菜（如胡萝卜、西芹、小茴香等）、一些天然化合物（如白藜芦醇、丹叶大黄素、吴茱萸碱、吴茱萸次碱、丹参醌、一些黄酮类物质等）、有毒物质（如苯并芘、有机磷农药等）、葡萄柚（西柚）、石榴、辣椒等	**利福平、多环芳烃（吸烟、碳烤食物）**、卡马西平、奥美拉唑、埃索美拉唑、兰索拉唑、苯巴比妥、苯妥英钠、奈非那韦、利托那韦、磺吡酮、伯氨喹、安替比林、灰黄霉素、扑米酮、胰岛素、莫达非尼、氨基谷氨酰胺、胆红素、十字花科蔬菜（如西兰花、卷心菜等）
CYP2A6	**反苯环丙胺**、吉兰、当归、（R）-（+）薄荷呋喃、异烟肼、毛果芸香碱	卡马西平、地塞米松、苯巴比妥、利福平、雌激素类、青蒿素
CYP2B6	**伏立康唑**、氯吡格雷、咪唑类、米非司酮、克霉唑、雷洛昔芬、舍曲林、噻替派、噻氯匹定、佛手、鲁拉西酮	**卡马西平、苯巴比妥、苯妥英钠、利福平、依法韦伦**、环磷酰胺、他汀类、甲苯酰胺、莫达非尼、炔雌醇、安乃近、奈非那韦、奈韦拉平、利托那韦、圣约翰草（贯叶金丝桃、贯叶连翘）、黄芩、青蒿素、维生素D
CYP2C8	**吉非罗西**、甲氧苄啶、孟鲁司特、氟伏沙明、鲁拉西酮	环磷酰胺、地塞米松、贝特类、他汀类、伊马替尼、苯巴比妥、苯妥英钠、利福平、利托那韦、石胆酸、圣约翰草（贯叶金丝桃、贯叶连翘）、紫杉醇
CYP2C9	**胺碘酮、氟康唑、咪康唑**、伏立康唑、丙戊酸、氟伏沙明、异烟肼、柚皮素、氟西汀	**利福平、利托那韦**、苯巴比妥、卡马西平、环磷酰胺、地塞米松、格鲁米特、硝苯地平、炔诺酮、泼尼松、他汀类、波生坦、阿瓦西米贝、阿瑞匹坦、圣约翰草（贯叶金丝桃、贯叶连翘）、扑米酮
CYP2C19	**埃索美拉唑、奥美拉唑、伏立康唑、氟西汀、去甲氟西汀、噻氯匹定、氟伏沙明、吗氯贝胺**、非尔氨酯、异烟肼、鲁拉西酮、帕罗西汀	利福平、苯巴比妥、苯妥英钠、扑米酮、泼尼松

续表

	抑制剂	诱导剂
CYP2D6	安非他酮、氟西汀、去甲氟西汀、帕罗西汀、奎尼丁、度洛西汀、左旋丙嗪、美哌隆、吗氯贝胺、氯喹、奋乃静、硫利达嗪、西那卡塞、普罗帕酮、胺碘酮、西咪替丁、利托那韦、甲氧氯普胺、塞来昔布、氟卡尼、氟哌啶醇、美沙酮、普萘洛尔、米多君、特比萘芬、地昔帕明、氯丙嗪、舍曲林、文拉法辛、苯海拉明、西酞普兰、多柔比星、噻氯匹定、雷尼替林、H_1 受体拮抗剂	地塞米松
CYP2E1	双硫仑、氯美噻唑	乙醇、异烟肼
CYP3A4/5	伏立康唑、伊曲康唑、酮康唑、氟康唑、泊沙康唑、沙奎那韦、安扎那韦、利托那韦、安泼那韦、奈非那韦、茚地那韦、福沙那韦、泰利霉素、阿瑞匹坦、博赛泼维、环丙沙星、克拉霉素、克唑替尼、红霉素、特拉普韦、地尔硫草、维拉帕米、**葡萄柚（西柚）汁**、帕罗西汀、西咪替丁、氟伏沙明、咪康唑、氟西汀、去甲氟西汀、尼卡地平、炔雌醇、米非司酮、伊立替康、异烟肼、胺碘酮、鲁拉西酮、美沙酮、一些果汁（如酸梅汁、石榴汁、柚子汁、橘子汁等）、大豆、杨桃、黑胡椒、辣椒、大蒜、人参等	苯巴比妥、苯妥英钠、卡马西平、利福布汀、利福平、依法韦仑、波生坦、奥昔布宁、扑米酮、圣约翰草（贯叶金丝桃、贯叶连翘）、利托那韦（大剂量）、安普那韦、伊马替尼、咪康唑、他汀类、托吡酯、曲格列酮、丙戊酸、地塞米松、糖皮质激素、依曲韦林、长春碱、阿瑞匹坦、阿伐麦布、奈韦拉平、米托坦、莫雷西嗪、莫达非尼、保泰松、奥卡西平、利福喷丁、青蒿素类、黄芩、银杏叶
UGT	丙戊酸	**卡马西平、拉莫三嗪、苯妥英**、苯巴比妥、利托那韦、香烟
P-gp（ABCB1）	维拉帕米 环孢素A	**卡马西平、圣约翰草（贯叶金丝桃、贯叶连翘）、利托那韦**

注：与抑制剂合用可以导致具有临床意义的药物-药物相互作用。**字体加粗**的药物对酶的抑制/诱导作用可以导致受影响药物的血浆浓度增加/降低50%以上。CYP.cytochrome P450，细胞色素P450；UGT.UDP-glucuronosyltransferase，尿苷二磷酸-葡萄糖醛酸基转移酶；P-gp.P-glycoprotein，P-糖蛋白，由 *ABCB1* 基因编码。

参 考 文 献

[1] Hiemke C，Bergemann N，Clement HW，et al. Consensus guidelines for therapeutic drug monitoring in neuropsychopharmacology：update 2017. Pharmacopsychiatry，2018，51（01-02）：9-62.

[2] Hiemke C，Bergemann N，Clement HW，et al. 李文标，果伟，贺静，等译. 神经精神药理学治疗药物监测共识指南：2017版. 实用药物与临床，2022，25（01）：1-20.